U0214471

中国药膳通识

主编◎刘兴烈　张诗军

SPM
南方传媒

广东科技出版社
全国优秀出版社

· 广州 ·

图书在版编目（CIP）数据

中国药膳通识/刘兴烈，张诗军主编. —广州：广东科技出版社，2022.8

ISBN 978-7-5359-7770-0

Ⅰ.①中…　Ⅱ.①刘…②张…　Ⅲ.①药膳—基本知识—中国　Ⅳ.①R247.1

中国版本图书馆CIP数据核字（2021）第221894号

中国药膳通识
Zhongguo Yaoshan Tongshi

出 版 人：严奉强

责任编辑：丁嘉凌

装帧设计：创溢文化

责任校对：于强强

责任印制：彭海波

出版发行：广东科技出版社

　　　　　（广州市环市东路水荫路 11 号　邮政编码：510075）

销售热线：020-37607413

http://www.gdstp.com.cn

E-mail：gdkjbw@nfcb.com.cn

经　　销：广东新华发行集团股份有限公司

印　　刷：东莞市翔盈印务有限公司

　　　　　（东莞市东城街道莞龙路柏洲边路段 129 号）

规　　格：787 mm×1 092 mm　1/16　印张 28.75　字数 575 千

版　　次：2022 年 8 月第 1 版

　　　　　2022 年 8 月第 1 次印刷

定　　价：98.00 元

如发现因印装质量问题影响阅读，请与广东科技出版社印制室联系调换（电话：020-37607272）。

《中国药膳通识》
教材编委会

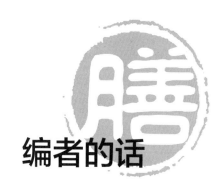

编者的话

通识教育，通俗地讲，就是顶层系统设计下的底层基础普适教育。

通识教育以大学生的培养与发展为目的，影响着我国高等教育人才的综合素质，甚至可以影响到国家前途与民族命运！这是因为我国高等教育质量和每一代人的综合素质都与国家和民族的前途、命运息息相关。

中医药学是我国璀璨辉煌的传统文化的重要组成部分，几千年来在捍卫中华民族的健康与繁衍中发挥了极其重要的作用，也为世界医学的发展和捍卫人类的健康提供了独特而伟大的中国智慧。习近平总书记指出："中医药学凝聚着深邃的哲学智慧和中华民族几千年的健康养生理念及其实践经验，是中国古代科学的瑰宝，也是打开中华文明宝库的钥匙。"为了解中国古代科学的经验与智慧，感受中华古代文明的魅力与特色，中医药学理应成为我国通识教育的重要组成部分。

在世界几千年的历史长河中，中医药学始终独具特色，显示着自己的灵气。"药膳学"是中医药学中的一个重要组成部分，是由我国人民在长期的生活与医疗实践中总结独创的一门学科，因其具有不可否认的科学价值与医疗价值，当前已经广泛地传播到了世界各地，并产生了深远的影响。

元末明初著名养生专家贾铭先生（106岁）曾指出："饮食藉以养生，而不知物性有相反相忌，丛然杂进，轻则五内不和，重则立兴祸患。"为了开阔大学生的饮食文化视野，提升大学生的科学修养，激发他们对"中医"科学的兴趣，增强他们日常饮食保健方面的知识，并进一步提高他们的综合素质，我们编写了本教材。

基于多年来中医药学系列通识课程的教学工作，在任东林、陈泽雄等著名教授的引领下，刘兴烈、张诗军等老师组织有关人员认真查阅相关文献、分工合作，最终完成了本教材的编写工作。

本教材主要分上篇、下篇、附篇三部分。上篇，主要从药膳之道、认识太极阴阳五行等方面阐述了药膳基础理论和基本知识。下篇，纲举目张，重点介绍了常见食材和"药食两用"中药的性味、归经、主要功效、适应证、用法，并提供了大量的具有可操作性的药膳处方，供读者参考及在专业医师的指导下应用。附篇，介绍了我国首届国医大师、著名中医学家周仲瑛教授的部分"原汁原味"药食病案，供读者研习参考。

本教材内容丰富、通俗易懂，具有较高的实用价值和较好的可操作性，然而限于我们的水平，书中难免存在错谬之处，知识点挂一漏万在所难免，疏漏之处敬祈各位同仁、广大读者提出宝贵意见，以便再版时修订！

本教材是中山大学2017年度"中国药膳学基本知识"课程建设项目（核心通识，课程编码AH1090）、中山大学2018年度本科教学质量工程类项目"一院一课"建设的教学成果之一，由中山大学资助出版。在教材编写过程中，始终得到有关领导的关怀，以及相关部门老师们的帮助与支持，在此致以衷心的感谢！

在本教材编写过程中，参阅了诸多作者的著作和论文，对他们表示感谢！

对参与本教材编写的各位工作人员及欧陕兴教授、赵同峰主任、张益民主任、林景琳主任表示衷心的感谢与祝福！

《中国药膳通识》教材编委会

2022年春

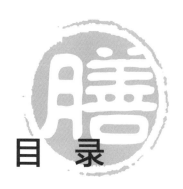

目　录

下篇　常用药膳原料与药膳配方

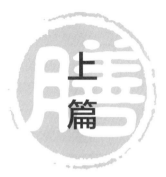

上篇

导论

　　进入21世纪，"通识教育"在我国大学呈现出生机勃勃、方兴未艾的景象，是我国大学教育自我更新的新起点。"通识教育"的目的在于关心人格的修养、公民的责任、知识的整合、全球的视野等方面，进而为新世纪中华文化传统的传承、发扬承担起自身的责任。中华民族的一个伟大创造，是中医药学。中医药学（包括汉医学、藏医学、蒙医学、维吾尔医学、傣医学等）历史悠久，其真正起源较传说更早，诚如苏联巴甫洛夫所说"从有人类出现，即有医生之活动"。

　　中医药学是我国的瑰宝，是打开中华文明宝库的一把钥匙，为中华民族繁衍生息做出了巨大的贡献，并对世界文明进步产生了积极的影响。一碗药膳汤喝尽中国的味道，一箸药膳菜品出人生健康浮沉的记忆。中国药膳既是中医药学的重要内容之一，也是中医食疗发展的产物，而且同中国烹饪技艺、现代营养学相结合形成了一个相对独立的体系。中国药膳是在中医药学理论的指导下，对食物的功能进行阐述，运用食物的特性对疾病进行治疗、辅助治疗、预防，并运用独特方法、独特模式进行治未病、养生保健，为各国所重视、学习及引进，有广泛深远的回顾性与前瞻性并举的影响。基于此，立足于全面系统的视角，我们认为相当有必要在高等院校开展中国药膳通识教育，为学生终身学习与临床实践奠定扎实的基础。

第一章 药 膳 之 道

何谓"道"？"道"的字面意思，是"首"在走路，而这条路可以理解为抽象的、思想性的。

从字形本意而言，相对于物，"道"即是事；相对于名，"道"即是谓；所行，事也，谓也；"道"，是一个人处在十字路口的情形，其字形本意更像是"置人于路"之指事，而非所行之路之象形。

从基本含义而论，"道"可以有如下基本理解：第一，行、事、谓、运动、行为规则。第二，路、途径、方法、技艺、条状物等。第三，言、表达、谈说、心里说、说法、理论、思想、宗教教义等。第四，道理。

基于中国哲学史，"道"还是一个哲学用词。最初由道家提出"道"这一范畴，后被各家学说所接受，虽然各自有不同的解读，但其已成为宇宙本原、普遍规律性的代名词。这对于提高理论思维水平，探究事物的本原及规律性，起到一定的促进作用。

大多数人认为中医药学是经验医学，这种认识不完全正确。诚然，中医药学是我们祖辈们在劳动中与疾病灾害作斗争长期积累的结果，但由于"道"是中华文化的终极之理，因此必须从哲学、从文化的角度去学习、研究中医药学，才能真正领会中医药学的精义，并在继承的基础上，有所创新。

药膳学是中医药学中的一个重要组成部分，是世界医药学历史上由中国人民原创的一门学科。以"道"论证、判断药膳问题，才能读懂、读通中国药膳经典理论，从而真正发扬其实践效益及科学价值。

第一节　如何理解"药膳之道"

我国有着优良的饮食文化传统。在远古时期，就对"药食同源""医食同源""药食一家"有深度认识，如神农尝百草。《史记·郦生陆贾列传》提出："王者以民人为天，而民人以食为天。""民以食为天"，意思是民众需要生产粮食等资源来维持生存。换言之，民众把饮食看作生命的根本，毕竟"人以水谷为本，故人绝水谷则死"（《黄帝内经·素问·平人气象论》）。故饮食学问，就是"学"与"问"的交替进行之问题，在解决该问题的过程中，自然而然地积累了丰富的饮食经验与食疗、药膳配制实践经验和理论。

一、"药膳之道"，是"一以贯之"而非"分科而学"的学问

"学问"，应当理解为一要"学"，二要"问"。做学问就应当谦虚地向大自然学习，向对方学习，在实践中学习，日积月累，聚沙成塔，经过系统总结，才能形成自己的学术思想、理论。

"问"，一是指咨询、询问，想不通就请教；二是指"疑问"，提出怀疑，经过实践、考证、试验，纠正错误，补充不全之处，验证假说；三是指"诘问"，不同见解的争鸣，相互批判的辩论，使道理清晰明了。

中国传统学问的特点之一，经世致用，是围绕国家与民众的需求而发展起来的。这与为了学术而学术、为了科学而科学的观点不同。例如中国药膳学，是在古代中医食疗的基础上发展起来的学问，为中华民族的养生保健做出了重要贡献。

中国传统学问特点之二，始终贯穿综合性。这与单科独进、纵深发展的西方学问截然不同。中国传统学问，强调天、地、人三者统一，注重横向联系与发展，走出一条综合性研究的道路。

中国传统学问还有其他特点，如有机整体观、复杂性、重时性、虚实并举、强调和谐共处、取象比类、辨证思维等。

"分科而学"，就是把一个东西分割开来讨论，强调一个一个来学。中国传统学问，则强调"一以贯之"。中国药膳学，是中国传统学问之一，同时也是灵动的、有机的、圆融的中医学问。

所以，问道药膳，当"一以贯之"，而不是把药膳学仅仅局限于一个学科。

二、"民以食为天"

《简易道德经》："天，空也，上也。水，气也，下也。水化气与空，故水去而地显也。"天，是在"人"之上的"一"片天。其本义是指头顶上方的无边苍穹，后引申为"至高无上"。

如何理解"民以食为天"的"天"字？

"天"，除了有"根本"之意外，还指"天道"，就是不以人的意志为转移的客观规律。

何为"药膳"的"天道"？

根据四时节气与天干地支的变化规律，调整饮食，此为饮食养生调理的基本法则。在这一法则的指导下，四季药膳的内容尤其丰富，有"乱花渐欲迷人眼"之感；但"纸上得来终觉浅，绝知此事要躬行"，精研药膳务必深入实践，从实践中来，到实践中去。

学习药膳养生名家的食养经验，远远强过空谈理论。"高山仰止，景行行止。"吃透食养名家的药膳经验，掌握顺时食养妙法，共享健康生活，"百岁而动作不衰"，此为研习"药膳之道"的重要目标。

第二节　如何研习药膳古医籍

有一位倡导读经的教育学者指出："只要一个人把任何一本经典读一百遍，他必能从经典中提升其为学的能力，必定能从经典中领悟其为人处世之道，必定能变化其气质，开阔其胸襟，启发其智慧，并且这一百遍经典必将影响其一生！"明代董其昌《画禅室随笔》说："读万卷书，行万里路。"研习药膳，必须重视经典古医籍。虽然翻阅中国古代医学史，还没有找到"药膳学"的说法，但在各种古典医籍中零散记录了丰富的专篇专论。

这就出现了三个问题：第一，为什么要读药膳经典？第二，读什么？第三，如何读？

一、为什么要读药膳经典?

唐太宗李世民《帝范·崇文》指出:"取法于上,仅得为中,取法于中,故为其下。"做学问,干事业,应该做第一流的学问,干第一流的事业。

读书学习不能死学,不能生搬硬套,否则不能完全领会其精髓,"尽信书不如无书"。读书,要挑最好的来读。最好的书是什么?经典矣!经典就是恒久的楷模。

学习中医药膳学为什么要重视读经典?第一,药膳历史悠久,在中医药体系指导下其学术渊源一脉相承;第二,几千年来不断涌现出各种药膳类学术著作;第三,秉承了中医学基础并具有独特的食疗食养理论;第四,通过民间实践挖掘了大量的食疗食养药物;第五,历代不断总结并制定出丰富的食疗食养配方;第六,长期积累了各种食疗食养禁忌事宜。

二、读什么?

中医经典是我国中医学的精华。所谓中医经典,就是一个民族、一个时代最有意义、最有价值的医学著作,并且其价值与意义肯定是永恒的。这样的医学经典不读,要读什么?

首先要读秦汉前后的医学经典,因为那个时期的医籍是经典中的经典,精华中的精华,是我国最宝贵的传统医学遗产;其中最有代表性的著作之一是《黄帝内经》,该书包括《素问》《灵枢》两部分,是先秦时代的传世文献。该书不仅论述了诸多药膳的经典理论,还记载了一些药食并用的药膳配方,如《灵枢·邪客》中有食疗方半夏加秫米方,《素问·汤液醪醴论》中有用稻米(五谷)加酒(醪醴)制成的药酒方。《神农本草经》同样是当时的代表著作,是现存最早的药物学经典,记载了丰富的药食两用药物,为后世的食疗著作提供了重要参考依据。汉代张仲景的《伤寒杂病论》也有关于食疗方的论述,例如当归生姜羊肉汤。秦汉前后还有《神农黄帝食禁》《神农食经》《七卷食经》《老子禁食经》《扁鹊食经》《华佗食经》《养生药集》等一批经典药膳书籍,但遗憾的是原书均已遗失。

三、如何读?

当我们为疾病的问题而迷茫,面对疾病不知所措时,就会想起那些前贤、那些经典，想弄清楚他们是如何发现这些问题，如何分析与解决这些问题的。这就是经典的意义。

研习药膳，首先要学习药膳经典书籍，但深入学习经典的前提条件是心要静下来，深度体悟经典所阐述的药膳之道，善于学习、运用中医思维方法，不仅仅着眼于医案、病案，更重要的是在施膳实践中反复体悟。

药膳经典，肯定要深度研读，但并不是仅从中找调养的窍门，而是学习、掌握经典中所蕴藏的天地阴阳之道。

一部中医药膳经典，藏乾坤！培养中医药膳思维，才是学习中医药膳知识的王道。深度阅读、学习药膳经典，其实就是放下所有知见的东西，持续不停地研读经典所言的天地阴阳之道，用经典的思维融化以前所有的负性知见，与经典合一。

在学习药膳经典时，不仅要知道经典所论述的内容，知悉其天地阴阳之道，更重要的是掌握药膳思维方法，并通过药膳临床，不断强化这种思维。在实践中，要判断机体阴阳状态到底如何，应该如何调理使机体达到阴阳平衡状态。

无论机体的状态、疾病如何变化，都离不开天地间四时、阴阳、五行流转的规律，这个规律就称为"道"。《黄帝内经》《神农本草经》《伤寒杂病论》均记载了"药膳之道"的本体与具体应用。如果深度阅读、体悟《黄帝内经》《神农本草经》《伤寒杂病论》至少一百遍，相信一定会深度体悟到中国药膳的奥妙神髓，领悟到华夏药膳的薪火相传。体悟药膳的神髓要从源头上开始，由于优秀的中华文化集中于"道器并重"四个字，所以学习药膳经典，一定既要动口又要动手，这就是"行而论道"。

例如，"佛跳墙"这道福州传统名菜，就是集山珍海味于一坛的药膳，含鱼翅、海参、鸡、鸭、干贝、香菇、鲍鱼、笋尖、鸽蛋等三十多种原料与配料，如果经过"道器并重"的学习体验过程，一定会感受到经典的魅力。

第二章　认识太极阴阳五行

第一节　溯本求源，熟谙太极

何谓"溯本求源"？

从分字释意的角度而言，"溯"指追寻；"本"指事物的根本；"求"，有探索、寻求的意思；"源"，指源头。从整体词义而言，指追寻根本，探求起源，有寻根究底之意。要增强药膳调理效果，合理纠正机体阴阳偏颇，深度体悟经典，就要溯本求源。溯本求源就是在实施药膳调理的过程中，要切切实实吃透阴阳五行理论，这是因为阴阳是中医药膳的说理工具，五行是药膳的落地执行手段。

"本"在何处？"源"在何方？

一定要弄清楚这些问题。"本"在经典，"源"在实践。深度学习药膳经典，踏踏实实做药膳调理实践，是对路的。但现代诸多中医师只重视利用新媒体到处宣传治病，忽视中医药之本源，谬误频出，甚至自身百病缠身而不能百岁而去，确有真药治假病，真病无药治之感慨。其本质就是未能明明白白执行"溯本求源"的理念！

读药膳经典，做药膳调理，除了要做到溯本求源，还当熟谙太极之理。

"太极"这个词，是中国古代哲学用以阐述世界本原的字眼，初见于《庄子》。"太极"，虽然不是中医学所特有，但它是中国文化的源头、现代科学的灯塔。太极之理，究竟如何为中医学包括药膳学服务呢？

先要了解太极的起源、发展及意向等，然后才能了解其与中医学包括药膳学的关系。太极学说在《易经》中有较为详尽的记载。北宋周敦颐《太极图说》提出宇宙构成论，指出："无极而太极"，"太极一动一静，产生阴阳万物"。明代医家孙一奎《医旨绪余》，引用了与中医学息息相关的图像，作为"太极图抄引"列为开卷篇，指出："天地万物，本为一体；所谓一体者，太极之理在焉。"之后诸多医家引用甚多。直至清朝末年民国初年，梁溪、杨践形所著《太极图考》，开宗明义，综合各家太极图像的资料，分门别类，计绘图像七十七幅，明晰原义。这是太极的来龙去脉。

如何理解"太极"？

"太"，是极大、至高之意，就是无限；"极"，是穷极、至极，以及道理的极微、极妙、极精的意思，就是极点。极，还是天文学上的术语，在球面上与一个大圆上各点角距离相等的两点，就称为该大圆的极。明朝医家张景岳指出："太极本无极，故曰太虚。"无极者，就是天地初开，寂然混沌；世间万品，皆归于无极。太极生两仪，三界成，银河生，太极则为道印；自太极分而有阴阳；阴阳有一分法、二分法、三分法，该分法其实就是阴阳的天、地、人层次的具体定量计算，从而产生了无数阴阳的全息定量。

论"太极"，必与二十四节气与阴阳挂钩，才能弄清楚其道理。二十四节气在我国历史悠久，为我国原创的太阳历。太初元年（前104年），汉武帝第一次把二十四节气纳入历法，用以指导生产活动，至今长盛不衰。明朝著名医家张景岳对之做了研究，绘制成《二十四节气斗纲图》，以北斗七星之斗柄指向确定二十四节气。该图将阴历月份、地支、二十四节气等多种历法有机整合，充分体现了中华民族整体观、天地人万物合一的"三观"理念。

《易·系辞上》指出："一阴一阳之谓道。"一语道破了"太极"的阴阳天机。《易·系辞上》进一步指出："是故，易有太极，是生两仪，两仪生四象，四象生八卦，八卦定吉凶，吉凶生大业。"它揭示了宇宙变化无穷、错综复杂的规律正是建立在阴阳两极的基础上。

第一，太极生两仪，两仪就是一阴一阳，揭示了"阴消阳长—阳消阴长"无限循环的过程。冬至，一阳生，万物萌生；夏至，一阴生，万物始消。同理，子时/子日/子月/子年，一阳生；午时/午日/午月/午年，一阴生；阴阳消长，循环无限。子午线，将阴阳转化的过程毕现无遗；将太极阴阳图360度，一分为二，则阴仪、阳仪各占180度。这也是我们在临床观察到在180度的时刻患者病情发生180度变化的原因所在。由此延伸到食材的采集、使用，也当遵循两仪阴阳变化规律，即尽量在食材营养价值最佳的时段采集，否则可能起到相反的效果。

第二，两仪生四象。冬至、夏至是阴阳之始；春分、秋分为阴阳各半；然天象运行，周而复始，人与万物无不受其左右。子午线、卯酉线将太极图一分为四，四象中每一象限为90度，故逢90度也会出现大概率事件。所以，每到子、卯、午、酉时（日、月、年）极可能是事件的变盘点。

第三，四象生八卦，也称四象生八极。此为周天阴阳之气运行循环的八等分，也就是夏至冬至线、春分秋分线、立夏立冬线、立春立秋线将太极图一分为八，每等分45度。该图揭示了在二十四节气中最重要的八个节气［二至（夏至、冬至）、二分（春分、秋分）、四立（立夏、立冬、立春、立秋）］之拐点作用，显示了天运自然的鬼斧神工，而非人为所能。我国古人探究出宇宙运行节律，并留下了八卦图、历法、天干地支、物候、卦气、九宫八风等瑰宝。

"太极"，始终贯穿于宇宙"不易""简易""变易"运行规律中。

"太极"，是"不易"的具体表现。"不易"是《易经》之"易"的含义之一。太极本体之道，就是宇宙、天地、万事万物的真理，永恒不变。太极之开始，阴阳未分，两仪未生，浑然一气，为无始之始，无生之生。太极，是天地万物之母，气数之祖，生成变化的根本。学习、研究药膳，必从太极开始，以明药膳食材的根源。

"太极"，阐述了"简易"之理。太极一动，两仪分立，以此演化，从而成无息之德，即《易·系辞上》："乾知大始，坤作成物。"乾以"易"知，坤以"简"道。

"太极"，揭示了"变易"之机。天地万事万物时刻都在运动变化，通过"太极"，可推演天地阴阳二性的变化无穷、生生不息之理。

第二节　阴阳五行，大道至简

回顾历史，中国医学在近现代的遭遇相当坎坷，但顽强地生存了下来并有所发展。

为什么中国医学具有如此顽强的生命力？其原因之一在于我国拥有实践和理论并重的中医文化，中医文化的优秀之处表现在具有永恒意义的认识论与方法论上。

历史证实，基于自然哲理的中医学，其生命力是可以与时俱进，并可以超越时空的。阴阳五行、时间空间、五运六气、天文地理等，是中华民族文化的理论基础，也是中医学的理论基础。当前中华民族已经很少有人可以讲清楚阴阳五行的来龙去脉，导致出现了"阴阳五行是封建迷信"的谬论。离开了水源，无法有江河长流；没有了根，大树谈何生长；离开了扎实的理论基础，无论西医还是中医，都无法发展。所以，理论持续传承，是医学发展的根本原因。

阴阳五行学说与阐述宇宙万物根源的尝试有密切关系。万事万物由阴阳相互作用运动而生成，负阴而抱阳。阴阳五行理论，是中医学的根本理论基础，其中阴阳学说回答了万物生成的问题，是中医说理的工具，而五行学说则论证了万事万物组成的本性，是中医学执行、落地的手段。

一、阴阳学说

阴阳理论，是我国古人发明创造的哲学理论的精髓，是探究事物、认识事物及指导实践的总纲。

1. 必须弄清楚阴阳两字的本义

"阴阳"的概念来源于人类对各种自然现象的观察。阴阳，是中华文化中一个最简单、最普遍、最基本的概念，属于一种简单的分类方法，即把一个事物分为"阴"与"阳"两部分，而将此两部分合起来仍是一个整体。但如何理解其本义？最简单的切入点，就是分析"阴""阳"两字的构成。

"阴"，其繁体字为"陰"，由部首"阝"加"侌"组成，从阜，从侌。"阜"是重要意符，用"阜"做意符的字多与土山、丘陵、登降、高下有关。"侌"，从今，从云。"今"意为"当面的"，"云"指"雾气"。"今"和"云"联合起来是指"正在环转团聚的雾气"。所以，"阴"的本义是指土山、丘陵旁正在环转团聚的雾气。

"阳"，其繁体字为"陽"，属会意兼形声字，由部首"阝"加"昜"组成。"昜"的本义是"散开、播散"；"阝"，从"阜"；所以，"阳"的本义是指土山、丘陵旁的雾气正在散开。

由"阴"与"阳"两字组成的词组"阴阳"，其基本含义可以理解为土山、丘陵旁的雾气团聚、散开，表示雾气聚散的过程。

为何不可以组成词组"阳阴"？万事皆有渊源。当"阴""阳"两字连用时，将"阴"字放在前面是有一定道理的。首先，"阴阳"概念的产生，来源于古人对自然事物的观察，是对一个事物的两分法，属分类法的范畴。其次，事物发展所具有的共同特点是"负阴而抱阳，冲气以为和"。我国处于北半球，古人观察天地、日月星辰的变化时面南而背北，因此太阳照射在胸腹部，称为"抱阳"；人体的背腰部则为阴面，称为"负阴"。反之，阴在阳位（负阴而背腰部为阳），阳在阴位（抱阳而胸腹为阴）。通过"负阴而抱阳"，阴阳相互交融，和谐相处，构成新的"阴阳"统一体，此所谓"冲气以为和"。万事万物内部阴阳和谐相处，才能得到顺利的发展。

2. 理解阴阳的延伸含义

"一切运动的基本形式都是接近和分离、收缩和膨胀……一句话，是吸引和排斥这一古老的两极对立。"（《马克思恩格斯选集》第4卷第348页）这句诗清晰地描述了阴阳两字的延伸含义："阴"就是接近、收缩、吸引的运动，是"内聚"；"阳"就是分离、膨胀、排斥的运动，是"外散"。因此，阴阳不是物质，而是运动。可是在经典医籍中，相对温热的、明亮的、激烈运动的、向上升浮的、小而无形的、向外的、轻清的、亢盛的、兴奋的、功能的、外露的等，都属阳；反之，则属阴。这是因为自然界的能量变化，导致内聚与外散的本源运动，也可引发诸多的派生属性。

关于阴阳的论述，以《黄帝内经》为代表的古医籍阐述尤为精彩。譬如《素问·阴阳应象大论篇第五》首先详细阐述了阴阳是中华民族文化的基石，也是中医文化的基石，认识阴阳，是打开中华文化宝库、中医药宝藏的钥匙；其次，精确论证了中医学所重视的上下逆从，既是物理也是病理，并由此提出防病治病的原则。此外，还指明了阴阳盛衰与疾病的关系，应用阴阳偏颇的理论，一可以论述疾病产生的机制，二可以阐述疾病如何治疗，三可以探究保健养生。

3. 阴阳的普遍性、相对性及关联性

阴阳的对立统一是天地万物运动变化的总纲。无论是时间还是空间，从宇宙日月星辰的回旋到万事万物及一切现象，都是"无—有—无—有"的连续转化，都是阴阳作用的结果。

凡是相互关联的事物、现象，或者同一事物的内部，都可以用阴阳来概括并分析各自的属性，如升与降、出与入、动与静等，这表明阴阳具有普遍性。

万事万物具体的阴阳属性，是相对而言的。若时间发生了变化，或所运用

的范围发生了改变，导致事物的性质或者对立面改变，其阴阳属性也会随之而改变。例如：白天为阳，夜晚为阴。其中，上午则为阳中之阳，下午则为阳中之阴；前半夜为阴中之阴，后半夜为阴中之阳。随着事物对立面的改变，阴阳之中又可以再分阴阳，以致无穷。

运用阴阳理论分析事物或现象，应该是在同一范畴之内，在同一层次之上，即在相关的基础之上的。直接相互关联的一对事物，或者一个事物的两个方面，才能构成一对矛盾，才可以用阴阳来阐述，譬如寒与热、白天与黑夜等。不具有相互关联性质的事物，则不能用阴阳来说明。

4. 划分事物或现象阴阳属性的标准

任何事物或现象的阴阳属性既是确定可分的，又是相对可变的。阴阳的基本属性是划分事物与现象的阴阳属性的依据。以阴阳来归类事物的属性，主要的依据是事物双方的性质、动态、位置、发展趋势等，但阴阳属性是多方面的，可以通过具体事物或现象及其属性表现出来的。最基本的"阳"就是排斥、分离、膨胀的空间矢量；最基本的"阴"就是吸引、接近、收缩的空间矢量。

由于能量转化，阴阳有了诸多的派生属性，旨在区分本源的阴阳属性与派生的阴阳属性，中医常把本源的阴阳称为太阴、太阳；把派生的阴阳称为少阴、少阳。一般情况下，太阴指聚的运动；太阳指散的运动；少阴指降的运动；少阳指升的运动；厥阴、厥阳指不升不降而在水平方向上进展的运动。

太极是一种"相对中的绝对"。在不需要考虑环境因素的情况下，太极以系统的对称中心或"重心"为标准，譬如：以人体为系统，该系统的"重心"是人体重心；以地球为环境，该环境的重心是地心。可以这样界定，凡是朝向太极的运动，为阴；凡是背离太极的运动，为阳。例如，向外排出为阳，向内摄入为阴；若考虑环境因素，则向上排泄为阳，向下排泄为阴等。

5. 阴与阳的相互关系

应用阴阳学说这个说理工具，可以认识自然、解释自然。探究阴阳的相互关系，可以充分把握阴阳之间的运动变化规律。

（1）阴阳交感交错。

万事万物或现象，皆包含阴和阳相互对应的两个方面，两者的相互作用，是阴阳之间其他关系得以进行、自然万物得以发生发展与运动变化的前提条件，此所谓阴阳相错，即相互关联、相互感应、相互作用，这是万物生成、变化的本始。譬如，机体的各个脏腑组织及功能活动之间，应该始终阴阳交互感召而发生作用，生命活动才能正常进行。人体阴阳二气在布达周身的过程中，持续不断地进行相互作用；一旦阴阳交错受阻，阴阳两气不相顺接而导致重症（如厥脱逆闭），则急救之关键在于恢复其阴阳之正常交感。

（2）阴阳相反相搏。

阴阳相反相搏有两层含义：一指阴阳的属性是相对应的、相矛盾的，例如寒与热、升与降等，具有相对的属性；二是某些范畴的阴阳，在其属性对应的同时，还存在相互争搏、相互制约的趋势，表现为我强你弱的态势，例如从冬至到立春，阳热之气趋强，使阴寒之气被抑制而趋弱。

（3）阴阳互根互用。

阴阳相互依存，但不能单独存在，还体现为相互滋生、相互为用的特点，也就是说存在阳以阴为基、阴以阳为用的相互依存关系。

（4）阴阳消长平衡。

阴阳双方在力量或数量上，是不断运动变化的，以"消长"来概括。其消长的基本形式有四类：一是阴或阳自身的消长；二是阴阳互为消长，即阳消阴长、阴消阳长；三是阴阳皆长，如在机体发展过程中，从生到长的阶段，呈现以"阳生阴长"为主的阴阳消长状态；四是阴阳皆消，即"阳杀阴藏"。阴阳之间的消长运动是绝对的，而阴阳之间的平衡是相对的，有条件的。若阴阳消长变化超过了正常的限度，阴阳之间的平衡协调关系遭到破坏，就会出现阴阳偏盛偏衰等异常变化。

（5）阴阳胜复转化。

阴阳胜复转化是指某些事物由原先以阴或阳占主导的状态，转变成以阳或阴占主导的新态势。阴阳双方胜复转化的内在依据是阴阳的互根互用。阴中寓阳、阳中寓阴，为阴阳发生胜复转化提供依据与可能。阴阳胜复转化的现象普遍存在，源于阴阳的自我胜复。交替为"胜"，衰极可"复"；阴阳离决，统一体趋于破裂。只有阴消阳长与阳消阴长交替出现，才能使万事万物、自然界在不断的运动变化之中维持其动态平衡，此为交替胜复。

上述五种阴阳关系，从不同侧面揭示了阴阳的运动规律，它们是相互联系、互为影响的。阴阳交感交错是阴阳间运动变化的基本前提。阴阳相反相搏反映了阴阳既对立又统一的关系，在阴阳对立制约的基础上，促成了阴阳消长变化的动态平衡。而阴阳互根互用为阴阳胜复转化提供了内在根据。

6. 阴阳学说在中医学中的应用

（1）说明人体的病理变化。

中医学认为疾病的发生，是人体的阴阳关系由于某种因素之影响而失去相对的平衡协调，从而出现偏盛偏衰的结果。疾病的发生、发展，关系邪正两方面，正气与邪气，以及它们相互作用、相互斗争的关系，都可以用阴阳来概括说明。

病邪有阴邪、阳邪之分，正气则包括阴精与阳气两部分。所以，病理上的阴阳失调，多表现为阴阳某一方面的偏盛偏衰，且一方面之异常，亦必影响另一方面。例如阳邪致病，可导致阳偏盛而伤阴，因而出现热证；阴邪致病，则可导致阴偏盛而伤阳，因而出现寒证；阳气虚损不能制阴，则可出现阳虚阴盛的虚寒证；阴液亏耗不能制阳，则可出现阴虚阳亢的虚热证。所以，《素问》说："阴胜则阳病，阳胜则阴病。阳胜则热，阴胜则寒。"又说："阳虚则外寒，阴虚则内热，阳盛则外热，阴盛则内寒。"因此，疾病的变化虽然复杂，但就其阴阳属性来说，亦不外阳盛、阴盛、阳虚、阴虚等四大类病变而已。

另外，机体阴阳任何一方虚损到一定程度，亦常导致对方之不足，即所谓"阳损及阴"和"阴损及阳"，最后则导致阴阳两虚，气血双亏，此即慢性病常见之病理发展过程。

（2）说明人体的生理功能。

中医学认为，人体正常的生命活动，是阴阳两方面对立统一、协调平衡的结果。人体的生理功能，一方面表现为机体防御邪气侵袭的整体卫外功能，另一方面则表现为脏腑组织的功能活动。

从机体的防御机制来说，阳在外，为保护人体内部组织器官的卫外功能；阴在内，则为阳的物质基础，并为阳不断地储备和提供能量。

从脏腑功能活动来说，五脏主藏精气为阴，六腑能消化、传导饮食水谷为阳。而每一脏腑之中又各有阴阳，凡是功能活动则属阳，而产生这些功能活动的器质和营养物质则属阴。如心有推动血液循环和主持精神意识思维活动的功能，此种功能属阳，而心血、心脏器质则属阴；肝有调节血量和精神情志的功能，此种功能属阳，而肝血、肝脏器质则属阴；脾有运化水谷、输布精微及统摄血液循行的功能，此种功能属阳，而脾的津液、脾脏器质则属阴；肺有主气司呼吸、协助心脏推动血行的功能，此种功能属阳，而肺之津液、肺脏器质则属阴；肾有藏精生髓，主生殖发育，主持水液代谢等功能，此种功能属阳，而肾精、肾脏器质则属阴。关于六腑，亦是如此，其功能属阳，而每一腑的器质则属阴。

对于人体整体生理上的阴阳关系，则主要强调其协调和平衡。如就人功机能状态而言，功能兴奋属阳，功能抑制属阴；功能亢进属阳，功能减退属阴。而在生理活动中，兴奋和抑制、亢进和衰退等是互相拮抗的，并保持着相对的平衡状态。又如阳气和阴精的转化，阴精是化生阳气的物质基础，而阳气的作用则是在不断地产生阴精，因而阳气和阴精，相互转化，相互为用，并保持着相对的平衡。故《素问》说："阴平阳秘，精神乃治。"

（3）说明人体的组织结构。

阴阳学说在阐释人体的组织结构时，认为人体是一个对立统一的有机整体，其组织结构可划分为相互对立的阴阳两部分，且相互联系，密切合作。

就人体的部位与结构来说，外为阳，内为阴；背为阳，腹为阴；头部为阳，足部为阴；体表为阳，内脏为阴。而体表之中的皮肤为阳，肌肉筋骨为阴；脏腑中六腑为阳，五脏为阴。五脏之中，则心肝为阳，肺脾肾为阴。再具体到每个脏腑，则又有阴阳之分，如：心有心阴、心阳；肾有肾阴、肾阳；胃有胃阴、胃阳等。若从经络系统循行部位来说，则循行于人体四肢外侧及背部者属阳（如手足三阳经，仅足阳明胃经例外），循行于人体四肢内侧及腹部者则多属阴（如手足三阴经）。

但应当指出，人体各部位、各组织结构、各脏器之阴阳属性不是绝对的，而是相对的，它们常根据一定条件的改变而改变。以胸背关系来说，则背属阳，胸属阴；若以胸腹上下关系来说，则胸属阳，腹属阴。同样，五脏若以上下关系来分，则心肺在膈上属阳，心为阳中之阳脏，肺为阳中之阴脏；肝脾肾在膈下属阴，肝为阴中之阳脏，肾为阴中之阴脏，脾亦为阴中之阴脏。总之，人体部位、组织结构上的阴阳，只是其相对属性的一般归类而已。

（4）用于疾病的诊断。

阴阳失调是病理变化的关键所在，故临床病证可概括为阴证、阳证两大类。所以，临床上对于疾病的诊察，亦可以根据阴阳变化的规律来加以分析和辨别。

中医望、闻、问、切四诊方法，首先辨别阴阳。例如望诊，一般面色光滑润泽为阳，面色沉浊晦暗为阴；凡见青、白、黑色，其证多属阴寒，而见黄、赤两色，则其证多属阳热。又如闻诊，凡气粗声高属阳，气弱声低属阴。而在切诊中则把浮、大、滑、数等脉象归属于阳脉，把沉、小、涩、迟等脉象归属于阴脉。

辨证，就是把通过四诊所获得的症状、体征及病情资料，进行客观分析和判断，从而对病因、病位、病性及正邪关系得出正确的结论，以指导临床治疗。中医诊断以阴阳作为辨证之总纲，用以辨别疾病的表里、寒热、虚实。故凡表证、实证、热证均属于阳证；凡里证、虚证、寒证均属于阴证。因此，临床病证虽然千变万化，但总不出阴阳两纲范围。

（5）指导临床治疗用药。

由于阴阳的偏盛、偏衰是疾病发生、发展的根本原因，所以，调理阴阳，补偏救弊，创造条件，使失调的阴阳关系恢复相对平衡，这就是中医学的基本原则。故《素问》说："谨察阴阳所在而调之，以平为期。"

由于病证不一，本质不同，故其治疗方法亦多种多样。中医临床根据协调阴阳的精神，提出了"寒者热之""热者寒之""虚则补之""实则泻之"以及"阳病治阴，阴病治阳"等众多治疗方法。

如阳热亢盛而损耗阴液病证（即阳胜则阴病），则应损其有余之阳，用寒凉药物治其阳热亢盛，此即"热者寒之"方法；若因阴寒邪盛而损伤阳气病证（即阴胜则阳病），则应损其有余之阴，用温热药物以祛其阴寒过盛，此即"寒者热之"方法；若阴液不足不能制阳而形成阴虚阳亢病证，则用滋阴以敛阳方法解决；若由于阳气不足，阳虚不能制阴而形成阳虚阴盛病证，则用补阳以消阴方法解决。这就是"阳病治阴，阴病治阳""壮水之主，以制阳光；益火之源，以消阴翳"，使失调的阴阳恢复新的相对平衡的治疗原则。

同样，在归纳药物的性味功能上，阴阳亦具有重要的意义，并可作为指导临床用药的依据。药物的四气、五味，以及升降浮沉等一般性能，都具有阴阳之不同属性。以四气来说，则寒、凉属阴，温、热属阳。以五味来说，则酸、苦、咸属阴，辛、甘、淡属阳。以升降浮沉来说，则具有重镇、敛降作用的药物属阴，具有轻浮、升散作用的药物属阳。所以临床用药必须注意病证阴阳与药物阴阳之关系，正确运用药物的阴阳性能，以改善或调节病理上失调的阴阳关系，从而达到治愈疾病的目的。

二、五行学说

1. 如何理解"五行"两字?

"五"的甲骨文字形用一个叉号来表达木柴交叉堆叠,寓意天地万物的交汇或交会,以表示大于"四"的正整数。"五"是"伍"的本字,"伍"也是"五"的大写,极有可能古人以五根交叠的木柴为一组,故后来以该符号代表数字"五"。《说文解字·卷十四·五部》指出:"五,五行也。从二,阴阳在天地闲交午也。凡五之属皆从五。""行",指运动变化、运行不息的意思。

2. 如何深度理解五行学说?

五行学说起源很早,虽然当前中医教材把五行学说归属于哲学范畴而有纸上谈兵之感,但五行学说来源于自然,起源于天地之间、阴阳之变。

(1)阴阳气的生成。

地球核心存在大量金属物质,在没有特殊重大变故的情况下,这些金属物质深埋在地球的核心部位,不见天日,根据《易经》原理,这些金属物质的属性被定性为阴金。

地球浅表也有许多金属物质,这些金属物质暴露在外边或者很容易暴露在外边,根据《易经》原理,这些金属物质的属性被定性为阳金。

或许历经若干亿年,在高温的作用下阴阳两种属性的金属物质与自然界的水及其他物质结合产生了阴阳两种属性的水蒸气。在地球引力和天体引力的双向作用下,与属性为阴金的金属物质结合生成的水蒸气渗透到地球表面,根据《易经》原理这些水蒸气被定性为阴气,温度降低时阴气凝固形成的水聚集在地球的低洼处,根据《易经》原理这些水被定性为阳水(基本运动方向为上升);与属性为阳金的金属物质结合生成的水蒸气升空以云的形式活动在高空,根据《易经》原理这些水蒸气被定性为阳气,阳气在低温的作用下凝固形成的水,根据《易经》原理这些水被定性为阴水(基本运动方向为下降);阴水饱和后从天而降与聚集在地球低洼处的水汇合,大量的阴阳水交汇形成了江、河、湖、海。可以说,气和水是产生生命的基础,慢慢地,地球产生了生命。

因此,自然界基本物质(气、水、木、火、土、金)必然归类于六种基本物质属性,这六种基本物质属性被阴阳两性一分为二,变为十二种自然界物质属性。这十二种自然界物质属性助生的顺序是:阴金助生阴气,阳金助生阳气,阴气助生阳水,阳气助生阴水,阴水助生阳木,阳水助生阴木,阴木助生阳火，阳木助生阴火，阴火助生阳土，阳火助生阴土，阴土助生阳金，阳土助生阴金，阴金助生阴气，阳金助生阳气。

这六种自然界基本物质被分成的十二种基本物质属性可形成一个圆，这个圆中的十二种自然界基本物质属性对应相生相和、顺转顺生相和，周而复始，形成惯性，成为自然规律。此自然界基本物质生成理论和十二种自然界基本物质属性理论与西方科学的"相对论"和"热力学第二定律"相合。

（2）属性定位及助生顺序。

属性为阴金的金属物质与水及其他物质结合生成的水蒸气逐渐渗透到地球表面，在此过程中温度逐渐降低，特别是地球表面温度比地球核心温度低许多，在地球引力作用下，这些气体徘徊在地球表面不但不能继续上升而且有逐渐凝固下降的趋势，根据阴阳学原理，下降趋势的气预示阴性，因此这些气体定性为阴气。

在地球引力和天体引力的双向作用下，属性为阳金的金属物质与水及其他物质结合生成的水蒸气升空，以云的形式活动在高空，如果没有地球引力作用这些气体将继续上升，根据阴阳学原理，上升趋势的气预示阳性，因此这些气体定性为阳气。

阳气在气温逐渐降低时逐渐凝固形成雨云，这些空中聚集的水蒸气饱和时会从天而降形成江、河、湖、海，根据阴阳学原理，体积较大和流动速度相对较慢的水预示阴性，因此这些水定性为阴水。

阴气遇低温时，凝固形成的水会一点点地聚集在地球低洼处并继续迅速往低处流动，根据阴阳学原理，小体积和流动速度相对较快的水预示阳性，因此这些水定性为阳水。

根据阴阳学原理，体积大和质量大的树木预示阴性，阳水的特性是从下往上做挥发运动，特别有利于阴木的生长，因此这些被阳水助生的树木定性为阴木。

根据阴阳学原理，体积小和轻盈易动的草木预示阳性，阴水的特性是大面积从天而降，特别有利于阳木的生长，因此这些被阴水助生的草木定性为阳木。

阳木燃烧时助生的火热值较低，性情也较温和，根据阴阳学原理，热值较低和性情较温和的火预示阴性，因此这些被阳木助生的火定性为阴火。

阴木燃烧时助生的火热值较高，性情也较凶猛，根据阴阳学原理，热值较高和性情较凶猛的火预示阳性，因此这些被阴木助生的火定性为阳火。

阳火燃烧后助生的物质体积较大、质量较大，也大多沉在或被埋在下边逐渐形成土质，根据阴阳学原理，整体水平较低的平视不明显的土质预示阴性，因此这些被阳火助生的土质定性为阴土。

阴火燃烧后助生的物质体积较小、质量较小，也大多层层覆盖在其他物体表面逐渐形成土质，根据阴阳学原理，高高在上的显而易见的土质预示阳性，因此这些被阴火助生的土质定性为阳土。

阴土与阳土经历漫长岁月与其他物质结合逐渐助生出大量金属物质。

山为阳土，山底下的金属物质大多被掩盖在黑暗中，根据阴阳学原理，处在黑暗中的不易被转化的金属物质预示阴性，因此这些被阳土助生的金属物质定性为阴金。

地为阴土，地表的金属物质常露头，根据阴阳学原理，显而易见的容易被转化的金属物质预示阳性，因此这些被阴土助生的金属物质定性为阳金。

综上所述，归纳如下：

阳金助生的气定性为阳气，阴金助生的气定性为阴气；阳气助生的水定性为阴水，阴气助生的水定性为阳水；阳水助生的木定性为阴木，阴水助生的木定性为阳木；阳木助生的火定性为阴火，阴木助生的火定性为阳火；阳火助生的土定性为阴土，阴火助生的土定性为阳土；阳土助生的金定性为阴金，阴土助生的金定性为阳金。

阴金助生阴气，阳金助生阳气；阴气助生阳水，阳气助生阴水；阴水助生阳木，阳水助生阴木；阴木助生阳火，阳木助生阴火；阴火助生阳土，阳火助生阴土；阴土助生阳金，阳土助生阴金。

3. 如何理解五行各自的特点？

（1）金的特性。

金主义，金曰"从革"，从者，顺从、服从也；革者，变革、改革。故金具有能柔能刚、延展、变革、肃杀的特性。其性刚，其性烈，金旺者，面方而白，骨骼清秀，体健神清，为人义气，刚毅果断，不畏强暴，仗义疏财，疾恶如仇，有自知之明，深知廉耻。金太过为忌者，做事鲁莽，有勇无谋，好斗贪婪，不仁不义；金不及者，优柔寡断，贪淫好杀，苛刻狠毒。

（2）水的特性。

水主智，水曰"润下"，润者，湿润也；下者，向下也。故水具有滋润向下，钻研掩藏的特性。其性聪，其性善，水旺者，面色有神，头脑灵活，足智多谋，才识过人，应变力强，口齿伶俐。水太过为忌者，贪婪淫欲，诡计多端，言语激进，易惹是非；水不及者，身材矮小，面色黑暗，为人反复无常，胆小无谋，心胸狭窄。

（3）木的特性。

木主仁，木曰"曲直"，曲者，屈也；直者，伸也。故木有能屈能伸之性，木纳水土之气，可生长发育，故木又具有生发向上修长的柔和、仁慈之性。其性直，其性和，木旺者，仁慈、温和、博爱，有恻隐之心，乐于助人，慷慨，身材修长，举止潇洒，头发浓密光亮，活泼、积极、上进心强。木太过为忌者，固执、偏激；木不及者，懦弱、娇妒、忘恩负义、冷酷。

（4）火的特性。

火主礼，火曰"炎上"，炎者，热也；上者，向上也。故火有发热温暖、向上之性，火具有驱寒保温之功，锻炼金属之能。其性急，其性恭，火旺者，精神焕发，积极上进，谦恭有礼，注重仪表，热情豪迈，坦诚友好。火太过为忌者，面红声急，性情急躁，容易冲动，逞强好胜，易惹是非；火不及者，瘦尖额，妄言是非，奸诈嫉妒，有始无终。

（5）土的特性。

土主信，土曰"稼穑"，播种为稼，收获为穑。故土具有载物、生化藏纳之能，土载四方，为万物之母，具贡献厚重之性。其性重，其情厚，土旺者，圆腰润鼻，眉清目秀，口才声重，为人忠孝至诚，胆量宽厚，言必行，行必果，乐于奉献，兼收并蓄。土太过为忌者，性格内向，愚顽不化，生性固执，不明事理；土不及者，面偏鼻低，神色忧滞，言而不信，狠毒吝啬，自私自利，不通情理。

4. 如何理解五行之间的关系？

（1）五行的相生关系。

生有滋生、助长、促进之意。五行相生，指木、火、土、金、水之间存在着有序的递相滋生、助长、促进的关系。

五行相生的顺序：阴金助生阴气，阳金助生阳气；阴气助生阴水，阳气助生阴水；阴水助生阳木，阳水助生阴木；阴木助生阳火，阳木助生阴火；阴火助生阳土，阳火助生阴土；阴土助生阳金，阳土助生阴金。

（2）五行的相克关系。

克有克制、抑制、制约之意。五行相克，指木火土金水之间存在着有序的递相克制、制约的关系。

五行相克的次序：木克土，土克水，水克火，火克金，金克木。与五行相生一样，也形成周而复始的圆周运动。五行之中，任何一行都具有"克我"与"我克"两种关系。"克我"者为我"所不胜"，"我克"者为我"所胜"。《黄帝内经》称之为"所胜""所不胜"关系。以土为例，克我者是木，故木为土的"所不胜"；我克者是水，故水为土之"所胜"。

同性相克力度大，异性相克力度相对同性相克较小。

（3）五行制化。

制，即制约、克制；化，即生化、变化。五行制化，指五行生克的动态平衡关系。明朝医家张景岳《类经图翼·运气上》说："盖造化之机，不可无生，亦不可无制。无生则发育无由，无制则亢而为害。"五行相生，助长、促进事物的发生与成长。相生太过，就必须克制，所以才有五行之相克，以抑制、制约事物的过分亢盛为害。这样生中有克，克中有生，才能维持和促进事物正常的平衡协调和发展变化。

（4）五行的反常生克。

五行在正常范围内，虽有量的变动而引起生克平衡的波动，但不致出现质的变化。若因某种原因，对立统一的生克制化关系失去了动态平衡，就会导致反常的生克关系。常见的有相生太过、相生不及、相克太过与反克四种情况。

相生太过：五行中任何一行相生太过，若无及时有效抑制，必定会亢盛为害。例如水气盛，生木特旺，木偏亢，若无金气及时有效制约，必导致过克与反克，也就是乘土侮金。同时，木气偏旺，生火也偏亢，导致火气上炎。

相生不及：五行任何一行虚衰，必将引起两种相生不及的异常变化。一种是母病累子，例如火能生土，若火母不足，则土子也不足，结果火衰土虚。另一种是子病累母，例如木为水之子，若木气久衰，势必下损水母，终至母受子累，木枯水竭。相生不及，也必将导致乘侮异常。

相克太过：相克太过又称为相乘，简称过克。乘是乘虚侵袭的意思。五行相乘是指五行中某一行过度克制"所胜"行的状态。常见的有两种情况。一种是某气偏亢则会过度克制此气之"所胜"。例如：金气偏亢，必乘木；火气偏亢，必乘金；土气偏亢，必乘水。另一种是某气为正常水平，而所克之气过度虚弱，此时某气正常的克制就变成了一种相对过度的克制，也称为相乘。例如，水本克火，若火气过衰，则水气虽未偏亢，而已造成过度克制火气的情况，称为火虚水乘，同样还有土虚木乘、木虚金乘等。

反克：即相侮，又称反侮。侮有恃强凌弱的意思。五行相侮，指五行中某一行反向克制"所不胜"行的状态。常见的也有两种情况。一种是某气有余则会反向克制其"所不胜"行。例如：木气偏亢，必侮金；水气偏亢，必侮土；金气偏亢，必侮火。另一种是某气处于正常水平，而"所不胜"之气偏衰，此时某气原本正常的被克制反而变成了一种相对强盛的反向克制，也称为反侮。例如，木本克土，若木气偏衰，此时土气虽然为正常水平，仍可由被克制变成反向克制"所不胜"之木的状态，称为木虚土侮。同时还有金虚木侮、水虚火侮等。

相乘和相侮，都是不正常的相克现象，两者之间是既有区别又有联系的。相乘与相侮的主要区别：前者是按五行相克次序发生过强的克制，而形成五行间的生克制化异常；后者是按五行相克次序发生相反方向的克制，而形成五行间的生克制化异常。两者之间的联系：在发生相乘时，也可同时发生相侮；发生相侮时，也可同时发生相乘。

综上所述，五行中任何一行的生克制化异常均可表现为相关"行"的生克反常。相生太过与相生不及均可引发相关行的相乘或相侮。这四种生克反常实质上是密切相关、相互联系、相互影响的。《黄帝内经·素问·五运行大论》说："气有余，则制己所胜而侮所不胜；其不及，则己所不胜侮而乘之，己所胜轻而侮之。"

5. 如何理解五行与数字？

古人对数字的认识，或源于对自然与自身的观察。人体的上肢与下肢存在着相互对应性，手足各天生十个指、趾，故古人认为天生之数（生数）为五（1、2、3、4、5），后天之数（成数）为六（6、7、8、9、10）。然天干五行、双地支五行及单地支五行都有各自的对应数字。

（1）从《河图》推导出天干五行的对应数字。

在十天干中，甲为阳木，乙为阴木，丙为阳火，丁为阴火，戊为阳土，己为阴土，庚为阳金，辛为阴金，壬为阳水，癸为阴水。《河图》上白点为阳，黑点为阴，用白点标示的一、三、五、七、九为阳，用黑点标示的二、四、六、八、十为阴。天干共十个，《河图》共十数，都有阴阳属性的区分，故十天干与《河图》数存在一一对应的关系。因此，十天干的《河图》配数为：甲

三、乙八、丙七、丁二、戊五、己十、庚九、辛四、壬一、癸六（图2-1）。

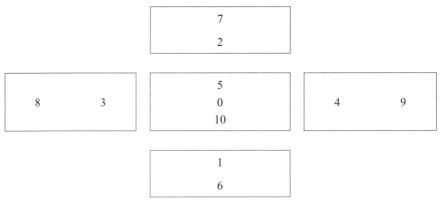

图2-1 《河图》数

在卦中分析天干（纳干）五行的流通情况时，我们可利用上述天干五行的配数在爻支藏干中计算出纳干五行的气数。但我们在分析动爻到变爻（也称化神爻）及地支五行（分为双支五行、单支五行）从主卦到变卦阴阳二气的流通情况时，却不能取用十天干的《河图》配数，这是由天干五行的运动形式、后天八卦的排序、八卦纳甲（此处只指纳干）的原理决定的。

后天八卦图是以《洛书》九宫为基础，依照北半球以黄河流域为中心的华夏民族的生活而设计的（图2-2）。

4	9	2
3	5 0 10	7
8	1	6

图2-2 《洛书》数

以地理方位、特征、气候变化来看，北是黄河，寒冷自北而来，所以把代表水、寒冷的坎卦放到北面；东北方是山西高原及太行山，所以把代表山、稳固、停止，属土的艮卦放到东北方；第一声春雷从东方而来，春天草木生长，所以把代表雷、震动，属木的震卦放在东方；春夏之交接，风从东南方刮来，草木繁盛，东南沿海一带风多，草木也多，所以把代表风，属木的巽卦置于东南方；南方天气炎热，烈日高照，所以把代表火、太阳、光明的离卦放在南方；西南是四川盆地，秋天收割，所以把代表大地、收藏的坤卦置于西南方；西有青海湖等沼泽地，云雨又多从西来，秋天是收获庄稼的季节，所以把代表泽、雨，又代表喜悦的兑卦放到西方；西北多金属矿产，而西北风一刮天气又开始转冷，同时古人认为天高西北、地陷东南，所以把代表天、君主、金属矿产、父亲的乾卦放到西北方。这样，就把我们祖先生存的时间与空间的统一性描绘出来，是文王后天八卦图的放置依据。

把文王后天八卦依方位布置于《洛书》，就得到了文王后天八卦的序数：坎一、坤二、震三、巽四、乾六、兑七、艮八、离九。

八卦纳甲的原理为"月体纳甲"说，是在东汉魏伯阳所著《周易参同契》中表述的以月相消息盈虚来说明"纳甲"的学问。《周易参同契》有云："三日出为爽，震受庚西方。八日兑受丁，上弦平如绳。十五乾体就，盛满甲东方。蟾蜍与兔魄，日月无双明。蟾蜍视卦节，兔者吐生光。七八道已讫，屈折低下降。十六转受统，巽辛见平明。艮直于丙南，下弦二十三。坤乙三十日，东北丧其明。节尽相禅与，继体复生龙。壬癸配甲乙，乾坤括始终。七八数十五，九六亦相应，四者合三十，阳气索灭藏，八卦布列曜，运移不失中。""月体纳甲"说是把八卦卦象与一月中的月相相配的象数体例。初三，月亮微明，入夜时出现在西方庚位，震纳庚，此时月亮为上弦月之初，正象震卦一阳生于下。每月朔日后三日，月亮才开始出现，而且只在刚入夜时出现在西方天空，随着夜深而消失。

《周易参同契》认为：由前一月之晦暗而下一月之生明，是因为阴极而阳生，就是"三日出为爽，震受庚西方"。至初八日，月相上缺一半，呈现为满弓之象的上弦月，它的上面平如绳，入夜的时候出现在南方丁位，半夜之后消失，用兑纳丁表述（此时月相如同兑卦之象，阳由震初进至二为兑，为月明之半），就是"八日兑受丁，上弦平如绳"。到了十五日，月满圆，入夜时出现在东方甲位，黎明时才消失在西方，用乾纳甲表述（乾三爻均为阳，指的是月满圆极明之象，如同乾卦三爻阳极之象），也就是"十五乾体就，盛满甲东方"。"七八"就是指十五日，十五日月相如同乾卦之象，阳道已经达到极点，阳极则生阴，此即其所谓"七八道已讫，屈折低下降"。到了十六日，阳开始消退，而被阴统制，即阴进阳退。体现在月相上，就是十六日月亮退现在西方辛位，也就是说十五之日，天亮之时月亮已西落消失，而到了十六日天明之后，月亮还在西天边没有落，要略微迟一段时间后才落到地平线下。巽纳辛，指月相由十五满明出现亏虚，此好比巽卦一阴初生于下，这也就是所谓"十六转受统，巽辛见平明"。到了二十三日月缺下半为下弦月，如拉开的满弓，当与初八日朝向正好相反，并且出现在南方丙位。艮纳丙，这时月相如同艮卦二阴生于一阳之下。这就是所谓"艮直于丙南，下弦二十三"。到了三十日，月完全整夜看不见，由于十五日之后，月亮每天在夜空出现的时间越来越晚，从十五日的刚入夜，到深夜，渐次到快天亮才出现，三十日就根本不会出现了，因此丧明于东方乙位。坤纳乙，表示月丧明之象，如同坤三爻均为阴，阴极之象。这就是所谓"坤乙三十日，东北丧其明"。

八卦纳甲歌诀：壬甲从乾数，乙癸向坤求，庚来震位立，辛在巽方游，丙于艮门立，己以离为头，戊从坎处出，丁向兑家流。

后天八卦的序数按卦象及卦位依《洛书》而取，与阴阳二气的流通无直接关系。根据《河图》可知各天干五行之间存在循环相生的关系，各天干五行之间及各天干五行本身不存在阴阳二气的流通。故卦中纳干的配数应计取所处后天八卦的序数，即：甲六、乙二、丙八、丁七、戊一、己九、庚三、辛四、壬六、癸二。

歌诀为：戊一乙癸二，庚三辛四同，壬甲从六数，丁七丙八宫，己九无差别，五数寄于中。

（2）从《河图》推导出双地支五行的对应数字。

地支数十二，《河图》数十，其数不等，故十二地支与《河图》数不存在一一对应的关系，所以地支与五行之间不存在循环相生的关系。由于十二地支与《河图》数不存在一一对应的关系，因此不存在十二地支的各自《河图》配数的问题。在十二地支中，子为阳水，丑为阴土，寅为阳木，卯为阴木，辰为阳土，巳为阴火，午为阳火，未为阴土，申为阳金，酉为阴金，戌为阳土，亥为阴水。如果根据《河图》数的阴阳特性及五行属性给十二地支各自配上《河图》之数：子一、丑十、寅三、卯八、辰五、巳二、午七、未十、申九、酉四、戌五、亥六，那将谬之又谬。

撇开十二地支的阴阳属性，笼统的双地支五行与《河图》数就有了一一对应的关系，那就是：木（寅卯）对应3和8，火（巳午）对应2和7，土（辰戌丑未）对应5和10，金（申酉）对应4和9，水（亥子）对应1和6。

每个双地支五行都对应无穷多个自然数，遵循以下同尾数法则：

1，11，21，31，41，51，…，均为同一类，记作［1］，属亥子水；

2，12，22，32，42，52，…，均为同一类，记作［2］，属巳午火；

3，13，23，33，43，53，…，均为同一类，记作［3］，属寅卯木；

4，14，24，34，44，54，…，均为同一类，记作［4］，属申酉金；

5，15，25，35，45，55，…，均为同一类，记作［5］，属辰戌丑未土；

6，16，26，36，46，56，…，均为同一类，记作［6］，属亥子水；

7，17，27，37，47，57，…，均为同一类，记作［7］，属巳午火；

8，18，28，38，48，58，…，均为同一类，记作［8］，属寅卯木；

9，19，29，39，49，59，…，均为同一类，记作［9］，属申酉金；

0，10，20，30，40，50，…，均为同一类，记作［0］，属辰戌丑未土。

（3）单地支五行的对应数字推导。

单地支五行同双地支五行一样存在从主卦到变卦阴阳二气的流通，因此所对应数字的来源也需反映此种特性。若按十二地支的排列顺序对其进行配置，则不能反映阴阳二气的流通，因此是错误的。

十二地支用来记月，每月分一节一气，一年的气节变化就是地球上阴阳二气流通的结果，因此按月序给单地支五行配数是正确的，即：寅木取正月序1，卯木取二月序2，辰土取三月序3，巳火取四月序4，午火取五月序5，未土取六月序6，申金取七月序7，酉金取八月序8，戌土取九月序9，亥水取十月序10，子水取十一月序11，丑土取十二月序12。

以上列举的只是每个单地支五行所对应的最小数，实际上每个单地支五行都对应着无穷个自然数。因为一年分十二个月，故单地支五行对应数字如下：

寅木：01，13，25，37，49，…，$1+12n$；

卯木：02，14，26，38，50，…，$2+12n$；

辰土：03，15，27，39，51，…，$3+12n$；

巳火：04，16，28，40，52，…，$4+12n$；

午火：05，17，29，41，53，…，$5+12n$；

未土：06，18，30，42，54，…，$6+12n$；

申金：07，19，31，43，55，…，$7+12n$；

酉金：08，20，32，44，56，…，$8+12n$；

戌土：09，21，33，45，57，…，$9+12n$；

亥水：10，22，34，46，58，…，$10+12n$；

子水：11，23，35，47，59，…，$11+12n$；

丑土：12，24，36，48，60，…，12+12n。

其中n=0，1，2，3，…。

以上双地支五行及单地支五行所对应的数字称为本数，通过双地支五行及单地支五行从主卦到变卦阴阳二气的流通计算可判断出地支五行在本数范围内是否存在气数。

（4）从《河图》推知天干五行与地支五行两种不同的运动形式。

从《河图》可以推知天干五行错生，即：阴生阳，阳生阴，异性相生，同性不相生。但地支五行之间不存在循环相生的关系。《河图》数用十个黑白圆点表示阴阳及五行如下：

北方：一个白点在内，六个黑点在外，五行为水。

东方：三个白点在内，八个黑点在外，五行为木。

南方：二个黑点在内，七个白点在外，五行为火。

西方：四个黑点在内，九个白点在外，五行为金。

中央：五个白点在内，十个黑点在外，五行为土。

其中，单数为白点为阳，双数为黑点为阴。

天一生水，地六成之；地二生火，天七成之；天三生木，地八成之；地四生金，天九成之；天五生土，地十成之。故一、三、五、七、九等五个阳数又称天数或生数，二、四、六、八、十等五个阴数又称地数或成数。万物有生数，当生之时方能生；万物有成数，能成之时方能成。万物生存皆有其数，《河图》之数为万物生存之本，故称本数。

根据同性相斥、异性相吸的原理，用《河图》数可以确定天干五行循环相生的原则。

在十天干中，甲为阳木，配数3；乙为阴木，配数8；丙为阳火，配数7；丁为阴火，配数2；戊为阳土，配数5；己为阴土，配数10；庚为阳金，配数9；辛为阴金，配数4；壬为阳水，配数1；癸为阴水，配数6。

从《河图》可以看出，甲木三为阳，戊土五为阳，辛金四为阴，甲木阳三与戊土阳五相斥，戊土阳五与辛金阴四相吸，甲木阳三打破了戊土阳五的位置平衡，推动了戊土阳五与辛金阴四相生，故戊土阳五是天干五行循环相生的起点，甲木阳三是天干五行循环相生的原动力。是故老子在《道德经》中有云"三生万物"。三数是万物之源，《河图》上有答案。

《河图》上天干五行相生的规则为：戊五阳土生辛四阴金生壬一阳水生

乙八阴木生丙七阳火生己十阴土生庚九阳金生癸六阴水生甲三阳木生丁二阴火生戊土阳五。

天干五行的相生,只存在阴生阳、阳生阴,阳与阳及阴与阴之间不存在相生关系。戊五阳土不生庚九阳金,庚九阳金不生甲三阳木,甲三阳木不生丙七阳火,丙七阳火不生戊五阳土,己十阴土不生癸六阴水,癸六阴水不生乙八阴木,乙八阴木不生丁二阴火,丁二阴火不生己十阴土。

十二地支用来记月,从冬至到夏至表现为阳长阴消,从夏至到冬至是阴长阳消,这就证明地支五行之间存在阴阳二气的流通。

十二地支用来记日,日就是一昼夜,包括从子时到亥时十二个时辰。十二地支也用来记时。从子时起到午时中表现为阳长阴消,从午时中到亥时末表现为阴长阳消,这就证明某地支五行(如日支五行)内部也存在地支五行(如时辰地支五行)之间阴阳二气的流通。

这是《河图》五行运动的奥秘。

6. 五行旺、相、休、囚、死

五行的旺、相、休、囚、死也和四时密切相关,这是谈得较多的一个问题。这里面总的精神,就是在春、夏、秋、冬四个季节里,每个季节都有一个五行处于"旺"的状态,一个五行处于"相"的状态,一个五行处于"休"的状态,一个五行处于"囚"的状态,一个五行处于"死"的状态。那么,什么叫作旺、相、休、囚、死呢?

【旺】处于旺盛状态。

【相】处于次旺状态。

【休】休然无事,亦即退休。

【囚】衰落被囚。

【死】被克制而生气全无。

把五行在四时中的旺、相、休、囚、死简括如下:

【春】木旺,火相,水休,金囚,土死。

【夏】火旺,土相,木休,水囚,金死。

【秋】金旺,水相,土休,火囚,木死。

【冬】水旺,木相,金休,土囚,火死。

【四季】土旺,金相,火休,木囚,水死。

从以上简括可以看出,五行旺、相、休、囚、死的规律:"当令者旺,我生者相，生我者休，克我者囚，被我克者死。"

以木为例，春天是木当令季节，所以木旺；火是木生出来的，所以火相；水是生木的母亲，现在木已长成旺盛之势，母亲便可退居一旁，所以水休；春木旺盛，金已无力克伐，所以靠边站而金囚；土是木所克的，现在木既当令，气势强旺，所以土死。在具体应用中，一个人如果春天出生，其出生之天干地支中以木为主的，就是当令得时，其出生之天干地支中以金为主的，就是被囚而不得时了。其他依次类推。

五行旺相中的春、夏、秋、冬，以节气为划分界限，"四季"指的是季末，具体如下：

春（立春以后）木最旺，因为春木当令，土最衰，因为土被当令的旺木所克。

夏（立夏以后）火最旺，因为夏火当令，金最衰，因为金被当令的旺火所克。

秋（立秋以后）金最旺，因为秋金当令，木最衰，因为木被当令的旺金所克。

冬（立冬以后）水最旺，因为冬水当令，火最衰，因为火被当令的旺水所克。

土五行在辰、未、戌、丑月，即四季中的最后一个月，土当令最旺，水最衰，因为水被当令的旺土所克。

第三节　通晓时空

我国古人在长期实践中，通过各种具体的事物，逐渐形成了具体的时间与空间观念，把时间称为"宙""久"等，把空间称为"宇""合"等。

时间与空间，是运动着的物质存在的基本形式，是物质的不可分割的属性。时间，指物质运动过程的持续性；空间，则是物质存在的广延性。时间的特点是，只有过去、现在及将来一个方向，总是单向前进，一去不复返，这就是所谓的一维性。空间的特点是三维性，即长度、宽度、高度。这是辩证唯物主义的时空基本观点。然而，中医学从开始就是时空医学，其中阴阳是中医时空的基础工具，五行是中医时空的定位工具，五运六气是中医时空的运算工具。那么如何把握、通晓中医时空工具呢？

一、认识天干地支

天干地支相当于树干和树叶。它们是互相依存、互相配合的整体。

天干地支，既表示了数字的顺序，同时又以干之"十"与支之"十二"相互交错组合，形成了以"六十"为一轮回的格局。

天干有十个字，依次是甲、乙、丙、丁、戊、己、庚、辛、壬、癸，故称"十天干"。

甲：象征草木破土而萌，阳在内而被阴包裹；又认为，甲者铠甲也，万物冲破其甲而出；为栋梁之木。五行属阳木，位居东方。五脏受病主胆，体表主头部。颜色主青色，五味属酸。

乙：草木初生，枝叶柔软屈曲伸长。乙者，轧也。为花果之木。五行属阴木，位居东方。五脏受病主肝，体表主脖颈和肩。颜色主碧或浅绿色，五味属酸甘。体质柔嫩。

丙：炳也，如赫赫太阳，炎炎火光，万物皆炳然著见而明。为太阳之火。五行属阳火，位居南方。五脏受病主小肠，体表主肩和额。颜色主紫赤色，五味属苦辣。

丁：壮也，草木成长壮实，好比人的成丁。五行属阴火，位居南方。五脏受病主心脏，体表主胸和舌。颜色主淡红，五味属苦。

戊：茂也，象征大地草木茂盛。五行属阳土，位居中央。五脏受病主胃，体表主肋和鼻子。颜色主深黄，五味属甘辛。

己：起也，纪也，万物仰屈而起，有形可纪。五行属阴土，位居中央。五脏受病主脾，体表主腹部和面部。颜色主浅黄，五味属甘辛。

庚：更也，秋收而待来春。五行属阳金，位居西方。五脏受病主大肠，体表主脐轮和筋。颜色主白，五味属辛辣。

辛：金味辛，物成而后有味；又认为，辛者新也，万物肃然更改，秀实新成。五行属阴金，位居西方。五脏受病主肺，体表主胸部和股部。颜色主浅白，五味属苦辣。

壬：妊也，阳气潜伏地中，万物怀妊。五行属阳水，位居北方。五脏受病主膀胱和三焦，体表主小腿。颜色主深黑，五味属咸。

癸：揆也，万物闭藏，怀妊地下，揆然萌芽。五行属阴水，位居北方。五脏受病主肾和心包，体表主足。颜色主浅黑，五味属咸浊。

地支有十二个字，依次是子、丑、寅、卯、辰、巳、午、未、申、酉、戌、亥，故称"十二地支"。

子：孳也，草木生子，吸土中水分而出，为阳萌开始。于人体为肾、耳、膀胱、泌尿、血液、精、腰、喉咙、耳朵。

丑：纽也，草木在土中出芽，屈曲着将要冒出地面。于人体为腹、脾胃、肾、子宫、肌肉、肿块。

寅：演也，津也，寒土中屈曲的草木，迎着春阳从地面伸展。于人体为头、手、肢体、肝胆、毛发、指甲、掌、经络、脉、筋、神经。

卯：茂也，日照东方，万物滋茂。于人体为肝胆、四肢、手臂、手指、腰、筋、毛发。

辰：震也，伸也，万物震起而生，阳气生发已经过半。于人体为膀胱、内分泌、肌肤、肩、胸、腹、胃、肋。

巳：起也，万物盛长而起，阴气消尽，纯阳无阴。于人体为心脏、三焦、咽喉、面、齿、眼、神经、小肠、肛门。

午：仵也，万物丰长，阳气充盛，阴气开始萌生。于人体为心、小肠、眼、舌、血液、神经、精力。

未：味也，果实成熟而有滋味。于人体为脾胃、腕、腹、口腔、肌肤、脊梁。

申：身也，物体都已长成。于人体为肺、大肠、骨、脊椎、气管、食管、牙齿、骨钙、经络。

酉：老也，犹也，万物到这时都犹缩收敛。于人体为肺、肋、小肠、耳朵、牙齿、骨骼、臂膀、精血。

戌：灭也，草木凋零，生气灭绝。于人体为心、心包、命门、背、胃、鼻、肌肉、腿、踝足。

亥：劾也，阴气劾杀万物，到此已达极点。于人体为头、肾、膀胱、尿道、血脉、经血。

地支分阴阳。木火为阳，寅卯辰巳午未为阳，辰为阳中阴。金水为阴，申酉戌亥子丑为阴，戌为阴中阳。丑酉为阴中之阴。亥子不是阴中阴，亥是阴之位，但中含阳；子为阴，但位在阳。子（鼠）属阳水，亥（猪）属阴水，北方；寅（虎）属阳木，卯（兔）属阴木，东方；巳（蛇）属阴火，午（马）属阳火，南方；申（猴）属阳金，酉（鸡）属阴金，西方；辰（龙）、戌（犬）属阳土，中方；丑（牛）、未（羊）属阴土，中方。

二、一甲子表

一甲子表（表2-1）主要有如下要点：

（1）一甲子表上下共有六行，每一行有十列，表中总共有六十对干支。

（2）这六十对干支的排列顺序，第一行是以甲子为起始，然后是乙丑、丙寅……；第二行以甲戌为起始，然后是乙亥……；第六行以甲寅为起始，然后是乙卯……，直到壬戌、癸亥。

（3）这六十对干支是我们的老祖宗用来纪年、纪月、纪日、纪时的。用干支来纪年、纪月、纪日、纪时的历法叫干支历，干支历是中国的阳历。用干支来纪年、纪月、纪日、纪时，呈现出来的有八个字，这是俗称的"八字"。

（4）如2018年是戊戌年，那2019年呢？在第四行戊戌的右侧是己亥，所以2019年就是己亥年。同样的道理，这个月是甲寅月，下个月就是乙卯月；今天是辛卯日，明天就是壬辰日；这个时辰是癸巳时，下个时辰就是甲午时。

表2-1　一甲子表

甲子	乙丑	丙寅	丁卯	戊辰	己巳	庚午	辛未	壬申	癸酉
甲戌	乙亥	丙子	丁丑	戊寅	己卯	庚辰	辛巳	壬午	癸未
甲申	乙酉	丙戌	丁亥	戊子	己丑	庚寅	辛卯	壬辰	癸巳
甲午	乙未	丙申	丁酉	戊戌	己亥	庚子	辛丑	壬寅	癸卯
甲辰	乙巳	丙午	丁未	戊申	己酉	庚戌	辛亥	壬子	癸丑
甲寅	乙卯	丙辰	丁巳	戊午	己未	庚申	辛酉	壬戌	癸亥

（5）用干支来纪年，六十年为一个轮回、一个周期，这一个轮回、一个周期，就叫"一甲子"。因为甲子是六十对干支的起头，所以用它来代表六十对干支。同样，用干支来纪月，六十月为一个轮回、一个周期；用干支来纪

日，六十日为一个轮回、一个周期；用干支来纪时，六十个时辰为一个轮回、一个周期。

（6）一甲子表最左边的一列，从上到下分别是甲子、甲戌、甲申、甲午、甲辰、甲寅，这就叫"六甲"，据说孩子出生在"六甲"年月日时比较吉利，所以怀孕常常被叫作"身怀六甲"。"六甲"的每一甲都统领着一旬，"六甲"统领着六旬，每一旬都有十对干支，第一行就叫甲子旬，第二行就叫甲戌旬，第三行就叫甲申旬……

（7）上下六行，每一行的天干都一样，从左到右都是甲乙丙丁戊己庚辛壬癸；但每一行的地支都不一样，第一行的甲子旬里面没有戌亥，戌亥跑到第二行的甲戌旬里去了，第二行的甲戌旬里面没有申酉，申酉跑到第三行的甲申旬里去了……这是为什么呢？因为在一甲子表当中，从左向右、从上向下，总共有六组天干配五组地支。所以，在每一旬里面，总有两个地支被轮空。

（8）如给位序为1、3、5、7等的干支标上奇数的"奇"字，给位序为2、4、6、8等的干支标上偶数的"偶"字，就会发现，一甲子表上的六十对干支，三十对是"奇奇"组合，另外三十对是"偶偶"组合。换一种说法，因为奇数为阳，偶数为阴，所以，天干可以分为阳天干与阴天干，甲、丙、戊、庚等就是阳天干，乙、丁、己、辛等就是阴天干；地支也可以分为阳地支与阴地支，子、寅、辰、午等就是阳地支，丑、卯、巳、未等就是阴地支，一甲子表上的六十对干支，三十对是阳天干与阳地支的组合，另外三十对是阴天干与阴地支的组合。

用十天干纪日，就是日子每十天一个轮回、一个周期，直到今天，还是以十天为一旬；用十二地支纪月、纪时辰，就是月是每十二月一个轮回、一个周期，时辰是每十二时辰一个轮回、一个周期，直到今天，还是以十二月为一年，以十二时辰为一天。

三、天干五行

甲、乙属木，甲为阳木，乙为阴木，对应于胆、肝；丙、丁属火，丙为阳火，丁为阴火，对应于小肠、心；戊、己属土，戊为阳土，己为阴土，对应于胃、脾；庚、辛属金，庚为阳金，辛为阴金，对应于大肠、肺；壬、癸属水，壬为阳水，癸为阴水，对应于膀胱、肾。

这样就构建了先天五脏六腑的生理、病理模型；先天脏腑功能失调，相对于后天脏腑功能失调，较容易调治。

四、地支五行

基于数字易经得出如下：

子，属水，当地太阳时23—1点。值时经为胆。

丑，虽表面属土，实属水，阳中之阴，其特点为先发后收。当地太阳时1—3点。值时经为肝。

寅，世人皆云属阳木，其实寅遇未、申，则为木；其余当属土。当地太阳时3—5点，东北方天上呈现的颜色为白色。值时经为肺。

卯，属阳木，当地太阳时5—7点，正东太阳发出紫光，即所谓"紫气东来"。值时经为大肠。

辰，多数人认为属土，其实辰属阴木。当地太阳时7—9点，日从东方升起，大地一片翠绿。值时经为胃。

巳，属火，当地太阳时9—11点，太阳冉冉升起，发出少红色光彩。值时经为脾。

午，属火，当地太阳时11—13点，正是太阳光最强时，此刻开始阳转阴。值时经为心。

未，属土，当地太阳时13—15点，天空呈现少黄颜色。值时经为小肠。

申，虽世人云其属金，实际属土。当地太阳时15—17点，太阳落山时天空呈现老黄颜色。值时经为膀胱。

酉，属金，当地太阳时17—19点，此时天刚临黑，天空呈少黑颜色。值时经为肾。

戌，属金，当地太阳时19—21点，此时天已经黑透，天空呈老黑颜色。值时经为心包。

亥，属水，当地太阳时21—23点。值时经为三焦。

五、十二生肖/月/时辰

十二生肖、十二月、十二时辰，是在地支五行的基础上扩展开来的。

干支历的新年，从寅月开始，准确地说，是从寅月的第一个节气立春开始；更准确地说，是从立春的那一刻开始。从立春到雨水再到惊蛰前，是寅月；从惊蛰到春分再到清明前，是卯月；从清明到谷雨再到立夏前，是辰月。寅月、卯月、辰月，这三个月是春天，在地支五行图中，寅属木，卯也属木，辰却属土，也就是说，春天五行属木，但春天最后一个月的五行却属土。

同样的道理，夏天五行属火，但夏天最后一个月的五行却属土；秋天五行属金，但秋天最后一个月的五行却属土；冬天五行属水，但冬天最后一个月的五行却属土。总而言之，一年四季，每一季最后一个月的五行都属土。

六、四季五行状态表

基于传统阴阳五行理论，四季五行状态表（表2-2）提示，辰、未、戌、丑这四个月，是土旺、金相、火休、木囚、水死的状态。例如"冬天则水旺土衰"所说的"冬天"，指的是亥月和子月，到了丑月，也就是冬季的最后一个月，就不是水旺土衰，而是土旺水衰了。

五行就是以这样的运动状态存在的，它是在相互作用当中，随着时间的演进，不断地变化着的。

表2-2　四季五行状态表

季节	年、月、日、时辰	旺	相	休	囚	死
春	寅、卯	木	火	水	金	土
	辰	土	金	火	木	水
夏	巳、午	火	土	木	水	金
	未	土	金	火	木	水
秋	申、酉	金	水	土	火	木
	戌	土	金	火	木	水
冬	亥、子	水	木	金	土	火
	丑	土	金	火	木	水

七、十二地支的关系

1. 六合关系

六合是指十二地支中有六组相合：子丑合化土，寅亥合化木，卯戌合化火，辰酉合化金，巳申合化水，午未合化土。

2. 三合关系

十二地支三合是三个地支间的作用（每个地支间都隔三位），即：申子辰合水，寅午戌合火，巳酉丑合金，亥卯未合木。

3. 半合关系

申辰半合水，申子半合水，子辰半合水。

寅戌半合火，寅午半合火，午戌半合火。

巳丑半合金，巳酉半合金，酉丑半合金。

亥未半合木，亥卯半合木，卯未半合木。

4. 相破关系

相破关系指地支相互妨害、破坏，即：子酉相破，丑辰相破，寅亥相破，卯午相破，巳申相破，未戌相破。

5. 相刑关系

刑亦主动，是刑动，其动幅一般小于冲。丑刑戌、戌刑未、未刑丑，为恃势之刑；寅刑巳、巳刑申、申刑寅，为无恩之刑；子刑卯、卯刑子，为无礼之刑。

6. 六冲关系

六冲，是位置相对应，五行有相克，有冲突、相战之意，即：子午相冲，丑未相冲，寅申相冲，卯酉相冲，辰戌相冲，巳亥相冲。

7. 六害关系

六害者，十二地支凌战之辰也，即：子未相害，丑午相害，寅巳相害，卯辰相害，申亥相害，酉戌相害。

8. 四绝关系

绝，就代表相害之后彻底断绝关系的状态。绝又叫暗合，子中癸与巳中戊暗合，寅中丙与酉中辛暗合等。这种绝，实际又开始阴消阳长，开始有合了，下一步又开始了合的过程，进入新一轮循环。

寅酉绝，卯申绝，子巳绝，午亥绝。

9. 三会关系

地支三会：乃汇聚一方之气，力量大于任何合局，是最强的汇聚。

巳午未汇聚成火，申酉戌汇聚成金，亥子丑汇聚成水，寅卯辰汇聚成木。

结语：天地大宇宙，人身小天地，天地人万物合一。宇宙与生命是阴阳时空演化的无形与有形的和合物，地球生物依靠太阳发出的热能来化育。重视时空思维，可以全面地把握人体生命规律；注重整体，注重系统，可动态地、主动地把握人体生命规律。阴阳是时空的基础工具，天干地支五行，概括了天地人万物的运动变化规律，专攻关系学。坚持与重视时空思维，才能真正领悟中国医学的奥妙。

第四节　明了天地人万物相应

中医学是经过几千年持续反复的深度认识与临床应用实践发展起来的，强调以临床实践为主，把人的生命放在天地万物中去审视、去类比、去实践、去研究，提炼出生命健康规律。汉代司马迁《报任少卿书》指出："亦欲以究天人之际，通古今之变，成一家之言。"所谓"究天人之际"，就是探究天地人万物四者的相互作用及关系。

《黄帝内经·素问·宝命全形论》曰："天覆地载，万物悉备，莫贵于人，人以天地之气生，四时之法成……夫人生于地，悬命于天，天地合气，命之曰人。"所谓"人以天地之气生"，机体需要靠自然界提供的物质条件而获得生存；人类生命源于宇宙。从某种角度来说，整个宇宙都可以看作气的运行。人亦是宇宙这个不停运行的大气中的一部分气。"人生于地，悬命于天，天地合气，命之曰人"，也就是说，阴阳就是天地之道，就是天地自然的变化规律；而人是天地之间的一股气。积阳为天，积阴为地，天地之间的这股气也不过是阴阳之变化。清代著名医家黄元御先生把这种规律具体地总结为：阴阳就是一气之升降，升则为阳，降则为阴。

《黄帝内经·素问·五运行大论》指出："夫变化之用，天垂象，地成形，七曜纬虚，五行丽地。地者，所以载生成之形类也。虚者，所以列应天之精气也。形精之动，犹根本之与枝叶也，仰观其象，虽远可知也。"人赖自然而生，必受自然所制约；自然指天地宇宙。《老子·道经·第二十五章》指出："人法地，地法天，天法道，道法自然。"何为地？"地者，所以载生成之形类也。"天制约地。天指何物？应天之精气，天受制于自然规则，自然规则受制于自然规律。

"人与天地相参也，与日月相应也。""天地人合一"是一种宏观战略思想，因而也属于大生态思想的萌芽。《乾·文言》释九五爻："夫大人者，与天地合其德，与日月合其明，与四时合其序，与鬼神合其凶，先天而弗违，后天而奉天时。"就是说，在天地人的关系中强调按自然规律办事，顺应自然，谋求天地人的和谐。也就是"天地变化，圣人效之""与天地相似，故不违"。当然，人不是消极地顺应自然，而是在遵从自然规律的条件下采取积极

的态度："天行健，君子以自强不息。"（《易传·象传》）

1. 天地人万物一理

《吕氏春秋·情欲》指出"人与天地同"。天、地、人谓为"三才"。人为万物之灵，能参悟天地、效法天地。天运有转旋而地气应之，地运有推移而天气从之，天气动于上而人的心性行止应之。有天理，才有地理；推天道，则可以明人事。此为"天人一理"。

学医，为何要学习《易经》？

孙思邈《备急千金要方》在诸论中指出："凡欲为大医，必须谙《素问》、《甲乙》、《黄帝针经》、明堂流注、十二经脉、三部九候、五脏六腑、表里孔穴、本草药对，张仲景、王叔和、阮河南、范东阳、张苗、靳邵等诸部经方，又须妙解阴阳禄命，诸家相法，及灼龟五兆、《周易》六壬，并须精熟，如此乃得为大医。若不尔者，如无目夜游，动致颠殒。次须熟读此方，寻思妙理，留意钻研，始可与言于医道者矣。又须涉猎群书，何者？若不读五经，不知有仁义之道。不读三史，不知有古今之事。不读诸子，睹事则不能默而识之。不读《内经》，则不知有慈悲喜舍之德。不读《庄》《老》，不能任真体运，则吉凶拘忌，触涂而生。至于五行休王，七耀天文，并须探赜。若能具而学之，则于医道无所滞碍，尽善尽美矣。"医有其医理，《易经》有其易理；医理讲其治病养生的道理，易理讲察来彰往、开物成务之理，两种理论从表面来看似乎完全是牛头不对马嘴，但药王孙思邈基于天地人万物相应思想，把这两种理论融合在一起。

明朝名医张景岳在《类经·附翼·医易义》中有一段精彩论述："宾尝闻之孙真人曰：'不知易不足以言太医。'每窃疑焉，以为《易》之为书，在开物成务，知来藏往，而医之为道，则调元赞化，起死回生。其义似殊，其用似异。且以医有《内经》，何藉于《易》，舍近求远，奚必其然？而今也年逾不惑，茅塞稍开，学到知羞，方克渐悟。乃知天地之道，以阴阳二气而造化万物；人生之理，以阴阳二气而长养百骸。《易》者，易也，具阴阳动静之妙；医者，意也，合阴阳消长之机。虽阴阳已备于《内经》，而变化莫大于《周易》。故曰天人一理者，一此阴阳也；医易同源者，同此变化也。岂非医易相通，理无二致，可以医而不知易乎？"

由此看来，唐朝药王孙思邈、明朝名医张景岳，随着自身年龄与学识的增长，茅塞顿开，悟出了医理与易理的内在联系：阴阳两字。天地之本，本于阴阳；人之本，本于阴阳；万物之本，也本于阴阳。天地之理，讲究太极阴阳动静之奥妙；养生保健治病之理，深究太极阴阳平衡之美。

天地人万物一理，乃为医者的最高境界。天地人万物合一而论，四时与人、万虫合一而论，昼夜与人、动植物合一而论，日月与人、动植物合一而论，天地人万物根本是同一根本；天地人万物是同步变化。这是我国古人所开创，《黄帝内经》《难经》等古医籍所继承、发展的理论。

2. 有优秀的医理而无先进的医疗器械

中医、西医是两种文化的产物，有各自的标准，有各自的方法，故不能用西医的标准批评中医，也不能用中医的标准来批评西医。两门医学各自有各自的短板。

虽然中医有优秀的理论——天地人万物相应理论，但亦有其真正的短板，主要体现在如下两个方面。这是必须明确的事实。

第一，尽管中医有十分优秀的医理，但几千年来医疗器械毫无发展，毫无创新。例如针灸，今天的针与《黄帝内经》成书年代的针依然类似，只不过针的尺寸变小了。这是中华民族的遗憾，应当传承其精华，并借助现代科学技术成果来创新。

第二，解剖学失传。学术界普遍认为，中医学没有解剖学，这不符合实际的认识。人类、生物都生存在极其复杂多变的宇宙与物质环境中。我国古代智者把这个物质世界分为有和无两大类。"有"这样的物质，能观察到，包括用眼睛和现代的科学仪器、设备能观察到的东西。"无"这类物质，需要用"天眼"等才能进行观察。这个"天"字，在此指宇宙自然，特别是远距离复杂层次的天体、宇宙。这个"眼"字，就是眼睛，是人体中天生就有的。经络、穴位、大易、藏象、真气等，很大程度上属于"无"这类物质。"无"也是一种特殊的"有"，也是一种特殊的功能。"无"是可以用内证方法观察到的东西。"有"和"无"这两类物质的概念，是相对的，不是绝对的，例如基因、病毒，不属于我们古人所讲述的"无"。

西医总是把肉眼观察不到的东西，转变成用肉眼能观察到的东西。"有"和"无"，是中医和西医的分界。对"有"和"无"这两类有直接联系的物质，古中医人是用生命实践的方法来观察的。对"有"和"无"两种物质的研究，产生了不同的科学。用肉眼的、外证的方法去观察研究，产生了西医。应用内证的、非只用肉眼的方法去观察研究，产生了中医，当然中医也有外证法。中医内证法与外证法兼用可体现在以下几方面：第一，用内证的方法能观察到中医解剖学的内容，也就是中医所谈到的人、人的身体、人的生命的结构、人的生命与宇宙万物的关系、人的生命的"无"的部分（如五脏的藏象）等。第二，观察生命与宇宙运动规律。西医所阐述的人体，看到什么就是什么。中医所观察到的人的生命，是一个不停运动、变化的东西，如经络的运动规律、脏腑的运动规律等。第三，观察人这种生命的疾病。中医在"无"这类物质条件下进行观察，也会将之和"有"这类物质条件下的情况结合起来，内外证合一。在这种情况下，中医观察疾病在人体网络中如何从零开始衍生；观察五运六气在人体内如何强行构建太极器官，控制生命运动的现象等。中医天地人万物相应的理论，就是通过内证外证合一观察探索出来的优秀理论。

第三章　逐层参透脏腑经络

　　学习中医、诊治疾病，知其然，只能简单地用；知其所以然，才能真正触类旁通、举一反三。中医学的生命力在于疗效，这是不争的事实。

　　如何在临床上取得较好的疗效？

　　虽然中医脏腑理论相当实在、实用，并且用古人简单的思维方法来理解，经络也不神秘，但是几十年来中医高等院校或综合院校的中医药学教育，却常常把脏腑理论与经络学说分开来讲授，就导致学生大多不知道每一对脏腑和其功能的关系。因此，有必要将脏腑理论与经络学说有机整合起来，进一步深度认识脏腑经络。

　　脏腑，指人体的五脏六腑及与脏腑相关的形体、官窍等。中医学之所以选择"藏"作为人体器官的代名词，主要是因为深藏于人体内的脏腑组织不可直视，其次还因为人体需要的各种精微物质贮藏于人体脏腑组织器官里面。从脏腑形态结构而言，脏腑分为五脏、六腑、奇恒之腑三大类。五脏是人体生命活动的中心，与人体各组织器官与生命现象相联系。五体为五脏所主，五华为五脏所荣，五官九窍为五脏所司，五志为五脏所生，五神为五脏所藏，五液为五脏所化，等等。这就是象器官。象器官是与宇宙自然同步的。与象器官相比，机体还存在太极器官，它是一种数量极大、在机体中普遍存在的更基础的器官，是以球体旋转运动的物质结构。太极器官，按照大易规律运行，生生不息。

　　"一花一世界""天地大宇宙，人身小宇宙"。通过局部观察，可以认知整体。机体的头面、躯干如参天大树的主干，四肢如主干上长出的侧枝，手足如侧枝中分出的侧枝。侧枝与主干、树冠形态相同，互相之间存在"复制"关系；头面、躯干的各个组织器官，在四肢及手足相对应的部位之间具有一致性。这就是腧穴的分布及具体相应主治作用的理论依据。机体最基本的经络，包括十二正经与奇经八脉。十二正经是机体最基本的生命时钟，十二正经中每条经络每天运动旺相2小时，可以称为经络值日，每天一次，此为经络时钟。机体的经络时钟非常精准，正常情况下机体经络运行时间与太阳时一致。如果机体经络时间运行过慢或过快，麻烦就大了。

所以，必须保养好自己的经络钟。

基于上述理论，现将脏腑经络系统及其生理功能介绍如下。

第一节　手太阴肺经及皮部

【循行路线】十二经脉之一，手三阴经之一，与手阳明大肠经相表里，上接足厥阴肝经于肺内，下接手阳明大肠经于示指。经脉分布于胸前、上肢内侧前缘、拇指桡侧。其络脉、经别分别与之内外相连，经筋分布于外部。手太阴络脉，名列缺，起于腕关节上方一寸半处的分肉之间，走向手阳明经脉；与手太阴经并行，直走入手掌中，散布在大鱼际部。手太阴经别，从手太阴经脉分出，进入腋下，行于手少阴经别之前，入体腔后走向肺脏，散到大肠，上方通过缺盆部，沿喉咙，在约当扶突穴处又合于手阳明经脉。手太阴经筋，起于大指之上，沿大指上行，结于鱼际之后；行寸口动脉外侧，上行沿前臂，结于肘中；向上经过臂内侧，进入腋下，出缺盆部，结于肩峰前方；其上行结于缺盆，向下内行结于胸里；分散通过膈部，会合于膈下，到达季胁。

【皮部】手部：分布在拇指桡侧面和掌面，示指的掌面，第一、二掌骨掌面皮肤。上肢：外沿手阳明大肠经皮部，内沿桡侧曲腕肌的外侧、桡骨的内面、肱二头肌外侧面、三角肌前面，经过足少阳胆经皮部至锁骨下等区皮肤。

【天干地支分布】天干辛、地支寅，寅藏甲木、丙火、戊土，属肺。

【寸关尺分配脏腑经络】右寸肺和大肠。

【四季正常脉】立秋到立冬，脉象轻取细而缓，似有虚浮之感；沉取细滑，似有虚沉内敛之象；总体为细缓；此为肺与大肠经当令。

【联系脏腑器官】肺、大肠、胃、肺系（气管、喉咙）等。

【主治概要】

（1）主治本经异常出现的病症：肺部胀闷、膨膨而咳喘、咽喉肿痛，严重时交捧双手、心胸闷乱、视物模糊；还可发生前臂部的气血阻逆，如厥冷、麻木、疼痛等症。

（2）主治"肺"方面所发生的病症：咳嗽，气急，喘息，心烦，胸闷，上臂、前臂的内侧前缘酸痛或厥冷，或掌心发热。

（3）主治肺经气盛有余时出现的病症：肩背酸痛，感受风寒而汗出，伤风，小便频数，张口嘘气。

（4）主治肺经气虚不足时出现的病症：肩背冷痛，气短，小便颜色异常。

（5）主治手太阴络脉病症：实证，手腕和手掌部灼热；虚证，张口出气、尿频、遗尿。

（6）主治手太阴经筋病症：当经筋循行所过处出现强滞、痉挛和酸痛，若成为"息贲"病，可见胁肋拘急，上逆吐血。

【歌诀】太阴肺经起中焦，下络大肠还胃口，贯膈属肺至咽喉，横出腋下经云门，循行上肢内前缘，终于拇指爪根角；支还腕后络列缺，直至示指桡侧头。肺失清肃喘咳痰，感冒恶寒肩痛酸，上肢桡侧诸疾患，针推蜂疗均可验。

第二节　手阳明大肠经及皮部

【循行路线】十二经脉之一，手三阳经之一，与手太阴肺经相表里，上接手太阴肺经于示指，下接足阳明胃经于鼻旁。经脉分布于示指、上肢外侧前缘、肩前、颈、颊、鼻旁。其络脉、经别分别与之内外相连，经筋分布于外部。手阳明络脉，名偏历，在腕关节后三寸处分出，走向手太阴经脉；其支脉向上沿着臂膊，跨过肩峰部，上行到下颌角处，遍布于牙齿根部；另一支脉进入耳中，与耳内所聚集的各条经脉（宗脉）会合。手阳明经别，从手走胸，在肩峰处分出，进入锁骨上部，下行走向大肠，属于肺脏，上沿喉咙，浅出于缺盆部，仍会合于手阳明。手阳明经筋，起始于示指桡侧端，结于腕背部；向上沿前臂，结于肘外侧；上经上臂外侧，结于肩峰部。分支绕肩胛部，挟脊柱两旁；直行的从肩峰部上颈。分支上向面颊，结于鼻旁颧部；直行的走手太阳经筋前方，上额角，散络头部，下向对侧颌部。

【皮部】手部：分布于拇指、示指及第一、二掌骨背面皮肤。上肢：尺侧沿手少阳三焦经皮部，桡侧沿桡骨茎突顶端、桡骨背面前缘、肱二头肌外侧缘、三角肌外侧面。肩部：沿肩锁关节外方、提肩肌前方。颈部：后为手少阳三焦经及手太阳小肠经皮部，前为足阳明胃经皮部。面部：分布在额颊车区、颧骨下方、上颌人中区、鼻翼部等皮肤。

【天干地支分布】天干庚、地支卯，卯藏乙木，属大肠。

【寸关尺分配脏腑经络】右寸肺和大肠。

【四季正常脉】立秋到立冬，脉象轻取细而缓，似有虚浮之感；沉取细滑，似有虚沉内敛之象；总体为细缓；此为肺与大肠经当令。

【联系脏腑器官】大肠、肺、口、下齿、鼻等。

【主治概要】

（1）主治本经异常出现的病症：齿痛，面颊部肿胀。

（2）主治"津"方面所发生的病症：眼睛昏黄，口干，鼻流清涕或出血，喉咙痛，肩前、上臂部痛，示指疼痛、活动不利。

（3）主治大肠经气盛有余时出现的病症：经脉所过部位发热、肿胀。

（4）主治大肠经气虚不足时出现的病症：发冷、战栗，难以复温。

（5）主治手阳明络脉病症：实证，见龋齿痛、耳聋；虚证，见齿冷、胸膈痹阻不畅通。

（6）主治手阳明经筋病症：当经筋循行所过处出现牵扯不适、酸痛及痉挛，肩关节不能高举，颈不能向两侧转动。

【歌诀】阳明大肠起商阳，示指外侧前缘上，上肩巨骨至大椎，还入缺盆络肺腔，串膈下行属大肠，支达下齿、唇、人、香。咽喉肿痛下齿痛，鼻流清涕鼻衄症，上肢伸侧肩背痛，合谷曲池多效应。

第三节　足阳明胃经及皮部

【循行路线】起于鼻翼旁（迎香穴），挟鼻上行，左右侧交会于鼻根部，旁行入目内眦，与足太阳经相交，向下沿鼻柱外侧，入上齿中，还出，挟口两旁，环绕嘴唇，在颏唇沟承浆穴处左右相交，退回沿下颌骨后下缘到大迎穴处，沿下颌骨上行过耳前，经过上关穴，沿发际，到额前。本经脉分支从大迎穴前方下行到人迎穴，沿喉咙向下后行至大椎，折向前行，入缺盆，下行穿过膈肌，属胃，络脾。直行向下一支是从缺盆出体表，沿乳中线下行，挟脐两旁

（旁开二寸），下行至腹股沟外的气街穴。本经脉又一分支从胃下口幽门处分出，沿腹腔内下行到气街穴，与直行之脉会合，而后下行大腿前侧，至膝膑沿下肢胫骨前缘下行至足背，入足第二趾外侧端。本经脉另一分支从膝下三寸处分出，下行入中趾外侧端。又一分支从足背上冲阳穴分出，前行入足大趾内侧端，交于足太阴脾经。足阳明经别，在大腿前面从足阳明经分出，进入腹腔之内，属于胃腑，散布到脾脏，向上通连心脏，沿着食管浅出于口腔，上达于鼻根和眼眶下部，回过来联系到眼后与脑相连的组织（目系），脉气仍会合于足阳明经。足阳明经筋，起始于足次趾、中趾及无名趾，结于足背，斜向外行加附于腓骨，上结于胫外侧，直上结于髀枢，又向上沿胁部属于脊；其直行的上沿胫骨，结于膝部，分支之筋结于外辅骨部，合并足少阳经筋；直行的沿伏兔上行，结于大腿部而聚会于阴器。再向上分布到腹部，至缺盆处结集；再向上至颈，夹口旁，合于鼻旁颧部，相继下结于鼻，从鼻旁合于足太阳经筋。太阳经筋为"目上纲"（上睑），阳明经筋为"目下纲"（下睑）。另一分支之筋，从面颊结于耳前部。

【皮部】足部：分布于第二趾外侧及第三趾内侧，以同等宽度分布于足背部。下肢：外沿足少阳胆经皮部，内沿胫骨前嵴、髌骨内缘、股直肌内侧。胸腹部：内沿足少阴肾经皮部，外沿腹直肌外缘、乳头外侧至锁骨上窝。颈部：分布于气管两侧。面部：分布于下颌、耳前、颞区、下眼睑等区皮肤。

【天干地支分布】天干戊、地支辰，辰藏戊土、乙木、癸水，属胃。

【寸关尺分配脏腑经络】右关脾和胃。

【四季正常脉】各季最后一个月（辰、戌、丑、未月）是中央土寄旺于四时的月份，脉略微软弱而和缓，胃与脾经当令。

【联系脏腑器官】胃、脾、口唇、上齿、喉咙、乳房等。

【主治概要】主治胃肠病、头面五官病、神志病、皮肤病、热病，及经脉循行部位的其他病症，如中风后遗症、下肢肌肉萎缩。

【歌诀】阳明胃经起迎香，上会睛明足太阳，下沿承泣入上齿，环口绕唇交承浆，颐后大迎头维庭；支从大迎下人迎，循咽下后至大椎，复入缺盆分二径；直支下乳脐旁行，支从胃口腹里循，两经直至气冲并，股胫外前向下行，三里丰隆过冲阳，下入二趾外侧端；支从三里前缘后，下入中指趾外侧端；支从足背冲阳出，下入大趾内侧角。实则阳明虚太阴，烦渴鼻衄壮热证，口眼歪斜咽喉病，脘腹股胫虚实分。

第四节 足太阴脾经及皮部

【循行路线】起于足大趾内侧端，沿内侧赤白肉际，上行过内踝的前缘，沿小腿内侧正中线上行，在内踝上八寸处，交出足厥阴肝经之前，上行沿大腿内侧前缘，进入腹部，属脾，络胃，向上穿过膈肌，沿食管两旁，连舌本，散舌下。本经脉分支从胃别出，上行通过膈肌，注入心中，交于手少阴心经。足太阴经别，从足太阴经脉分出后到达大腿前面，和足阳明经的经别相合并行，向上结于咽喉，贯通到舌本。足太阴经筋，起始于足大趾内侧端，上行结于内踝，直行向上结于膝内辅骨（胫骨内髁部），向上沿着大腿内侧，结于股前，会聚于阴器部；向上到腹部，结于脐，再沿着腹内结于肋骨，散布到胸中，在内的经筋则附着于脊旁。

【皮部】足部：分布于内踝前缘及足大趾的背面和内侧。下肢：膝下六寸以下，分布于足少阴肾经皮部及足厥阴肝经皮部之间。股部：分布于足阳明胃经皮部和足厥阴肝经皮部之间。胸腹部：分布于足阳明胃经皮部和足少阳经皮部中间。

【天干地支分布】天干己、地支巳，巳藏丙火、戊土、庚金，属脾。

【寸关尺分配脏腑经络】右关脾和胃。

【四季正常脉】各季最后一个月（辰、戌、丑、未月）是中央土寄旺于四时的月份，脉略微软弱而和缓，胃与脾经当令。

【联系脏腑器官】脾、胃、心、咽、舌等。

【主治概要】主治脾胃病、妇科病、前阴病及经脉循行部位的其他病症，如胃脘痛、食则呕、嗳气、腹胀、便溏、黄疸、身重无力、舌根强痛、下肢内侧肿胀、厥冷、足大趾运动障碍等。

【歌诀】太阴脾经隐白起，沿行内侧赤白际，过踝小腿正中线，踝上八寸交肝前，上行大腿内侧缘，冲门大横腹哀间，入腹属脾络于胃；支上周容折包点，复经中府入里循，上挟咽喉入舌本；支从胃上贯横膈，注心交会手少阴。足太阴病舌本强，食呕善噫腹痛胀，溏泄困重黄疸病，股内厥痛大趾障。

第五节　手少阴心经及皮部

【循行路线】本经自心中起始，出来属于心系（心脏周围脉管等组织），向下贯穿膈肌，联络小肠。它的分支，从心系向上，挟着食管上端两旁，连系目系（眼球与脑相连的组织）；它外行的主干，从心系上肺，斜走出于腋下（极泉），沿上肢前边，行于手太阴经和手厥阴心包经的内侧，下行肘节（少海），沿前臂尺侧，到手掌后豌豆骨突起处（神门），进入掌中，沿小指桡侧出其末端（少冲）。脉气由此与手太阳小肠经相连。手少阴络脉，名通里，在腕关节后一寸处；分出上行，沿着本经进入心中，向上联系舌根部，归属于眼与脑相连的系带。手少阴经别，分出后进入腋下两筋之间，归属于心脏，向上走到喉咙，浅出面部，与手太阳经在目内眦会合。手少阴经筋，起于小指内侧，结于腕后豆骨处；向上结于肘内侧；上入腋内，交手太阴经筋，伏行于乳里，结聚于胸中；沿膈向下，联系于脐部。

【皮部】手部：分布在小指掌面及小鱼际掌面。上肢：一侧沿手太阳小肠经皮部，一侧沿手厥阴心包经皮部至腋下等区皮肤。

【天干地支分布】天干丁、地支午，午藏丁火、己土，属心。

【寸关尺分配脏腑经络】左寸心和小肠。

【四季正常脉】夏天从小满、芒种、夏至到大暑，脉象洪缓，如万物盛极而微屈曲之象，心与小肠经当令。

【联系脏腑器官】心、心系、小肠、肺、咽、目系等。

【主治概要】

（1）主治本经异常出现的病症：咽喉干燥，心痛，口渴要水喝；发生于前臂部的气血阻逆，如厥冷、麻木、疼痛等症。

（2）主治"心"方面所发生的病症：眼睛昏黄，胁肋疼痛，上臂、前臂的内侧后边疼痛、厥冷，掌心热。

（3）主治手少阴络脉病症：实证，胸膈部支撑胀满；虚证，不能说话。

（4）主治手少阴经筋病症：胸内拘急，心下积块如承受横木（名为伏梁）；上肢筋有病，则肘部出现牵拉不适；本经经筋循行部位支撑不适、转筋和疼痛。

（5）本经腧穴主治病症：心、胸、神志病及经脉循行部位的其他病症。

【歌诀】少阴之经属于心，下膈直络小肠经；支出心系挟食管，上面连于两目中；直支上肺腋下循，上肢内侧后缘行，过肘出掌至少冲，交会太阳小肠经。少阴心病如绞痛，咽干口渴气憋胸，上肢曲侧后缘病，厥冷手热黄疸证。

第六节　手太阳小肠经及皮部

【循行路线】自手小指尺侧端（少泽）起始，沿手掌尺侧缘上行，出尺骨茎突，沿前臂后边尺侧直上，出尺骨鹰嘴和肱骨内上踝之间（小海），向上沿上臂后边内侧，出行到肩关节后面，绕行肩胛，在大椎穴与督脉相会，向前进入缺盆（锁骨上窝），深入体腔，联络心胚，沿着食管下行，贯穿膈肌，到达胃部，入属小肠。它的分支，从锁骨上窝沿颈上颊，到外眼角，折回来进入耳中（听宫）。另一条支脉，从面颊部分出，行至眶下，到达鼻根部的内眼角，然后斜行到颧部（颧髎）。脉气由此与足太阳膀胱经相接。手太阳络脉，名支正，在腕关节后五寸处，向内侧注入手少阴心经；其支脉上行经肘部，上络于肩髃部。手太阳经别，在肩关节部从手太阳经分出，进入于腋窝部，走向心脏，联系小肠。手太阳经筋，起于手小指之上，结于腕背；上沿前臂内侧，结于肱骨内上髁后，以手弹该骨处，有感传及手小指之上；上行结于腋下。其分支走腋后侧，向上绕肩胛部，沿着颈旁出走足太阳经筋的前方，结于耳后乳突部；分支进入耳中；直行的出于耳上，向下结于下颌处，上行的连属于眼外眦。

【皮部】手部：分布于小指外侧及背面、第五掌骨的外侧及背面皮肤。上肢：分布于尺骨外侧面及尺骨背面外侧、臂的外后侧。肩部：分布于肩关节后下方、肩胛外侧、肩胛冈、斜方肌外侧。头部：分布于耳前、颧部等处皮肤。

【天干地支分布】天干丙、地支未，未藏己土、乙木、丁火，属小肠。

【寸关尺分配脏腑经络】左寸心和小肠。

【四季正常脉】夏天从小满、芒种、夏至到大暑，脉象洪缓，如万物盛极而微屈曲之象，心与小肠经当令。

【联系脏腑器官】小肠、心、胃、咽喉、鼻、目、耳等。

【主治概要】

（1）主治本经异常出现的病症：咽喉痛，颌下肿不能回顾，肩部牵拉样疼痛，上臂痛如折断。

（2）主治"液"方面所发生的病症：耳聋，眼睛发黄，面颊肿，颈部、颌下、肩胛、上臂、前臂的外侧后边疼痛。

（3）主治手太阳络脉病症：实证，关节弛缓，肘部痿废不用；虚证，皮肤赘生小疣。

（4）主治手太阳经筋病症：小指僵滞不适，肘内锐骨后缘疼痛；沿臂的内侧，上至腋下，以及腋下后侧等处酸痛；绕肩胛牵引颈部作痛，并感到耳中鸣响，疼痛牵引颔部，眼睛闭合一会儿才能看清物景；颈筋拘急，可发生筋瘘、颈肿等。

（5）本经腧穴主治病症：头、项、耳、目、咽喉病，热病，神志病及经脉循行部位的其他病症。

【歌诀】少泽前谷后溪腕，养老小海小肠经。小指外侧沿手背，上腨过肘后缘行，上绕肩胛交大椎，前入缺盆下络心，沿行食管下膈胃，下行属于小肠经。支别缺盆颈上颊，由目外眦至听宫；支从颊别眼眶下，内眦交会膀胱经。小肠经病两耳聋，眼疾颈肿头难动，肩背上肢伸侧群，循经络属诸病呈。

第七节　足太阳膀胱经及皮部

【循行路线】循行部位起于目内眦，上达额部，左右交会于头顶部。本经脉分支从头顶部分出，到耳上角部。直行本脉从头顶部分别向后行至枕骨处，进入颅腔，络脑，回出分别下行到项部，下行交会于大椎穴，再分左右沿肩胛内侧，脊柱两旁（一寸五分），到达腰部，进入脊柱两旁的肌肉，深入体腔，络肾，属膀胱。本经脉一分支从腰部分出，沿脊柱两旁下行，穿过臀部，从大腿后侧外缘下行至腘窝中。另一分支从项分出下行，经肩胛内侧，从附分穴挟脊（三寸）下行至髀枢，经大腿后侧至腘窝中与前一支脉会合，然后下行穿过腓肠肌，出走于足外踝后，沿足背外侧缘至小趾外侧端，交于足少阴肾经。其支脉从头顶分出到耳上角。其直行主干从头顶入内络于脑，复出项部分开下行：一支沿肩胛内侧，夹脊旁，到达腰中，进入脊旁筋肉，络肾，属膀胱。

一支从腰中分出，夹脊旁，通过臀部（上髎、次髎、中髎、下髎、会阳、承扶），进入窝中。背部另一支脉：从肩胛内侧分别下行，通过肩胛，经过髋关节部，沿大腿外侧后边下行，会合于腘窝中，由此向下通过腓肠肌部，出外踝后方，沿第五跖骨粗隆，到小趾的外侧，下接足少阴肾经。足太阳经别，从足太阳经脉的腘窝部分出，其中一条支脉在骶骨下五寸处别行进入肛门，上行归属膀胱，散布联络肾脏，沿脊柱两旁的肌肉到心脏后散布于心脏内；直行的一条支脉，从脊柱两旁的肌肉处继续上行，浅出项部，脉气仍注入足太阳本经。足太阳膀胱经筋，起于足小趾，上行结聚于足外踝，再斜行向上结聚于膝部。它在足跗下行的那支，沿足外踝的外侧，结聚于踵部，上沿足跟，结聚于腘窝部。它别行的另一支，结聚于腿肚外侧，上行入于膝腘窝的内侧，与前在腘窝中的筋并行，上行结于臀部，再上行挟脊骨两旁而上至于项。由此分出的支筋，别行入内而结聚于舌根。它直行的那支，上结于枕骨，上行头顶，下至眉上，结聚于鼻的两旁。从鼻分出的支筋，绕目上睑而下行，结聚于颧骨部。它的又一支筋，从腋后外缘，上行结聚于肩髃穴处。由此处分出的支筋，入于腋下，上行而出于缺盆，再上行结聚于耳后的完骨部。再有一支筋，从缺盆别出，斜上出于颧骨部。

【皮部】足部：分布于足外侧面及小趾背面、外踝的后面及足跟等区。下肢：分布于腓肠肌外缘至腓肠肌内侧头后面、腘窝、股二头肌外缘至半腱肌内缘、臀大肌区。腰背部：内沿督脉皮部，外沿腰部外侧、腋后、肩胛冈内侧部、颈后斜方肌外缘。头部：内沿督脉皮部，外沿督脉皮部外2.5～3.5厘米，后宽前窄，直达眼内角。

【天干地支分布】天干壬、地支申，申藏庚金、壬水、戊土，属膀胱。

【寸关尺分配脏腑经络】左尺肾和膀胱。

【四季正常脉】冬季从小雪、大雪、冬至到大寒，脉象重取之，举按相当，缓滑有神，尺部缓和，膀胱与肾经当令。

【联系脏腑器官】膀胱、肾、脑、目等。

【主治概要】

（1）主治头、项痛，头、项强痛，眼痛多泪，鼻塞，流涕，鼻血，痔疮，经脉所过的背、腰、骶、大腿后侧、腘窝、腓肠肌等处疼痛，足小趾不能运用，疟疾。

（2）主治癫狂，小便淋沥、短赤，尿失禁。

（3）主治脏腑、头部、筋病。

【歌诀】太阳膀胱起睛明，上额交会百会顶，支出通天耳上角，直支通天至玉枕，入颅络脑复外出，下至天柱分二途，左右夹背一寸五，至腰络肾膀胱属，大风肺厥心督膈，八九椎间无穴位，肝胆脾胃三焦肾，气大关小膀中白，上次中下会阳扶，与支扶秩委中会，下经飞扬外踝后，终至至阴交肾经。膀胱受病头项痛，痔疟癫狂黄疸生，腰脊不遂腓肠病，趾痛眼疾鼻衄证。

第八节　足少阴肾经及皮部

【循行路线】起于足小趾下面，斜行于足心，出行于舟状骨粗隆之下，沿内踝后缘，分出进入足跟，向上沿小腿内侧后缘，至腘内侧，上股内侧后缘入脊内（长强穴），穿过脊柱，属肾，络膀胱。本经脉直行于腹腔内，从肾上行，穿过肝和膈肌，进入肺，沿喉咙，到舌根两旁。本经脉一分支从肺中分出，络心，注于胸中，交于手厥阴心包经。足少阴经别，从足少阴经脉的腘窝部分出，与足太阳的经别相合并行，上至肾，在十四椎（第二腰椎）处分出，归属带脉；直行的一条继续上行，系舌根，再浅出项部，脉气注入足太阳的经别。足少阴肾经筋，起于足小趾的下面，与足太阴经筋相合，斜从上至内踝的下方，结聚于足跟，与足太阳经筋相合，上行结于内辅骨的下面，与足太阴经筋相合，沿大腿内侧上行，结于阴器，又沿脊内，夹脊柱骨，上行至项部，结聚于枕骨，与足太阳经之经相合。

【皮部】足部：分布于小趾掌面、足底区、第一楔骨后、内踝下面、足跟内侧面。下肢：后沿足太阳膀胱经皮部的内侧边缘，前沿腓肠肌内侧面、腘窝内侧边缘，直上至耻骨下缘。胸腹部：分布于足阳明胃经皮部与任脉皮部之间上至锁骨等区皮肤。

【天干地支分布】天干癸、地支酉，酉藏辛金，属肾。

【寸关尺分配脏腑经络】左尺肾和膀胱。

【四季正常脉】冬季从小雪、大雪、冬至到大寒，脉象重取之，举按相当，缓滑有神，尺部缓和，膀胱与肾经当令。

【联系脏腑器官】肾、膀胱、肝、肺、心、喉咙、舌等。

【主治概要】本经主要治疗妇科、前阴、肾、肺、咽喉病症：如月经不调、阴挺、遗精、小便不利、水肿、便秘、泄泻，以及经脉循行部位的病变。

【歌诀】涌泉、然谷与太溪，复溜、阴谷肾所宜。至阴斜线走足心，踝内后下入足跟，下肢内侧后缘行，股内后缘入脊中，贯脊属肾络膀胱，脊内分支下会阴；上腹中线外开五，胸开二寸俞府中；直者肾上贯肝膈，入肺沿喉系舌根；分支肺中分出后，络心交会心包经。肾虚水肿腰痛酸，喘急短气卧不安，心中悬悸如空感，口舌干燥阴火干。

第九节　手厥阴心包经及皮部

【循行路线】自胸中起始，出来属于心包络，向下贯穿膈肌，联络上、中、下三焦。它的分支，从胸中出走胁部，在腋下三寸的部位（天池）又向上行至腋窝下面。沿上臂前边，行走在手太阴肺经和手少阴心经之间，进入肘中（曲泽），下行前臂两筋（桡侧腕屈肌腱与掌长肌腱）的中间，进入掌中，沿中指出其末端（中冲）；它的另一条支脉，从掌中分出，出无名指尺侧端（关冲）。脉气由此与手少阳三焦经相接。手厥阴络脉，名内关，在腕关节后二寸处，出于两筋之间，分支走向手少阳经脉，并沿经向上联系心包，散络于心系。手厥阴经别，从腋下三寸处（天池）分出，进入胸腹，分别归属上、中、下三焦，上经喉咙，浅出于耳后，与手少阳经会合于完骨下方。手厥阴经筋起于中指，与手太阴经筋并行，结于肘内侧；经上臂内侧，结于腋下，分散前后挟两胁。分支进入腋内，布散胸中，结于膈部。

【皮部】手部：分布于中指、无名指的掌面，以同等宽度经过掌心。上肢：经尺桡骨之间，桡侧沿手太阴肺经皮部，尺侧沿尺骨内面桡侧、肱二头肌内侧面，至腋前胸区等皮肤。

【天干地支分布】天干癸、地支戌，戌藏戊土、丁火、辛金，属心包。

【寸关尺分配脏腑经络】右尺心包和三焦。

【四季正常脉】冬至后一阳始生，到大寒之间，脉象重取之，举按相当，圆滑有神，举之力稍盛，心包与三焦之气当令。

【联系脏腑器官】心包、三焦等。

【主治概要】

（1）主治本经异常出现的病症：心中热，前臂和肘部拘挛疼痛，腋窝部肿胀，甚至胸中满闷，心悸，面赤，眼睛昏黄，喜笑不止。

（2）主治"脉"方面所发生的病症：心胸烦闷，心痛，掌心发热。

（3）主治手厥阴络脉病症：实证，心痛；虚证，心烦。

（4）主治手厥阴经筋病症：经筋循行部位僵滞不适，转筋，以及胸痛或成为气息急迫之症。

【歌诀】手厥阴经起心包，下行贯膈络三焦。支横天池腋下出，上肢内侧中线走。过腕经掌至中冲，支别劳宫交关冲。厥阴病证手心烧，循经诸恙均可表，胸胁支满目发黄，精神错乱烦躁狂。

第十节　手少阳三焦经及皮部

【循行路线】本经自无名指尺侧端（关冲）起始，上出于四、五两指之间，沿手背行至腕部（阳池），向上行经尺、桡两骨之间，通过肘尖部，沿着上臂后边，到肩部，在大椎穴处与督脉相会，从足少阳胆经后面，前行进入缺盆（锁骨上窝），分布在膻中（两乳之间），脉气散布联络心包，向下贯穿膈肌，统属于上、中、下三焦。它的分支，从膻中部位分出，向上浅出于锁骨上窝，经颈至耳后，上行出耳上角，然后屈曲向下到达面颊，直至眼眶下部。它的另一条支脉，从耳后（翳风）进入耳中。出行至耳前，经过客主人（穴位名，又名上关穴，位于耳前，下关直上，当颧弓的上缘凹陷处）前边，在面颊部与前条支脉相交，到达外眼角（丝竹空、瞳子髎）。脉气由此与足少阳胆经相接。手少阳络脉：名外关，在腕关节后二寸处分出，绕行于臂髆的外侧，进入胸中，会合于心包。手少阳经别，在头部从手少阳经分出，向下进入缺盆，经过上、中、下三焦，散布于胸中。手少阳经筋起于第四指末端，结于腕背；上沿前臂外侧，结于肘尖；向上绕行于上臂外侧，上肩部，走向颈部，会合手太阳经筋。其分支当下颌角部进入，联系舌根；一支上至下颌关节处，沿着耳前，连接目外眦，上达颞部，结于额角。

【皮部】手部：沿中指、无名指背面，以同等宽度分布于手掌背面。上肢：分布于尺桡骨之间的皮肤，尺侧沿手太阳小肠经皮部，桡侧沿桡骨面的下侧，经过鹰嘴骨的桡侧缘，上臂沿肱骨外侧面，至肩关节后方。肩部：分布于肩胛冈至提肩肌之间。颈部：后沿足少阳胆经皮部，前沿手太阳小肠经皮部。

头部：分布于耳后、耳上发际处的皮肤，在耳前沿颧骨弓至眼外角等区皮肤。

【天干地支分布】天干壬、地支亥，亥藏壬水、甲木，属三焦。

【寸关尺分配脏腑经络】右尺心包和三焦。

【四季正常脉】冬至后一阳始生，到大寒之间，脉象重取之，举按相当，圆滑有神，举之力稍盛，心包与三焦之气当令。

【联系脏腑器官】三焦、心包、耳、目等。

【主治概要】

（1）主治本经异常出现的病症：耳聋，耳鸣，咽喉肿痛。

（2）主治"气"方面所发生的病症：自汗出，眼外眦痛，面颊肿，耳后、肩臂、肘部、前臂外侧疼痛，小指、无名指功能障碍。

（3）主治手少阳络脉病症：实证，肘关节拘挛；虚证，肘关节松弛不能内收。

（4）手少阳经筋病症：经筋循行部位僵滞不适，转筋掣引，舌卷缩。

【歌诀】少阳三焦起关冲，无名尺侧腕背行，上肢外侧中线上，过肘上肩入缺盆，下布膻中络心包，过膜依次属三焦；支出膻中过缺盆，上肩至椎到翳风，环耳和窌眼眶下，耳支外眦交胆经。手少阳证耳发聋，耳道面颊肿胀痛，肩背前臂小指等，运动障碍多病形。

第十一节　足少阳胆经及皮部

【循行路线】起于目外眦（瞳子髎穴），上至头角（颔厌穴），下行到耳后（完骨穴），再折回上行，经额部至眉上（阳白穴），又向后折至风池穴，沿颈下行至肩上，左右交会于大椎穴，前行入缺盆。本经脉一分支从耳后进入耳中，出走于耳前，至目外眦后方。另一分支从目外眦分出，下行至大迎穴，同手少阳经分布于面颊部的支脉相合，行至目眶下，向下的经过下颌角部下行至颈部，与前脉会合于缺盆后，穿过膈肌，络肝，属胆，沿胁里浅出气街，绕毛际，横向至环跳穴处。直行向下的经脉从缺盆下行至腋，沿胸侧，过季胁，下行至环跳穴处与前脉会合，再向下沿大腿外侧、膝关节外缘，行于腓骨前面，直下至腓骨下端，浅出外踝之前，沿足背行出于足第四趾外侧端（足窍阴穴）。经脉又一分支从足背（临泣穴）分出，前行出足大趾外侧端，折回穿过爪甲，分布于足大趾爪甲后丛毛处，交于足厥阴肝经。足少阳经别，从足少阳经脉在大腿外侧循行部位分出，绕过大腿前侧，进入毛际，同足厥阴的经别会合，上行进入季肋之间，沿胸腔里，归属于胆，散布而上达肝脏，通过心脏，挟食管上行，浅出下颌、口旁，散布在面部，系目系，当目外眦部，脉气仍注入足少阳经。足少阳之筋，起于足第四趾端，上行结聚于外踝，下沿胫骨外侧，结聚于膝部外侧的阳陵泉穴。其从外踝分出的支筋，别走外辅骨，上走髀部，前支结聚于伏兔处，后支结聚于尻部。其直行之筋，向上行至胁下空软处，再上走至腋部的前缘，横过胸乳，结聚于缺盆。又一直行之筋，上出于腋部，贯入缺盆，出足太阳经筋之前，沿着耳后，上至额角，会于头顶，再下行至下巴，上结于颧骨部。由此处分出的支筋，结聚于眼外角，为眼的外维。

【皮部】足部：分布于第三趾外侧及第四趾背面，以同等宽度分布于足背及踝关节前面。下肢：后沿足太阳膀胱经皮部，前沿外踝前、腓骨前缘、髌骨外侧缘、股外侧肌前缘处、髂骨前嵴，直上至腋前，经肩关节前和肩关节后，在肩上合二为一。颈部：分布于斜方肌外。头部：内沿足太阳膀胱经皮部，外沿耳后及耳上发际，至耳前颧弓和上眼睑等区皮肤。

【天干地支分布】天干甲、地支子，子藏癸水，属胆。

【寸关尺分配脏腑经络】左关肝和胆。

【四季正常脉】从雨水、惊蛰、春分至谷雨，脉弦而缓和，按之缓，举之稍盛，气血旺于肝胆经。

【联系脏腑器官】胆、肝、耳、目等。

【主治概要】

（1）主治本经异常出现的病症：偏头痛，颌痛，目痛，腋下肿，瘰疬，沿胸、胁、肋、髋、膝外侧、小腿外侧等经脉所过部位的疼痛，汗出振寒，疟疾；胁下痛，口苦，嗳气，呕吐。

（2）主治胸胁、肝胆病症，热病，神经系统病症和头侧部、眼、耳、咽喉病症，以及本经脉所经过部位之病症。

【歌诀】胆经起于目外眦，过听会而上头角，下耳之后折回上，经头额而止眉上，向后折走风池穴，下至大椎入缺盆；支从耳后进耳中，出耳前到眦后中；支者复从外眦出，下至大迎回䁝下，又折后下过颐颊，下颈前支合缺盆，入里下循至膻中，贯膈络肝属胆经，沿胁下内出气街，绕毛横行环跳中；直支缺盆下腋胸，沿侧过季环跳综，再沿下肢外中线，股膝胫外踝前行，再沿足背向前走，四趾外侧窍阴终；支者足背临泣出，斜奔大趾交肝经。胆经病证两目眩，口苦咽干胁痛牵，寒热往来偏头痛，随经所属诸病现。

第十二节　足厥阴肝经及皮部

【循行路线】足厥阴肝经起于足大趾爪甲后丛毛处（大敦穴），沿足背内侧向上，经过内踝前一寸处（中封穴），上行小腿内侧（三阴交），至内踝上八寸处交出于足太阴脾经的后面，至膝内侧（曲泉穴）沿大腿内侧中线，进入阴毛中，环绕生殖器，至小腹，夹胃两旁，属于肝脏，联络胆腑，向上通过横膈，分布于胁肋部，沿喉咙之后，向上进入鼻咽部，连接目系（眼球连系于脑的部位），向上经前额到达巅顶与督脉交会。目系分支：从目系走向面颊的深层，下行环绕口唇之内。肝部分支：从肝分出，穿过横膈，向上流注于肺，与手太阴肺经相接。足厥阴经别，从足厥阴经脉的足背上处分出，上行至毛际，与足少阳的经别会合并行。足厥阴肝经筋，起于足大趾之上，上行结于内踝之前的中封穴，上沿胫骨，再上结于膝内辅骨的下方，又沿大腿内侧上行，结于阴器，在此与其他经筋相联络。

【皮部】足部：分布于足大趾背面、外侧面及第二趾的内侧面，以同等宽度分布于足背。下肢：膝下六寸以下，分布于足阳明胃经皮部、足太阴脾经皮部之间；膝下六寸以上及股部，分布在足少阴肾经皮部与足太阴脾经皮部之间。胸腹部：分布于足太阴脾经皮部、足少阳胆经皮部和足阳明胃经皮部间等区皮肤。

【天干地支分布】天干乙、地支丑，丑藏己土、辛金、癸水，属肝。

【寸关尺分配脏腑经络】左关肝和胆。

【四季正常脉】从雨水、惊蛰、春分至谷雨，脉弦而缓和，按之缓，举之稍盛，气血旺于肝胆经。

【联系脏腑器官】肝、胆、胃、肺、目系、阴器、咽喉等。

【主治概要】本经腧穴主治肝胆病症、泌尿生殖系统疾病、神经系统疾病、眼科疾病和本经经脉所过部位的疾病，如胸胁痛、少腹痛、疝气、遗尿、小便不利、遗精、月经不调、头痛目眩、下肢痹痛等症。

【歌诀】经循厥阴脉所终，起于大趾毛际丛，下达大趾外侧端，上沿足背踝前行，踝上八寸脾经后，过膝股内中线升，股腹入毛绕阴器，上至十一肋入腹，挟胃属肝络胆经，贯膈布胁循喉咙，进入鼻窍上目系，出额会督头顶部。其支复从目系出，下行颊里环口唇；支者从肝分出后，贯膈注肺交太阴。肝经主病火气盛，胸胁胀满吐泻生，情郁气结噎食病，冲任带脉失调顺。

第十三节　督脉及皮部

【循行路线】督脉起于小腹内胞宫，下出会阴部（也有说起于长强穴），向后行于腰背正中至尾骶部的长强，沿脊柱上行，经项后部至风府穴，进入脑内，沿头部正中线，上行至巅顶百会穴，经前额下行鼻柱至鼻尖的素髎穴，过人中，至上齿正中的龈交穴。第一支分支，与冲、任二脉同起于胞中，出于会阴部，在尾骨端与足少阴肾经、足太阳膀胱经的脉气会合，贯脊，属肾。第二支分支，从小腹直上贯脐，向上贯心，至咽喉与冲、任二脉相会合，到下颌部，环绕口唇，至两目下中央。第三支分支，与足太阳膀胱经同起子眼内角，上行至前额，于巅顶交会，入络于脑，再别出下项，沿肩胛骨内，脊柱两旁，到达腰中，进入脊柱两侧的肌肉，与肾脏相联络。督脉之络从长强穴处由督脉分出，然后在脊柱两旁肌肉边上上行，直达项部，散络于头上。下面则在肩胛部左右有分支，走向足太阳经脉，穿入脊柱两旁肌肉。

【皮部】起于会阴部，分布于外生殖器、肛门周围、尾骨、腰椎、胸椎、颈椎等背面及颅顶部、面部正中等皮肤，终于上唇正中。

【天干地支分布】天干甲、地支寅，寅藏甲木、丙火、戊土，属督脉。

【联系脏腑器官】肾、心、脑、阴器、咽喉等。

【主治概要】

（1）主治邪犯督脉：可表现为牙关紧闭、头痛、四肢抽搐，甚则神志昏迷、发热，苔白或黄，脉弦或数。

（2）主治督脉本经病症：脊柱强直、脊背疼痛、精神失常、小儿惊厥、角弓反张。

（3）主治督脉虚衰：头昏头重，眩晕，健忘，耳鸣耳聋，腰脊酸软，佝偻形俯，舌淡，脉细弱。

（4）督脉阳虚可表现为背脊畏寒，阳事不举，精冷薄清，遗精，女子少腹坠胀冷痛，宫寒不孕，腰膝酸软，舌淡，脉虚弱。

（5）主治阳气虚弱证。

【歌诀】督脉属阳起胞中，下出会阴脊中升，至腰络肾背贯心，项部入脑龈交终。督为总督统阳经，六条阳经大椎并，属脑络肾荣精髓，阳脉之海主神聪。督脉主病反张证，背脊高突龟背形，脊背强痛肾亏病，妇女不孕儿惊风。

第十四节　任脉及皮部

【循行路线】起于小腹内胞宫，下出会阴毛部，经阴阜，沿腹部正中线向上经过关元等穴，到达咽喉部（天突穴），再上行到达下唇内，环绕口唇，交会于督脉之龈交穴，再分别通过鼻翼两旁，上至眼眶下（承泣穴），交于足阳明经。别络路径：由会阴穴起，借经足阳明胃经上行至胃，反胃行至胃口，不通时出现呃逆，通则再上行至舌根、喉头，经喉头两侧上行入颐际。不交督脉而再循足阳明胃经，上循面脸入眼之睛明穴。任脉之络，由任脉之鸠尾穴上面分出，后下行至鸠尾穴，后再散络于腹部。

【皮部】起于会阴部，分布于外生殖器、胸腹正中线、颈部气管前面、下颌正中及口唇周围等处皮肤。

【天干地支分布】天干壬、地支子，子藏癸水，属任脉。

【联系脏腑器官】女子胞、肾、胃、心、咽喉、目等。

【主治概要】此经腧穴通过针灸主要配合治疗少腹、脐腹、胃脘、胸、颈、咽喉、头面等局部病症和相应的内脏证候，部分腧穴有强壮作用可治疗神志病。

【歌诀】任脉属阴起胞中，下出会阴毛际循，沿上中线腹胸颈，龈交分叉眶下停。任脉总任诸阴经，阴脉之海主胞宫，调节经气精血津，天癸孕育任脉承。任与三阴会关元，小腹杂病最多见，男疝女月并癥瘕，赤白带下虚实现。

第四章　药膳为什么能调理身体

元末明初著名养生家贾铭先生年过百岁时，明朝开国皇帝朱元璋向他咨询平时养生与长寿之道，他谨慎回答：谨慎对待饮食。可见，饮食在人类生活中扮演了重要的角色，吃对了食物，对人们的日常保健与促进机体的康复有重要的意义。

单一食物，也有其阴阳属性、性味、归经、营养价值等。新鲜的蔬菜，给人体提供所必需的维生素与矿物质，对平衡人体阴阳非常重要；血肉有情之品，如禽蛋、畜肉、鱼等，不仅美味，而且营养丰富，能增强机体抵抗力，补充人体五脏的物质亏虚，改善机体的衰弱状态。

药膳，指基于中医学理论，针对健康状态、亚健康状态，依据不同的体质基础、具体病机，通过食物与食物的配伍，或食物与中药相须、相使、炮制而成的膳食。中医药膳，必须体现中医"天地人合一"的养生保健思想，既能以个体化提供人体适宜的能量与营养，还能使营养素与食物的搭配符合体质特点，从而达到防治亚健康与促进机体康复的目的。

第一节　食材的整体性

何为"食材"？

食材是指制作食物所需要的材料，如黑米、红米、羊肉、鲫鱼等。了解食材为什么能调养、维护身体，促进身体康复，首先要明确排除一个观点，就是以为食材里含有某一种物质对某种疾病有何作用，某一种成分对某种病原微生物如细菌、病毒有何作用，或者给人体补充哪些物质。

如果用西医的观点来考察食材，那么只能用西医的学术理论来看待与使用食材，但切忌用西医的理论去否定中医药膳学理论，因为中医学是基于对食材的深度认识而得出的结论，是在天地人万物合一理论的指导下通过无数次人体试验得出来的结果。中医学所使用的食材，是在中医学思想的指导下所运用的食材，谓之中药食材。例如龟甲、鳖甲、牛脊髓、海马、韭菜、黄花菜，在常人看来，这些只不过是骨头、常见植物而已，但中医学家们发现了它们的价值，给予它们有血有肉的情感，它们才能真正地成为可以协调人体阴阳的食材。

请不要用西方分析的方法割裂食材的整体性。认为食材里含有某一种物质，表面看来没有多大问题，其实已经把该种食材割裂了。例如黄花菜，若从物质分析的角度来看，黄花菜中含有蛋白质、脂肪、碳水化合物、钙、铁、磷、烟酸等诸多物质，这些物质就像一个家庭那样，在家庭生活中共同发挥作用。这些物质如何发挥作用？

若使用西方微观理论来考察食材物质组成、化学性质，表面看来思路很清晰，但实践指导意义不大，并且分析不到尽头。以黄花菜为例，如果从黄花菜中提取烟酸，用以保健，也许有用，但用久了，人体产生耐受性，也就没有用了。如果我们使用中医学的分析研究方法去考察黄花菜，那就很有意思了。黄花菜，春天萌发，可见其符合春生夏长秋收冬藏的自然规律，就可以判断在秋天采摘的黄花菜协调阴阳的效果最佳，因为秋天是收获的季节，遵循五运六气规律食用黄花菜最能起到协调阴阳的作用。《诗经·卫风·伯兮》中记载"焉得谖草，言树之背"，谖草，就是萱草，是黄花菜的学称。据说古时候有一名女子因为丈夫从军远征，在庭院里种植了黄花菜，后来发现黄花菜可以忘忧解愁，故后人称黄花菜为"忘忧草"。忧愁，内应于肺。由此推敲出，黄花菜对肺有保健作用。

所以，我们用中医学独特的分析方法，更能形象地描述食材的效用。食材，跟人一样，有其性格、脾气，也有其格局。换言之，认识食材，首先要熟悉其四气五味，继而熟悉其与阴阳五行、脏腑的关系。

第二节 食材的四气五味与五行、五脏的关系

"人法地，地法天，天法道，道法自然。"（《道德经》）阴阳理论是中医学的说理工具。

"阳化气，阴成形。""阴"就是接近、收缩、吸引的运动，表现为内聚的过程；"阳"就是分离、膨胀、排斥的运动，表现为外散的过程。据此正确运用阴阳原理，辨识食材的阴阳属性，就可以把握协调机体阴阳的大势。

五行（火、土、金、水、木）揭示了天、地、人、万物的运行特点，是阐述中医关系学的模型。"四气五味"学说与脏腑理论，是阴阳五行理论的具体运用。

人的构造源于大自然的物质材料，而且天地万物也把自身的基本属性"阴阳四时"传输于人与动植物。食材为天地所生；食材的功能来源于宇宙大自然，同样也受制于宇宙大自然。

研究食材，首先应该联想到天、地、人三者。食材，生于天地气交之中；天生四气，地生五味；人与食材，均要法地。四气，就是寒、热、温、凉，此为天赋予的热度；五味，酸、苦、甘、辛、咸，这是地所赐的味道。天地，在四气五味上给予每一种食材的只有一部分。例如，莲藕，天赋予其寒性，地赐予其甘味，通过脾胃的消化作用，其精华归入心、脾、胃三经。

也许有人会质疑天地之灵——人的四气五味。其实，人的适应性很强，寿命也很长，要经历诸多春夏秋冬，尝尽无数个二十四节气的循环，得到天地的眷顾，赋予了四气五味食物。天地也很照顾人类，生养出很多的食材来养人。人体之四气五味的相对平衡状态被打破，就生病了，就需要用中药、食材的四气五味来救弊补偏，譬如有的人吃寒凉之性的食材，就自感舒服。这就是四气五味的首要含义。

什么是"四气"？

四气，也称四性，指食材、中药具有寒、热、温、凉四种不同的特性。"天食人以五气。"（《黄帝内经·素问·六节藏象论》）"食"字的意思是维持人从生到死所需要的东西。

于人而言，什么东西显得那么重要？

食物！食物是有气味的，这是不可否认的事实！

明代医家张景岳撰文指出："天以五气食人者，臊气入肝，焦气入心，香气入脾，腥气入肺，腐气入肾也。"（《类经》）臊气，像尿或狐狸的气味；焦气，物体烧焦所发出的气味；香气，芳香的气味；腥气，鱼类、肉类等发出的难闻气味；腐气，物质腐烂、腐败发出的难闻气味。这些气味，可以维持人的生命吗？

还有一种说法，五气是指风、热（火或暑）、湿、燥、寒五种气。人体靠这些气才能活吗？

五气，究竟指什么？

"人以天地之气生。"（《黄帝内经·素问·宝命全形论》）人活在天地之间，首先需要吸入空气，吃入食物，然后适应四季的变化，才能生存下来。一年四季，有寒、热、温、凉、平五种自然之气。因此，可以认为五气就是指寒、热、温、凉、平五种自然之气。

如何划分五季？依据节气来划分。立春至立夏，为春季；立夏至小暑，为夏季；小暑至立秋，为长夏；立秋至立冬，为秋季；立冬至立春，为冬季。五气，对应于五季。

著名医家李中梓所撰的《医宗必读·药性合四时论》指出："四时者，春温、夏热、秋凉、冬寒而已。故药性之温者，于时为春，所以生万物者也；药性之热者，于时为夏，所以长万物者也；药性之凉者，于时为秋，所以肃万物者也；药性之寒者，于时为冬，所以杀万物者也。"然另外一个医家徐大椿在《神农本草经百种录》中指出："入腹则知其性。"

李中梓的观点揭示了中药的自然之气，中药之气由季节气候差异所引起；而徐大椿的观点着眼于临床实践，以机体的反应来评估中药的五气。两者从不同层面阐述了中药的五气。他们的高见同样可以用来考察食材的五气：寒、热、温、凉、平五种特性。但北宋寇宗奭在其所撰的《本草衍义》中将四气改称为四性，也许据此，后人省略平性，把五气改称为四气（寒、热、温、凉）。

春生—夏长—秋收—冬藏、夏生—秋长—冬收—春藏、秋生—冬长—春收—夏藏、冬生—春长—夏收—秋藏，此四类循环是自然之理。对于植物性食材来说，在春天采收的食材，食材之性为温；在夏天采收的食材，食材之性为热；在秋季采收的食材，性为凉；在冬季采收的食材，食材之性为寒。

生长环境对食材之气也有影响。气候炎热的地域属阳，气候寒冷的地域属阴。食材，生长于环境温热的地域，其具有温热之性；生长于环境寒凉的地域，其具有寒凉之性。食材如果在生长之地使用，则本来什么食性，就是什么食性；若在别的地方应用，则食性很有可能会发生变化，例如北方的热性食材，运到了南方，可能就算作平性食材。

民间常言"酒过三巡，菜过五味"，多指在宴请的某个时点，提出需求或看法，比较容易为对方接受。其中"菜过五味"出自西周时期的酒规，该五味，指菜肴的五种基本味道——酸、甘、苦、辛、咸。这是味觉的事情。食材之"五味"，也是指这五种味道吗？

《黄帝内经·素问·六节藏象论》指出："地食人以五味。"人活在天地之间，除了呼吸空气外，还需要食物伴随一生，食物则由大地供给，给人类"酸、苦、甘、辛、咸"五味。我国古人的高明之处、伟大之处，在于认识事物不仅关注表象，而且直指事物的本质。基于对食材"五味"的认识，我国古人直截了当地指出，五味与人体的五脏、五行、五方一一对应。酸对应于五脏之肝、五行之木、五方之东方，是春天的味道；苦对应于五脏之心、五行之火、五方之南方，显示了夏天的味道；甘对应于五脏之脾、五行之土、五行之中央，如长夏的味道；辛对应于五脏之肺、五行之金、五方之西方，如秋天的味道；咸对应于五脏之肾、五行之水、五方之北方，是冬天的味道。所以，食材之"五味"，实质上是食材与人体、天地的对应。

四气五味，实际上应该称五气五味，都有各自的效用。此为四气五味的第二个含义。

"寒者热之""热者寒之"。如果人体属寒性体质，就要用温（热）性的中药或食材来温暖之，譬如选用羊肉、牛肉、鹅肉、狗肉、生姜、韭菜、龙眼肉等。如果人体属热性体质，当选用凉（寒）性的中药或食材来凉之，例如丝瓜、苦瓜、冬瓜、石斛、鸭肉、绿豆、沙田柚、梨子等。

"实者泻之""虚者补之"。实性体质，往往是痰湿、湿热、瘀血、气郁、积食等病理因素引起的病理体质，当选用祛除病理因素的中药或食材调理之，如玫瑰花、荷叶、山楂、素馨花、薏苡仁、茯苓、陈皮等。此所谓"实者泻之"。虚性体质，是机体气、血、阴、阳偏虚所致。虚性体质有气虚、血虚、阴虚、阳虚四种基本类型与复合类型如气血不足型、气阴不足型、阴阳不足型等。针对不同类型的虚性体质，可以选用有补益效果的中药或食材调养，譬如血虚型体质，可以选用羊肉、生姜、当归三种食材搭配，炖汤服用一段时间，该类体质会有所改善。再如对于气虚体质，当辨识其虚在哪个脏腑，如肺气虚型，可以针对肺脏选用中药或食材来调理，可以搭配使用黄芪、太子参、猪肺、五指毛桃、山药五种药食同源的食材。此为"虚者补之"法则的具体应用。

"燥者润之"。燥性体质，是体内津液不足所致，多表现为干燥的症状，如两目干燥、干咳无痰、口干、皮肤干燥、容易发脾气、月经量少等。"燥者润之"是调理燥性体质的法则，可以选用梨子、枇杷、百合、鸭肉、莲藕、荸荠等滋润的食材或中药调理。

"湿者燥之"。湿性体质，具体而言包括寒湿、湿热、痰湿三种基本类型，是体内水液代谢障碍所致，一般表现为血脂偏高、容易疲倦、皮肤油腻、大便粘马桶、痰多、腹胀厌食等，可以选用赤小豆、冬瓜皮、茯苓、木瓜、眉豆、素馨花等有淡渗利水湿作用的食材或中药调理。

一种食材，可以具有多种"味"，也可以只有一种"味"，例如黄花菜，其味为甘。"五味"有何作用？"五味"，指酸、苦、甘、辛、咸五种味，淡附于甘，涩附于酸，均为大地所赐。五味有不同的效用。五味入五脏。五味可以调理五脏。人是靠呼吸空气与摄取食物来维持生命的。古人通过虚拟脏腑来深度研究空气与食物的进入、利用、代谢、排出的机制。食物进入人体的第一道关口是口，口有牙齿、舌等器官；食物的消化涉及肾、脾、心等脏腑功能活动，最终靠肾；食物中的精华物质与水液的吸收，也靠肾；食物中精华与水液，靠脾胃来运送，被利用后产生糟粕，对外排泄主要靠肺、心等负责。古人经过长期的反复验证得出结论：辛甘淡属阳，酸苦咸属阴；辛甘能发散，淡味能渗泄，酸苦咸能涌泄；酸味属木，苦味属火，甘味属土，咸味属水；酸入肝，苦入心，辛入肺，甘入脾，咸入肾，淡合其他味入相应脏。

五气属阳，五味属阴。每一食材、中药，由阴与阳两部分组成；五气与五味的交合，使食材、中药具有其特定的效用。也就是说，一种食材或中药具有一定的性，又具有一定的味，性有性的作用，味有味的作用，两者相结合，就体现出其综合的效果，从而达到调理脏腑，恢复脏腑阴阳平衡的目的。

上述经常用到的基本法则，必须牢记，并加深认识，从而体悟到自然万物的自然属性，这是一个非常有趣的过程。通过这个过程，我们拓宽了知识面，拥有了非常开阔的视野。

第三节　食材的其他自然属性

四气五味是理解食材的重要途径。食材，不仅有四气五味，还有诸多的自然属性需要我们去认识。

下面以几种食材为例，来阐述不同食材的自然属性。

一、紫苏叶与薄荷的异同

紫苏叶是一味药食同源的食材。从四气五味来谈，它是一味辛温解表的中药与食材，夏季枝叶茂盛时采收。紫苏叶气温味辛，辛能解表散邪，温能散寒。清代医家邹澍所撰《本经疏证》这样阐述紫苏："采其叶，则于五六月当未吐花时。夫以大火之令，而采味辛之物，岂不以全火之用金呼？"如何理解"火之用金"四字？心为阳中之阳，肺为阳中之阴，心火只有合于肺阴才能下降，即火必须利用金才能下降。《本经疏证》对"火之用金"是这么解释的："阳无阴则火僭而气亦不宣，金为火用，则宣中有摄。"此所提到的"宣中有摄"正与薄荷等效用一致。紫苏叶有很多功效与薄荷相同，如解表、解郁气等，用得多的功效是解表与解郁。紫苏叶，还有行气和胃、解鱼蟹毒的功效，是一味良好的食材。例如八月中秋节常用少许新鲜紫苏叶、生姜作为炒田螺的佐料。

薄荷，也是一味常用的药食两用食材，可以作为调味料、香料，也可配酒、泡茶。其气凉味辛，功专入肝与肺，辛能解表，凉则散热；有疏散风热、清利头目、利咽透疹、疏肝行气的功效。在滚烫的皮蛋瘦肉粥中，加入少许新鲜薄荷，有增进食欲、帮助消化的效果。

基于焦虑症的关键病机为肝气郁结，笔者在临床诊治焦虑症患者时，常常建议患者使用紫苏叶、薄荷、金蝉花、玫瑰花四味食材一起煮茶饮用，有助于缓解焦虑症状。

二、吃"素"与吃"肉"

我们在每天吃肉的时候，不妨思考一下素食。

素食，习惯上也称为素菜。"素食"两字，一指不劳而食，"彼君子兮，不素食兮"（《诗经·魏风·伐檀》）；二指与熟食相对的生食，"古之民……素食而分处"（《墨子·辞过》）；三指平常所食，"既练……饭素食"（《仪礼·丧服》）；后来指粗粝的食物，"蔬食菜羹"（《论语·乡党》）；在汉代，素食指"菜食"，即素菜，"每有水旱，菜辄素食……"（《汉书·王莽传上》）。可见，"素食"由白食、生食、平常之食、蔬食引申而来。唐宋以后，素食在我国饮食文化中的地位越来越突出。如今，素食已经是中华民族养生的基本元素。但是，寺庙里的"斋菜"与我国的素食不完全相同。我国的素食是普通人的饮食，对吃的时间也没有那么多规定。我国的素食有其个性与突出的作用。第一，素食以时鲜为主，吃本味，强调一个"鲜"字，随时令的变化而选择时令之菜，例如春日吃荠菜，清明前后吃荞头菜，只在一鲜字，居肉食之上。第二，素食营养丰富，强身健体，越来越多的证据表明，素食适合人类食用。第三，素食能满足口欲、增强体质，而且能培养人的心性与智慧。

与素食相对的是"荤食"，原意为葱、姜、韭菜、蒜苗一类有辛臭刺激味道的蔬菜，到了唐宋时则指加辛臭类菜烹调而制成的肉菜。所以，可以这样理解，"荤食"指肉类菜肴。肉类食材，属"血肉有情之品"。我们经常会听到这样的话语："老人家做了大手术，需要吃哪些肉补一补？""最近工作忙得一塌糊涂，是不是需要补一补？"……"血肉有情之品"是药膳、食疗的重点东西，是大自然中具有滋补强壮、填精益髓等不同功效的药食两用的肉类部分。肉类食材由于"有血""有肉""有骨""有髓"，并且"有情"，与相关食材或中药材配伍一起烹调，可以补充机体五脏的物质亏损、增强功能活性、改善机体衰弱状态，所以被历朝历代的医家所钟情。例如，牛肉、羊肉、狗肉、鹿肉等，都是"血肉有情之品"。

"素食""荤食"，功效各具特色。单纯食用"素食"或"荤食"，不太符合人体功能的需求，因为人体"四气五味"并举，为万物之主，在生物链中扮演君王角色。在日常生活中，根据个体的不同体质，拟定"素食""荤食"的饮食比例，补充机体所需要的膳食，才能取得较好的饮食调理效果。

譬如，现代城市中生活的人，生活节奏太快，工作、生活、社会压力大，动多静少，容易造成机体阴津不足，虚火内扰心神，出现"永夜不欲睡"等状态，此时可以用鳖肉配伍甜灵芝、百合一起隔水炖汤服用，取得滋阴、疏肝、安神并举的所谓"日长唯有睡相宜"的调理效果。

三、以"象"的思维穷究食材

食材有其性，性有其用。使用食材，就是在明察万物，在利用万物的自然属性。

中国人对食材的认识，跟西方人是不一样的。我国古人认为，天人相应，道法自然，医易同源，取类比象是中医药膳立论之源头。例如，选择食材讲究时令，才能最大限度地发挥食材的调理效果。古人把韭菜称为"百草之王"，谓"春三月食之，苟疾不昌，筋骨益强"（马王堆汉墓医简《十问》），春天适量吃韭菜，有助于机体阳气生发，强筋健骨，有补肾阳通气血的效果。韭菜属果蔬菜中的"补阳"食材。再如鳖生活在水中，行动缓慢，善于以静制动，善于"养阴"，故鳖一般较长寿，古人就此悟出老鳖有良好的滋阴效果。

"善言天者，必有验于人。"（《黄帝内经·素问》）"人与天地同纪。"（《黄帝内经·灵枢》）人与动物乃自然之血肉之躯，食材皆有属性。人有七情六欲，食材也有四气五味、升降浮沉，统一归于阴阳，所以以自然之物与自然之法，医治自然之身。运用"天地人万物合一"的整体观与"取类比象"的思维方法，穷究食材的"脾气"、协调机体阴阳的道理，可以创新思路，解决诸多疑难问题。例如黄瓜，为葫芦科植物黄瓜的果实，性凉味甘，归肺经、脾经、胃经，有清热、利水、解毒的效果；黄色属土，白色属金，分别对应于脾、肺两脏；成熟黄瓜，其皮色黄，其肉色白，所以推断成熟黄瓜的皮入脾经，白肉质入肺经。依据黄瓜植物自然生长规律，其花果期在夏季，其瓜成熟时段在阴历五月、六月，该时段天气暑热；此刻大自然恩赐给我们一份珍贵礼物——黄瓜，帮助我们清除体内多余之热、多余之湿；如果体内津液过多，导致四肢浮肿，饮用成熟黄瓜皮鲜榨汁，还可以帮助清理体内多余水湿，因为成熟黄瓜的皮，入脾经、胃经，味甘。这体现了天地人万物相应的道理：时令之食材，顺应天道天时，协调人类、动物体内阴阳五行平衡，动态适应环境。

第四节　食材的行走路径

何谓"行走路径"？

行走路径，也就是行走路线的意思。对于食材，仅熟悉其作用与性质是远远不够的，还要知道经过人体消化后，其在人体内的走向。

人体需要具有自主运动的"气"，在"气"的带动下，食材与其他物质才能进入人体。如果人体之外的清气进不了人体，那么食物也不可能进入人体（除非在外力强制作用下）。不妨试着思考一下：在呼气的状态下能吞下食物吗？答案是不可能。那么，人体吸入空气最终靠哪个脏器？肺，还是肾？

中医学认为，肺的职能是排浊气与浊物。浊气与浊物排出不畅，必然郁结在胸部、胃肠道、皮肤等部位。肾的主要职能是纳气，通过肺这个脏器把空气吸入。正因为肺、肾互相配合，吐故纳新，形成了"胃气"——胃的受盛纳物的功能，这就是"肾者，胃之关也"（《黄帝内经·素问》）。食物要经过口腔、咽喉，归根结底离不开肾气发挥功能。

经络，就是平时提到的经脉与络脉。前文花大量笔墨阐述人体十二正经，主要是为了讲清楚大自然赐给人类的珍贵礼物——食材，进入人体后如何发挥"补不足损有余"、协调阴阳的作用。这需要先明白中医学"归经""归脏"的理论。

何谓归经？

归经是指食物、药物对某些脏腑经络的病变能起主要调治作用。药物、食物归经不同，对机体调治作用也不同。例如芹菜、马齿苋，虽然同样有清热的作用，但芹菜侧重于平肝清热、祛风利湿、除烦消肿、凉血止血、解毒宣肺、健胃利血、清肠利便、润肺止咳、健脑，其归经较广泛，归肝、心、肺、胃、大肠、膀胱等诸经；马齿苋，侧重于清热解毒、凉血止血、止痢，其归经主要是肝经、大肠经。所以，选择食材调理，首先要确定具体病机、具体体质偏颇，然后才能选用相应的食材调治。例如，反复失眠者，可以选用炒酸枣仁、百合、乌龟、猪心、水鱼等药食同源之品调治。

什么是归脏？

按照经络理论中有关脏腑络属的关系，明确其归属于所络属的脏腑。例如，足阳明胃经，络脾，属胃，主归胃，兼络脾。各种食材还有各自归脏的特点，不宜机械套用，应依据食材各自归脏的特点而确定，如"以脏治脏"就是归脏理论应用的经典例子。

升降浮沉，是食材进入人体后的重要走向形式，也就是指食材具有升、降、浮、沉四种作用趋势。不同的食材走向不同。有的食材往上走，如芫荽、香花菜、薄荷，此为食材升的作用趋势；有的食材往下走，如芹菜根、白茅根，这体现了食材降的作用趋势；有的食材走五脏，如猪心、羊肝，显示了食材内行的作用趋势；有的食材走四肢，如南瓜藤，显示了食材横行的作用趋势；有的食材表现为只升不降的作用趋势，如鸡肉、鹅肉、糯米等有益气升阳的作用。这种升降浮沉的食性理论，对药膳调理产生了巨大的影响，在药膳选料时，首先要针对病机与体质情况，选择与其相吻合的食材，必要时食材或中药配伍，使药膳更好地达到养生保健、调理体质、辅助治疗的效果。

花叶食材，一般呈升散之性。花与叶类食材，在植物的最表面表现为升散之性。花类可以散发清香，表现出散的趋势；叶子，则蒸发出水分，也表现为散的性质。所以，花叶食材属阳。例如，中秋节时常用来炒田螺的紫苏叶、桑树上的桑叶有发表解表之性，具有较高的药食两用的价值。但也有例外，例如旋复花、芹菜叶就表现出降的特性。该类食材作用于人体，有升散的作用。

子类食材，则有沉降之性。种子成熟之后，散落于地，才能生根发芽，这就是其沉降的作用效果导致的。所以，子类食材属阴。子类食材作用于人体，也会表现为沉降之性的效果，例如核桃仁，不但是种子，而且有明显的油性，故能润下通便，还能溶解泌尿系结石。种子类食材还有偏温的特点，这是种子发芽的内在力量。

枝干食材，通常走人体的肢体，这用"同气相求"的类比思维容易理解。例如紫苏的枝干是走向四肢的，如果受了风寒，肢体酸疼，饮用紫苏枝秆泡的茶就可以解决问题了。梗，就是主茎。水分等养料是通过茎从根部输送上去的，菜叶通过茎把光合作用所合成的能量输送到根部贮存起来。所以可以说，茎部有能升能降的作用。我们经常提到的南瓜藤、蕹菜（通菜）梗等梗类食材，在人体内能升、能降、能调气、能通气。

根部食材则复杂一些。根，分三部分。上部的根，负责往上面输送养料，是偏往上走。靠下部的根须，往下走，可以用来调理下焦。中间那段根，就是守中部，调理中焦。例如人参，按照上、中、下来分，可以分为人参头、人参身、人参须、人参尾，人参头侧重于补上焦之气，人参身侧重于补中焦之气，人参尾与人参须补下身之气，该观点仅供参考。再如当归，可以分头、身、尾三部分，当归头往上走而活血，当归身守中而养血，当归尾往下走而破血。目前许多人使用根类食材都不太讲究了，把整个根部一起使用。但是用芦还是用须，一定要讲究。芦，在根的最上方，是根部与茎部的交会部分。芦是往上长的，根部的养料通过芦往处于地面上的部分输送，所以芦具有很强的上升作用，甚至会引发呕吐。在使用根部食材的时候，有必要把芦剪开或去掉。当然，也要根据具体情况，考虑留用芦头部分。例如人参，比较珍贵，就把人参芦头留下备用，用于元气较虚而需要催吐的人。根须，在根的最下部，往下走，往泥土里钻，对下部起作用。例如春天荞头须，是往下走的，有利膈宽肠、滋肾益精的保健功效。再如，不起眼的葱根须，平时吃葱的时候会把葱根须扔掉，但其有壮阳滋阴的保健作用，对男性而言，每周吃凉拌葱根须3次，可以有效提高性欲，达到壮阳滋阴的效果。

另外，食材的节可以走人体的关节，皮走人体体表，心走人心，络可以通络，藤可以上行，刺有刺破作用，诸如此类，都要借助象思维来格物致知，品味每种食材的特色。金石类、介类煮汤的食材，只会往下走，此为它们的基本走向。"血肉有情"的动物类食材，跟人体血肉同气相求，其保健作用非常显著，能迅速补虚，剔除顽固之邪。例如海狗鞭、鹿鞭、牦牛鞭等食材，都可以用来迅速补虚，但应在下焦阳气亏虚的时候食用，否则会适其反。当人体有顽固之邪时，可以动用如虫类动物食材来搜剔，但当用则用，千万别滥吃。

如何理解食材入气入血？

食材也有入气入血的区别。没有红色血液的虫类食材，往往走气分，而有红色血液的虫类食材则走血分。其他食材也是如此。红色者入血分，青色者多入气分，例如：鱼肯定有红色血液，故鱼皮走血分；知了没有红色血液，故知了壳就走气分。但也有例外，如金银花，入气分，也入血分；三七，虽不是红色，但走血分。

食材的行走速度，与具体食材的四气五味有关。有的食材跑得快，有的走得慢；有的食材走而不守，有的食材守而不走。使用食材也要讲究配伍，例如吃用螃蟹、虾类等，需要配用生姜、紫苏叶，因为生姜、紫苏叶可以解鱼蟹毒。

要重视食材的毒性作用，毒性作用是食材行走的结果。食材的毒性，遵循中药学中"毒性"的认识。中医学习惯将食材分成有毒、无毒两大类，有毒又有大毒、小毒之分。《神农本草经》中记载了上品、中品：上品无毒，如人参、鸡肉、鹅肉、鸭肉，主要用于养生、延年益寿、调理体质等；中品无毒或有小毒，用于治疗疾病等。大毒之品，一般不做药膳选料。从当前"毒性"的概念而谈，包括食材本身所含有的毒性成分及其对机体的某些不良作用等，还包括长期过量食用某种或某类食物，或者错误搭配所造成的身体问题与对身体的危害。

食材的行走路径及其作用效果，体现了中国药膳个体化的特色与优势。中国药膳，重视选用安全的食材配方，强调食材的配伍。在使用食材时，必须充分考虑食材的性味、归经、功效及毒性，强调药膳针对具体病机、体质特点，食材配伍合理，安全无毒、无不良反应。作为日常养生，一般选用安全无毒的食材；作为食谱，强调药膳荣养五脏，安全无毒。例如，当前社会竞争压力较大，不少人群处于焦虑亚健康状态，常常出现焦虑不安、睡眠欠踏实等症状，建议用温开水冲服蝉虫草粉（每次1克，每日3次），有明显缓解焦虑、助睡眠的效果。若配制调理体质的药膳，一般考虑选用安全无毒的食材配制成针对体质特点的食谱，例如属于肝肾不足体质的人群，常食用金蝉花菊花枸杞子粥，有明目作用，可以预防老花眼、玻璃体混浊过早出现。对于辅助西医治疗的药膳，建议选用可以缓解和预防西药不良反应、增强西医疗效的食谱。对于辅助中药治疗的药膳，强调紧扣病机，配制具有协助中药功能发挥或避免不良反应的食谱。

总之，使用食材需要明确其走向，食材之间及食材与药物之间相宜、护卫，以及缓解毒性作用的重要性，例如鹅肉与八角茴香、山药等配伍使用，可以达到较好的保健、调理作用。

第五节　道地食材与顺时采摘食用

如何理解"道地"两字？

其基本解释主要有五种：一是指地下非天然的道路或坑道；二是指没有异物、纯正无误的、正宗的、未掺杂的，大多指吃的与生活类的；三是指未经润色的，或完全限于某一特定音乐风格之内的；四是指名产地出产的；五是指实在、够标准。

对"道地"两字的基本内涵有了正确的认识，那么也就能够理解何谓"道地食材"了。道地食材，成就道地美味。"道地食材"，也称为地道食材，是指在特定的自然条件与生态环境区域内生产的食材。"民以食为天"，譬如我国广西荔浦芋头、南京盐水鸭、广东仁化金蝉花、东北五常大米……再例如，枸杞子、地骨皮以我国宁夏所产为最佳，我国山西上党地区出产的党参质量良好，高丽参以产自朝鲜、韩国的为佳，西洋参产于美国、加拿大……动物也是如此，例如甘加藏羊产自我国甘肃甘南藏族自治州夏河，骆驼奶产于沙特阿拉伯等地……

为何道地食材可以有多种解释？

常言"一方水土养一方人"，也可以说"一方水土养一方食材"。食材一要讲时间，二要讲空间。讲时间，就是要讲究采摘食材的时令；讲空间，就是要讲究食材出产的地点。"道地"或"地道",指食材的时间性与空间性。所以,将某地所产,其品种、质量、效果均优质的食材,称为"道地食材"或"地道食材"。

世界各地都有许许多多的"道地食材"。这些"道地食材",顺应时空而"养一方人"。例如哈密瓜,性质偏寒,味甘,以新疆哈密地区所产的最佳,与哈密所具有的温带干旱大陆性气候特点相应,"天地人万物相应"。作为一名中医,应灵活使用道地食材,能讲究的时候不妨讲究,不能讲究的时候也不要较劲。例如由于纬度、气候、水土等因素,以北京大兴庞各庄的西瓜早成熟,若将在老挝刚成熟的西瓜立马运到北京给当地人食用,由于此刻北京夏季慢老挝两三拍,所以有未到时令之嫌;从中医时空理论而言,也不太合理。

采摘或抓捕食材,务必顺应、遵守其自然属性,强化食性。任何一株小草、一朵小花、一条蚯蚓、一条小鱼、一只小虾……其生存状态与地球自转、公转有不可分割的关系,与月亮、星星密切相关,还与纬度、地势密切相关。小草之生、长、化、收、藏,花朵的含苞欲放与开放,蚯蚓的出土与蛰藏,小鱼、小虾的繁殖与生长等,均与地球自转、公转及月亮、星星的不同状态有关,均与地球地势、纬度有关。这正是自然之理。人之寿命,与本身条件、天地环境有关,其中食材是天地环境的产物,对人的寿命影响甚大。若违反自然之理,食用食材,则对身体健康的调理有害无益。

根类食材,强调在没有发芽的时候或者顺应节气而枯萎的时段采挖。植物到了该枯萎的时令时,其全身的精气神全部灌注于根部,其所含的精气最充足。在其生长最茂盛的时令,其根部可能较瘦小,因为其精气神汇聚于地面以上的部分(如枝叶)。例如粉葛类食材,浑身是宝,是一种药食同源、营养独特的食材,其花期在每年6月至9月,果期在每年8月至10月,花果期其精气神汇聚于花果,若此时采挖其根部做食材,效果肯定不好,应当在深冬的时候采挖,质地上佳。

茎叶类食材,应当于其生长最茂盛的时令采摘,若在枯萎时采摘,效果就弱了,因为此时其精气神已经耗尽。例如菠菜有"营养模范生"之称,应当选择在其生长旺盛、叶片大的时候采摘,其营养价值最佳。

花类食材,一般选择在含苞欲放的时间采摘,或者在刚刚开放的时段采摘,效果最好。例如醒酒食材葛花,应当在其含苞欲放或刚刚盛开时采摘,因为植物之精气神此刻全神贯注于花,其效果最佳。

中国药膳通识

果实类食材，一般情况下在成熟的时段采摘，当然需要根据具体情况而定。例如还没有成熟的小青橘子，如强壮的年轻人，充满干劲，其皮有良好的破气效果；成熟的橘子，其皮经过炮制或者长期保存，制成陈皮，可以用来理气。也就是说，同一种植物的果实，如果采摘的时期不同，其效果也不一样。这就是考虑其不同时期的自然属性。

动物昆虫类食材，则是根据动物生长活动季节及食用需要来采集。对于一般大动物类食材，需要杀生取其组织器官者，虽然四季皆可以捕捉，但强调在秋季猎取，此所谓"秋后算账"，也符合自然规律。因为春夏是动物繁殖孵育的季节，在春夏杀生，更危及动物种族的繁衍。所以，使用动物食材之时，当怀恻隐之心。

学习药膳，只要明白了自然之理，就会一通百通、触类旁通，故学中医者不必多问，是有深意的。

第六节　食材的人工属性

任何食材，都有自然属性与人工属性之分。食材的自然属性，是对自然界所存在的食材面貌、规律、现象及特征的本质的描述。食材有诸多自然属性，故能成就人类，保证人类适应环境而生存下来。当食材的自然属性欠缺时，可以通过人工处理，以改善其自然属性，或者增加些自然属性，这就是食材的人工属性。食材的人工属性，主要体现在两个方面：一是食材炮制，二是食材配伍。

"修合无人见，存心有天知。"出自北京同仁堂，是传统中药业内的座右铭。"修合无人见"，指解决发展问题；而"存心有天知"，指约束问题。两者合在一起就完美了。食材之"修合"，指费一番功夫使原料相合，然后生出某类食材。可见，食材炮制是一件十分严肃的事情。由于食材炮制工艺较复杂，因此必须清楚其基本原则与道理。以下通过制作速冻海带等例子来谈一谈。

海带是营养价值与食疗价值很高的经济海藻，素有"长寿菜""海上之蔬""含碘冠军"的美誉。由于海带的一些食品特性不太符合我国人民的饮食习惯，其在我国食用量较小。所以，如何对海带进行加工炮制，使之符合我国

074

居民饮食习惯则是关键。速冻海带经过加工处理，一改盐干、淡干海带单调外观，色泽鲜绿，外观如花，给食用者美好印象。加工后的速冻海带可煎、炒、煮、炖、凉拌等，很适合我国人民的饮食习惯。

速冻海带经过采收、杀青、整理、速冻冷藏、解冻加工、速冻包装、冷藏七个工艺流程，制作而成。

采收：在海带的厚成期至成熟期采收。要求选择长、厚，无泥沙，边尾部也无黄烂的海带。采收以阴凉天气为宜。

杀青：杀青是海带加工过程中最关键的环节。其用意有四点：一是杀死藻体上的微生物，并使酶类失去活性，方便长期冷藏；二是改变海带的色泽，使之成为鲜绿色，绿色对应的脏腑为肝胆，符合国民个性；三是部分脱水，便于加工操作；四是去除部分腥味。但要注意，采收至杀青的时间不宜太长，一般不超过4小时。

整理：杀青冷却后将海带清洗干净，取出沥干，切除头尾及边缘厚薄不均匀的部分。

速冻冷藏：杀青至速冻，不超过4小时。把整理好的海带，整齐装盘进行速冻，要求中心温度低于-10℃，外部温度低于-18℃，最后于-18℃以下冷藏。这是增加其寒冷之性的过程，是阴极的过程。

解冻加工：将解冻后的海带顺其纤维方向切成宽2厘米左右的长条，再将海带条间隔5厘米左右打一个花结，最后从结与结之间切断。加工好的海带结外观如花朵，食用时口感较脆嫩。实质上，解冻过程也是海带之阴阳变化的过程。

速冻包装、冷藏：海带结装盘速冻后，再装入塑料袋内，用木箱或纸箱包装，最后于-18℃以下冷藏。

为了保证质量，在整个加工过程中海带严禁与淡水接触，并避免日光直射。海带遇到淡水，杀青时就会发涨破裂，并且不利于保存。日晒会破坏海带中的叶绿素。由于海带的收获季节短，并且经常遇到高温与雨天，因此应先将海带速冻冷藏起来，待收获季节过后再进行加工。

再如蕨菜，其可食用的部分是未展开的嫩茎叶，营养丰富，富含多种人体必需氨基酸，具有清热、滑肠、降气、化痰的功效。当其长出地面20厘米左右，新出顶叶呈拳头状时则可以采摘。采摘后的蕨菜，必须经过炮制才能食用，其炮制方法不太复杂。第一步，将蕨菜清洗干净；第二步，将清洗干净的蕨菜放入沸水里烫大致5分钟；第三步，将烫好的蕨菜捞出后浸泡于凉水中，每隔12小时换水一次（早晚各换水一次），去除异味后则可烹煮食用。

从上述例子可以知道，食材炮制，就是指药膳原材料的加工准备，也就是采用一些较特殊的制备工艺使食材符合食用、防病治病需要。食材炮制的目的一般有七方面。

（1）除去杂质与异物：使用食材制作药膳之前，必须剔除非食用部分，如泥沙、皮筋等。

（2）矫味除臭：例如羊肉的膻味、胎盘的血腥味、狗肾的腥臭、鲜笋的苦涩等，必须使用合适的炮制方法，才能消除异味，从而烹调出美味的药膳。

（3）选取功效显著的食用部位：诸多食材原料，其不同部位有不同的作用。例如，荷叶可以清热解暑，莲子肉可以健脾止泻，莲子心可以清心火而交通心肾，莲房可以止血等。挑选符合体质的食用部位，减少不良影响，可以更好地发挥药膳的功效。

（4）增强原料的保健效果：未经过炮制的一些食材原料，其作用不太强，必须经过炮制，以增强作用。例如去皮的雪梨，用白矾水浸制后，能增强祛痰的功效。

（5）减轻原料毒性：有些食材原料有毒性，为了防止中毒，必须进行严格炮制加工以消除其毒性。例如河豚，肉质鲜美，营养价值极高，保健作用好，一般在清明节前后食用最佳，具有健脾、利尿消肿、祛风湿、补肾、抗肿瘤等效果。但河豚内脏、血液、尾部等藏有剧毒成分，所以在烹煮河豚之前一定要进行严格加工，消除其毒性。

（6）有针对性地发挥作用：例如花生，有滋血通乳、促进发育、增强记忆力、延缓衰老、预防肿瘤等作用，花生炒熟后则性温，但生用则性平。再如稻米，是凉性的，而稻壳则是温性。

（7）保持原料成分以利于工业化生产：为了保持有效成分，稳定质量，可以采用科学技术提取某些食材的有效成分，例如刺梨汁、沙棘汁。

为了达到炮制目的，采用的炮制方法也有许多。归纳起来，大致有九种，简单介绍如下。

（1）净选：净选的目的是除去食材原料中的杂质与非食用部分，挑选出原料的应用部分。根据原料的不同，常选用筛选、刮、火燎、去壳、辗等方法。筛选就是筛除泥沙，除去虫蛀、霉变部分。刮，就是刮出原料表面的附生物与粗皮，如桂皮去粗皮。火燎，就是在急火中快速烧燎，除去原材料表面的绒毛或须根，但不能使原料内质受损，例如狗肉表面的细毛、鹿茸表面的绒毛。去壳，就是去除原材料的外壳，如板栗、核桃等。辗，就是除去原材料表面非食用部分，如稻谷。

（2）浸润：基于食材原料的不同特性，用液体对原料食材进行必要的加工处理，称为浸润。浸润的方法，主要有三类。

第一类是洗。洗，即对食材原料进行清洗，目的是除去食材原料表面的泥沙、异物等。

第二类是泡。泡，本义是指气体在液体内使液体鼓起来的球状体，继而引申为用液体浸物品。有些食材原料质地较坚硬，或者表面有农药残留，需要浸泡后才能软化或除去残留农药。

第三类是润。有些食材必须用润法，使其软化而又不至于丢失有效成分。燕窝、川贝、冬虫夏草、白木耳、菇类等需要用清水来润，逐渐软化，该法称为水润。人参、茯苓，多用牛奶、羊奶来润，此法称为奶汁润。天麻、苍术、白术等，常用米泔水润其燥性，此为米泔水润。牛肉干常用山楂汁来润，该法称为药汁润。海参、鹿筋、鱿鱼、鞭类，常使用5%碳酸氢钠溶液（小苏打）或氢氧化钙溶液（石灰水）来润软，此法为碱水润。

（3）漂制：用水多次漂洗以软化食材原料的方法，叫漂制法。漂洗时间长短与换水次数，需要根据食材原料性质、季节气候的不同来决定。一般而言，冬季每天换水一次，夏季则每天换水两三次，常漂3～10天。例如，井冈山烟笋干，用水浸泡，早晚各换水一次，常漂5～7天。

（4）焯制：又称焯水、飞水、出水，指用沸水对食材原料进行处理。如青菜可以通过焯水使颜色更加鲜艳；牛肉、牛腩、羊肉等，可以通过焯水除去血污与腥膻等异味。

（5）切制：切制可以将食材制成一定大小的片、块、丁、节、丝等不同形状，以备烹调药膳使用。切制，讲究刀法，换言之，要注意刀工技巧。例如猪肝，是理想的补血佳品，有补肝明目、养血等保健功效，但制作猪肝类药膳，须讲究切猪肝的技巧：第一步，将新鲜猪肝洗干净，横着剖开，去除筋膜与脂肪，然后冲洗干净；第二步，擦去猪肝表面的水分，平放于盘中，盖上保鲜膜，置于冰箱冷冻室30分钟，使猪肝呈微冻状态；第三步，切片，刀要呈50度角，厚薄掌握在3毫米左右。切好的猪肝，要放入碗中，用清水冲洗后，进行腌制。

（6）炒制：根据需要，将食材原料在炒锅里翻动加热至一定程度。一般分为清炒、麸炒、米糠炒、米炒、土炒、盐炒、砂炒等方法。

清炒，就是不添加任何辅料，将食材原料炒至黄、香、焦的方法。将食材原料在炒锅内小火加热，不断翻动，炒至食材原料表面呈淡黄色，食材原料松脆，便于粉碎或者煮出有效成分及清除异味，该法称为炒黄，可用该法将内金类食材（如鸡内金、鸭内金、鹅内金等）炒至酥泡卷曲，以除去腥气。将食材原料在炒锅里不断翻动，炒至表面呈黑色存性，则称为炒焦，例如将生山楂翻炒至焦黑，制成焦山楂。平常把芝麻、花生、黄豆等，放在锅内用小火炒出香气或爆裂声，这种清炒法，常称为炒香。

麸炒或米糠炒，就是先将麦麸或米糠放在炒锅里用小火翻炒至微微冒烟，再加入食材原料，炒至表面微黄或相对原色较深，然后筛去麦麸或米糠，冷却保存。该法可以增强食材原料的健脾益胃的效果。例如川芎，使用麦麸或米糠翻炒，可以去除油脂。当然，麦麸是一种预防结肠癌的优质食材。麦麸属凉性，经过翻炒，食性发生阴阳转化，由凉性变成了温性；而米糠则由温性变得火气大一些。

米炒，就是将食材原料与白米或糯米放在炒锅里一起翻炒，迨至米炒成黄色即可，目的是增强食材原料的健脾和胃的效果。党参、黄芪、五指毛桃等，用白米或糯米炒制，可以增强其健脾益气的效果。

土炒，就是用灶心土、陈壁土或东壁土与食材原料一起翻炒，使食材原料能"健脾胃，走中焦""和中"。

盐炒或砂炒，就是将油制过的食盐或砂与食材原料放在炒锅里一起翻炒，以表面酥脆为度，筛除食盐、砂则可。例如蹄筋、龟甲、鳖甲、鱼皮、鲨鱼骨等，就可采用此法。

（7）煮制：依据食材原料的不同性质，将食材原料与辅料放置锅里加水浸过材料表面一起煮。其目的是清除原料的毒性、刺激性或涩味。煮制时间根据具体原料而定，一般以无白色或刚透心为宜，例如加工鱼皮、猪皮等。

（8）蒸制：例如牛蹄、羊蹄、鞭类等，经过漂洗、刮制后，加适当料酒、蒜蓉、姜丝等，隔水清蒸2～3小时后，可进一步加工。该法属蒸制，就是将食材原料放置于容器中蒸至透心或一定程度。

（9）炙制：炙，原义是烤的意思。将食材原料与适量液体辅料，如蜂蜜、醋、健康儿童小便、酒、盐水、药汁、植物油等共同加热翻炒。例如《中国药典》（2015年版）对醋龟甲的炮制方法进行改良，将新鲜龟甲放置蒸锅里，隔水清蒸45分钟，取出，放入热水中，立即刷出干净皮肉，晒干；然后，用砂烫至表面淡黄色，取出，醋淬，干燥，用时捣碎。

总而言之，食材炮制就是用合适的方法来清除食材原料没有实际用途的自然属性，尽量保留其有益处的自然属性。也就是说，去除其不好的东西，保存其有益于人体的食性。

第七节　重视大自然的力量

《黄帝内经·素问·宝命全形论》指出："天覆地载，万物悉备，莫贵于人。""夫人生于地，悬命于天，天地合气，命之曰人。"可见，人是最宝贵的，需要呵护。如何呵护？精研医术。养身是医术的具体体现，实际上就是求助于自己的饮食调养。饮食调养，离不开大自然。大自然已经告诉人类，地球上任何角落的自然之物无论草木，还是虫鸟，包括食材原料，其变化都与地球公转、自转，以及日月星辰有关。大自然对人类格外恩赐，恩赐给人类的东西远远多于其他动物，可以说人类是万物之贼，但唯有中华民族用天地人物四者合一的整体论思想指导养身，重视大自然的力量。

中华民族是敬畏大自然、重视大自然力量的民族，创造了天人相应理论。天人相应理论，主要体现于万物同源、同气相求、体用一源无间三个方面。

万物同源：人与万物，是自然界的组成部分，必须遵循自然界万物运行的规律；人与万物，和谐相处共存，相互进行物质与能量交换。例如稻谷生长于热带雨林气候区、热带季风气候区、亚热带季风气候区等，与该气候区的生命个体，都秉天地阴阳之气而生，都遵循大自然生命自然规律。稻米，色白应肺，属金，性凉，养育该地区人群，清该地区人群多余之阳热之气。稻秆、稻根须有清热养阴生津的效果，煎汤所制之茶，也符合该地区人群普遍阳热体质。人以天地之气生，四时之法成。日常生活中，应全面认识天地自然与人事的变化规律，在使用食材时应该顺应天地自然规律，从而达到最佳的养身效果；食材是天地造化的结晶，天地之气的变动必然影响到食材的效果，故《黄帝内经·素问·至真要大论》提出"司岁备物"的要诀，其大意是使用食材等，应当依据食材原料的生长年份与气候。食材的性能与生长、采集的季节气候紧密相关。

同气相求：人与食材等都秉受天地之气而生，都是生命的个体，故动植物具有与人类相似的生理与病理过程。当人体或动物出现疾病的时候，会本能地利用某些植物或动物的相应部位所蕴含的特异的"气"，去补充所缺失的"气"，或纠正某些部位的病气，从而发挥调治作用。例如小儿遗尿，可用炖猪膀胱桑螵蛸汤。再如，同样是雨水，立春的雨水与立冬后10日至小雪时段的雨水作用大不一致。立春的雨水秉受春天升发之气，可以用来炖人参、黄芪、五指毛桃等升提中气的药食同源之品，可以预防中气下陷证。立冬后10日至小雪时段的雨水，又称液雨水，百虫饮之皆伏藏，用之烹调食材，有辅助杀虫的效果。《温病条辨》指出："治上焦如羽（非轻不举），治中焦如衡（非平不安），治下焦如权（非重不沉）。"由此得到启发，质地轻清的食材属阳而上浮，质地重浊的食材属阴而下沉。菊花、薄荷、紫苏叶质地轻清，上浮而走肺，用之为食材，起码有预防外感风邪之效。醋龟甲、醋鳖甲为重浊之物，下趋而走肾。这些都是同气相求理论的具体应用。

体用一源无间（出自《易传》："至微者，理也；至著者，象也。体用一源，显微无间。"）：揭示了体与用的辨证关系。运用"体用一源无间"理论，可以探究食材的功效，主要从四方面着眼。一是依据食材的形体探究其功用。例如做豆腐使用的熟石膏，是由生石膏火烧煅制而成，有咸涩味，而生石膏，色白，晶莹剔透，是能够起死回生的四大药（人参、大黄、附子、石膏）之一。"石膏"之"石"字，意指石膏是一质地较重的石头，能往下镇压浮火。在人体，邪火往上走，总是在上半身，尤其在头上。肺在脏腑中位置最高，有华盖之称，五脏六腑所有的火，肺都要承受；胃，为多气多血之腑，也容易生火。五脏六腑之火，都会影响肺及胃。然肝升肺降、脾升胃降，构成机体升降浮沉的生理循环。肺气与胃气以下降为顺，若邪火太过，肺胃之气降之不及，肺胃之火象就明显。石膏能镇降肺胃之火，火随之而降，顺应肺胃之气而下降。"石膏"之"膏"字，有滋润的意思，润就能生津。虽然后世许多医家认为生石膏大寒，但《神农本草经》则说生石膏微寒，到底是微寒还是大寒？生石膏有大寒之体，但兼具有发散为阳的辛甘之味，使生石膏大寒之性往外散发，故有微寒之用。二是从食材体质探讨其功用，例如燥性食材得天气多，能调养湿性之体；润性食材得地气多，能调养燥性之体。三是从食材之质地轻重探讨其功用，如薄荷、紫苏叶质地轻，有发表去实的效果。四是依据食材之体，探究食材作用的选择性。调养上部，当用食材头部；调养中部，当用食材身部；调养下部，当用尾部。学习药膳要有一种开放、灵通的心态，不应把食性看得太死，食性就像人的性格那样。比如石膏用对路了，就是微寒，反之就是大寒。

我们的祖先敬畏大自然，重视大自然的力量，原创上述理论，并用阴阳学说进一步阐述大自然、人类、万事万物之间的密切关系。首先，将食材的性、气、味、用及脏腑进行了阴阳归类，如表4-1所示。

表4-1 食材的性、气、味、用及脏腑的阴阳归类

阴阳		性	味	用	脏腑	气
阴	阴中之阴	寒	苦	沉	脾、肾	味厚
	阴中之阳	凉	酸、咸	降	肝	味薄
阳	阳中之阴	温	淡	升	肺	气薄
	阳中之阳	热	辛、甘	浮	心	气厚

自然界中万物、人皆秉天地之气而生，各种食材的生长环境、生长季节、气味、形态、质地等的阴阳属性，均会对其作用、保健功效与阴阳属性产生影响。例如金蝉花，又称蝉花，至今约1600年的《雷公炮炙论》就有将金蝉花作为食材供人食用的记载。金蝉花是一种寄生在蝉上的虫草菌，藏于地面下，阴历七月采集。地面下属阴，故蝉体属阴，但其头上有一角，如华冠状，露出地面，地面上部分属阳，故蝉体顶端花冠状物属阳，一阴一阳构成金蝉花完整的个体。

我国古人重视大自然的力量，原创了其说理工具——阴阳学说，为食材之间的配伍提供了理论基础。养身，就是根据体质的阴阳偏颇情况，确定调理原则，再结合食材性能的阴阳属性，选择相应的食材，以纠正体质之阴阳偏颇状态，从而达到养身的目的，降低疾病的发生概率。

我国古人原创阴阳学说的同时，还配套了关系学学问——五行学说：具有中华民族特色的物质运动观，从而将五方、五色、五脏、五窍、五味、五畜、五谷、五果、五数、五体、五臭等联成一个详细的系统，揭示药食的不同产地、颜色、滋味、气臭等对人体或牲畜不同脏腑的影响，奠定了药膳理论基础，如表4-2所示。

表4-2 五行与大自然、人体、食材等的关系

五行	木	火	土	金	水
五方	东	南	中	西	北
五季	春	夏	长夏	秋	冬
五气	风	热、火、暑	湿	燥	寒
五化	生	长	化	收	藏
五体	筋	脉	肉	皮毛	骨
五脏	肝	心	脾	肺	肾
六腑	胆	小肠	胃	大肠	膀胱
五窍	目	舌、耳	口	鼻	耳、二阴
情志	怒	喜	思	悲	恐
五声	呼	笑	歌	哭	呻
变动	握	忧	哕	咳	栗
五音	角	徵	宫	商	羽
五色	青	赤	黄	白	黑
五味	酸	苦	甘	辛	咸
五臭	臊	焦	香	腥	腐
五谷	麻、麦	麦、黍（黄米）	粳米	黍（黄米）、稻	大豆、大豆黄卷
五果	李	杏	枣	桃	栗
五畜	犬、鸡	羊	牛	鸡、马	猪
五菜	韭	薤	葵	葱	藿
五数	8	7	5	9	6

五行学说是一门研究关系的学问。运用五行学说，可以阐述不同食材的价值，例如人体必须以五谷为养，以五果为助，以五畜为益，以五菜为充，气味合而服之以补养精气。当五脏虚损时，可以用所对应的谷、果、畜、菜补益脏腑之虚、通腑气之气机。譬如《黄帝内经·灵枢·五味》所提及的"五宜"："脾病者，宜食粳米饭、牛肉、枣、葵；心病者，宜食麦、羊肉、杏、薤；肾病者，宜食大豆黄卷、猪肉、栗、藿；肝病者，宜食麻、犬肉、李、韭；肺病

者，宜食黄黍、鸡肉、桃、葱。"当五脏发生病变时，可以依据五行生克制化关系来拟定药膳调理方案：脾病多实，宜食甘，可以食用糠米饭、牛肉、枣、葵；肝病多虚，宜食酸，可以食用麻、犬肉、李、韭；脾病及肾，宜食咸，可食用大豆黄卷、猪肉、栗、藿；肺病及心，宜食苦，可食用麦、羊肉、杏、薤；肺病多虚，宜食辛，可食用黄黍、鸡肉、桃、葱等。

大多数现代人认为中医没有数理的学问，其实不是这样的。数理学说源于《易经》，虽在《黄帝内经》中已有涉及，但没有深入阐述，后世医家也少谈及。在此依据《易经》《黄帝内经·素问》等文献，补充如下，如表4-3、表4-4所示。

表4-3 天干与阴阳五行的关系

1	2	3	4	5	6	7	8	9	10
膀胱	小肠	胆	大肠	脾	肾	心	肝	肺	
壬	丙	甲	庚	戊	癸	丁	乙	辛	己
阳水	阳火	阳木	阳金	阳土	阴水	阴火	阴木	阴金	阴土
冬	夏	春	秋						

表4-4 地支数理与阴阳五行的关系

0	1	2	3	4	5	6	7	8	9	10	11	12
	子	丑	寅	卯	辰	巳	午	未	申	酉	戌	亥
万物生存之源	阳水	阴土	阳木	阴木	阳土	阴火	阳火	阴土	阳金	阴金	阳土	阴水
	膀胱	脾	胆	肝	胃	心	小肠	脾	大肠	肺	胃	肾
	阳中之阳数	阳中之阳数	阳中之阴数	阳中之阳数	阳中之阴数	阴中之阳数	阴中之阴数	阴中之阳数	阴中之阴数	阴中之阳数	阴中之阴数	阳中之阳数	阳中之阴数

应用五行学说，可以分析某一食材的功效，譬如石蛙，生活于海拔600米以上近山溪的岩边，白天多藏于石缝、石洞中，晚间蹲在岩石上或石块间，得金水之气，肉味鲜美，有润肺、滋养肾水的良好效果，被誉为"药用化疮，食之长寿"之品。

应用五味五行学说，还需要明确五味之体用关系，五味作用规律，五味所入、所禁、之用，如表4-5、表4-6所示。体，就是主体、根基的意思；用，就是从属的意思。体与用的关系：先有体，然后才有用；用从属于体，体为静，用为动。食物具有不同性味与医疗保健价值。味，不仅仅表示味觉感知，同时也反映食材的实际性能。食材具有五味，才具有养身祛病的作用。五味入腹，则秉受五味而生脏腑。阴阳五行之气偏颇而为病，食材得阴阳五行之气而调脏腑之偏。食物之五味，代表食物的作用趋向。五味与阴阳五行、五脏相应。但当一脏受损时，禁用所胜之脏所对应的食物。

表4-5　五味的体用关系

五行	木	火	土	金	水
体	酸	苦	甘	辛	咸
用	辛	咸	酸	苦	甘

表4-6　五味理论简要

五味	五味所生	五味所入	五味所禁	五味之用
酸	风木	肝	脾	收、涩
苦	热（暑）火	心	肺	泄、降、燥、坚
甘	湿土	脾	肾	补、和、缓
辛	燥金	肺	肝	散、行
咸	寒水	肾	心	软、下

味道，体现为舌的感觉；气味则作用于鼻腔，体现为嗅觉。气味是食材最重要的外部特征，最能代表食材的本质；食材的气味依附于食材而存在，是食材中某些成分的体现。我国古人将大自然赐予人类的食材中所富含的气味，统称为"五臭"，就是臊（像尿或狐狸的气味）、焦（物体烧焦所发出的气味，苦气）、香（好闻的气味）、腥（肉类、鱼虾类发出的难闻气味）、腐（腐烂变质所发出的气味）五类气味，以之与五行相对应，每一种气臭可一分为二，也就是臊香与臊臭、焦香与焦臭、清香与浓香、腥香与腥臭、腐香与腐臭。哪些为人所喜而有益于人？臊香、焦香、清香、腥香、腐香为人所喜，而臊臭、焦臭、浓香、腥臭、腐臭为人所恶。实际上，正常的食材香气如臊香、焦香、清香、腥香、腐香有益于人体健康，而异常的、令人讨厌的食材气味则有害健康，如腐败变质的食材，腐气败肾，不宜食用。

现将五臭理论简明扼要地归纳于表4-7。

表4-7 五臭理论要点

五臭	臊	焦	香	腥	腐
有益臭气	臊香	焦香	清香	腥香	腐香
所凑	肝	心	脾	肺	肾
所生	木	火	土	金	水
阴阳	阴	至阳	阳	阴	至阴
代表食材	高等动物的肉类所具有的香气，如鸡肉、鸭肉、牛肉、猪肉；五行属木的植物食材，如天麻、素馨花	食物经火烧、烤、炒等使之变焦所发出的香气，如炒焦的米饭、锅巴、焦神曲、炒米	芬芳美好的香气，如蒸米饭香、麦香、面食香，辛香类蔬菜如韭菜、芹菜、葱、薤、紫苏叶	鱼虾、软体类、爬行类等较低等动物的肉类的香气，如生蚝、河蚌、蛇胆、基围虾、三文鱼	食物腐制后发出的香气，如酱油、腐乳、臭豆腐

大自然还赐予中华民族古贤一个药膳智慧，先人们基于阴阳五行理论，原创出五色学说，将不同颜色的食材、药物，与脏腑功能联系起来，如表4-8所示。但务须注意，许多食材虽然颜色较单一，也可以入多个脏腑，例如焦作铁棍山药，色白入肺，但兼入脾、肾，为平补肺、脾、肾三脏的重要食材。食材的最终养身效果，是由其色、质、气、味等多种因素综合作用的结果。

表4-8 五色理论要点

五色	青	赤	黄	白	黑
五体	筋	脉	肉	皮毛	骨
所入	肝、胆	心（血）、小肠	脾、胃	肺（气）、大肠	肾、膀胱
所生	木	火	土	金	水
代表性食材	佛手瓜、柑橘	赤灵芝、紫肉火龙果、西红柿	牛肉、党参	豆腐、百合	黑芝麻、桑椹果、鳖肉

第八节　药膳的特点、分类及应用原则

药膳，是一个老话题。近年来，在互联网媒体的鼓噪下，全国养生潮常常跟药膳扯在一起。各类专家，各说各的理，听的人却是云里雾里，无所适从。

对此，应当首先弄清楚药膳的内涵。"药膳"一词，最早见于《后汉书·烈女传》，其中有"母亲调药膳思情笃密"的记载。药膳是指由提供营养的"食物原料"、具有治疗作用的"中药原料"组成的药膳配方，针对机体阴阳五行偏颇而采用一定制作工艺配制而成的特殊膳食，有很好的营养价值，对人体具有保健作用及医疗效果。随着人们对"药食同源""医食同源"的认识逐渐加深，药膳的特点、分类及应用原则也越来越明确。

一、药膳的特点

药膳既是食物，又不同于普通食物，具有食养、食治的作用。因为其历史悠久，具有鲜明的民族特色，所以形成了其自身的特点。

第一，具有悠久的历史。

中医药膳的实践，源远流长，历史悠久，也许自从有了人类，就开始了药膳的实践活动。早在周代（公元前11世纪至公元前3世纪），朝廷就设有"食医"，负责营养保健工作，"食医掌和王之六食、六饮、六膳、百羞、八珍之齐"（《周礼·天官》）。"六食"，指六类不同的食物；"六饮"，指六类饮料；"六膳"，指六类不同的具有保健医疗作用的膳食。之后，药膳理论不断完善，药膳价值持续提高，并发展至今，成为中医学中一门具有独特体系的学科。正因为经过了历史的验证，即使在科技发达的当前，依然展示出药膳对人类健康的价值，反映出其具有独特的效果。

第二，隐药于食。

"药食同源""医食同源"的方式，是集我国传统医疗、饮食、养生保健等特色于一体的生活方式。人们知道"药食同源""医食同源"八个字，但药食、医食为何同源？同源于何处？似乎没有人弄清楚。人体阴阳五行之气出现偏颇，以及食物中的酸、苦、甘、辛、咸五味出现太过或不及，就会导致人体生病。要解决人体所出现的种种问题，就要设法从大自然中寻找气味、功效与其相反的物质进行纠正，使之重新达到相对的阴阳平衡，机体阴阳五行恢复相对平衡，疾病则消除。

无论中药，还是西药，均有寒、热、温、凉与酸、苦、甘、辛、咸的不同，食材同样有寒、热、温、凉与酸、苦、甘、辛、咸的差异。人体的生命活动需要寒、热、温、凉与酸、苦、甘、辛、咸作为生命动力，所以疾病的治疗与人体养生保健也要根据寒、热、温、凉与酸、苦、甘、辛、咸来进行调整。

如此，就可以明白"药食同源"的要旨。中国的先人们很早就认识到了这些道理，把膳食与药治有机结合在一起，形成了独具特色的"药膳"，把药物的治疗特性融入日常膳食之中，既提供人体营养与食物色、香、味、形，又发挥防治疾病、保持健康、改善体质的重要作用。

第三，辨证施膳配伍。

药膳养身，主要目的就是调节机体整体的阴阳气血，改善整体功能状态。药膳调理，同样要服从整体观这个大局。基于中医学理论，针对机体阴阳气血、脏腑经脉的偏盛偏衰，采取食材、药物的配伍，并制成药膳，便可使机体阴阳回归相对平衡。

药膳，有别于现代营养学，因为药膳不仅提供机体所需要的营养，而且兼有治疗手段，既可以用于单独治疗，也可以辅助治疗。药膳，还有别于单纯性药物治疗，以膳食为主治疗疾病，避免了机体的某些紧张心理，从而获得了疗效。药膳之所以有效果，是因为其理论依据在于中医学理论。

第四，关注体质，协调阴阳五行。

病理体质，既秉受于父母，形成于平素生活习性之中，也有禀赋薄弱，受制于不良生活习性等而形成的。药膳，十分重视辨清体质，强调因人、因四时、因地、因病、因证施膳，在体质认知的前提下总结出药膳的普遍规律。例如阳虚内寒体质，适宜温热药膳，如雷州狗肉、新疆羊肉，但对雪梨汁、火龙果、荸荠等要戒口。能否准确掌握体质的个体特点，拟定个体化药膳，与药膳调理效果直接相关。

疾病发生、发展的基本病理在于阴阳五行失调，因此协调阴阳五行太过或不及，补其不足，损其有余，是药膳调理的重要原则。例如肾阳虚之病证，药膳配方可以鹿鞭、鹿肉为食材，配伍巴戟天、肉苁蓉、枸杞子、黄芪、陈皮、糯米等药食两用之品一起熬成粥，以温补阳气。对于阴虚或阴液不足之体，药膳可选用龟肉、水鱼肉、金蝉花等食材一起配伍滋补阴液。对于反复失眠者，药膳可以选用百合、炒酸枣仁、醋龟甲、鳖肉炖汤，兑入金蝉花孢子粉一起服用。

第五，具有广泛影响力。

由于药膳具有普通食物所不能达到的效果，并具有一般药物所不具有的膳食方式，故适用于男女老少、不同疾病状态、不同生活习惯的人群。药膳，为中华民族的繁衍做出了不可磨灭的贡献，并且广泛流传于中华各民族生活之中。药膳因其独特的效果，对国外各个民族也具有深远影响。例如，茶叶起源于我国，其养身效果得到全世界的认可；目前在东南亚地区，乃至欧美等地区，人们对中医药膳的兴趣与日俱增。

二、药膳的分类

药膳的分类方法很多，古今药膳医籍中有不同的分类方法，有疾病分类法、加工工艺分类法、膳食原料属性分类法等。目前教材采用根据功效分类或根据形态分类的方法。无论采取何种分类方法，都离不开如下因素：人体脏腑气血的差别、食材四气（四性）五味的差异、配膳工艺的特色、人体的不同需要、食材的不同性质、药膳的不同功效。

药膳的分类，一般根据具体情况与需要，采取符合实际情况的分类方法。基于大多数人群的认知需求，建议采用根据功效分类法。

（1）解表药膳：适用于外感表证，如夏桑菊、生姜茶等。

（2）清热药膳：适用于各种里热证，如绿豆糖水、西瓜汁等。

（3）泻下药膳：适用于便秘等，如芝麻糊、蜂蜜芦荟茶等。

（4）温里祛寒药膳：适用于里寒证，如艾叶鸡蛋、附片狗肉等。

（5）祛风散邪药膳：适用于痹证等，如松节蛇酒等。

（6）利水渗湿药膳：适用于水湿病证、湿热蕴结病证，如白茅根茶等。

（7）化痰止咳药膳：适用于咳喘病证，如白果川贝炖猪肺等。

（8）消食解酒药膳：适用于伤食、食积、醉酒等，如葛花蝉虫草茶、山楂麦芽茶等。

（9）理气药膳：适用于气滞、气逆证，如玫瑰花茶、素馨花茶等。

（10）理血药膳：适用于血瘀证，如三七陈皮蒸鸡等。

（11）安神药膳：适用于心神不安、烦躁失眠等，如金蝉花灵芝枣仁茶、元肉炖猪心、金蝉花炖猪脑等。

（12）平肝潜阳药膳：适用于肝阳上亢的病证，如钩藤茶、天麻炖鳙鱼头等。

（13）固涩药膳：适用于气、血、精、津耗散或滑脱不禁病证，如乌梅木瓜粥、菟丝子酒等。

（14）补益药膳：适用于气血阴阳虚弱病证，如清蒸西洋参石蛙、当归生姜羊肉汤等。

（15）养生保健药膳：如荷叶减肥茶、乌发鸡蛋、蝉虫草茶、陈皮孢子粉茶、金花茶等。

三、药膳的应用原则

人类、动植物与地球一起，时刻处于诸多不同层次的天体复合运动之中，这种运动速度惊人，然而在正常情况下却丝毫感觉不到长途颠簸劳累，反而异常地和谐统一。人与宇宙大自然有共同的规律，都在按照统一的步调进行着和谐一致、周而复始的复合运动，体现了天地人一体化的整体观。

四时阴阳五行的气化表现为春生、夏长、秋收、冬藏，人类、动植物也必须与之相应。一年四时、十二朔望月、二十四节气、七十二候等，都是年周期节律的表现。这种周期节律，年复一年，周而复始，永无休止。

古人通过观察每年正月初一的气化，来预测全年气候与健康的状况，如正月初一这一天，整天刮北风，则有大疫流行；晨起北风，春则多病；中午刮北风，夏天多有流行病；傍晚刮北风，秋多死亡。如果起南风，多出现干旱现象；若全天严寒而有风，人多病患；若整天晴朗、暖和、无风无雨，则该年风调雨顺、国泰民安。

人体与自然界一道，有日夜节律。人体卫气行于阳经，人就日出而作；行于阴经，人就日落而息。但营气没有日夜之分，与卫气一道的周行节律与白天黑夜的交替总是同步进行。同理，动植物也同样遵循着这样的日夜节律。

故，经典药膳应用原则，就是遵循阴阳、五行、时空的模式。

在上古时代，肯定没有类似现代的实验室，更没有检测仪器。先人如何判断人体的疾病？中华民族的先贤们原创了一套阴阳、五行、时空的模型。

太极、阴阳是中医学探究理论的工具。太极，是为了明确某一段运动阴阳属性而设的一种公共标准，是一种相对中的绝对。在不需要考虑环境因素的情况下，太极以系统的对称中心为准；在需要考虑环境因素的情况下，太极就以系统与环境共同的重心为准。

所以，可以认为："阴"就是接近、收缩、吸引的运动，就是内聚的过程，就是朝向太极的运动；"阳"就是分离、膨胀、排斥的运动，就是外散的过程，就是背离太极的运动。阴阳对立制约、互根互用、消长、相互转化等理论观点，蕴藏着二进制的特性。中医与西医，没有可比性，但最大的区别在于中医专注于人的生命现象与生命过程，用阴阳二进制理论说明人体结构、人体生理，并把阴阳的正常与否作为判断一个人是否有病的唯一标准，也作为判断临床疗效的唯一标准。

五行理论是中医学的关系学，专门探索万事万物之间的关系。我国古人很有智慧，用"金、木、水、火、土"，创造了五进制、十进制、十五进制，不但表达事物与现象在某一时间段的运行特点，而且概括了事物与现象的产生、发展、衰退、消亡的运行过程。但古典医籍中的水、火、金、木所代表的是运动状态：水代表聚，火代表散，金代表降，木代表升。在一定条件下，它们才会发生相生相克的关系：木生火，火生土，土生金，金生水，水生木；金与木相克、水与火相克。例如在木本植物中，根有吸收的作用，干有上输的作用，梢与叶有蒸腾发散的作用，皮有下输的作用。

因此，就有了相生相克的关系：根生干、干生梢、梢生皮、皮生根；根与梢对立、干与皮对立。

五行，就是"金、木、水、火"四种状态再加上环境因素"土"所组成的一种特殊稳态体系。"土"就是一种"动中有静"的圆周运动，与金、木、水、火发生如下关系：土生金、木、水、火；金、木、水、火也生土；有时候，也可以出现土与金、木、水、火对立的情况；相克，必定是双向的。

五行之间的相生相克关系，不仅可以用于治疗疾病，还可以用于日常生活与工作中。人体健康，必须满足两个条件：一是人要与自然、万物相和谐；二是体内的脏腑关系正常。五行理论，不仅能说明人体脏腑的自然归属，更能说明五脏之间的关系。五行理论，同样可以阐述食材之间的关系，说明食材产生、发展、衰退、消亡的运行过程。

时空，就是空间与时间的结合，就是中医与中国古文化所认为的"宇宙"。"五运六气"，则是时空规律的一种特殊表达。五脏的五行属性可对应五脏的时空排列顺序，以脾土居中，不独主于时，以肝、心、肺、肾分别对应四时，这就是中医的"四时五脏阴阳"模式。五脏在生理与病理上都与时令相关：五脏疾病愈于其所生之时令，加重于其所不胜之时令，在所生之时令病情趋于平稳，在其所主之时令病情发作。读者务须牢记之，对合理应用药膳大有裨益。

万物与人体的生理活动均受时间制约，五脏应时而旺，符合五行相生顺序。

五行休旺的节律如表4-9所示。

表4-9 五行、五脏休旺的时间节律

时间节律				五行休旺					五脏休旺				
年	旬	日	昼夜	休	旺	相	死	囚	肝木	心火	脾土	肺金	肾水
春	甲乙	寅卯	平旦	水	木	火	土	金	旺	相	死	囚	休
夏	丙丁	巳午	日中	木	火	土	金	水	休	旺	相	死	囚
长夏	戊己	辰未戌丑	日昃	火	土	金	水	木	囚	休	旺	相	死
秋	庚辛	申酉	下晡	土	金	水	木	火	死	囚	休	旺	相
冬	壬癸	亥子	夜半	金	水	木	火	土	相	死	囚	休	旺

表4-9揭示了五行、四时及五脏内部之间的关系。

人体健康与四季、昼夜的节律同步，若五脏精气不与四时同步就会产生疾病。这为施膳又提供了依据。

具体而言，有如下几点。

1. 辨年长老幼

对于疾病的药膳调理，建议按照《黄帝内经·素问·示从容论》所提出的"夫年长则求之于腑，年少则求之于经，年壮则求之于脏"。老年人患了病，多从六腑来找病因，针对病因施膳；青少年得了病，当多从经络方面找病因，对因施膳；壮年人患了病，多从五脏方面找病因。

2. 辨阴阳

《黄帝内经·素问·至真要大论》指出："调气之方，必别阴阳。"使用药膳调理，首先要辨识疾病或体质的阴阳，弄清楚其属内还是属外，然后根据病位所在，在内则治其内，在外则治其外；病轻者则调理之，较重者则平治之，病势盛者则攻夺之。

3. 辨病邪

应用药膳，当分辨病邪，依据其病气的属性，随其所利，使气血平和，确保机体阴阳相对平衡。

4. 分清标本

《黄帝内经·灵枢·病本篇》："病发而有余，本而标之，先治其本，后治其标；病发而不足，标而本之，先治其标，后治其本。"应用药膳调理，要先咬紧主要矛盾，从主要的方面下手。"大道至简"，《黄帝内经·素问·标本病传论》一针见血地指出："夫阴阳、逆从、标本之为道也，小而大，言一而知百病之害。少而多，浅而博，可以言一而知百也。以浅而知深，察近而知远。"弄明白阴阳、逆从、标本的道理，就可以知道许多事情的道理，对应用药膳有指导性意义。

5. 六气逐年药食调理

当前人们日益重视药膳调理，逐年药食是中医药膳中最有特色的内容。其立论，基于中医五运六气学说。

依据《黄帝内经》运气七篇、《元和纪用经》及后世医家著作所列药食，列于表4-10。

表4-10　六气逐年药食所宜简表

岁气	本气	中运	防治原则		药食所宜						
			岁运防治	岁气防治	岁谷	间谷	岁畜	间畜	岁果	间果	中药举例
太阳司天太阴在泉	寒湿	太过	抑其运气；扶其所不胜；折其郁气；资其化源	岁宜以苦燥之，温之；寒淫所胜，平以辛热，佐以甘、苦，以咸泻之；湿淫于内，治以苦热，佐以酸淡	豆、稷	麦、稻、麻	猪、牛	马、鸡、犬	栗、枣	杏、胡桃、李	蛇床子、续断、制附子、乌头、艾叶、骨碎补、远志等
阳明司天少阴在泉	燥火	不及	安其运气；折其郁气；资其化源	岁宜以咸、苦、辛，汗之，清之，散之；燥淫所胜，平以苦湿，佐以酸辛，以苦下之；热淫于内，治以咸寒，佐以甘、苦、酸	稻米、麦子	稷、豆、麻	鸡、马	牛、猪、犬	桃、杏	枣、栗、李	牛胆汁、丹参、知母、桑白皮、槐花、瓜蒌仁、竹叶、黄芩、水牛角、天冬等

续表

岁气	本气	中运	防治原则		药食所宜						
			岁运防治	岁气防治	岁谷	间谷	岁畜	间畜	岁果	间果	中药举例
少阳司天厥阴在泉	火风	太过	抑其运气；扶其所不胜；折其郁气；资其化源	岁宜以咸、辛、酸，渗之，泄之，渍之，发之；火淫所胜，平以酸冷，佐以苦、甘；风淫于内，治以辛凉，佐以苦，以甘缓之，以辛散之	麦、麻	稷、稻米、豆	马、犬	牛、鸡、猪	杏、李	枣、桃、栗	石膏、白薇、车前子、泽泻、牡蛎、僵蚕、肉苁蓉、人参、磁石等
太阴司天太阳在泉	寒湿	不及	安其运气；折其郁气；资其化源	岁宜以苦燥之，温之，甚者发之，泄之；湿淫所胜，平以苦热，佐以酸、辛；寒淫于内，治以甘热，佐以苦、辛、咸	稷、豆	麻、稻米、麦	牛、猪	犬、鸡、马	枣、栗	李、胡桃、杏	白术或苍术、麻黄、附子、艾叶、柴胡、独活、干姜、芍药、桂枝等
少阴司天阳明在泉	火燥	太过	抑其运气；扶其所不胜；折其郁气；资其化源	岁宜以咸软之，苦以发之，酸以收之；热淫所胜，平以咸寒，佐以苦、甘，以酸收之；燥淫于内，治以苦温，佐以甘、辛、苦	麦、稻米	麻、豆、稷	马、鸡	犬、猪、牛	杏、桃	栗、桃、枣	赤小豆花、地黄、白芍、决明子、僵蚕、羌活、胡黄连、蛇蜕等
厥阴司天少阳在泉	风火	不及	安其运气；折其郁气；资其化源	岁宜以辛调上，以咸调下，畏火之气；风淫所胜，平以辛凉，佐以苦、甘，以甘缓之，以酸泻之；火淫于内，治以咸冷，佐以苦、辛、酸	麻、麦	豆、稻、稷	犬、马	猪、鸡、牛	李、桃	枣、桃、栗	鸡内金、楮实子、连翘、菊花、地黄、地骨皮、元参、丹参等

6.顺四季节气药膳调理

天体的运行时时刻刻影响着地球上所有生物，包括人类。天体是地球上所发生的一切事物的根源，并且直接或间接地影响着人类的活动。阴历，是中华民族先贤们根据日、月运行的规律而制定的历法，一年十二个月，二十四节气穿插其中。每一个节气的命名，均含有气候变化、物候特点及农作物生、长、化、收、藏情况等意义。人类与农作物、生物一起生长。所以，药膳完全可以随四季、节气而变化。

"法天则地，合以天光"（《黄帝内经·素问·八正神明论》），法四时阴阳是中医学的一个重要内容，也是药膳调理所遵循的原则。

春为四季之首，阴历正月、二月、三月天地俱生，阳气逐盛，依次历经立春、雨水、惊蛰、春分、清明、谷雨六个节气。春天，肝旺肺衰，脾土居最弱之季，"脾死三月"，故有"春不食肝"之说。春季药膳，当顺肝之性，助益脾肺，以养"生"为重点，令五脏平和。

夏为"长"之季，阴历四月、五月、六月中，依次历经立夏、小满、芒种、夏至、小暑、大暑六个节气，阳气逐日升至极盛。夏天，心旺肾衰，但肺脏最弱，故"夏不食心"。药膳当顺心之性，助益肺肾之气，时时勿忘养"长"，减少肥甘厚味，多用清凉甘淡。

秋季，收获的季节，阴历七月、八月、九月，依次历经立秋、处暑、白露、秋分、寒露、霜降六个节气。此时，"天气以急，地气以明"（《黄帝内经·素问·四气调神大论》），万物成实。人与动物均应秋气，阳气转向收敛下沉，所以当养"收"，主动收敛神气，以利肺气清肃，阳气内敛。在药膳方面，当减辛增酸，抑肺扶肝，宜用润燥之品（如麻子、秋梨等），但"秋不食肺"，避免助其王，保持五脏无偏，与秋气相应。

冬季，为封藏的季节，"冬三月，此为闭藏……逆之则伤肾"（《黄帝内经·素问·四气调神大论》）。药膳当减咸增苦，适量服用补益药酒（如山药酒），但不可多吃肉面、馄饨等。

逐月、逐二十四节气药膳是四时药膳的具体化。主要依据各月、节气阴阳五行的特点拟定具体药膳。

正月，孟春，立春，雨水，当固密，顾护真气。立春，阳气已动，当注意顾护阳气，药膳当辛甘发散。不宜酸收，药膳可以用大枣、葱、香菜等。雨水节气，空气潮湿，气温逐渐回暖，人体内肝胆木气与脾胃土气互克，所以雨水时节药膳强调养护肝木生发之机，同时注意调养脾胃，药膳可以考虑选用香椿、韭菜、茼蒿、荠菜、春笋、山药等。

阴历二月，为仲春，有惊蛰、春分两个节气，肾气微，肝正旺，药膳总的基调是戒酸增辛，助肾补肝。惊蛰，阳和发生，自此逐渐盛起；春分，阴阳各半，若阳在阴内不得透出，雷声当奋激之，使阳气从阴内透出；若阳气衰微，抑于阴内，不见阳之光，当云电乃发。惊蛰药膳，当根据自然物候现象、自身体质差异拟定，例如阴虚者，药膳可以选用芝麻、动物肾、黑米等，戒燥烈辛辣之品。春分节气平分昼夜、寒暑，药膳也要注意保持人体内部阴阳平衡，虚则补，实则泻，才能有效地防治疾病。

阴历三月，暮春，清明为节，谷雨为气，生气方盛，阳气发泄，心气逐渐来临，肾气已息，药膳当以减甘增辛、益气补精为主。清明时节，较显著的气候特点是天气较凉，但多雨，药膳重点当落脚于补肾壮阳。"雨水生百谷"，谷雨，气温回升加快，雨量增多，空气潮湿，在此节气，药膳当以滋阴养胃、清热解毒、祛风除湿为主。

阴历四月，孟夏，立夏为节，小满为气，木气已弱，生气在卯，药膳当增酸减苦，补肾调肝，养胃气，以免滋生内热。立夏提示告别了春天，开始走进夏天，气温较高，容易心火过旺，人容易烦躁、爱发脾气，药膳当以清心火为主。小满时节，温高湿大，药膳当以清利湿热为主。

阴历五月，仲夏，芒种为节，夏至为气，阳气盛极，阳极阴生，容易患病，药膳当减酸增辛，定心气，补肾气，调理脾胃，助肺。芒种，气温升高，湿热较盛，人多困倦、萎靡不振，药膳应以健脾清热利湿为主。夏至，阳气最旺，"夏至一阴生"，注意保养体内阳气，药膳当以清心解暑、健脾养胃、生津止渴为主。

阴历六月，季夏，长夏，小暑为节，大暑为气，脾旺，阴气内伏，暑毒外蒸，药膳当增咸减甘，以资肾脏。"大暑小暑，灌死老鼠。""小暑大暑，上蒸下煮。"小暑，人们容易食欲不振，疲倦烦躁，药膳当以健脾益气、清暑利湿为主。大暑，"无病三分虚"，天气酷热，多汗，容易耗气伤阴，药膳强调预防中暑，当以益气清暑、养阴生津为主。

阴历七月，孟秋，立秋为节，处暑为气，阳气转衰，阴气日上，暑气至此而止，药膳当增咸减辛，助肝气。立秋，盛夏余热未尽，秋阳横行，高温闷热，药膳当滋阴润燥，谨防"秋老虎"。处暑，气温逐渐下降，午热，早晚凉，药膳当以清热安神之品为主。

阴历八月，仲秋，白露为节，秋分为气。此月阴阳适中，各居其半，阳气衰，寒邪起，水始减则燥气当令，药膳当减辛增酸，抑肺保肝。"过了白露节，夜寒日里热。"药膳，当以清润养阴为主，预防秋燥。秋分，是秋天的真正开始，"一场秋雨一场寒"，药膳当从阴阳平衡出发，针对不同的人，拟定不同的药膳，"以平为期"。

阴历九月，季秋，寒露为节，霜降为气。秋季脾气已衰，肺金当旺，药膳以减苦增甘、增酸为主，甘酸合化，补益肝肾，甘以助时衰。寒露，阴阳之气开始转变，阳气逐渐衰弱，阴气逐渐盛长，药膳当在平衡五行阴阳的基础上，佐以滋阴润肺，以保阴精。霜降，为秋冬气候的转折点，是阳气由收到藏的过渡，药膳当在平衡五行阴阳的基础上，佐以补肺益肾。

阴历十月，孟冬，立冬为十月之节，小雪为十月之气，至此阴气日积，阳气已衰，纯阴用事，药膳当温去寒，但勿过热，避免汗出泄气。立冬是冬季的第一个节气，此时阳气潜藏，阴气盛极，万物活动趋于休止，以养精蓄锐。若"冬不藏精，春必病温"，冬天不好好收藏精气，则来年春天疾病缠身。民间谚语"冬天进补，开春打虎"，如何补？"虚则补之""寒则温之"，药膳当根据实际情况有针对性地选择清补、温补、大补、小补，切忌无的放矢。小雪节气，阳气上升，阴气下降，天地不通，阴阳不交，天地闭塞而进入严冬，当壮人阳气、温通经络，多炖煮温补益肾、健脾助运的药膳。

阴历十一月，仲冬，月节为大雪，月气为冬至。天气更冷，阴寒极而阳复，药膳当减咸增苦，补理肺胃及心火，严防肾水之横逆。大雪是"进补"的大好时节，"三九补一冬，来年无病痛"。但进补须讲究，不可太过，不可不及。药膳务须补肾益精，补泻结合。唐朝杜甫《小至》中道："天时人事日相催，冬至阳生春又来。"冬至，阴气盛极而衰，阳气开始萌芽，人们当顺应之，药膳当"虚则补之"，益气、补血、补阴、补阳等灵活运用。

阴历十二月，古称腊月，季冬，该月之节为小寒，之气为大寒。此月土气当旺，寒冽盛极，阳气虽深藏于内，但较十一月为壮，药膳当减咸增苦，以调心肾，又须减甘以助脾胃，从而五脏宣平，可保安然无恙。小寒，一年最寒冷的时候，寒邪容易伤人体阳气，药膳多用温补之法，提高抗寒能力。大寒，为二十四节气之尾，大地回春隐约可见，药膳依然以温补为主，以养精蓄锐迎接新年的光临。

至于逐月择日择时药膳，当以顺应天时、保养元气为目的，结合五运六气学说，建议参考前贤周守中撰辑的《养生月览》，拟定个体化药膳，以保五脏平衡。

所以，当遵循四时、二十四节气的变化规律，将药膳四时化、节气化，选择符合时令、自身状况的药膳来调理身体，才是正道，才能正确施膳，以期年逾百岁，安享天年。

第九节　食材的配伍

食材为何能治病养人？说到底，它与人类一道，都是大自然的产物，每天随着地球自转、公转，蕴含了大自然的力量。要有效地调用大自然的力量，主动适应大自然的变化，当然要靠人类的智慧。

吃，是人与动物的本性。如何通过"吃"来调用大自然的力量呢？第一要靠悟性，靠悟性弄明白吃之道。神农尝遍百草，时刻在仰观俯察，在思考，在感受，并不是只尝一尝青菜萝卜等百草而已。神农全面体察百草，要靠悟性，也就是灵气。"心机深者天机浅""天道忌巧"，体察食材与药膳之妙，需要朴素的灵动与精致，并不需要小聪明；体察食材的脾气，思考食材之间的配伍，需要体悟大自然，调用大自然的力量。第二是需要学识与师承。古贤往往把自己的高见以文字的形式记载于书里，流传于后人，但更强调书本传授与言传心授的结合，因为书本并不能承载所有的学问。食材的配伍学问也是如此。

一个药膳配方，需要用多味食材、中药，我们要在熟悉食性、药性的情况下拟定一个药膳配方，那么药膳配方与食材、中药的关系如何？

第一，要牢牢把握药膳配伍原则。"饮食是生人之本"，药膳、饮食调理得当，可以保持人体五脏平衡，提高机体抗病能力，还可以治疗疾病，反之有可能诱发某些疾病。人法四时，也是药膳学的核心。

药膳的配伍原则，一要符合人体、节令时日五行的对应关系，该对应关系如表4-11所示。

表4-11　五行、干支、时空、脏腑关系对应

五行	木	火	土	金	水
天干（纪日）	甲、乙	丙、丁	戊、己	庚、辛	壬、癸
地支	寅、卯	巳、午	辰、丑、戌、未	申、酉	亥、子
纪时	平旦	日中	日昃	下晡	夜半
脏腑	肝、胆	心、小肠	脾、胃	肺、大肠	肾、膀胱
五方	东方	南方	中央	西方	北方
五季	春季	夏季	长夏季	秋季	冬季
五味	酸收	苦坚	甘缓	辛散	咸软

　　如何理解上述对应关系？举例而言之。例如，木系统对应关系中，天干甲乙、地支寅卯、平旦、肝胆（及其肝经、胆经）、东方、春季、酸，属五行之木，所以治疗肝胆病，要选在春季，最好选在甲乙年、甲乙月、甲乙日、甲乙时，在经络上当去肝胆两经，在用药、用药膳上当以甘味药物、食材为主。以此类推，其他四脏也类似。无论用药，还是用药膳或针灸，顺之为从，违之为逆。

　　第二，要符合病起病愈的时间规律。中华民族先贤们依照阴阳五行的规律、病起病愈的时间规律进行药膳配伍。这是药膳配伍的重要原则。例如，肝胆之五行属木，旺于春，一旦春发肝胆病，一般痊愈于春季之后的夏季；若夏季不痊愈，就会在秋季加重；肝胆病在当年的夏季不痊愈，会在第二年的春季痊愈。此为肝胆病在四时中的规律。同理，可以推演出肝胆病时日规律性：痊愈于丙丁日，加重于庚辛日，痊愈于属于自己的甲乙日。肝胆病一日中的节律性：痊愈于平旦之时，傍晚加重，夜半缓解。在用药、用药膳方面，肝欲散，急食辛以散之，用辛补之，用酸泻之。以此类推，依据人体、节令时日五行的对应关系，同样可以找出其他四脏病起病愈的时间规律。

　　第三，要符合五脏、五味的关系原则。这是超越时空的原则，主要有两大原则。

　　第一大原则："毒药攻邪，五谷为养，五果为助，五畜为益，五菜为充，气味合而服之，以补精益气。"（《黄帝内经·素问·脏气法时论》）对该原则，从君、臣、佐、使的团队分工关系来理解，也许较好。一个药膳处方，以五谷为君，五果为臣，五畜为佐，五菜为使。君，就是为首的，就是上级领导；君，就是核心，就是方向，是被用来控局的。臣，是辅助君的。这可以说是一种思路。

第二大原则："有辛酸甘苦咸，各有所利，或散或收，或缓或急，或坚或软，四时五脏，病随五味所宜也。"（《黄帝内经·素问·脏气法时论》）"药食同源"，每一种食材都具有自己的脾气，"四气"与"五味"。"四气"，就是寒、热、温、凉。寒与凉的食材具有清热、泻火、解毒等功效；温与热的食材，可以起到温中、祛寒等作用。"五味"，就是辛、甘、酸、苦、咸。辛甘发散为阳，酸苦涌泄为阴；咸味涌泄为阴，淡味渗泄为阳。辛散、酸收、甘缓、苦坚、咸软，各随五脏之病，各随其所宜而用之。

针对《黄帝内经·素问·至真要大论》所述："气有高下，病有远近，证有中外，治有轻重，适其至所为故也。"前人提供了可以借鉴的药膳或汤剂配方原则：君一，臣二，是奇方之法；君二，臣四，是偶方之法；君二，臣三，是奇方之法；君二，臣六，是偶方之法；君一，臣二，小剂；君一，臣三，佐五，中剂；君一，臣三，佐九，大剂。在具体实践中，病在近处，用奇方，服量要小，反之用偶方，服量要大；发汗用偶方，攻下用奇方。制方大者，味数少而量重；制方小者，味数多而量轻。制方用药配膳要切中病机。

第四，要重视"是药三分毒"，凡是用大毒之药治疗，病去六成，不可再服；用一般的毒药，病去七成，不可再服；用小毒的毒药，病去八成，不可再服；用无毒之药，病去九成，不可再服。

第五，要把握好五运六气与气味的关系。一年之中有五运六气的变化，就是生、长、化、收、藏的变化，人有生、长、化、收、藏的变化，食材也是如此。天地五运六气的变化会引起人体功能的相应变化，天地气运之胜复，也就是人体五脏功能的胜复。食材，也会因为受气而开始变化，因为气的散发而开始有形，因为气的敷布而开始茂盛。五味的资生，生化之厚薄，成熟或多或少，开始与结果的不同，都因六气的气化作用而产生。所以，在不同的年份，同一种食材的气味会有不同的变化，与年份在泉之气相同的药物、食材的作用就强些，与年份在泉之气相克的药物、食材的作用就弱些。

因司天在泉之气不及导致疾病的，当用补益类药膳调理；因司天在泉之气太过而致疾病的，当依据其寒热盛衰来调理。

第六，务须注重食物相克与药物相克。药物与食物之间、药物与药物之间、食物与食物之间存在着相互拮抗、相互制约的关系。食材搭配欠妥，会引起中毒或不适，大多则表现为慢性过程，从而导致疾病或加重病情。例如：鸡肉甘温，补虚温中，扶助阳气；大蒜辛温，但蒜气熏臭。从调味角度而言，两者不宜同用同食。再如：鸡蛋与兔肉，兔肉甘寒酸冷，鸡蛋甘平微寒。由于两者各有一些生物活性物质，如果同炒共食，则容易产生刺激胃肠道的物质而引起腹泻。类似这些问题，必须多加注意。

第十节 禁 忌

中医治疗疾病，一贯十分强调"戒口"，即忌口、禁口，就是要求患者忌食某些食物，促进疾病缓解、痊愈，例如罹患肝病者忌食辛味之品。春秋战国时期名医秦越人指出："衣食不能适，三不治也。"（《史记·扁鹊仓公列传》）言下之意是，患者不配合合适的饮食，那就不予治疗。医圣张仲景也十分强调禁口，他在《伤寒论》桂枝汤中就明确注明，禁生冷、黏滑、肉面、五辛、酒酪、臭恶等物。许多疾病，若不禁口，容易复发，或出现后遗症，例如发热患者在刚退热的时候，吃肉汤等肉类则会复发，所以要禁口。曾经治疗咳嗽患者，药后咳嗽缓解，但吃鸡肉后复发、加重。为什么？因为鸡属木，吃鸡则加重体内肝木之气，木火若太过，刑金矣。

中医治疗疾病，十分讲究把握分寸，切忌过度，常常在后期建议患者采用食疗或药膳调理，以五谷为主食，以水果为辅助，以肉类血肉有情之品为补益，以蔬菜为补充。

所以，药膳、食疗及忌口，在防治疾病中十分重要，我们在日常生活、实践中不可以不留意。

饮食中有哪些常见禁忌？

一、烹调食物的禁忌

食物与炊具、容器所产生的物质，对人体具有一定的毒性作用，在日常生活中应当注意。

1. 不锈钢炊具、容器

不锈钢炊具含多价铬、镍元素，在高温干热的条件下外膜多价铬、镍元素会使器皿表面表现为黑褐色，导致食物变性，损失营养价值。所摄入的铬、镍元素，超过人体正常生理需要会引起中毒。大量铬盐进入血液，会造成血管、神经系统受到一系列损害。人体摄入过量的镍，有致癌风险，如肺癌。

使用不锈钢炊具进行高热煎炒，使用酒料可将铬、镍溶解。铬进入人体后形成酵母铬（GTF），GTF具有生物活性，与体内的胰岛素相互作用可造成机体代谢紊乱；摄入大量铬盐，对肝肾功能有损害。镍离子能抑制或者激活体内一系列的酶，影响体内代谢；镍盐能使神经系统先兴奋后抑制与麻痹。

所以，长期不合理使用不锈钢炊具，会导致人体出现慢性中毒。

2. 铜质器具

铜是人体必需的微量元素之一，参与造血过程，影响铁的吸收、运转及利用。缺铜可引起贫血、发育停滞、心脑血管疾病等多种疾病。由于所有铜盐都有一定毒性，故在使用铜质器具时，应当避免与酸碱性物质长期接触；在加热烹调时应特别注意预防有毒物质产生，以免中毒。大量的铜元素进入人体，会引起急慢性中毒，严重者可出现黄疸、心律失常、肾功能不全、休克或中枢神经抑制等。豆状核变性病，是一种对铜的毒性格外敏感的慢性铜中毒，所以豆状核变性病患者禁用铜质器具。

铜元素遇到酸、碱、高热，可生成铜盐；羊肉、牛肉、鸡等高蛋白食物在与铜共煮时，有可能产生某些有毒物质，损害人体健康；极毒的"铜绿"，是由铜与氧、二氧化碳相互作用的结果；铜还能破坏维生素C，大大降低富含维生素C的食物之营养价值，所以应尽量避免使用铜质器具烹调蔬菜，避免铜质器具接触酸性饮料与醋等。

3. 铁质器具

铁是人体必需的微量元素之一。铁元素参与血红蛋白、肌红蛋白、细胞色素、细胞色素氧化酶、过氧化物酶及触酶的合成。人体的铁元素主要来源于食物，但是影响铁元素吸收的因素相当多，并且机制相当复杂。在人群中缺铁的发生率也很高，尤其是在经济落后、食品不足的地区，缺铁及缺铁性贫血者尤其多。除补充铁剂、调节饮食外，使用铁制炊具也是补充铁的措施。虽然我国使用铁制炊具已有数千年的历史，安全性较高，但不合理使用，仍有损健康。在加热的情况下，铁元素极容易与氧、硫、氯等非金属元素发生化学反应，生成相应化合物，如硫化铁、氯化铁等。铁在潮湿状态下容易生锈；在高温下与水蒸气作用，生成四氧化三铁；铁与酸类，生成亚铁盐，并释放出氢气。这些物质对人体有害，若长期摄入，会引起诸多疾病，所以在日常生活中务须注意。由于鞣质与铁元素结合会生成不溶性物质，难以消化，因此富含鞣质的食物与饮料（如水果汁、红糖制品、茶、可可、咖啡等），不宜使用铁质器具煎煮。因为铁在酸性环境中加热，容易生成亚铁盐类物质，而有的亚铁盐具有一定的毒性，所以酸性食物与饮料、醋，也不宜使用铁质器具煎煮。还有一种情况需要注意：铁锅煮莲藕，会发生化学反应，使藕变黑，食用后会引起胃部不适，故煎煮莲藕要用砂锅或铝锅。

4. 铝质器具

铝元素是否为人体必需微量元素之一，尚无定论。铝元素在人体内各元素的平衡与互相作用中占有一定地位，但若铝元素吸收过多，会对人体产生毒害，导致脱钙、骨软化、记忆力减退、神经紊乱、阿尔茨海默病等疾病。

铝元素遇到酸、碱都会发生化学反应，生成铝盐、铝酸盐。可溶性铝化物如氯化铝、醋酸铝有毒性作用。在铝质器具内加热或保存酸性饮料、用铝锅炒菜加醋会释放出更多的铝离子，污染食物，如果长期食用有损健康。铝酸盐溶解后，释放出的铝离子可随食物进入人体，但含量不多，一般情况下不会引起中毒；但肾功能衰竭或肠壁功能异常者，吸收的铝增多，会造成一定的危害。使用铝器具煎煮豆类食材时，不用碱为妙。虽然啤酒备受欢迎，但其呈弱碱性，所以不宜使用铝质保温瓶贮存啤酒，避免引起慢性中毒。由于盐能破坏铝的氧化物，加盐煎煮的菜与汤类食物长时间盛放于铝锅内，就会有较多的铝与食物发生化学反应，生成含铝化合物。

5. 锌质器具

锌元素是人体重要的必需微量元素之一，对人体的生长发育、免疫系统功能、组织再生能力均有极为重要的作用。但当过多锌元素进入人体时，可引起急慢性中毒，如人一次性摄入80～100毫克锌盐，即可引起急性中毒。慢性中毒则是由于长期服用锌剂治病或常用锌质器具盛放食物、饮料引起的。儿童口含含锌的金属玩具，也会导致慢性中毒。

锌易与酸性溶液发生反应，所以柠檬汁、酸梅汤、醋酸等不能使用锌质器具盛放。海棠果、苹果、山里红等水果含有大量有机酸，在加热炖煮的情况下，会与锌发生反应，产生的含锌化合物混入食物中，容易引起中毒。

6. 化工器具

当前在我国食品工业、家用食具、食品包装中常用塑料有聚乙烯、聚丙烯、聚苯乙烯、聚氯乙烯、脲醛、三聚氰胺甲醛、酚醛等。其中聚乙烯、聚丙烯、聚苯乙烯毒性较低或无毒，而聚氯乙烯、脲醛、三聚氰胺甲醛、酚醛在盛放食品时必须加以注意。

聚氯乙烯制品，切忌用来装酒，否则酒中氯乙烯单体可高达10~20毫克/千克，而该单体能导致癌肿形成。

酚醛塑料遇到醋等酸性溶液，可能会被分解，产生游离的甲醛与酚，而甲醛可以使肝脏出现灶性肝细胞坏死与淋巴细胞浸润。所以，在日常生活、工作中盛装醋、酸性溶液时不应该选用酚醛塑料器具。

虽然聚乙烯在食品卫生学中属于较为安全的塑料，但用低密度聚乙烯器具盛装食用油，会有一些低分子量聚乙烯溶到油脂中，导致油脂有蜡味。

7. 搪瓷器具

二氧化锡是制作搪瓷器具的主要原料。二氧化锡耐酸性强，与一般酸接触不溶解，但易溶于碱生成锡酸盐，锡酸盐水解后析出的锡离子，容易被人体吸收。

虽然搪瓷器具外表镀釉，显得相当精美，家庭常用之盛放食品或煮食物，但这种做法无益于健康。

搪瓷制品有一层珐琅，珐琅里面含有铅化合物；搪瓷制品的外表越漂亮，其所含铅化合物越多。铅是五种有毒重金属之一，对人体肝、肾、骨骼等损伤相当大。因此，不能用搪瓷制品长期贮存食物，尤其不能贮存酸性食物，更不能用来煮食物。

二、辨别发物与禁忌

要辨别"发物"，首先需要弄清楚"发物"这个概念。"发物"，就是指人食后会引起旧病复发、新病加重的食物。也可以这样理解，"发物"是能引起人体阴阳失衡，诱发与加重某些疾病的东西；凡是食性与病性相同的，皆为发物，例如寒性食物诱发、加重寒性疾病。

1. 一般发物类型

（1）动气之物：凡是气滞诸证者忌吃动气之物，如比目鱼、春芥等。

（2）动血之物：凡是失血诸病者忌吃胡椒、茴香、八角、慈姑等动血之品。

（3）积寒之物：凡是中焦虚寒者对西瓜、螺、蚌、柿子等，要忌口。

（4）发风之物：春芥、虾、螃蟹、鹅等发风之物，多吃容易诱发风疾；罹患外感、疮疡痧痘、咽痛目赤等者，当忌吃。

（5）发热之物：辣椒、香菇、姜、薤、韭菜、羊肉、胡椒等，多吃容易引起发热，所以，凡是阴虚内热、痰火内盛、津液耗损者当忌吃。

（6）助湿之物：为多吃助湿生痰之品，如海鲜、猪油等，凡是脾虚腹泻者当忌之。

2. 发物的发病机制

（1）激素诱发：例如猪头肉、公鸡、羊肉、老鹅等含有较多激素，即使煮熟，这些激素还是存在，食用后对人体内分泌、心血管、神经系统等有激发或兴奋作用。有上述系统疾病者当忌吃，否则容易诱发或加重病情。

（2）过敏引发：许多蛋白质食物（如海鲜、蛋类、奶类）、某些蔬菜水果等含有较多生物活性物质，进入人体后，往往作为过敏原，引发变态反应性疾病。这些食物，也是发物。

（3）刺激促发：相当一部分辛辣之品，如辣椒、葱、姜、蒜、韭菜、胡椒等，对热病、出血性疾病、各种炎症等有加重病情、促发炎症的作用。还有一些食物（如浓茶、酒类、咖啡等），可以兴奋神经，诱发神经系统疾病。

三、药食禁忌参考

依据有关医籍，将药膳禁忌归纳如下，仅供参考，但难免有遗漏。

（一）饮食禁忌

1. 猪类

猪肉忌与如下食材一起搭配煎煮或食用：生姜、荞麦、葵菜、胡荽、梅子、炒豆、牛肉、马肉、羊肝、鹿肉、龟鳖、鹌鹑、驴肉。

猪肝忌与如下食材一起搭配煎煮或食用：鱼、鹌鹑、鲤鱼鱼肠。

猪心、猪肺忌与如下食材一起搭配煎煮或食用：饴糖、白花菜、吴茱萸。

2. 羊类

羊肉忌与如下食材一起搭配煎煮或食用：梅子、小豆、豆酱、荞麦、鱼、猪肉、醋、酪。

羊心、羊肝忌与如下食材一起搭配煎煮或食用：梅子、小豆、生椒、苦笋。

3. 犬类

白狗血忌与如下食材一起搭配煎煮或食用：羊、鸡。

犬肉忌与如下食材一起搭配煎煮或食用：菱角、蒜、牛肠、鲤鱼、鳝鱼。

4. 驴类

驴肉忌与如下食材一起搭配煎煮或食用：团风荸荠、荆芥、茶、猪肉。

5. 牛类

牛肝、牛肉忌与如下食材一起搭配煎煮或食用：鱼。

牛奶忌与如下食材一起搭配煎煮或食用：生鱼、酸性食材。

6. 马类

马肉忌与如下食材一起搭配煎煮或食用：仓米、生姜、苍耳子、粳米、猪肉、鹿肉。

7. 兔类

兔肉忌与如下食材一起搭配煎煮或食用：生姜、橘皮、芥末、鸡肉、鹿肉。

8. 獐类

獐肉忌与如下食材一起搭配煎煮或食用：梅子、李子、生菜、虾。

9. 禽类

鸡肉、鸡蛋忌与如下食材一起搭配煎煮或食用：胡蒜、芥末、生葱、糯米、李子、鱼、犬肉、兔肉、鳖肉、野鸡。

野鸡（雉）忌与如下食材一起搭配煎煮或食用：荞麦、木耳、蘑菇、胡桃、猪肝、鱼、鹿肉。

野鸭忌与如下食材一起搭配煎煮或食用：胡桃、木耳。

鸭子忌与如下食材一起搭配煎煮或食用：李子、鳖肉。

鹌鹑忌与如下食材一起搭配煎煮或食用：菌子、木耳。

麻雀肉忌与如下食材一起搭配煎煮或食用：李子、酱、猪肝。

10. 鱼虾蟹类

鲤鱼忌与如下食材一起搭配煎煮或食用：猪肝、葵菜、犬肉、鸡肉。

鲫鱼忌与如下食材一起搭配煎煮或食用：芥菜、蒜、糖、猪肝、鸡、野鸡、鹿肉。

青鱼忌与如下食材一起搭配煎煮或食用：豆藿（豆叶）、胡荽。

鱼干忌与如下食材一起搭配煎煮或食用：豆藿（豆叶）、麦酱、蒜、葵菜、绿豆。

黄鱼忌与如下食材一起搭配煎煮或食用：荞麦。

鲈鱼忌与如下食材一起搭配煎煮或食用：乳酪。

鲟鱼忌与如下食材一起搭配煎煮或食用：笋干、肝、鹿肉、野猪。

泥鳅、黄鳝忌与如下食材一起搭配煎煮或食用：犬肉。

鳖肉忌与如下食材一起搭配煎煮或食用：苋菜、薄荷、芥菜、桃子、鸡蛋、鸭肉、猪肉、兔肉。

螃蟹忌与如下食材一起搭配煎煮或食用：荆芥、柿子、橘子、枣。

虾忌与如下食材一起搭配煎煮或食用：猪肉、鸡肉。

11. 其他

李子忌与如下食材一起搭配煎煮或食用：蜂蜜、浆水、鸭、雀、鸡、獐。

橙、橘、桃子忌与如下食材一起搭配煎煮或食用：鳖肉。

枣忌与如下食材一起搭配煎煮或食用：葱、鱼。

枇杷忌与如下食材一起搭配煎煮或食用：热面。

杨梅忌与如下食材一起搭配煎煮或食用：生葱。

银杏忌与如下食材一起搭配煎煮或食用：鳗鲡。

慈姑忌与如下食材一起搭配煎煮或食用：茱萸。

瓜类忌与如下食材一起搭配煎煮或食用：油饼、油条。

砂糖忌与如下食材一起搭配煎煮或食用：鲫鱼、笋、葵菜。

荞麦忌与如下食材一起搭配煎煮或食用：猪肉、羊肉、野鸡、黄鱼。

黄米忌与如下食材一起搭配煎煮或食用：葵菜、蜂蜜、牛肉。

绿豆忌与如下食材一起搭配煎煮或食用：鲤鱼、榧子（红豆杉子）。

炒豆忌与如下食材一起搭配煎煮或食用：猪肉。

生葱忌与如下食材一起搭配煎煮或食用：蜂蜜、鸡、枣、犬肉、杨梅。

韭菜、苋菜忌与如下食材一起搭配煎煮或食用：蕨菜、鳖。

白花菜忌与如下食材一起搭配煎煮或食用：猪心、猪肺。

梅子忌与如下食材一起搭配煎煮或食用：猪肉、羊肉、獐肉。

荸荠（马蹄）忌与如下食材一起搭配煎煮或食用：驴肉。

生姜忌与如下食材一起搭配煎煮或食用：猪肉、牛肉、马肉、兔肉。

芥末忌与如下食材一起搭配煎煮或食用：鲫鱼、兔肉、鸡肉、鳖。

笋干忌与如下食材一起搭配煎煮或食用：砂糖、鲟鱼、羊心肝。

木耳忌与如下食材一起搭配煎煮或食用：野鸡、野鸭、鹌鹑。

胡桃忌与如下食材一起搭配煎煮或食用：野鸭、野鸡、酒。

栗忌与如下食材一起搭配煎煮或食用：牛肉。

（二）孕妇禁服

以下食材，对孕妇、胎儿不利，建议孕妇忌口为上策！

豆酱合藿、姜、桑椹、鸭蛋、山羊肉、肝、鲤鱼、鸡蛋、狗肉、兔肉、骡肉、驴肉、马肉、鸡肉合糯米、鸡蛋合干姜、雀肉合饮酒、慈姑、鹿脂肪、水果李子（梅李）、鳝鱼合鸡、鳖、螃蟹、浆水粥。

第五章　明确药膳食谱与食材的关系

药膳食谱，就是在中医药理论指导下，基于个体具体体质、关键病机，选用药物与食材或食材与食材的有机组合。组方选食材，是药膳临床的重要环节，而药膳食谱随证转变是基本原则。临证拟定药膳食谱，必须紧扣病机，组合严谨、灵活、活泼，一方面明确药膳食谱大势，另一方面也注重药膳食谱复合。

药膳食谱大势是针对具体证候而产生的概念，即升降浮沉、寒热温凉、消补通涩等。但是机体证候错综复杂，药膳食谱常常有寒热并用、升降互用、消补兼施等情况，依据关键证候，确定药膳食谱基本方法后，以主要药膳食谱为基础，辨证配合相应的辅助食材与药物，解决病机的复合情况，这有助于增强药膳效果。

一般药膳小配方仅一至四味，但组合很精当，例如地骨皮250克与10个鸭蛋一起慢火煮制成药鸭蛋，可以促使乙肝病毒携带者乙肝病毒转阴，若在广州地区，佐加鸡骨草、溪黄草，可以提高乙肝病毒转阴率。另外，要善于利用一种食材有多种作用的长处，充分发挥各种食材的多向效应，使药膳食谱精纯。

另外，掌握下述经典理论，对拟定个体化药膳有指导价值。

第一节　君　臣　佐　使

一个药膳食谱，需要用一种以上食材、药物、调味品，因此必须弄清楚药膳食谱和食材、药物的关系，在熟悉食用者病理体质、食材与中药食物的性味及功效的情况下有机组合成一个药膳食谱。

《黄帝内经》包括《素问》《灵枢》两部分，是现存的先秦时代医籍。书中不但阐述了有关药膳的理论，而且有少量药膳食谱。例如《黄帝内经·素问·经脉别论》阐述了"食气入胃"后的生理机制。《黄帝内经·灵枢·五癃津液别》论述了食物水谷"入于口，输于肠胃"过程中的致病机制。在《黄帝内经·素问》一书还用诸多笔墨阐述了不同的五味，必然具有各自不同的作用，总结了五味的主要功效：辛散、酸收、甘缓、苦坚、咸软。还指出"五味所禁"：辛走气，气病无多食辛；咸走血，血病无多食咸；苦走骨，骨病无多食苦；甘走肉，肉病无多食甘；酸走筋，筋病无多食酸。

《黄帝内经》在药膳方层面，介绍了用五谷加酒制成的药酒方。同时期，还有一部《神农本草经》，是传世最早的本草学著作。该著作详细论述了300余种药食两用的中药食物。汉代医圣张仲景在《伤寒杂病论》中提出的经典药膳方——当归生姜羊肉汤，享誉古今中外。虽然中药、食材有其固有的作用，在历代著作中也写得清清楚楚，但是当在具体临床实践中面对患者时，单味中药或食材则往往孤掌难鸣。由于人不但机体生理病理复杂，思想也复杂，所以疾病也是相当复杂的，因此使用药膳调理要有思想，这个思想就是人的思想，是医者的思想，是有需求者的思想。药膳食谱体现了人的思想，而食材与药主要体现其自然属性。

一味中药、一味食材好比公司的一名员工，有其个性，有其本领；有其长板，也有其短板。即使他本事再大，也是有限的，所以需要依靠公司团队的力量。用食材调理身体，往往需要基于团队的力量。

公司做大项目需要很多人合作运作，但有些小项目可能一个人就能办成。有些疾病，用一味食材或一味中药即可，譬如小孩夜啼，用金蝉花一味隔水炖汤服用就行。当然，有时候一味中药或食材也能治疗大病，例如在重症监护室常常有气脱亡阳患者，鼻饲独参汤，就可以力挽狂澜。

按照常理，对于诸多亚健康状态，几种食材、中药就可以解决问题。就好比一个科室，肯定要有一个科主任，能说了算数，这就是君食材、君药；如果做君王的没有足够的业务才干，则应该有几个有能力、有经验的人协助、帮忙，这好比朝廷的大臣；还有一类人，既能够帮忙，又能出谋划策，并对其他人起到制约的作用，这相当于佐食材、佐药；还有些人擅长打杂、跑腿、带路，这相当于使食材、使药。一个公司团队或科室团队成员往往有明确的分工，一个药膳食谱也是如此。

君，用现代语言来表达，就是领导，就是他对应的团队里的帅。没有帅的

109

团队，就成了凑在一起毫无组织的一群人，诚如《管子》所说："乌合之众，初虽有欢，后必相吐，虽善不亲也。"领导，就是核心，就是方向。有董事长，就有总经理与副总经理，就有技术总监、财务总监、人事经理，这些人是辅助董事长的。一个公司团队的人员常常会形成这样或那样的分工，一个药膳食谱或方子也应该如此。

前文提到过，药膳或汤剂配方原则：君一，臣二，是奇方之法；君二，臣四，是偶方之法；君二，臣三，是奇方之法；君二，臣六，是偶方之法；君一，臣二，小剂；君一，臣三，佐五，中剂；君一，臣三，佐九，大剂。我们不妨如此推敲，君一，可以是一味药或食材，这提示了一种思路，假如该思路要用诸多药和/或食材来表达，那么这些药或食材组合在一起为一个单位元，也可以称为"君一"。以此类推，就容易理解君二、臣二、臣三、臣四、臣六、佐五、佐九，如臣六，可以认为是六味药或食材，也可以认为是六组药或食材，从多个方面辅助君。当然，在一个药膳食谱或药食方子中，有时候可以很明显地辨认出君臣佐使是如何分工合作的，有时候则不容易明确，例如国医大师周仲瑛老师运用复法大方治疗恶性肿瘤临床疗效显著，如果没有悟出"君一臣三佐五"等配方大法的具体内涵，就无法悟透复法大方的精髓。

作为公司的董事长但不兼任总经理，应当无为而治，如果在公司决策中说话不留有余地，就会没有退路；如果兼任总经理，则容易出现"一言堂"。也就是说，君药或君食材是用来调理体质的，也可用来治病。君药或君食材，是用来控制大局的。治疗小病，君药、君食材，是调治的主力。治疗大病，用君药或君食材控制全局，也就是调治体质；臣药或臣食材则成为调治疾病的主力。恶性肿瘤，也就是癌症，可不是小病，是恶病！针对癌症，药食处方或药膳食谱，除了选"君"控局，更重要的是臣、佐、使三类药和/或食材的默契协同效果。

佐药、佐食材，辅助君药、君食材充分发挥药膳功效，是"王佐之才"。在药食方、药膳食谱中，具备既帮助又不帮助的功能，例如面对肝火旺，脾气大，动不动就发脾气的患者，笔者常常用黄连、金蝉花两味，心肝同调。

使药，就是引路人、信使，把药、食材带到应该去的地方。

第二节　用食材如用兵，用药膳食谱如用阵

大家共同的敌人有哪些？

当然，有诸多答案！用"仁者见仁，智者见智"八个字表达，也许有"务虚"之嫌。"务虚"与"务实"，其实是一阴一阳的关系，透露了大家认同的答案。"生、长、壮、老、已"，是中医对人生命历程的自然规律的高度概括，体现了中医阴阳五行运行机制。

那为何不把"病"放入"生、长、壮、老、已"？不言而喻，如果人体阴阳五行运行失调，"病"时时刻刻在"生、长、壮、老、已"过程中，如幽灵那样，挥之不去，令人讨厌、愤怒、失望、恐惧、悲伤、冷淡……面对共同的敌人，中医通过望、闻、问、切等，并配合必要的现代科技理化检测手段，查明疾病，把握病势；接下来要做的事情，自然是制定干预方案，其中用药治疗、用食材调理是干预方案的一部分。接下来讨论如何把握"药食势"。

宋代文天祥《彭通伯卫和堂》中说："理身如理国，用药如用兵。"这句话的意思是，调理身体正如治理国家那样，是一个庞大的工程，绝非小事！被抬进ICU的危重患者并不可怕，最怕的是走进来若无其事的患者，尤其那些笑眯眯的。因为急危重症虽然很严重，但病情一目了然，主要矛盾、矛盾的主要方面显而易见，该如何抢救就如何抢救，绝不含糊，单刀直入，直捣黄龙。而那些笑眯眯、若无其事的患者，可不好对付，往往说三四分，藏六七分，医者不仅要小心谨慎地问诊，还得猜，还要防范出现医疗纠纷。对于这类患者，无论中药处方，还是药膳食谱，都有较大难度！因此，在医疗工作中可以说"用药用食材，如用兵"。这就要求医者必须熟悉药性、食性，这是最重要的事情。精通了药性、食性，再熟悉、掌握医理与诊断逻辑及方法，就可以利用处方、药膳食谱，排兵布阵。

如何定义"药食势"？

"药食势"就是医者的组方用药、药膳食谱所表现出来的"药食力量"强弱程度。

治疗疾病，调理体质，好比战场上两军作战。无论是外来病邪，还是内生病理因素（即内生病邪），都是敌军。敌军数量的多寡、战斗力的强弱、攻击

力度的大小等，都是敌人的具体表现。

"望、闻、问、切""视、触、叩、听"及理化检测，则是搜集敌情的工具。通过尽可能多地搜集情报，较全面地掌握敌军的情况，才能做到"知彼知己"，为实施"扶正祛邪"工程提供精准的依据。

仅"知彼知己"，远远不够，还要制定对路的作战方案，并准备好足够的、符合要求的粮草，才能达到"百战不殆"的效果。

跟敌军对垒、对决，离不开两个字——"正""奇"。

何谓"正"？何谓"奇"？

"正"就是正面出击、当面对垒。如果没有足够的实力，不可能形成当面对垒的态势。

"奇"就是充分运用自身长处，集中力量消灭敌军，类似打游击战。

治疗疾病，调理身体，就是扶正祛邪或祛邪扶正的过程，其道理跟两军交战一样。

无论是外邪入侵，还是内生病邪，通过"望、闻、问、切""视、触、叩、听"及理化检测，就知道"病势"的强弱。无论采取"正"还是"奇"，都要用足够的干预措施去拦截、反击病邪入侵。这就要求用正确的、有效的组方配伍聚集足够的"药食力量"或其他力量，并且及时将这些"药食力量"转化成必要的"药食势"。

在临床实践中，即使辨证、用药与药膳等无误，"药食力量"也足够，也不一定能治好病。还需要必要的"基础"，还得看"用"。要明白失控的后果，摸清楚"病势"的变化，以及把握好"药食势"的变化。这就是用阵。

如何用阵？

《宋史·岳飞传》记载："阵而后战，兵法之常；运用之妙，存乎一心。"使用药食、药膳调治身体，也是如此，通过药食、药膳收到的较显著效果并非偶然，在于医者"存乎一心"。

第一，基于"病势"，使用足够的"药食势"，并及时分析"药食势"的变化。一般而言，用药或药膳对路的情况下，患者的"望、闻、问、切""视、触、叩、听"及理化检测等阳性表现会有所改善；随着"药食力量"的发挥与"药食势"的动态变化，"病势"也会相应出现可预见的变化。

第二，依据持续的"望、闻、问、切""视、触、叩、听"及理化检测，预防"病势"反弹，及时把握干预时机，而不是固守原来的方案，体现于

"易"的过程，也就是随证的变化，动态调整干预方案包括药膳配伍等。

第三，有些药食、药膳应该趁热服用，在不至于烫伤的前提下，越热服用越好。还有些药食、药膳，需要凉服，越凉服用越好，但以不冰为度。

什么才是最理想的"药食势"？

所有的"药食势"，都是以"正气""胃气"为支撑基础的。"药食势"越强，消耗"正气""胃气"也越多，但人体的"正气""胃气"是有限度的，"正气""胃气"消耗越多，对身体就越不利。例如鼻咽癌患者放化疗，就是祛除癌细胞的"势"，若没有精准把握好放化疗的度，对患者是不利的。最理想的"药食势"，就是在合理的、最短的时间内用最小的代价控制"病势"、消退"病势"，最后恢复健康。这就是考量医者的医境。不妨列举周仲瑛病案一则以示之。

王某，男，35岁。

2003年1月14日初诊：患者自1999年开始咳嗽，迁延不愈至今，X线胸片提示慢性支气管炎。咽部炎症常见发作，目前咳嗽不畅，咳痰不多，痰黏色白，舌质暗红，苔淡黄，脉弦细滑。证属陈寒伏肺，肺气不宣。药用蜜炙麻黄5克，杏仁10克，桔梗3克，生甘草3克，法半夏10克，陈皮6克，大象贝10克，前胡10克，紫菀10克，款冬花10克，佛耳草12克，泽漆12克，炙百部10克。7剂，常法煎服。

2003年1月21日二诊：咳嗽稍能舒畅，胸闷减轻，咳痰稍爽，色白，舌苔淡黄，脉小滑兼数。原方改蜜炙麻黄6克，桔梗5克，加挂金灯5克，炒苏子10克。14剂，常法煎服。

2003年2月11日三诊：咳嗽减不能平，迁延不愈，咽痒，咳痰黏白，怕冷，口不干，疲劳，苔薄，脉细滑。药用蜜炙麻黄6克，炙桂枝10克，法半夏10克，细辛3克，五味子3克，炒白芍10克，淡干姜3克，泽漆10克，炙紫菀10克，炙款冬花10克，炒苏子10克，炙僵蚕10克，炙甘草3克，厚朴5克，广杏仁10克。7剂，常规煎服。

2003年2月18日四诊：咳嗽基本缓解，跑路较急时稍有咳嗽，胸不闷，咳痰较利，痰白，微有怕冷，舌苔淡黄，脉细弦兼滑。2月11日方改蜜炙麻黄9克，加桔梗5克，陈皮6克。14剂，常规煎服。

2003年3月11日五诊：咳嗽基本向愈，晨起有一二声咳嗽，痰不多，微有形寒，二便正常，舌苔淡黄薄腻，脉弦兼滑。2月11日方改蜜炙麻黄9克，加桔梗6克，陈皮6克，茯苓10克以善后。7剂，常法煎服。

2003年3月18日六诊：咳嗽稳定，痰白量少不多，舌苔淡黄，脉小弦滑。2月11日方改蜜炙麻黄9克，去泽膝，加潞党参10克，焦白术10克，桔梗5克，陈皮6克，茯苓10克，以培土生金，补脾温肺而治本。

按：小青龙汤出自《伤寒论》，合麻桂以解表邪，复有芍药配桂枝以解肌，其发汗解表之力胜于桂枝汤而逊于麻黄汤。大凡表邪未解，恶寒发热，不咳时经常无汗，咳嗽则微汗出，脉浮或弦者，都可用之。此为常法。小青龙汤，系少阳否卦下加夬卦结构，属中见厥堵而解一半。心下者，胃之上，此乃心火圈。心下有水气，阻碍三圈少阳气机；干呕者，少阳气郁。然患者就诊时35岁，系1968年（戊申年）出生，其先天五脏阴阳五行结构当属"火太过，金不及，水不及"，也就是说，该患者肺系最弱，容易罹患肺系疾病；咳嗽之病始于1999年（己卯年），1999年属土不及，木太过，水太过。年纪天时之气，与该患者"火太过，金不及，水不及"叠加，结果是心、脾、肝、肺、肾五脏功能失调，土不生金，金遭木气反凌，心肾脾失调。从天干地支而言，患者生年天干戊土地支申金，逢1999年（己卯年）、2000年（庚辰年）、2001年（辛巳年）、2002年（壬午年）、2003年（癸未年），天时之气与患者小宇宙之气的关系表现为戊（阳土）申（阳金）依次与己（阴土）卯（阴木）、庚（阳金）辰（阳土）、辛（阴金）巳（阴火）、壬（阳水）午（阳火）、癸（阴水）未（阴土）的生克关系。若患者之宇宙之气无力与天时之气和谐，则肺系容易患病。

初诊于2003年1月14日（壬午年癸丑月丁亥日），亥害申，申遭午火所烧，故初诊用药侧重于肺，宣发肺气以扶助肺金；二诊于2003年1月21日（壬午年癸丑月甲午日），系大寒第二天，虽药后有所改善，但患者机体阴阳五行与体外大宇宙阴阳五行处于欠和谐的状态，午火势猛，焚烧阳金，所以医者用药紧扣具体病机并随天时变化，把握"病势"，进一步加强"药食力量"，佐加挂金灯、炒苏子清火化痰，护养肺金。其余复诊，用药都围绕宇宙之气与具体病机转变而进退，以期稳定病情。

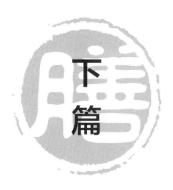

下篇

常用药膳原料与药膳配方

中医药膳学是一门非常严谨的学问。通晓药膳原料与药膳配方，是辨证施膳的关键环节。药膳原料包括食物类、药物类等。其中，食物类原料包括粮食类、蔬菜类、野菜类、食用菌类等，是制作药膳必不可少的重要原料。

《黄帝内经·素问·脏气法时论》指出："四时五脏，病随五味所宜也。""毒药攻邪，五谷为养，五果为助，五畜为益，五菜为充，气味合而服之，以补精益气。"这可以解答"我要吃什么？""吃什么才好？"等问题。

"毒药攻邪，五谷为养"是一个超越时空的大原则。此处所提的"毒药"，绝非现代所指的毒药。古往今来，"毒"与"药"常常纠缠在一起，但中医古医籍所指的"毒药"，应该理解为能够治疗疾病的药物。中药之毒在于用。而现代人所指的"毒药"，是有剧毒的、可以致人死亡的药物。

"四时五脏，病随五味所宜也。"该原则，也是超越时空的。吃什么才能有益于健康？五味如何调理五脏？要回答这些问题必须弄清楚药膳原料的性能、功效及使用的注意事项等。

药膳配方，也就是药食组方。药食组方，必须遵循医道阴阳（四时阴阳与五运六气阴阳），紧扣个体先天病机与后天病机，以及随天时、地时、人时而制定。

第六章　常见谷豆类药膳

中医常以"五谷"统称粮食类食材。粮食类食材多为植物的种仁。

儒家经典《周礼·天官·疾医》记载："以五味、五谷、五花养其病。"汉朝儒家大师郑玄注之，"五谷"是"麻、黍、稷、麦、豆"；《黄帝内经·素问·金匮真言论》则言"五谷"为"麦、麻、稷、稻、豆"；唐朝医家王冰在注解《黄帝内经·素问·藏气法时论》所述"五谷为养"时，认为"五谷"为"粳米、小豆、麦、大豆、黄黍"。虽然古人对"五谷"的解释不一，但现代以"五谷"代表谷物、豆类等粮食作物。

"五谷为养"，我国人民以粳米、糯米、小麦、大麦、荞麦、高粱、粟米、玉米等为主食，其中北方以小麦为主，南方以大米为主，西藏以青稞、荞麦等为主，新疆以小麦为主，内蒙古以高寒杂粮（如高粱、黄米等）为主。

谷物类性平味甘占绝大多数，有健脾益胃、扶助正气的作用，但荞麦等少数谷物种仁偏寒，糯米、高粱等偏温。

豆类大多性平味甘，有补益气血、利水解毒等功效。常见豆类食材有黄大豆、黑大豆、绿豆、豌豆、蚕豆、豇豆、豆制品等。

虽然"五谷为养，五果为助，五畜为益，五菜为充"的理念深入人心，但不建议人与动物食用转基因粮食，因为"人法地，地法天，天法道，道法自然"。

第一节　糯　米　类

糯稻，起源于长江流域，为一年生禾本科草本植物；花、果期一般在每年7—8月。其去壳种仁，称为糯米。

糯米，黏性较大。普遍认为，糯米味甘，性温，入脾、胃、肺经，具有补中益气、健脾止泻、缩尿、敛汗的功效。糯稻在我国分布广泛，由于各地水土气候不同，所产的糯米性味、功效各具特色。仅在四川、贵州、云南出产的黑糯米，有"补血米""长寿米""药米"之称，具有益中开胃、健脾暖肝、明目活血、补肾精的功效，可见其入脾、胃、肝、肾经。

白糯米，有补中益气之功，色白入肺，以补益肺气为主，有补益肺脏、固表止汗等功效。

红糯米，较少见，色红入心，有养心、养肝、补益气血的效果。

黄糯米，金黄色，黏度大。色黄入脾，以补中益气、健脾和胃为主。

由于糯米甘温较显著，黏度较大，婴幼儿、老年人、病后等脾胃虚弱、湿热痰火、脾胃湿滞者不建议服用。

● **糯米饮**

【**药膳处方**】由编者拟定名称。

糯米100克，曲末25克。

【**用法**】先蒸熟糯米，入曲末搅拌，瓷器盛，经宿，每食半盏，空腹时服食。湿热痰火及脾滞者禁服用。凡是发热、咳嗽痰黄、黄疸、腹胀之人禁服。

【**功效**】补中益气，健脾止泻，缩尿，敛汗，解毒。

【**适应证**】脾胃虚弱。

【**使用注意**】糯米黏腻，做糕饼难消化，婴幼儿、老年人和病后消化能力弱者忌食糯米糕饼。

【**出处**】张嘉俊. 食物与治病［M］. 北京：科学普及出版社，1987.

● **健脾止泻汤**

【**药膳处方**】由编者拟定名称。

糯米1升，山药、芡实、莲肉各150克，胡椒末5克，和匀。

【**用法**】每日清晨用半盏，再入砂糖2汤匙，滚汤调服。湿热痰火及脾滞者禁服用。凡是发热、咳嗽痰黄、黄疸、腹胀之人禁服。

【**功效**】补中益气，健脾止泻，缩尿，敛汗，解毒。

【**适应证**】脾虚久泻，饮食少进。

【**使用注意**】糯米黏腻，做糕饼难消化，婴幼儿、老年人和病后消化能力弱者忌食糯米糕饼。

【**出处**】张嘉俊. 食物与治病［M］. 北京：科学普及出版社，1987.

附：粳米

名正则言顺，言顺则事成。粳米之"粳"，起源于中国，是稻谷的总称。粳稻大致有种植于南方的水稻、生长于北方的旱稻两种。食用的粳米，为禾本科植物粳稻的成熟去壳种仁。

从其部位而言，粳稻之种子为地上部分，属于阳。种子外壳属阳，种仁属阴。所以，去壳的种仁当属阳中之阴。运用象思维，粳稻之成熟去壳种仁能够到达人体"阳中之阴"的部位。

粳稻，有早、中、晚三季。采收的时间不同，粳米的有效成分含量就不同。春夏属阳，春夏采收的，属阳；秋冬属阴，秋冬采收的，属阴。由于各个地区气候条件的不同，早粳稻、中粳稻、晚粳稻的播种期、收获季节也有很大区别。因而，早粳稻、中粳稻、晚粳稻的性味功效也存在量的差别。

现代普遍认为，粳米味甘性平，归脾、胃、肺经，有调中和胃、渗湿止泻、除烦的功效，但"一方水土养一方人，一方山水有一方风情"。每个地区生长、收获的粳米，其性味、功效一定对应于当地人的普遍体质。例如种植于南方的水稻，由于南方气候热，粳稻种子温热之性也较大，其温热之性聚集于粳稻种子的外壳，而寒凉之性则集中于种仁。南方人食用南方所产的粳米，有助于清除天时的多余之热，维持机体阴阳五行相对平衡。

粳米的性味归经，众多医籍有丰富记载。《本草求真》指出，粳米"入脾、胃经"。《七卷食经》记载粳米"味甘，微寒"。但《名医别录》认为粳米"味苦，平，无毒"。李时珍《本草纲目》，别树一帜，一语道破，指出"北粳，凉；南粳，温；赤粳，热；白粳，凉；晚白粳，寒；新粳，热；陈粳，凉"。究竟如何断定粳米的性味归经？应用时，根据具体收获季节、具体生长地域、放置时间长短而定。此外，炮制过程也会使其性味功效发生改变。

粳米的功效，也有诸多古医籍阐述。

《滇南本草》指出，粳米"治诸虚百损，强阴壮骨，生津，明目，长智"。故在临证时，常常建议恶性肿瘤患者用带谷皮粳米50克，灵芝150克，白花蛇舌草15克，注入清水5升，慢熬成粥，适温下加入适量蜂蜜、金蝉花孢子粉5克，调匀，分2次空腹服用，具有扶正抗癌、祛除癌毒之功。

年越四十岁，肝肾逐渐亏虚，视物昏花，腰膝酸软，时有健忘，建议将粳米50克，蓯蓉肉10克，金蝉花10克，杜仲10克，益智仁10克，续断15克，醋龟甲15克，加水1.5升，慢火熬成粥，食用，有抗衰老作用。然诸虚百损，当长

119

期服用，此王道之法。

《日华子本草》认为粳米可"壮筋骨，补肠胃"，提示粳米有补肾健脾益胃的效果。对于病后或久病体虚、胃纳欠佳、饮食减少者，用粳米50克，红参10克，西洋参5克，加清水适量，慢火熬粥，每日1～2次温服。对于脾胃虚弱、饮食减少、不欲饮食的慢性结肠炎患者，用粳米（炒焦）50克，粉葛30克，陈皮5克，春砂仁5克，豆蔻5克，加清水慢火熬制成粥，每日服用1～2次。

李时珍《本草纲目》指出："粳米粥，利小便，止烦渴，养肠胃。"小肠有热，移热于膀胱，症见小便涩痛，尿检示白细胞超标，用粳米50克，淡竹叶10克，蒲公英10克，加清水，煎煮成粥，每日服1～2次，服用2～3日，有较好效果。

粳米有丰富的营养，其营养大多存于谷皮中，故以吃带谷皮的粳米为佳。但食物不耐受检测显示对稻米不耐受者，建议不吃为妙。

第二节　小　麦　类

小麦是禾本科植物小麦的颖果（种子）。

小麦的种子，磨成面粉后，是面条、饼干、面包、包子、馒头等食物的主要原料。小麦颖果，经过发酵，可以制成饮用的白酒、啤酒及用途广泛的酒精等。

小麦胚芽，是小麦营养最集中的部位，被称为"人类天然营养宝库"，对人体健康往往有神奇的效果，具有降低血脂、防止动脉硬化、增强脑细胞活力、延缓衰老的功效。小麦胚芽含有抗癌因子谷胱甘肽，有显著抑制癌病发展的作用。

中医学认为小麦味甘，性凉，入心、脾、肾经，有养心、益肾、清热、止渴、止血和血等功效，主要应用于更年期综合征、糖尿病、心律失常、消化不良、多汗症等。

虽然小麦作用较广泛，但食用小麦要注意几点：精细面粉不建议食用；食用发霉的小麦面粉，会出现急性中毒症状，如腹胀、呕吐、头晕等；小麦可以加重糖尿病患者病情；夏季存放在布袋中容易结块，进而发生霉变；禁止使用铝制品存放面粉。

● **舒心茶**

【药膳处方】由编者拟定名称。

甘草150克，小麦500克，大枣10枚。

【用法】加水6升，煮后取3升，温分3服。气滞、口渴、病湿热者宜少食。

【功效】养心，益肾，除热，止渴。

【适应证】妇人脏燥，喜悲伤欲哭，数欠伸。

【出处】南京中医学院（南京中医药大学）. 金匮要略［M］. 上海：上海科学技术出版社，2018.

● **养心除烦茶**

【药膳处方】由编者拟定名称。

小麦50～100克，粳米150克，大枣5枚。

【用法】先将小麦洗净煮熟，捞出小麦取汁，再放粳米、大枣同煮，或先将小麦捣碎，同枣米煮粥食用，3～5日为1疗程，每日温服2～3次。气滞、口渴、病湿热者宜少食。

【功效】养心，益肾，除热，止渴。

【适应证】神经性心悸，怔忡不安，失眠，自汗盗汗。

【出处】（元）忽思慧. 饮膳正要［M］. 北京：中国医药科技出版社，2011.

● **止泻面粉**

【药膳处方】由编者拟定名称。

白面500克。

【用法】白面炒令焦黄，每日空腹温水调服1汤匙。气滞、口渴、病湿热者宜少食。

【功效】养心，益肾，除热，止渴。

【适应证】泻痢，肠胃不固。

【出处】（元）忽思慧. 饮膳正要［M］. 北京：中国医药科技出版社，2011.

附：**荞麦**

荞麦起源于我国，是一种一年生蓼科草本植物。其食用基原是其种子。其适合于凉爽湿润的气候，花期在5—9月，且不耐高温、干旱、大风，需要较多水分与日照，畏惧霜冻，所以荞麦吸收"湿"气较多，所含阳气较少。在霜降前后种子成熟时采集，晒干。天时、地理方域，给予荞麦味甘性寒的主要个性。

荞麦富含"湿"气是如何体现的？"酸甘养阴"，荞麦种子具有甘味，兼有酸味。这是其生长的天时、地理位置、环境赋予的性味功效：味甘、酸，性寒；有健脾消积、下气宽肠、解毒敛疮之效。

古人发现煮食荞麦面，可以缓解长期腹泻，消除胃肠积滞，有健脾消积的效果，故荞麦种子入脾、胃、大肠经。

金代张从正所撰《儒门事亲》推崇"唯儒者能明其理，而事亲者当知医"的理念，认为将荞麦粉、茶末、生蜜共入水1碗，顺手搅拌千下，饮之，治疗咳嗽上气，若出现良久下气不止，即愈。该食养方中荞麦，通过通降腑气，以达肃降肺气之目的，故李时珍《本草纲目》称之"最降气宽肠，故能炼肠胃滓滞，而治浊带、泻痢、腹痛、上气之疾。气盛有湿热者宜之"。

现代药理研究发现，荞麦有降血压、降血脂、降血糖的作用。《本草求真》也指出："盖以味甘入肠，性寒泄热，气动而降，能使五脏滓滞，皆炼而去也。"鉴于此，针对"三高"（高脂血症、糖尿病、高血压）患者，建议苦荞麦面每日250克左右与灵芝汤分次煮食，连服3个月为1个疗程，对"三高"患者病情大有裨益，可起到"降、泻、宽、炼"的作用。但现代诸多人士追求美味，将荞麦置于脑后。

由于苦荞麦寒性较大，容易损伤阳气，故不宜久服，脾胃虚寒者则忌服。《品汇精要》指出，荞麦不可与平胃散、白矾同食。

第三节　马铃薯类

马铃薯的基原为茄科植物马铃薯的块茎。

马铃薯富含诸多营养素，如蛋白质、淀粉、多种维生素及钙、磷、铁、钾等。由于马铃薯的营养较全面，一般情况下，一个人只吃马铃薯与饮用全脂奶，就可以满足身体的需要。

粗纤维能促进胃肠蠕动，加速胆固醇在消化道内代谢，所以富含粗纤维的马铃薯有通便与降低胆固醇的作用。

马铃薯，通便与利尿的效果较好，还对胃痛、糖尿病、心脑血管疾病患者有优质的辅助保健效果。

中医学认为，马铃薯味甘，性平，入脾、胃、肾、大肠经，具有健脾益气、调中和胃、益肾、活血消肿、解毒等功效，主要应用于消化性溃疡、便秘、消化不良、糖尿病、心血管疾病等。

注意：发现马铃薯腐烂、发芽，应禁食，以免中毒。

● 马铃薯焖牛腹筋

【药膳处方】由编者拟定名称。

牛腹筋150克，马铃薯100克，酱油15克，糖5克，葱、姜各3克。

【用法】文火煮烂，至牛腹筋、马铃薯都酥而入味。

【功效】和胃健中，解毒消肿。

【适应证】病后脾胃虚寒。

【使用注意】脾胃虚寒易腹泻者应少食。发芽的马铃薯不宜食用。

【出处】李胜利. 营养与膳食［M］. 北京：人民卫生出版社，2004.

● 蜂蜜马铃薯汁

【药膳处方】由编者拟定名称。

新鲜马铃薯，蜂蜜。

【用法】马铃薯不去皮洗净切碎，捣烂，用纱布包裹挤汁，每日早晨空腹服1～2匙，酌加蜂蜜适量，连服2～3周。

【功效】和胃健中，解毒消肿。

【适应证】胃、十二指肠溃疡疼痛。

【使用注意】脾胃虚寒易腹泻者应少食。发芽的马铃薯不宜食用。服药期间，忌刺激性食物。

【出处】王盛才. 中医特效偏方验方2000首［M］. 北京：化学工业出版社，2017.

附：红薯

红薯，又称红山药、番薯、地瓜等，属五谷杂粮类。

红薯不耐寒，喜温怕冷。其基原为一年生旋花科草本植物番薯的块根。对植物性食材而言，以地面为界，食用部位为地下部分的，属阴。食用部位属阴的食材能到达人体属阴部位。所以，红薯能到达人体腰腹部位以下、人体内部。

红薯在我国长江南北均有种植，其块根生长期适宜温度为22～25℃，最佳采摘时机在霜降，故其性平和。从性味、归经而言，红薯味甘性平，入脾、胃、大肠经，具有健脾通便、补中和血、益气生津、宽肠胃等功效。李时珍《本草纲目》进一步指出，红薯"补虚乏，益气力，健脾胃，强肾阴"。

现代生活中，少量饮酒有益健康，但过量饮酒会破坏机体阴阳五行正常平衡状态。因饮酒过量，湿气内停而引起的腹泻，在中医学里称为酒湿泄。《罗氏会约医镜·论泄泻》记载："酒湿泄，用葛花解醒汤，此因酒之湿热也。而亦有因酒生寒湿者，以酒性去，而水性留为寒，惟峻补命门则可。"《不居集·酒伤》也指出："人但知酒有湿热，而不知酒有寒湿也。"提示在日常生活中遇到酒食内伤者，当紧扣"湿热""寒湿"四字，拟定药膳配方调治酒食内伤。属于酒食内伤湿热者，可用红薯250克，干无花果3枚，葛花10克，加水适量熬煮成汤，适温服用；属于酒食内伤寒湿者，可用红薯250克，生姜30克，新会陈皮5克，阳春砂仁5克，豆蔻5克，加水适量煎煮成汤水，加适量黑糖，适温服用。

红薯中膳食纤维含量很高，而膳食纤维能够促进大肠蠕动，排毒，通便，所以老年人便秘病症，常以红薯为重点食材。依据具体病理体质佐加中药食材，能取得较显著效果。譬如老年人阳虚便秘，用红薯250克，肉苁蓉30克，陈皮5克，槟榔5克，山楂5克，加适量水熬汤服用。老年人气虚便秘，用红薯250克，黄芪30克，当归5克，陈皮3克，桔梗3克，加适量水煎煮至红薯熟透，吃红薯饮汤。

红薯中丰富的膳食纤维能润肠通便，预防结肠癌。所以经常食用红薯，有防癌抗癌效果。

并且，红薯能有效阻断糖类转化为脂肪，所以肥胖者持之以恒食用，有减肥塑身之功。

虽然红薯具有诸多保健效果，但吃红薯要注意以下几点。

一要煮熟煮透，因为其细胞膜经高温破坏后，才容易消化。

二是平时有流清口水、口淡等中焦虚寒者，不宜生吃。

三是有返吐酸水的胃病者，不宜食用。

第四节 黄 豆 类

有"豆中之王"美称的黄豆，在我国有较悠久的食用历史，其中以东北大豆质量居优。其基原为黄豆种仁。

中医学认为，黄豆性味甘平，入脾、胃、大肠经，有健脾导滞、利水消肿、解毒润燥等效果。因黄色对应于五行之土，黄色入脾，对应于甘味，性平和，故黄豆是脾胃病变所应选用的适宜食物。

脾气亏虚病证，用干净黄豆50克，黄牛肉60克，生姜3片，陈皮3克，粳米30克一起下锅，加适量水煮粥，连续服用一段时间，有较好的效果。

须发早白，其病根在于肝肾精血亏虚。精血有赖于后天水谷滋养，故用黄豆60克，制何首乌15克，生姜3片，女贞子15克，当归5克，加水适量，煮沸后下猪肝，慢火熬煮至黄豆绵软，加适量食盐，适温服用。

更年期妇女，用黄豆60克，金蝉花15克，女贞子15克，素馨花10克，丹参5克，三七5克，荞麦30克，加适量水，慢火将黄豆煮烂，适温服用，可明显缓解更年期症状。

糖尿病，属中医"消渴"范畴，其病变脏腑主要是肺、胃、肾，以肾为关键。可用干黄豆50克，生苦瓜250克，丹参10克，灵芝30克，加水适量，慢火将黄豆熬烂，适温兑入蝉虫草粉3克，温服，连续服用3个月，有较显著的降血糖作用。

高血压病，平时调理很关键，调理目标是稳定病情，延缓病变进展。可用黄豆50克，鳄龟肉150克，天麻15克，丹参10克，三七5克，百合15克，加水适量，慢火熬汤，以黄豆煮烂为宜。

黄豆含有丰富的大豆卵磷脂，卵磷脂是大脑的重要组成部分之一。卵磷脂中的甾醇，有益于增强神经功能和活力。"脑为髓海"，黄豆有补益肾精的作用。多吃黄豆对阿尔茨海默病的防治大有裨益。可用黄豆60克，猪脊髓2条，灵芝15克，紫河车（已禁用）15克，陈皮3克，丹参5克，三七5克，一同下锅，加水适量，慢火熬煮，以黄豆煮烂为宜。

蛋白酶抑制素能抑制肿瘤细胞的生长，有抑制多种癌症的作用；黄豆富含蛋白酶抑制素。可用黄豆100克，金蝉花10克，灵芝100克，白花蛇舌草30克，粳米30克，陈皮5克，加水适量，慢火煎煮，以黄豆煮烂为宜，适温服用。

虽然黄豆有较高的保健价值，但要注意：必须将其煮熟煮透后食用，否则容易中毒；黄豆较难消化，不宜过量食用。

● **助消化粉**

【药膳处方】由编者拟定名称。

黄豆500克，鸡血藤1000克。

【用法】鸡血藤煮取汁，与黄豆汁混合煮沸20分钟后浓缩去渣，烘干研粉备用，小儿日服4次，每次0.5克。

【功效】宽中导滞，健脾利水，解毒消肿。

【适应证】单纯性消化不良。

【使用注意】黄豆较难消化，故每次食之不宜过量。

【出处】舟小峰，胡长鸿. 全国中药成药处方集［M］. 北京：人民卫生出版社，1962.

● **黄豆粥**

【药膳处方】由编者拟定名称。

黄豆30克，籼米60克。

【用法】先将黄豆用清水浸泡过夜，淘洗干净，再与洗净的籼米一同下锅，加水煮粥。

【功效】宽中导滞，健脾利水，解毒消肿。

【适应证】脾气虚弱。

【使用注意】黄豆较难消化，故每次食之不宜过量。

【出处】俞长芳，孟庆妍. 中国食疗药粥谱集锦［M］. 北京：轻工业出版社，1991.

● **黄豆煮猪肝**

【药膳处方】由编者拟定名称。

黄豆100克，猪肝100克。

【用法】先煮黄豆到八成熟，再入猪肝共煮熟，每日3次分食，连服3周。

【功效】宽中导滞，健脾利水，解毒消肿。

【适应证】贫血。

【使用注意】黄豆较难消化，故每次食之不宜过量。

【出处】刘炎. 家庭食医图镜［M］. 北京：北京医科大学中国协和医科大学联合出版社，1995.

● **导滞黄豆丸**

【药膳处方】由编者拟定名称。

黄豆120克，青矾60克，海金沙（炒）150克。

【用法】共研末，米汤泛为丸。每日服9～15克，分21日服完。

【功效】宽中导滞，健脾利水，解毒消肿。

【适应证】黄疸。

【使用注意】黄豆较难消化，故每次食之不宜过量。

【出处】蔡光先. 湖南药物志［M］. 长沙：湖南科学技术出版社，2004.

附：黑豆

黑豆，又名乌豆、黑大豆，为豆科植物大豆的黑色种仁。

在我国，名贵的黑豆有泰兴黑豆、丹东药黑豆、江苏金坛特产隔壁香黑豆与黑蚕嘴豆等。

黑豆，性平，其豆皮色黑，对应五行之水，入肾，味咸，适合肾病；黑豆表面的黑色豆皮，可见其种仁，种仁之色为黄色，对应于土，所以黄色豆仁入脾，味甘，适合脾病；种仁之色为绿色者，入肝，味酸，适合肝病。所以，黄色种仁的黑豆，味甘、咸，性平，归脾、肾经；绿色种仁的黑豆，味酸、咸，性平，归肝、肾经。

脾为后天之本，肾为先天之本。大自然赐予黄色种仁黑豆健脾益肾之功，专为肾病、脾病而设，脾肾强壮，则五脏安稳，故李时珍《本草纲目》指出："常食黑豆，可百病不生。"在临证中针对脾肾亏虚的慢性肾炎，用黄色种仁的黑豆60克，芡实15克，三七5克，丹参5克，金蝉花10克，鲫鱼1～2条，加清水隔水炖1小时，适温服用。此取黑豆健脾益肾之功。

《本草纲目》指出："黑豆入肾功多，故能治水、消胀，下气，治风热而活血解毒。"由于绿色种仁的黑豆入肝、肾经，有补益肝肾、活血利水之功，故防治肝硬化腹水，用绿色种仁的黑豆30克，益母草15克，金蝉花10克，醋鳖甲30克，加水适量，以小火久煎至汤液浓厚，饮服，有较显著的效果。

由于绿色种仁的黑豆有明目养肝的作用，用绿色种仁黑豆60克，加水慢火熬烂，适温兑入蝉虫草粉3克，可以明显改善中老年视物昏花症状，有"久久目明"之效。

妇女年过30岁，颜面起黑斑，月经不调，用黑豆60克，燕窝10克，老母鸡肉150克，生姜3片，加水隔水炖2小时，有祛斑增白之效。

糖尿病，是富贵病之一，患者须终身服药控制血糖。黑豆有显著滋补肾阴的效果，用黑豆30克配伍天花粉15克，隔水炖2小时，服用时兑入蝉虫草粉3克，可平稳降低机体血糖水平。

黑豆有抗肿瘤的作用。用黑豆60克，灵芝30克，重楼10克，金蝉花15克，冬虫夏草1条，加水炖服，可改善肿瘤患者生活质量。

黑豆，食性平和，还有减肥、降血脂、保肝护肝等诸多保健作用，但腹泻者慎用。

第五节 绿 豆 类

绿豆，又称青小豆，是豆科植物绿豆的成熟种子。

中医学认为，绿豆味甘，性寒，入心、肝、胃经，具有清热利水、解暑、解百毒等功效。绿豆皮侧重于清热，绿豆仁侧重于解毒。绿豆主要应用于暑热、肿瘤放化疗后、风热感冒、泌尿系感染、中毒等。

李时珍《本草纲目》指出："绿豆……解一切药草、金石诸毒。"可见，绿豆的解毒作用是针对药物与食物的毒性。

肿瘤放化疗后出现热象，用绿豆150克，灵芝30克，白花蛇舌草30克，煮汤至绿豆烂透，适温兑入金蝉花孢子粉3克，服用，效显。

泌尿系感染，用绿豆150克，白茅根60克，蒲公英30克，一同煎煮代茶饮用，清热利尿解毒。

● **绿豆汁**

【药膳处方】由编者拟定名称。

绿豆2升，水1斗（约10升）。

【用法】绿豆淘净，加水煮烂研细，澄滤取汁，早晚食前各服一小盏。

【功效】清热，消暑，利水，解毒。

【适应证】消渴，小便如常。

【使用注意】药用不可去皮。脾胃虚寒滑泄者慎服。

【出处】（宋）赵佶. 圣济总录校注［M］. 上海：上海科学技术出版社，2016.

● **启癃汤**

【药膳处方】由编者拟定名称。

绿豆250克，冬麻子30克（捣碎，以水2升淘，绞取汁），陈皮10克。

【用法】加冬麻子汁煮陈皮及绿豆。

【功效】清热，消暑，利水，解毒。

【适应证】小便不通，淋沥。

【使用注意】药用不可去皮。脾胃虚寒滑泄者慎服。

【出处】（宋）王怀隐. 太平圣惠方（校点本）［M］. 北京：人民卫生出版社，2016.

● 解毒饮

【药膳处方】由编者拟定名称。

绿豆1升（约1.5千克）（生捣末），豆腐浆2碗。

【用法】调服。

【功效】清热，消暑，利水，解毒。

【适应证】金石丹火药毒，并酒毒、烟毒、煤毒。

【使用注意】药用不可去皮。脾胃虚寒滑泄者慎服。

【出处】（明）倪朱谟. 本草汇言 [M]. 上海：上海科学技术出版社，2005.

第六节　豆　腐　类

被誉为"植物肉"的豆腐，为豆科植物大豆的种仁加工成品。

《本草求真》指出："大豆其味虽甘，其性虽温，然生则水气未泄，服之多有疏泄之害，故豆须分生熟，而治则有补泻之为别耳。"可见，大豆烹调加工未到位，食用后对身体健康无多大益处。加热，可以去除大豆中不利于健康的成分，如皂苷、植酸、寡糖、酶抑制剂等。我们祖先创制的豆腐，恰恰改善了豆粒煮食的口感不佳、可制食品少、适用烹调方法不多等不足。

中医学认为豆腐味甘，性凉，入脾、胃、大肠经，具有益气和中、泻火解毒、生津润燥、宽肠降浊等功效。豆腐渣，则具有解毒消肿、止血的效果。

"青菜豆腐保平安"，豆腐可以解酒毒，也是辅助治疗糖尿病的佳品。

● 黄瓜豆腐茶

【药膳处方】由编者拟定名称。

豆腐500克，黄瓜250克。

【用法】煮汤代茶饮。

【功效】泻火解毒，生津润燥，和中益气。

【适应证】小儿夏季发热不退，口渴饮水多。

【使用注意】豆腐中因含较多嘌呤，故痛风者慎食。

【出处】张嘉俊. 食物与治病 [M]. 2版. 北京：科学普及出版社，1987.

● 豆腐通乳汤

【药膳处方】由编者拟定名称。

豆腐500克，炒王不留行20克。

【用法】煮汤，喝汤吃豆腐。豆腐中因含较多嘌呤，故痛风者慎食。

【功效】泻火解毒，生津润燥，和中益气。

【适应证】产后乳少。

【出处】张嘉俊. 食物与治病［M］. 2版. 北京：科学普及出版社，1987.

● **豆腐萝卜汁益肺茶**

【药膳处方】由编者拟定名称。

豆腐1碗，饴糖60克，生萝卜汁半酒杯。

【用法】混合煮沸，每日2次分服。豆腐中因含较多嘌呤，故痛风者慎食。

【功效】泻火解毒，生津润燥，和中益气。

【适应证】咸哮，痰火吼喘（包括急性支气管哮喘等）。

【出处】叶桔泉. 食物中药与便方［M］. 南京：江苏人民出版社，1977.

第七章　常见蔬菜、野菜类药膳

蔬菜，是我国居民膳食的重要组成部分。蔬菜种类较多，一般可分为瓜茄类、根类、根茎类、茎叶类等。

以地面为阴阳分界线，根类属阴；瓜茄类、茎叶类等属阳；根茎类蔬菜，大致与地平齐，属于半阴半阳。以阴达阴，以阳达阳。根类蔬菜等能达到人体腿足部位，叶类、果实类蔬菜能达到人体头面部位，根茎类蔬菜能达到机体腰腹部位。

蔬菜的最终代谢物不是酸性物质，可维持机体内的酸碱平衡。

一般而言，蔬菜主要有健脾和胃、消积食、清热生津、通利大小便等作用，也有少数蔬菜（如辣椒）有温中散寒、开胃消食的保健价值。

第一节　冬　瓜　类

冬瓜，如人所卧的枕头，故又称枕瓜。

冬瓜系葫芦科植物冬瓜的果实，该果实长在地面之上且沉重、下沉，属阳中之阴，具有正异性，有先发后收之性。正常光合作用下，冬瓜一般在夏末、秋初（8—10月）采摘，是夏秋季节的应季菜。这点，务须明确，因为吃应季菜才真正对人体大有裨益。

中医学认为，冬瓜味甘淡，性微寒，入肺、大肠、小肠、膀胱经，具有清热利尿、益气生津、清热解毒等功效。

因为冬瓜含有丰富的丙醇二酸成分，能抑制糖类成分转化为脂肪，可以预防体内脂肪的堆积，并有较好的利尿效果，可以增加减肥效果，故冬瓜有"减肥瓜"的美誉。所以，临床常嘱患者，用冬瓜500克，干荷叶15克，海带50

克，生姜3片，茯苓10克，薏苡仁30克，一同放入锅内，加适量水煲汤，临煮熟时将荷叶捞出，加食盐适量调味，饮汤即可，有明显的减肥塑身效果。

大自然对万事万物都是公平的，在每个季节提供给人类的食物都有站得住脚的依据。每年夏末秋初，气候炎热兼湿气，大自然恩赐人类宝贵的礼物——冬瓜，因其性味甘、淡、微寒，甘能益气，淡能利水湿，微寒能微清天时多余之热，故冬瓜有清热利尿、益气生津、利水消肿、解毒等多重效果。

由于冬瓜可以有效缓解机体糖类成分的吸收，故糖尿病患者应季节常吃冬瓜，对稳定血糖水平有裨益。若夏末秋初可以用新鲜冬瓜250～500克，苦瓜干50克，黑豆50克，黄豆50克，生姜3片，加适量水熬汤，以黑豆、黄豆熬烂为度，并每次兑入蝉虫草粉3克，久久服用则糖尿病症状可逐渐缓解，明显提高患者生活质量。

冬瓜不仅有良好的应节养生效果，还有外治养身的作用。例如，常用冬瓜瓢轻轻擦洗面部，皮肤会变得白白净净且嫩滑，由此推断冬瓜有美容效果。

因为冬瓜性微寒，中焦虚寒、肾阳不足者谨慎食用为妙，以免泄泻之弊端。

● 冬瓜烧粉丝

【药膳处方】冬瓜、粉丝适量。

【用法】冬瓜、粉丝各适量同烧，加酱油佐味。

【功效】冬瓜健脾利湿，粉丝充饥，健脾利湿。

【适应证】糖尿病脾虚水肿。

【出处】范悦. 糖尿病食疗方［J］. 家庭科技，1996（5）：27.

● 蛤蚧百合乌龟火锅

【药膳处方】乌龟1只（约1000克），百合35克，蛤蚧1对（约60克），冬瓜300克，水发木耳250克，海蜇皮100克，蒜苗节200克，丝瓜300克，芹菜粒、骨汤、生姜片、葱白节、川盐、料酒、胡椒粉、鸡精各适量，猪瘦肉250克，火腿肠250克。

【用法】乌龟宰杀后，投入沸水锅中烫后，刮洗干净，切去爪尖和内脏，再次冲洗干净，放入净锅内，加骨汤烧沸，打净浮沫，再加生姜片、胡椒粉、料酒、百合、蛤蚧，炖熟待用。

海蜇皮用清水浸泡半天，把黑衣剥下，洗净，用刀切成大块，装盘；冬瓜去皮，切成厚片，装盘；丝瓜刮去外皮，洗净，改刀成条，装盘；水发木耳去蒂洗净，装盘；蒜苗节装盘；芹菜粒、川盐、鸡精按人数一同放入碗内；猪瘦肉洗净，切成薄大片，装盘；火腿肠切成滚刀块，装盘。

将蛤蚧百合乌龟汤，置火锅桌中央，点火，加入川盐、葱白节、鸡精烧沸，再将备好的原料上桌。

给每个人配上一碗芹菜粒，取锅内原汁盛入碗内，煮烫即可食用。

孕妇与感冒发热者忌用，死龟禁用。

【功效】补益肺肾，降气平喘，益阴。

【出处】周玲. 创新药膳火锅香［J］. 药膳食疗研究，2000（6）：46.

● 赤豆冬瓜汤

【药膳处方】赤小豆30克，冬瓜60克。

【用法】先将赤小豆煮烂，后入冬瓜，待冬瓜煮熟后，喝汤吃豆及瓜。

【适应证】糖尿病。

【出处】雪寒. 糖尿病人的食疗汤验方［J］. 药膳食疗研究，2000（6）：38-39.

● 冬瓜排骨汤

【药膳处方】白冬瓜500克，猪排骨或牛排骨500克。

【用法】白冬瓜500克，去皮瓤切片，猪排骨或牛排骨500克，煮汤饮用。

【适应证】糖尿病。

【出处】雪寒. 糖尿病人的食疗汤验方［J］. 药膳食疗研究，2000（6）：38-39.

● 冬瓜荷叶汤

【药膳处方】冬瓜500克，新鲜荷叶1张。

【用法】冬瓜洗净后切成小块，加清水适量煮汤，冬瓜将熟时放1/4张新鲜荷叶同煮5～10分钟，去渣留汁饮服。

【适应证】小儿夏季热兼有大便溏薄者。

【出处】白梅. 小儿夏季药膳食疗六方［J］. 药膳食疗，2001（3）：9.

● 香菇冬瓜条

【药膳处方】冬瓜500克，水发香菇100克，葱片、蒜片各10克，香油、食盐、味精、水淀粉、黄豆芽汤各适量，花生油25克。

【用法】先把冬瓜削去皮，挖净瓤，切成长条；香菇洗净，去蒂，切条。冬瓜条入开水锅中煮断生后捞出，沥水；净锅上火，入花生油烧热，投入葱片、蒜片爆香，放入冬瓜条、香菇条，加食盐、味精调味，掺入黄豆芽汤，烧入味，勾入水淀粉，淋入香油搅匀，出锅即成。

【功效】润肌肤，延缓衰老，减肥。

【适应证】肥胖症。

【出处】李玉虹. 肥胖症的药膳食疗［J］. 药膳食疗，2003（12）：9.

● **冬瓜薏米瘦肉汤**

【药膳处方】冬瓜250克，薏苡仁50克，猪瘦肉50克，陈皮1小块，食盐少许。

【用法】将冬瓜去皮、瓤，切片；猪瘦肉切小薄片；陈皮洗净。锅中倒入适量清水，开火，放入冬瓜片、薏苡仁、肉片及陈皮，大火煮沸，调小火煮至烂，加食盐调味即成。佐餐食用。

【功效】清热解毒，去湿除斑，养血益颜。

【适应证】因脾虚湿盛或血虚血热而引起的面生黄褐斑、蝴蝶斑等。

【出处】牛国强. 养颜美容药膳方［J］. 药膳食疗，2004（12）：26-27.

● **参芪鸡丝冬瓜汤**

【药膳处方】鸡脯肉200克，党参、黄芪各3克，冬瓜200克，料酒10克，食盐、味精各适量。

【用法】鸡脯肉切丝，同党参、黄芪一起放入砂锅，加水适量，小火炖八成熟，入冬瓜片，加料酒、食盐、味精，冬瓜熟透装碗即成。

【功效】健脾补气，轻身减肥。

【适应证】肥胖症。

【出处】郭本功. 减肥的膳食疗法［J］. 东方食疗与保健，2004（2）：38-39.

● **三皮饮**

【药膳处方】新鲜西瓜皮20克，新鲜冬瓜皮20克，新鲜黄瓜皮20克。

【用法】煮水加食盐少许饮用。

【功效】西瓜皮、冬瓜皮、黄瓜皮均是甘、凉之品，历代医家用以清热、利尿、消肿。

【适应证】肾炎、浮肿及糖尿病。

【出处】郭本功. 减肥的膳食疗法［J］. 东方食疗与保健，2004（2）：38-39.

● **消瘿散结汤**

【药膳处方】冬瓜皮、海浮石各30克，海藻、昆布、金银藤、水红花各15克。

【用法】水煎服。

【适应证】单纯性甲状腺肿及良性甲状腺瘤。

【出处】周贻谋. 利水消肿良药冬瓜 [J]. 家庭医学，2004（1）：59.

● 蜂蜜利咽茶

【药膳处方】由编者拟定名称。

冬瓜皮（需经霜者）30克，蜂蜜少许。

【用法】将冬瓜皮加水煎30分钟，适温兑入少许蜂蜜服用。

【功效】解毒利咽。

【适应证】咳嗽及咽炎等症。

【出处】周贻谋. 利水消肿良药冬瓜 [J]. 家庭医学，2004（1）：59.

● 治跌打损伤腰痛散

【药膳处方】由编者拟定名称。

冬瓜皮。

【用法】冬瓜皮适量，炒焦存性，研碎为末。每次酒服3克，每日2～3次。

【功效】利湿活血止痛。

【适应证】跌打损伤腰痛。

【出处】周贻谋. 利水消肿良药冬瓜 [J]. 家庭医学，2004（1）：59.

● 治肾炎方茶

【药膳处方】由编者拟定名称。

冬瓜皮、西瓜皮、白茅根各18克，玉米须12克，赤小豆9克。

【用法】水煎服。

【功效】利水消肿。

【适应证】肾炎、小便不利及全身浮肿。

【出处】周贻谋. 利水消肿良药冬瓜 [J]. 家庭医学，2004（1）：59.

● 治流感茶

【药膳处方】由编者拟定名称。

冬瓜子24克，苇茎、薏苡仁各30克，桃仁9克。

【用法】水煎服。

【功效】可以治疗流行性感冒及并发肺炎。

【适应证】流行性感冒。

【出处】周贻谋. 利水消肿良药冬瓜 [J]. 家庭医学，2004（1）：59.

● 治百日咳茶

【药膳处方】由编者拟定名称。

冬瓜子30克，薏苡仁12克，贝母、橘红、炙枇杷叶各10克，甘草6克。

【用法】水煎服。

【功效】宣肺，化痰止咳。

【适应证】百日咳。

【出处】周贻谋．利水消肿良药冬瓜［J］．家庭医学，2004（1）：59．

● 治肺炎饮

【药膳处方】由编者拟定名称。

冬瓜子24克，金银花12克，桑叶、前胡、菊花、杏仁、贝母、桔梗各10克。

【用法】水煎服。

【功效】用于治疗百日咳，一般服药4～8剂可获良效。

【适应证】肺炎。

【出处】周贻谋．利水消肿良药冬瓜［J］．家庭医学，2004（1）：59．

● 清肺排毒茶

【药膳处方】由编者拟定名称。

冬瓜子、苇茎、薏苡仁各30克，桃仁9克。

【用法】水煎服。

【功效】宣肺排毒。

【适应证】肺脓疡。

【出处】周贻谋．利水消肿良药冬瓜［J］．家庭医学，2004（1）：59．

● 清肠排毒茶

【药膳处方】由编者拟定名称。

冬瓜子、苇茎、地丁各30克，丹皮、大黄各10克。

【用法】水煎服。

【功效】清热泻下，逐瘀排脓。

【适应证】急性阑尾炎等急腹症。

【出处】周贻谋．利水消肿良药冬瓜［J］．家庭医学，2004（1）：59．

● 三瓜汤

【药膳处方】黄瓜、冬瓜、西瓜皮各200克，调料及香菜适量。

【用法】将黄瓜、冬瓜、西瓜皮洗净，带皮切块，砂锅内煲汤半小时以上，收汤约500毫升，酌加调料及香菜。

【功效】利水消肿。

【适应证】因水湿内滞引起的肢体及颜面浮肿、小便短少、脘腹痞满、面色苍白等症。

【出处】李佩文. 治疗水肿小验方［J］. 中老年保健，2006（8）：47.

● **番薯叶冬瓜饮**

【药膳处方】鲜嫩番薯叶（带柄）50克，冬瓜250克，葱花、姜末适量。

【用法】将番薯茎叶洗净，摘下叶柄，切成段；将番薯叶切成片状，备用；将冬瓜洗净，切去外皮，切成0.5厘米厚的小块，放入盛有植物油的锅中，用中火煸透，加适量清水，大火煮沸后加葱花、姜末，改用小火煨煮30分钟，加番薯茎叶，拌和均匀，再继续煨煮10分钟。佐餐当汤，随意服食。

【功效】清热解毒，补中和血，降血糖。

【适应证】糖尿病。

【出处】王红峰. 糖尿病食疗方［J］. 东方药膳，2006（10）：5.

● **冬瓜瓢粥**

【药膳处方】由编者拟定名称。

干冬瓜瓢100克，粳米50克。

【用法】将冬瓜去皮和籽，切成小块，暴晒令干。取干冬瓜瓢100克，粳米50克，一同加水煮成粥，放糖调味食用，不拘次数。

【功效】清暑益气。

【适应证】小儿夏季热。

【出处】武深秋. 小儿夏季热的调治［J］. 东方食疗与保健，2006（8）：16-17.

● **黄芪炖水鸭**

【药膳处方】黄芪20克，杜仲、枸杞子各5克，冬瓜100克，水鸭1000克，生姜5片，食盐、味精各适量。

【用法】将水鸭去毛，剖腹除脏杂，洗净血水，剁成小块；冬瓜洗净，切成小方块。然后将黄芪、杜仲、枸杞子洗净全部填入水鸭肚内，与冬瓜、生姜一同放入砂锅中煨炖，先用武火煮沸，再改用文火慢熬2小时，水鸭烂熟后放入食盐、味精等调料调味，趁热食肉饮汤。

【功效】补肾，利水消肿。

【适应证】低蛋白水肿、肾性水肿、腰膝酸软、全身乏力、小便不利等症。

【出处】袁秀芬. 慢性肾炎药膳七方［J］. 东方药膳, 2007（2）: 7-8.

● 三鲜冬瓜汤

【药膳处方】冬瓜300克, 水发香菇75克, 清水冬笋75克, 食盐、味精、香油、鲜汤各适量。

【用法】将冬瓜去皮、洗净后切片; 香菇去蒂、洗净后斜刀切成片; 冬笋切片。锅置旺火, 将油烧至八成热时, 放入冬瓜片微炒, 掺入鲜汤, 煮至冬瓜片熟时, 放入冬笋片、香菇片, 继续煮至冬瓜片较软, 再加食盐、味精、香油调味, 装入汤盆内即成, 佐餐食。

【功效】补脾泻热, 消肿止渴。

【适应证】高血压病、肾脏病、糖尿病。

【出处】袁秀芬. 慢性肾炎药膳七方［J］. 东方药膳, 2007（2）: 7-8.

● 美肤粥

【药膳处方】猪皮60克, 冬瓜子15克, 新会陈皮6克, 桃花10克, 粳米50克。

【用法】所有材料一同下锅煮粥, 适温服用, 每日3次。连服数月, 面部可变得白嫩而光滑。

【功效】美肤。

【适应证】黄褐斑、皮肤色素沉着。

【出处】中山大学附属第六医院中医科刘兴烈献方。

● 花菇冬瓜球

【药膳处方】冬瓜500克, 香菇、老母鸡汤、淀粉、花生油、食盐、姜、麻油各适量。

【用法】香菇水发、洗净; 冬瓜去皮、洗净, 用钢球勺挖成圆球待用; 姜洗净、切丝。锅内放入适量花生油烧热, 下姜丝煸炒出姜香味, 放入香菇继续煸炒10分钟后, 倒入适量鸡汤煮开。将冬瓜球下锅烧至熟时, 用水淀粉勾芡, 翻炒几下, 淋上麻油, 加盐, 即可出锅。

【功效】补益肠胃, 生津除烦。

【适应证】消化不良。

【出处】中山大学附属第六医院中医科刘兴烈献方。

● **夏季冬瓜开胃汤**

【药膳处方】由编者拟定名称。

鲜冬瓜500克（带皮、仁），鲜荷叶1张，生姜3片，薏苡仁30克，陈皮3克。

【用法】所有材料一起加适量水炖汤，调味后饮汤吃冬瓜，每日2次。根据具体情况在汤中可适量加入食盐、香菜、葱花、生姜等调味品。

【功效】增进食欲，促进消化。

【适应证】夏季腹胀、呃逆，食欲减退。

【出处】中山大学附属第六医院中医科刘兴烈献方。

● **三伏消暑汤**

【药膳处方】由编者拟定名称。

冬瓜250克，老黄瓜250克，豆腐250克，生姜3片，橄榄油、食盐适量。

【用法】冬瓜洗净，带皮切成小块；老黄瓜洗净切片。先将冬瓜、老黄瓜、生姜一起煮熟成汤，然后加入橄榄油、食盐调味，最后加入豆腐，水沸即可。

【功效】清热利湿消暑。

【适应证】普遍适宜大众伏天食用。

【出处】中山大学附属第六医院中医科刘兴烈献方。

● **瓜皮赤小豆汤**

【药膳处方】冬瓜皮、赤小豆。

【用法】加适量水炖汤，服用。

【功效】健脾利尿，消肿止痛。

【适应证】骨折初期有肿胀的患者。

【出处】高会芳. 骨折试试药膳方［J］. 特别健康，2017（12）：47.

第二节 丝 瓜 类

丝瓜，又称菜瓜、布瓜等，系葫芦科植物丝瓜的果实。

鲜嫩丝瓜果实炒食、煮汤、凉拌等，味道鲜美。其含有丰富的营养素，如蛋白质、钙的含量均高于冬瓜、黄瓜。干扰素诱生剂能刺激机体产生干扰素，有抗病毒、防癌抗癌的作用，但不耐高温。丝瓜富含干扰素诱生剂，生吃或凉拌丝瓜，抗病毒、防癌抗癌的效果较烹煮时更好。

皂苷类物质有一定的强心作用，丝瓜也含有该物质，所以老年人或冠心病患者吃丝瓜，有增强心功能的效果。

丝瓜还有清洁皮肤、保护皮肤、防止皮肤色素沉着等作用。

中医学认为，丝瓜味甘，性凉，入肺、肝、胃、大肠经，具有清热化痰、清热解毒、凉血止血、通经络、行血脉、祛除癌毒、美容等功效，可应用于热病身热烦渴、痰热咳喘、肠风便血、乳汁不通、筋骨酸痛、疔疮痈毒、癌病等，但其性寒凉，虚寒体质者不宜。

● **丝瓜白木耳汤**

【药膳处方】丝瓜100克，白木耳10克。

【用法】炖汤饮用。

【功效】生津补虚，强壮体质。

【适应证】糖尿病体虚善饥，津亏多饮。

【出处】范悦. 糖尿病食疗方［J］. 家庭科技，1996（5）：27.

● **益寿茶**

【药膳处方】由编者拟定名称。

种在山上的丝瓜头（俗称菜瓜头）50克，四美草头根（此草有圆叶、尖叶两种，药用的为开黄色小花，叶如桃叶的尖草）150克，千斤草（又名牛盾棕，叶如稻叶，丛生，路边到处可见）50克。

【用法】以7碗水煎成5碗，分2次的量，1日全部服完。

【功效】凉肝熄风，清热涤痰。

【适应证】高血压病引起的头痛头晕。

【出处】佚名. 中国秘方选·高血压引起头痛头晕［J］. 农村实用科技信息，1996（7）：32.

● **丝瓜黑木耳汤**

【药膳处方】丝瓜100克，黑木耳10克。

【用法】炖汤饮食。

【适应证】糖尿病。

【出处】雪寒. 糖尿病人的食疗汤验方［J］. 药膳食疗研究，2000（6）：38-39.

● **丝瓜鱼羹**

【药膳处方】丝瓜150克，黑鱼肉100克，调味料、芡粉适量。

【用法】丝瓜去皮切条，黑鱼肉切丝。鱼丝入油锅略炒一下，加入丝瓜条及水，煮熟后加调味料及芡粉，成羹即可。

【功效】清热凉血解毒，益气补血健脾。

【适应证】体弱儿童、小儿夏季热。

【出处】白梅. 小儿夏季药膳食疗六方［J］. 药膳食疗，2001（3）：9.

● **小儿退热茶**

【药膳处方】由编者拟定名称。

鲜丝瓜叶10片，西瓜皮100克，梨瓜适量，冰糖适量。

【用法】鲜丝瓜叶（洗净）、西瓜皮、梨瓜、冰糖适量，一同下锅，水煎后代茶饮。

【适应证】夏季外感发热。

【出处】蒋雪梅. 丝瓜药用治病方［J］. 农村百事通，2004（13）：56.

● **止崩散**

【药膳处方】由编者拟定名称。

丝瓜藤连叶适量。

【用法】取丝瓜藤连叶炒黑后研细末，每次15克，1日2次，黄酒冲服，连用5日左右即可。

【适应证】妇人血崩。

【出处】蒋雪梅. 丝瓜药用治病方［J］. 农村百事通，2004（13）：56.

● **丝瓜叶排毒饮**

【药膳处方】由编者拟定名称。

丝瓜叶2000克，苍术、黄柏、牛膝各15克，黄连10克。

【用法】水煎后外洗患处，每日数次；并取100毫升，兑入适量蜂蜜，饭后30分钟饮用。

【适应证】阴囊湿疹瘙痒。

【出处】蒋雪梅. 丝瓜药用治病方［J］. 农村百事通，2004（13）：56.

● **丝瓜荷花炖响螺**

【药膳处方】丝瓜500克，新鲜荷花3朵，响螺片（干）150克，生姜1片，大枣2枚，食盐少许。

【用法】将干响螺片用清水浸透，洗干净；丝瓜用清水洗干净，削去边皮，对半切开，切成件；荷花、生姜和红枣洗干净，荷花取瓣，生姜剥去姜皮切片，红枣去核。瓦煲加入适量清水，用猛火煮至水滚，然后加入丝瓜、响螺片、生姜和红枣，继续用中火炖3小时左右，再加荷花瓣，稍滚片刻，加食盐调味即成。

【功效】养阴清热，美容去斑。

【适应证】黄褐斑、小便短少、疲倦、食欲不振、皮肤瘙痒、感冒暑热等症。

【出处】三月三. 消除黄褐斑的膳食方［J］. 药膳食疗，2004（9）：24.

● **老丝瓜散**

【药膳处方】由编者拟定名称。

老丝瓜（带蒂）1个，黄酒适量。

【用法】将老丝瓜烧成灰研末，每服9克，用黄酒温热送下。

【功效】通血脉，清利水湿。

【适应证】鞘膜积液。

【出处】圣晶. 药膳验方巧治鞘膜积液［J］. 药膳食疗，2005（5）：22.

● **丝瓜藤平喘液**

【药膳处方】由编者拟定名称。

丝瓜藤液100毫升。

【用法】将秋后离地3～5尺（3尺≈1米）之瓜藤剪断，用瓶接住藤液，放置一夜，第二天收瓶备用。每次10毫升，每日3次，轻者连服3日，重者连服7日为1个疗程。

【功效】平喘，宽胸利气。

【适应证】哮喘。

【出处】蔡姮婧. 哮喘的蔬菜食疗方［J］. 开卷有益：求医问药，2006（4）：54-55.

● **经霜丝瓜藤茶**

【药膳处方】由编者拟定名称。

经霜丝瓜藤120克，水1500毫升。

【用法】同煎取汁500毫升，早晚服用。

【功效】化痰通络，止哮喘。

【适应证】各型哮喘。

【出处】蔡姮婧. 哮喘的蔬菜食疗方［J］. 开卷有益：求医问药，2006（4）：

54–55.

● 小儿夏季退热茶

【药膳处方】由编者拟定名称。

鲜荷叶、鲜金银花、鲜扁豆花、丝瓜皮、鲜竹叶心、西瓜皮各6克。

【用法】鲜荷叶、鲜金银花、鲜扁豆花、丝瓜皮、鲜竹叶心、西瓜皮同置锅中，加清水适量，用武火烧沸后，转用文火煮沸5～10分钟，留汁2大碗，1日内分次饮。

【功效】清暑益气。

【适应证】小儿夏季热。

【出处】武深秋. 小儿夏季热的调治［J］. 东方食疗与保健，2006（8）：16.

● 三花茶

【药膳处方】由编者拟定名称。

鲜金银花、鲜扁豆花、鲜丝瓜花各10朵，粳米50克，糖适量。

【用法】加水适量，将鲜金银花、鲜扁豆花、鲜丝瓜花煎煮10分钟，过滤取汁，与粳米50克共煮为粥，放糖调味，餐中食用。

【功效】清暑益气。

【适应证】小儿夏季热。

【出处】武深秋. 小儿夏季热的调治［J］. 东方食疗与保健，2006（8）：16.

● 甘蔗丝瓜粥

【药膳处方】丝瓜、新鲜甘蔗各适量，粳米50克。

【用法】先将丝瓜洗净切段，甘蔗洗净切碎，再分别榨汁，各取100毫升。锅上火，放入丝瓜汁、甘蔗汁，加入适量水，烧热，放入粳米烧开，改用小火煮粥，米烂粥稠时，出锅即成。

【功效】消肿止痛，清热生津。

【适应证】急慢性咽炎、扁桃体炎等症。

【出处】琪东. 咽喉肿痛饮食调治［J］. 家庭中医药，2006，13（5）：63.

● 丝瓜利咽茶

【药膳处方】由编者拟定名称。

经霜老丝瓜1根，白糖1汤匙。

【用法】将经霜老丝瓜洗净，切取1节约20克，然后把这节丝瓜的皮、瓤、籽一起切碎，装入碗内，加适量水，上锅蒸20分钟，加白糖1汤匙调匀，去瓜皮、瓤、籽，取其汁，趁热慢慢咽下。

【功效】清热，消肿，降火，止痛。

【适应证】慢性咽喉炎。

【出处】杨国汉. 经霜老丝瓜治慢性咽喉炎［J］. 科技致富向导，2006（1）：38.

● 丝瓜瘦肉汤

【药膳处方】由编者拟定名称。

丝瓜250克，猪瘦肉200克，食盐少许。

【用法】将肉洗净切块，加适量水煮至近熟时，加切段的丝瓜煮汤，酌加食盐即成。分2次食肉喝汤。

【功效】凉血，泄湿热。

【适应证】适用于内痔便血初期患者。

【出处】徐文. 治疗夏季痔疮病食疗谱［J］. 东方食疗与保健，2006（8）：17.

● 丝瓜花蜜茶

【药膳处方】由编者拟定名称。

鲜丝瓜花20克（干者10克），蜂蜜20克。

【用法】将丝瓜花洗净撕成小片，放入带盖茶杯中，加适量沸水冲泡，盖焖15分钟，放入蜂蜜搅化后，即可趁热顿饮或当茶水频频含服。每日1～2剂。

【适应证】慢性咽炎。

【出处】刘国应. 慢性咽炎食疗方［J］. 东方药膳，2007（2）：8.

● 丝瓜粥

【药膳处方】由编者拟定名称。

丝瓜500克，粳米100克，虾米15克，姜、葱各适量。

【用法】丝瓜洗净，去瓤切块备用；粳米洗好备用。锅内加水，上火烧开，倒入洗好的粳米煮粥，将熟时，加入丝瓜块和虾米及葱、姜烧沸入味即成。早晚餐用。

【功效】清热和胃，化痰止咳。

【适应证】咽喉肿痛、慢性支气管炎、咳嗽。

【出处】佚名. 咽喉肿痛方［J］. 家庭医药：就医选药，2008（1）：115.

● 丝瓜肉片炒香菇

【药膳处方】丝瓜500克，水发香菇50克，猪瘦肉150克，姜丝、料酒、食盐、麻油、淀粉适量。

【用法】水发香菇去蒂洗净，丝瓜去皮洗净切片，猪瘦肉洗净切片。锅烧热，加入生油，用姜丝烹，再加丝瓜片、香菇、猪瘦肉、料酒、食盐，炒熟，用水淀粉勾芡，淋入麻油，调匀即成。

【功效】益气血，通经络。

【适应证】妇女产后乳汁不下、乳房胀痛等病症。

【出处】中山大学附属第六医院刘兴烈献方。

● **西红柿丝瓜汤**

【药膳处方】丝瓜1根（约250克），西红柿2个，胡椒粉、食盐、味精、葱花适量。

【用法】西红柿洗净，切成薄片；丝瓜去皮洗净，切片。锅中放入熟猪油烧至六成热，加水500毫升烧开，放入丝瓜片、西红柿片，待熟时，加胡椒粉、食盐、味精、葱花调匀起锅。

【功效】清解热毒，消除烦热。

【适应证】暑热烦闷，口渴咽干。

【出处】程晓航. 丝瓜女性调养首选蔬菜［J］. 医食参考，2009（6）：50.

● **炒丝瓜**

【药膳处方】丝瓜250克，食盐少许。

【用法】将丝瓜去皮洗净，切片。锅置火上，放油少许，烧至六成热，倒入丝瓜煸炒，待丝瓜熟时加食盐少许即成。

【功效】清热利湿，化痰止咳。

【适应证】痰喘咳嗽、热痢、黄疸。

【出处】程晓航. 丝瓜女性调养首选蔬菜［J］. 医食参考，2009（6）：50.

● **蒜蓉蒸丝瓜**

【药膳处方】丝瓜2根（约500克），红辣椒1个，大蒜2头，麻油、食盐、糖、鸡粉适量。

【用法】丝瓜去皮，切成3厘米厚块后挖个浅洞；红辣椒剁成末；大蒜剁成蒜泥。油烧热，倒入蒜泥翻炒，加入食盐、糖和鸡粉拌匀，将炒好的蒜蓉放入丝瓜块里。丝瓜块大火蒸5分钟后取出。热锅添入2汤匙麻油，爆香红辣椒末，淋在丝瓜块上即可。

【功效】凉血解毒，除热利肠。

【适应证】湿热腹泻。

【出处】程晓航. 丝瓜女性调养首选蔬菜［J］. 医食参考，2009（6）：50.

● **产后增乳膳食**

【药膳处方】由编者拟定名称。

嫩丝瓜（连皮）、豆腐、鲢鱼、猪蹄。

【用法】方一：嫩丝瓜（连皮）、豆腐，共煮服。

方二：丝瓜30克，鲢鱼1条，共煮熟，喝汤食鱼。

方三：丝瓜60克，猪蹄1只，炖熟后当菜吃。

【功效】增加乳汁，通乳。

【适应证】方一，预防产后乳汁不足、无奶汁；方二，针对产后无乳而设；方三，针对奶水不足而设。

【出处】张秀阳. 丝瓜验方集锦［J］. 人生与伴侣（月末版），2010（7）：49.

● **丝瓜生津汁**

【药膳处方】由编者拟定名称。

新鲜丝瓜若干根。

【用法】取新鲜丝瓜榨汁，加温后饮服，用量依病情而定，一般每日服100毫升左右。

【功效】清热生津。

【适应证】老年口干症。

【出处】张秀阳. 丝瓜验方集锦［J］. 人生与伴侣（月末版），2010（7）：49.

● **丝瓜花蜂蜜汤**

【药膳处方】无农药污染的鲜丝瓜花30克（干品10克），蜂蜜20克。

【用法】采用无农药污染的鲜丝瓜花30克（干品10克），用沸水适量冲泡10分钟，加蜂蜜20克搅匀当茶饮，每日1剂，分早、中、晚服用。连服3～4剂可治愈。

【功效】调心肺，润燥解毒，通便。

【适应证】风热引起的咳嗽、肺虚燥热咳嗽、肠燥便秘。

【出处】罗林钟. 丝瓜花蜂蜜汤治咳嗽［J］. 农村新技术，2012（3）：45.

● **丝瓜姜汤**

【药膳处方】由编者拟定名称。

丝瓜500克，鲜姜100克。

【用法】将丝瓜去皮洗净切片，鲜姜去皮加工成片，同放入锅中，加水煮

2～3小时，食丝瓜饮汤。

【功效】清热利湿，杀虫解毒。

【适应证】风火牙痛。

【出处】陈文贵. 牙痛食疗九方［J］. 开卷有益：求医问药，2016（6）：20.

● **橘杏丝瓜汁**

【药膳处方】橘皮20克，杏仁15克，丝瓜250克，白糖、精盐各适量。

【用法】将橘皮、杏仁、丝瓜择洗干净，放入锅中加水适量，置火上煮开，去渣，加白糖、精盐即成。

【功效】化痰理气平喘。

【适应证】适用于哮喘缓解期有少量白痰者。

【出处】杨波. 支气管哮喘食疗方［J］. 益寿宝典，2017（25）：29.

第三节 南 瓜 类

南瓜，又名番瓜、北瓜等，为葫芦科植物南瓜的果实。

南瓜富含蛋白质、糖类、脂肪、纤维素、胡萝卜素、多种维生素及矿物质等营养成分。南瓜富含维生素A原，可以降低机体对致癌物质的敏感性，稳定上皮细胞，防治癌变，有预防喉癌、肺癌、膀胱癌等效果，所以南瓜是防治喉癌、肺癌、膀胱癌等的优质瓜果。

为什么南瓜可以有效防治糖尿病、高血压病、冠心病及肝炎？因为南瓜能有效促进机体胰岛素分泌，促进肝、肾细胞再生；南瓜所含的果糖可以与机体内多余的胆固醇结合，从而降低血脂；所含的果胶具有很强的吸附性，能黏合、清除体内毒素，从而发挥其解毒功效。

中医学认为，南瓜味甘，性平，入肺、脾、胃经，有补中益气、益心敛肺、解毒、消肿、杀虫等功效。多应用于糖尿病、冠心病、高血压病、癌症等患者的康复保健。

● **南瓜炒山药**

【药膳处方】南瓜、山药、花生油、食盐、葱花适量。

【用法】南瓜、山药去皮切片，焯水。锅内放油烧热后，先放入南瓜炒熟，再倒入山药，加入食盐、葱花炒匀即可。

【功效】健胃消食。

【适应证】糖尿病。

【出处】宋新. 南瓜配山药降糖［J］. 家庭保健，2012（10）：36.

● 南瓜山药球

【药膳处方】南瓜250克，山药250克，牛奶少许，果酱或炼乳适量。

【用法】先把南瓜、山药切成小块，上锅蒸15分钟，放凉后捣碎，调入少许牛奶，搅拌均匀。戴上一次性手套，手心稍稍沾点凉开水，把混合好的南瓜山药泥团成球，再淋上果酱或炼乳，直接食用。

【功效】健胃消食，降血糖。

【适应证】糖尿病。

【出处】宋新. 南瓜配山药降糖［J］. 家庭保健，2012（10）：36.

● 南瓜粉

【药膳处方】南瓜1000克。

【用法】南瓜去蒂、瓤及籽，连皮切成薄片，晒干或烘干，研成细粉，装瓶备用。每日2次，每次20克，温开水送服。

【功效】益气润肺，补中降糖。

【适应证】糖尿病。

【出处】曾闻. 秋治内分泌疾病的食疗方［J］. 中国民间疗法，2012，20（10）：1.

● 绿豆南瓜羹

【药膳处方】绿豆250克，南瓜500克。

【用法】将南瓜切块，与绿豆混合，加适量水，煮熟食用。

【功效】降糖，解毒。

【适应证】糖尿病。

【出处】逸菲. 糖尿病药食方12款［J］. 食品与健康，2013（5）：32-33.

● 荞麦南瓜粥

【药膳处方】荞麦50克，粳米25克，南瓜100克。

【用法】南瓜去皮除籽，洗净，切成小丁，荞麦、粳米同置锅内，加水煮沸后转为小火，煮熟后加入南瓜丁，煮至南瓜熟透即可。代主食吃，或每日吃1次。

【功效】降血脂，降血压。

【适应证】高脂血症、高血压病。

【出处】佚名. 降脂食疗方［J］. 家庭科技, 2015（2）: 35.

● 蜂蜜南瓜汁

【药膳处方】由编者拟定名称。

蜂蜜45克, 南瓜200克。

【用法】榨取南瓜汁液, 兑入蜂蜜搅匀。早晚空腹分2次用温开水冲服。

【功效】利尿, 减肥, 软化血管, 镇静安眠, 解除困乏。

【适应证】肥胖症、动脉硬化、冠心病、失眠等。

【出处】胡佑志. 六款蜂蜜食疗方［J］. 蜜蜂杂志, 2016, 36（6）: 44.

● 南瓜栗子炖排骨

【药膳处方】排骨500克, 南瓜500克, 栗子200克。

【用法】取排骨, 炖至八分熟, 再将南瓜切块, 栗子去皮, 同入锅与排骨用文火炖熟。

【功效】补中益气, 温补脾胃。

【适应证】因脾胃虚寒、中气不足引起的体虚乏力及放化疗引起的全身虚弱等。

【使用注意】南瓜性温, 素体胃热盛者少食; 南瓜性偏壅滞, 气滞中满者, 慎食。多食发足癣、黄疸。不可同羊肉食, 令人气壅。

【出处】姚叶. 食药两用话南瓜［J］. 开卷有益: 求医问药, 2016（12）: 55-56.

● 薏米绿豆南瓜粥

【药膳处方】生薏苡仁100克, 绿豆100克, 南瓜200克, 大枣少许。

【用法】将生薏苡仁、绿豆, 先浸泡半日, 然后煮粥至熟, 再加入切成小块的南瓜、少许大枣, 用文火炖熟即可。

【功效】健脾和胃, 化痰利湿, 利水消肿。

【适应证】因脾虚引起的水湿内停、痰饮不化、食少胀满、少尿水肿等。

【出处】姚叶. 食药两用话南瓜［J］. 开卷有益: 求医问药, 2016（12）: 55-56.

● 南瓜米羹

【药膳处方】成熟南瓜1个（约500克）, 生鸭蛋2个, 肉末少许, 大米、食盐、味精等适量。

【用法】取成熟南瓜1个（约500克）, 洗净, 完整切下顶部做盖, 用勺从上部挖净瓜瓤。另取生鸭蛋2个, 肉末少许与大米、食盐、味精等混合, 装入南瓜内至三分之二，再加满水，上笼蒸熟，盖上南瓜顶盖即可上盘食之。

【功效】益气养阴，补虚养血，祛除癌毒。

【适应证】因久病体虚或肿瘤引起的食欲不振、倦怠乏力、面色萎黄等症。

【出处】姚叶. 食药两用话南瓜［J］. 开卷有益：求医问药，2016（12）：55-56.

第四节 黄 瓜 类

黄瓜，系一年生葫芦科蔓生或攀缘草本，有"三喜"之性，即喜温暖而不耐寒冷，喜湿而不耐涝，喜肥而不耐肥；基原为果实。然不同品种的黄瓜，其采摘的季节也不同。

黄瓜表面，有刺样的瘤状突起。基于象思维，推断黄瓜有抗癌作用；而研究表明，黄瓜顶部的苦味源自葫芦素C，葫芦素C具有显著的抗癌作用，这恰好验证了中医从象思维推断出黄瓜有抗癌功效的结论。恶性肿瘤患者或易患癌病者，可用黄瓜顶部500克，奇异果3个，捣汁或用榨汁机鲜榨，久久持续服用，可见良好的效果。

丙醇二酸，可以抑制机体内糖类物质转化成脂肪，而黄瓜富含丙醇二酸，并且黄瓜可以促进胃肠蠕动，加速体内腐败物质清除，所以冠心病、高血压病、高脂血症、肥胖症患者，久吃黄瓜，可以降血脂、降血压，还可以减肥塑身美体。

黄瓜含有丰富的水溶性维生素，水溶性维生素既可以防治皮肤色素沉着，又可以清洁皮肤，使皮肤美白。故服用鲜榨黄瓜汁或用黄瓜瓤擦洗面部，具有良好的美容效果。

中医学认为，黄瓜性味甘凉，归肺、脾、胃经，有清热解毒、利水消肿、生津止渴等功效，常应用于身热、心烦、口渴、咽喉肿痛、小便短赤、水肿尿少等。

黄瓜香，是一种著名的特别鲜的山野菜，系球子蕨科多年生草本植物，夏秋采挖其根茎。其有新鲜黄瓜的清香味道，富含多种维生素、脂肪、蛋白质、碳水化合物等营养素。具有清热解毒、凉血止血、散瘀消肿、敛疮、止咳、驱虫等功效，主要应用于吐血、咯血、尿血、崩漏、痔疮出血、疮痈肿痛、湿疹、阴痒等。因其名与黄瓜容易混淆，故在此点明，引起重视。

由于黄瓜性偏凉，故寒性体质者、中焦虚寒者、病后体弱者、小儿多动症患者等要忌之，禁吃！

● **调经茶**

【药膳处方】由编者拟定名称。

生地榆（黄瓜香根）50克，黄酒100毫升。

【用法】生地榆加水一碗，熬开后加入黄酒熬数开，去渣温服，每日1次。渣可再熬服用。

【功效】调经止血。

【适应证】月经淋漓多日不断。

【出处】范傅献. 验方介绍［J］. 黑龙江中医药，1966（4）：32.

● **小儿夏季凉拌黄瓜**

【药膳处方】由编者拟定名称。

黄瓜25克，麦冬6克，食盐、醋、味精少量。

【用法】黄瓜，洗净不去皮，切成条；麦冬，加水少许蒸熟。黄瓜、麦冬加少量食盐、醋、味精拌匀即成。

【功效】清热消暑润肤。

【适应证】小儿夏季易生痱热疮，便秘口臭内热偏重。

【出处】白梅. 小儿夏季药膳食疗六方［J］. 药膳食疗，2001（3）：9.

● **黄瓜藤蔓茶**

【药膳处方】由编者拟定名称。

干黄瓜藤蔓50克。

【用法】秋末待黄瓜采收后，将黄瓜藤蔓收集起来晒干，切碎。如有出血症患者，可取50克碎藤蔓，加入500克水中烧开，熬汁，滤渣后保存备用。每日饭后饮半杯，每日3次。数日后出血症状便可消失。如果疗效不显著，每次可加入浓度为10%的食醋，服用2周。

【功效】清热解毒，凉血止血，消肿敛疮。

【适应证】胃肠病、痔疮、外伤及其他一些出血病症。

【出处】宋金环，岳焕菊. 黄瓜藤蔓治疗出血病15例［J］. 中国民间疗法，2002，10（4）：57.

● **蒜泥拌黄瓜**

【药膳处方】黄瓜500克，蒜40克，食盐、醋、味精、白糖、花椒粉各适量。

【用法】黄瓜用刀切成条状，蒜剁成泥。将黄瓜盛于碗内，用食盐腌约10分钟后，加入味精、白糖、花椒粉、蒜泥、醋等拌匀即成。

【功效】清热养阴，开胃健脾。

【适应证】结核病。

【出处】振邦. 肺结核的药膳食疗 [J]. 农业知识，2002（9）：53.

● **益心瓜汁**

【药膳处方】由编者拟定名称。

黄瓜汁30毫升，荷叶汁15毫升，生姜汁3毫升。

【用法】将各食材混匀，1次服食，每日2～3次。

【功效】消暑护心。

【适应证】冠心病。

【出处】韦公远. 冠心病食疗 [J]. 药膳食疗，2003（8）：13.

● **糖醋拌黄瓜**

【药膳处方】由编者拟定名称。

黄瓜200克，白醋、糖各10克，香油2克。

【用法】黄瓜洗净去蒂切片，放入糖醋中浸泡约半小时，拌上香油即成。佐餐食用，每日1剂。

【功效】清热解毒，止渴利尿，降脂。

【适应证】高脂血症、肥胖症、高血压病、冠心病等。

【出处】容小翔. 治疗高脂血症及动脉硬化的醋疗方 [J]. 金秋，2003（5）：57.

● **黄瓜美白汁**

【药膳处方】西红柿、黄瓜、柠檬、鲜玫瑰花瓣、蜂蜜各适量。

【用法】西红柿、黄瓜、柠檬、鲜玫瑰花瓣各适量，洗净后合在一起榨压取汁，再加入蜂蜜，不拘时间随时饮用。

【功效】清热解毒，活血化瘀，美白。

【适应证】代谢功能紊乱引起的面色暗黄。

【出处】佚名. 食疗面部"扫黄"先锋 [J]. 乳品与人类，2003（1）：59.

● **凉拌三样美体菜**

【药膳处方】由编者拟定名称。

马铃薯100克，黄瓜100克，西红柿150克，精盐、味精、醋、香油各适量。

【用法】马铃薯洗净，去皮，切小片，入沸水锅中焯至断生，捞出晾凉；黄瓜洗净，切片；西红柿洗净，去蒂，切小块。马铃薯片沥水，放入小盆内，加入黄瓜片，调入精盐、味精、醋拌匀，再放入西红柿块，调香油拌匀，装盘即成。

【功效】减肥塑身。

【适应证】肥胖症。

【出处】李玉虹. 肥胖症的药膳食疗［J］. 药膳食疗，2003（12）：9.

● **黄瓜拌黄豆芽**

【药膳处方】黄瓜200克，黄豆芽200克，蒜泥、精盐、味精、香油、醋各适量。

【用法】黄瓜洗净，切粗丝；黄豆芽去皮，入沸水锅中煮熟，捞出晾凉、沥水，同黄瓜丝纳入小盆内，调入蒜泥、精盐、味精、香油、醋拌匀即成。

【功效】排便，减肥。

【适应证】便秘之肥胖症。

【出处】李玉虹. 肥胖症的药膳食疗［J］. 药膳食疗，2003（12）：9.

● **芝麻拌黄瓜**

【药膳处方】黄瓜250克，芝麻仁25克，水发木耳25克，西红柿半个，蒜仁3粒，精盐、味精、米醋、香油各适量。

【用法】黄瓜洗净，顺长切成两半，斜刀切成片；水发木耳洗净，撕小片；西红柿洗净，切片；芝麻仁入干燥锅中小火焙炒至黄色；蒜仁捣烂成泥。黄瓜片放入小盆中，放入木耳片、西红柿片，调入精盐、味精、蒜泥、香油、米醋拌匀，装盘。撒上芝麻仁，食用时用筷子拌匀即可。

【功效】润肠通便，补肺益气，润肤养发。

【适应证】高血压、肥胖症、肠胃病等；也是健康青年及儿童的理想食物。

【出处】牛国强. 养颜美容药膳方［J］. 药膳食疗，2004（12）：26-27.

● **豆腐百花汤**

【药膳处方】豆腐400克，蛋清25克，鲜菇35克，菜心50克，黑木耳15

克，紫菜2克，青椒、胡萝卜、西红柿、黄瓜各5克，味精、食盐各适量。

【用法】将豆腐弄碎，细筛滤过成豆茸，放食盐、味精拌匀；蛋清用筷子使劲搅打发泡，拌在豆腐里。取一盆，底涂油，将豆茸倒入，用小刀刮平，将切成所需形状的青椒、胡萝卜、黄瓜、紫菜、西红柿等在豆茸上摆好图案，上笼蒸7～8分钟取出。锅内倒入清水，放食盐、味精、鲜菇、黑木耳、菜心，烧开后倒入大盆内，将蒸好的豆茸滑入汤中，图案立刻浮于汤面。

此菜汤味清鲜，造型美观，红、黄、青、紫、白各色都有。

【功效】减肥塑身。

【适应证】高血压、肥胖症、冠心病等。

【出处】郭本功. 减肥的膳食疗法［J］. 东方食疗与保健，2004（2）：38-39.

● 黄瓜炒兔肉

【药膳处方】由编者拟定名称。

黄瓜350克，净兔肉100克，水发木耳25克，葱末、蒜末各10克，精盐、鸡精各3克，味精2克，胡椒粉0.5克，湿淀粉10克，花生油15克。

【用法】黄瓜切片，木耳撕小片，兔肉切片，用0.5克精盐及胡椒粉腌渍入味，再用湿淀粉（5克）拌匀上浆。锅烧热后放入花生油，下入肉片炒散，下入葱末、蒜末炒香。下入木耳片、黄瓜片，加精盐、鸡精炒匀至熟加味精，用湿淀粉勾芡，出锅装盘即成。

注意要用旺火炒制。

【功效】凉血化瘀，降糖。

【适应证】糖尿病等。

【出处】吴杰. 黄瓜兔肉［J］. 糖尿病之友，2005（9）：50.

● 黄焖鳝鱼

【药膳处方】黄瓜150克，紫苏10克，黄鳝500克，精盐、味精等适量。

【用法】黄鳝去除鳝骨及肚中杂物，用盐擦洗干净，用滚水去除血水、黏液，切成小块。锅中倒油，烧至八成热，倒入黄鳝，煸炒，放紫苏、黄瓜，加入适量清水，武火煮沸，放入精盐、味精等调味品，搅匀即可食用。

《随息居饮食谱》谓"鳝甘热，补虚助力，善去风寒湿痹，通血脉，利筋骨"。紫苏既有善解鱼蟹之毒的特性，还有芳香健脾、调味的作用，此肴趁热食用，香嫩可口。

【功效】补气益气，祛湿强筋。

【适应证】痹证、关节痛等。

【出处】赵德贵. 痹症的药膳方选［J］. 药膳食疗，2005（11）：2.

● 人参黄瓜炒鸡丁

【药膳处方】人参15克，黄瓜50克，鸡脯肉200克，冬笋25克，香菜、调料适量。

【用法】将人参浸软，切片；黄瓜切片；鸡脯肉切丁；冬笋切丝。向鸡丁中加适量食盐、味精、蛋清及淀粉，拌匀，置热油锅中划散后，下人参片、黄瓜片、笋丝、姜、葱等，煸炒至熟后，以精盐、味精调味。香菜梗入锅，翻炒两三下即可佐餐服食。

【功效】健脾益气，通便。

【适应证】预防结肠癌等。

【出处】佚名. 人参黄瓜炒鸡丁［J］. 东方药膳，2006（7）：封2.

● 黄瓜炒鸡蛋

【药膳处方】由编者拟定名称。

鲜黄瓜1根，醋适量，鸡蛋2枚。

【用法】将鲜黄瓜切碎，调醋煎鸡蛋食用。

【功效】清化湿热，健脾益气。

【适应证】腹泻。

【出处】顾建平. 治腹泻小验方［J］. 农业知识：增收致富，2006（7）：53.

● 黄瓜粥

【药膳处方】大米100克，鲜嫩黄瓜300克，精盐2克，生姜10克。

【用法】将黄瓜洗净，去皮去心切成薄片。大米淘洗干净，生姜洗净拍碎。锅内加水约1000毫升，置火上，下大米、生姜，武火烧开后，改用文火慢慢煮至米烂时下黄瓜片，再煮至汤稠，入精盐调味即可。每日2次温服。

【功效】润泽皮肤，治疗雀斑，减肥。

【适应证】雀斑、黄褐斑、肥胖症。

【出处】严双红. 能消除雀斑的天然食物［J］. 解放军健康，2006（3）：35.

● 天麻鸡

【药膳处方】天麻10克，鸡肉500克，黄瓜60克，鸽蛋100克，绍酒20克，香醋20克，白糖20克，精盐3克，味精3克，大葱3克，生姜3克，花椒3克，香油5克，淀粉3克。

【用法】先将天麻洗净放入碗内，加绍酒、白糖，上屉蒸透取出，切成二分厚的片备用；把鸡肉洗净下热油锅炸成金黄色捞出。锅内留油少许，放大葱、生姜炸锅，加入调味品和湿淀粉，再放入鸡肉和天麻片，开锅后移在小火上炖熟烂，转入旺火收汁，当浓稠时，淋入香油出锅，码在内盘；将鸽蛋煮熟去皮，切成大牙刀纹，刀深要到蛋心，手拿开应成两朵花形，放在鸡肉周围；再将黄瓜切成佛手，放在外围，其形要呈现数朵花争相开放。

注：天麻鸡金黄明亮，咸甜适口，黄绿相映。

【功效】益气补肾养血，息风定惊，通络止痛。

【适应证】肝肾精亏所致眩晕眼黑，头痛，手足痉挛抽搐，风寒湿痹，肢体麻木，手足不遂及产后、病后虚弱等病症；以眩晕症最为适用。

【出处】韦公远. 春季药膳二则 [J]. 东方药膳，2006（4）：35.

● **祛斑果蔬汁**

【药膳处方】由编者拟定名称。

西红柿3个，黄瓜2根，柠檬半个，鲜玫瑰花瓣、蜂蜜各适量。

【用法】先将西红柿、黄瓜、柠檬、鲜玫瑰花瓣洗净后合在一起榨压取汁，再加入蜂蜜，不拘时间随时饮用。

【功效】祛斑美容。

【适应证】代谢功能紊乱引起的面色暗黄。

【出处】韩素芹. 由黄变白"吃"出来 [J]. 东方食疗与保健，2007（1）：45-46.

● **温中祛毒菜丸**

【药膳处方】由编者拟定名称。

黄瓜4根（约500克），猪肉200克，豆腐150克，平菇15克，香菇5克，鸡蛋2个，葱白100克，鸡汤1500毫升，竹签4根，酱油15克，葱末10克，蒜茸5克，姜末5克，胡椒粉2克，白糖15克，芝麻5克（焙好），芝麻油10克，精盐3克，面粉适量。

【用法】把4根黄瓜洗净，去皮，在每根黄瓜柄的一端切下一小部分，挖去黄瓜籽瓤，洗净，用精盐渍一下，待用；猪肉洗净，剁成泥茸，放入瓷碗中，加酱油、葱末、姜末、蒜茸、胡椒粉、白糖、芝麻、芝麻油、精盐搅拌均匀，入味；豆腐洗净，放入瓷盆中，碾碎，加精盐、胡椒粉、芝麻油、1个鸡蛋，拌上面粉，再倒入猪肉馅，搅拌成稀稠适宜黏合的馅心，然后，做成和黄瓜心同样大小的丸子；把丸子均匀地装入空黄瓜心内，盖上切下的一小部分黄瓜端头，用竹签逐条将黄瓜通心串起来；煮锅放入鸡汤，放入平菇片、水发香菇和葱白丝，煮开，至无气泡时，把备好的黄瓜放入，煮开；再把余下的1个鸡蛋做成蛋饼，切成小块菱形片；黄瓜煮熟，捞出，晾凉，切小段，再将整条黄瓜排放碗内，浇原汤，撒蛋片，即可。

【功效】温中，祛除癌毒。

【适应证】胃癌，胃气虚寒，喜热饮食者。

【出处】李佩文. 胃癌食疗小验方（7）[J]. 中老年保健，2008（3）：37.

● 黄瓜根肝糊汤

【药膳处方】黄瓜根12克，猪肝150克，胡萝卜100克，洋葱50克，鸡骨汤150克，奶油适量，精盐、胡椒粉各少许。

【用法】把胡萝卜、洋葱、黄瓜根洗净，胡萝卜、洋葱切成丁状，黄瓜根切段；猪肝用热水焯过，切成豆粒大小丁状。在锅内先放奶油，随即放入其他用料和鸡骨汤，用小火煮成糊状后，加精盐、胡椒粉调味即可。

【功效】春季食用，可强壮肝脏。

【适应证】适用于慢性肝炎、肝硬化的辅助治疗，对贫血、女性哺乳期乳汁不足也有一定疗效。

【出处】陈金伟. 春季肝病食疗五款 [J]. 家庭中医药，2010，17（5）：78.

● 黄瓜猕猴桃汁

【药膳处方】黄瓜200克，猕猴桃30克，凉开水200毫升，金蝉花孢子粉3克，蜂蜜少许。

【用法】将黄瓜洗净去籽，留皮切成小块，猕猴桃去皮切块，一起放入榨汁机，加入凉开水搅拌，倒出加入蜂蜜、金蝉花孢子粉，于餐前1小时饮用。

【功效】清热解毒，生津止渴，润燥，祛除癌毒。

【适应证】癌症高危人群。

【出处】中山大学附属第六医院刘兴烈献方。

● 红薯炒二瓜

【药膳处方】红薯250克，嫩黄瓜100克，新鲜丝瓜150克，香菜叶、葱段、蒜末、生姜丝、精盐等适量。

【用法】红薯、嫩黄瓜、新鲜丝瓜切成块，待油四成热时放入蒜末、葱段、生姜丝、香菜叶，倒入红薯块煸炒至五成熟时再放入黄瓜、丝瓜，加入适量清水、精盐，汤汁收干即可。

【功效】补虚健脾强肾，祛除癌毒，美容。

【适应证】恶性肿瘤、癌病高危、糖尿病等。

【出处】中山大学附属第六医院刘兴烈献方。

● **黄瓜炒虾肉**

【药膳处方】黄瓜250克，大虾肉100克，淀粉5克，料酒、葱花、姜片、精盐各适量，植物油10克。

【用法】将虾肉去壳，剔去背上的泥，洗净，切成薄片，用料酒、葱花、姜片加水适量，浸泡1个小时左右；将淀粉加少许水调好；黄瓜洗净，切成片；锅中倒入油上火烧热，将虾蘸匀淀粉汁，下油锅炒熟，放在锅边，用余油快炒黄瓜片，然后将虾片与黄瓜同炒，加入精盐、水淀粉，用旺火炒几下即可。

【功效】健脾补肾，利尿通便，生津排毒，美白肌肤。

【适应证】黄褐斑、便秘等。

【出处】佚名. 黄瓜炒虾肉［J］. 医药食疗保健，2012（6）：36.

● **黄瓜明目排毒汁**

【药膳处方】黄瓜、西红柿各150克，柠檬汁5毫升，蝉虫草粉3克。

【用法】将黄瓜和西红柿切碎，一起放入榨汁机中榨成混合汁，再加入柠檬汁与蝉虫草粉，搅拌均匀。早晚各饮一次。

【功效】益肝明目，祛除癌毒。

【适应证】恶性肿瘤、老花眼等。

【出处】中山大学附属第六医院刘兴烈献方。

● **肉丁炒黄瓜**

【药膳处方】猪肉30克，黄瓜120克，食油、酱油、葱、姜、精盐、淀粉、料酒各适量。

【用法】将猪肉切丁，用酱油、淀粉、料酒调汁浸泡。黄瓜切丁，拌盐。油锅烧热后，先煸葱、姜，后将肉丁放入炒几下。将黄瓜倒入锅内和肉丁一同煸炒，加入酱油、精盐炒熟即可。佐膳，可常服用。

【功效】清热，降血压。

【适应证】高血压病、高脂血症。

【出处】佚名. 降脂食疗方［J］. 家庭科技，2015（2）：35.

● 二瓜消暑汤

【药膳处方】冬瓜200克，黄瓜150克，白茅根60克，橄榄油、精盐适量。

【用法】将冬瓜洗净，带皮切成小块；黄瓜洗净切片。先将冬瓜、白茅根煮熟成汤，然后加入橄榄油、精盐调味，最后加入黄瓜片，水沸即可。

【功效】清热消暑。

【适应证】普遍适宜大众伏天食用。

【出处】中山大学附属第六医院刘兴烈献方。

● 黄瓜紫菜汤

【药膳处方】黄瓜150克，紫菜15克，虾米、调料各适量。

【用法】将黄瓜洗净切成菱形片，锅内加入清水，烧沸后，投入黄瓜、是虾米、精盐、酱油，煮沸后撇去浮沫，下紫菜，淋上香油调匀即成。

【功效】清热利水，补肾养心，理气开胃。

【适应证】妇女更年期肾虚烦热。

【出处】孟昭群. 清热利尿用黄瓜［J］. 开卷有益：求医问药，2018（2）：2.

● 山楂汁拌黄瓜

【药膳处方】黄瓜2根，山楂30克，白糖20克。

【用法】将山楂洗净，切片，放入锅中，加水200毫升煮约15分钟，取汁，放入白糖；黄瓜去皮、心及两头，洗净切成条状，入锅中加水煮熟，捞出，控干水。两者一起拌匀即成。早晚佐餐食用。

【功效】清热生津，降脂减肥，消食化积。

【适应证】肥胖症、高血压、高脂血症、咽喉肿痛、心血管病。

【出处】孟昭群. 清热利尿用黄瓜［J］. 开卷有益：求医问药，2018（2）：2.

● 黄瓜蒲公英粥

【药膳处方】黄瓜100克，新鲜蒲公英40克，大米60克。

【用法】黄瓜洗净切片，蒲公英洗净切碎，大米淘洗干净先入锅中，加水煮粥，待粥熟时，加入黄瓜、蒲公英，再煮片刻即可食之。

【功效】清利湿热，解毒消肿，利尿通淋。

【适应证】热毒炽盛、咽喉肿痛、风热眼疾、小便短赤等。

【出处】孟昭群. 清热利尿用黄瓜［J］. 开卷有益：求医问药，2018（2）：2.

● 黄瓜炖豆腐

【药膳处方】黄瓜150克，豆腐200克，熟猪油、精盐、鸡精各适量。

【用法】黄瓜洗净，切成菱形片；豆腐切片。锅置武火上，下入清水、豆腐、精盐，煮开后加入熟猪油、黄瓜、鸡精，稍煮片刻即可食用。

【功效】清热解毒，生津止渴，利尿消肿，泻火润燥。

【适应证】适用于小儿夏季热、心烦口渴、二便不利、发热少汗等。

【出处】孟昭群. 清热利尿用黄瓜 [J]. 开卷有益：求医问药，2018（2）：2.

第五节　西葫芦瓜类

西葫芦，又称白瓜、小瓜等，系葫芦科南瓜属一年生蔓生草本植物。

葫芦巴碱与丙醇二酸等可以调节机体新陈代谢、抑制糖类转化为脂肪等，但一般瓜果不含葫芦巴碱与丙醇二酸。大自然把葫芦巴碱与丙醇二酸赐予西葫芦瓜。所以，西葫芦瓜享有"天然健康食品""天然减肥美容食品"之美誉。

西葫芦瓜具有防癌抗癌的效果，主要缘由是其含有一种干扰素的诱生剂，可刺激机体产生干扰素，从而提高免疫力，发挥防癌抗癌的作用。由于该种干扰素诱生剂不耐高温，故西葫芦瓜的食用以生吃、鲜榨汁、凉拌为宜，从而充分发挥其防癌抗癌的食养价值。

西葫芦瓜有显著的利尿通淋作用，故可作为水肿患者的良好辅助治疗果蔬。

中医学认为，西葫芦瓜味甘淡，性平，入肺、胃、肾经，有清热利尿、除烦止渴、润肺止咳、祛除癌毒等效果，主要应用于泌尿系结石、黄疸、肝硬化腹水、肾炎水肿、癌病等。由于西葫芦偏凉，脾胃虚寒者少吃为妙。

● 烫面西葫芦煎饺

【药膳处方】面粉4量杯（约400克），小西葫芦5个，豆腐干少许，葱、姜、酱油、花椒粉、糖、精盐适量，开水200毫升。

【用法】西葫芦擦成丝，放入1茶匙精盐，等待5分钟，将水分挤出；将豆腐干切碎，炒熟。将所有的材料搅拌在一起，放入少许酱油、花椒粉、葱、姜和糖调味。用200毫升开水和面、揉面约30分钟，把面团揪成小剂子备用。擀皮，包饺子。锅中放少许油，油热后放入饺子，大火煎2分钟，倒入50毫升水，转中火，盖上盖子焖5~8分钟，看到锅里的水没有了就好了。

【功效】清热除烦，利水消肿。

【适应证】慢性肝病、肾炎等。

【出处】唐之枫, 蔚蔚. 清淡爽口的瓜菜——西葫芦［J］. 中老年保健, 2016
（5）：38-39.

第六节　苦　瓜　类

苦瓜, 系葫芦科苦瓜属植物。其基原是葫芦科植物苦瓜的果实。

因其果实表面疙瘩如瘤状凸起, 像癞蛤蟆的皮肤, 故又称为"癞瓜"。当
苦瓜成熟时, 果皮黄中带红, 故又有"红姑娘"之称。由于苦瓜生长有"一耐
二喜"的特点, 即耐热而不耐寒, 喜光不耐阴, 喜湿而怕雨涝, 故到采摘期,
苦瓜果实富含大自然阴阳二气。

中医学认为, 苦瓜性寒, 味苦, 入心、肺、脾、胃、肾、肝经, 具有清热
消暑、益气养血、补肾健脾、养肝明目、解毒等功效, 常应用于中暑、暑热烦
渴、目赤肿痛、疮痈肿毒等。

苦瓜苷可以刺激胰岛素释放, 有类似胰岛素的作用, 故针对糖尿病患者,
用苦瓜干60克, 灵芝30克, 加水适量, 隔水炖60分钟, 适温兑入金蝉花孢子粉
3克, 每日服用1次, 有良好的控制血糖的效果。苦瓜是糖尿病患者理想的康复
之品。

苦瓜富含提高免疫功能、抗肿瘤的成分, 有良好的抗肿瘤效果。临床上常
常遇到癌症患者化疗后出现口干苦、大便秘结、咽喉不适等症状, 往往用苦瓜
干60克, 灵芝60克, 绿豆60克, 加水适量, 慢火熬至绿豆烂透, 适温兑入金蝉
花孢子粉3克, 久久服之, 有明显的扶正、抗癌、解毒效果。

苦瓜食性寒凉, 寒性体质、中焦虚寒者不宜多用, 以免加重病情。

● 苦瓜粥

【药膳处方】苦瓜100克, 粳米60克, 冰糖100克。

【用法】将粳米淘洗干净与切好的苦瓜丁同熬成粥。待粥将好时放入冰
糖。可供早晚餐食用。

宜辅食萝卜、苋菜、马齿苋、蒲公英、蕨菜、小蓟、鸭拓草、西瓜、黄
瓜、丝瓜、菊花、鸭血、金银花、绿豆等清热解毒之品。忌食一切温燥、麻
辣、厚腻之物。

【功效】清暑涤热，止痢解毒。

【适应证】中暑烦渴、痢疾等。

【出处】李明河. 苦瓜药膳［J］. 中国食品，1989（8）：14-15.

● 苦瓜荠菜瘦肉汤

【药膳处方】鲜苦瓜250克，荠菜50克，猪瘦肉125克，料酒、精盐、味精适量。

【用法】将苦瓜去瓤，切成小丁；猪瘦肉切薄片；荠菜洗净，切碎。先将肉片用料酒、精盐调味，加水煮沸5分钟，加入苦瓜、荠菜煮汤，调入味精即成。每日1剂，连用5～7日。

宜辅食胡萝卜、菠菜、蒲公英、黄花菜、枸杞子苗、野黑豆、荸荠、菊花、鸡肝、猪肝、麻雀蛋、蚌肉、海螺等清肝明目之品。亦可每日辅食1剂具有清心火除烦热、平肝明目等效果的竹叶石膏粥。忌食辣椒、芥末、大蒜等刺激性食物。

【功效】清肝明目。

荠菜性寒凉，故擅于凉血止血，清肝经之热而明目；苦瓜苦寒，能清心涤热而明目。配以营养丰富、滋阴润燥的猪瘦肉，清肝明目作用尤强。

【适应证】结膜炎等。

【出处】李明河. 苦瓜药膳［J］. 中国食品，1989（8）：14-15.

● 苦瓜炒猪肝

【药膳处方】苦瓜125克，猪肝250克，大蒜1瓣，黄酒1匙，酱油、料酒、麻油、精盐、味精适量。

【用法】将苦瓜用精盐渍5分钟（以去苦味），切块；猪肝切成薄片，加料酒、精盐渍10分钟，用开水焯一下沥干。油锅烧热，下苦瓜，翻炒几下，放入大蒜、酱油、黄酒略烹，倒入猪肝翻炒，加味精调入味即可。佐餐用。

宜辅食香菇、冬菇、猴头菇、海藻、动物肝、卷心菜、洋葱、龙须菜、菱角等具有抗癌作用的食物。不宜摄入过于沸烫的食物和饮料及过腻、烧焦、煎焦、炸焦的鱼和肉，更不能吃腐烂变质的蔬菜和发霉的花生、玉米等。

【功效】扶正抗癌，祛除癌毒。

猪肝味苦，性温，能补肝、养血、明目。每百克猪肝含维生素A 8700国际单位，这是一般食品望尘莫及的。维生素A能阻止和抑制癌细胞增长，并能将已向癌细胞分化的细胞恢复为正常细胞。而苦瓜也有一定的防癌功能。两种食物合用，功力相辅，配伍适当。

【适应证】淋巴腺癌。

【出处】李明河. 苦瓜药膳［J］. 中国食品，1989（8）：14-15.

● **治阳痿验方**

【药膳处方】苦瓜种子100克。

【用法】苦瓜种子炒熟研末，每日3次，黄酒送服。

【适应证】阳痿。

【出处】李明阳. 治阳痿验方［J］. 医药与保健，1996（4）：20.

● **猪油炒苦瓜**

【药膳处方】苦瓜250克，猪油及调味品适量。

【用法】将苦瓜洗净去内瓤，切丝。锅中放猪油，烧至九成热时，将苦瓜倒入，加葱、姜、椒盐，爆炒至熟即成。

【功效】清热明目。

【适应证】肝火上炎之目赤肿痛、便秘尿黄、口干苦等。

【出处】徐相衡. 苦瓜药膳五款［J］. 家庭中医药，1999（11）：43-44.

● **苦瓜焖鸡翅**

【药膳处方】苦瓜250克，鸡翅1对（约150克），调味品适量。

【用法】将鸡翅去毛，洗净切块，用姜汁、黄酒、白糖、精盐、淀粉拌匀上浆；苦瓜去内瓤，洗净切块，放沸水中氽一下，取出备用。烧锅放蒜泥、豆豉，爆香后，再放鸡翅翻炒；待熟时，下苦瓜、辣椒丝、葱段炒几下，而后加半碗清水，用文火焖30分钟，调味起锅即成。

【功效】润脾补肾。

【适应证】肝肾阴虚、视力下降、视物模糊等。

【出处】徐相衡. 苦瓜药膳五款［J］. 家庭中医药，1999（11）：43-44.

● **苦瓜青果炖猪肚**

【药膳处方】苦瓜150克，青果50克，猪肚1个，生姜9克，调味品适量。

【用法】猪肚洗净，切丝；苦瓜切段，略用精盐腌片刻。加水煮猪肚，待熟时，下苦瓜、青果、生姜等，煮熟后，食肚饮汤。

【功效】养阴清热，益胃止痛。

【适应证】胃脘灼热疼痛、口苦咽干、心烦易怒等。

【出处】徐相衡. 苦瓜药膳五款［J］. 家庭中医药，1999（11）：43-44.

● 羊肾苦瓜粥

【药膳处方】羊肾1个（约250克），羊肉、苦瓜各100克，枸杞子30克，大米50克，调味品适量。

【用法】羊肾去筋膜，洗净切丝；羊肉洗净切碎。将苦瓜、枸杞子水煎去渣取汁，加大米、羊肉、羊肾同煮为粥，待熟时调入葱、姜、味精服食，每日1剂。

【功效】滋阴降火，平肝潜阳。

【适应证】阴虚火旺之阳痿，或欲念一动即遗精等。

【出处】徐相衡. 苦瓜药膳五款［J］. 家庭中医药，1999（11）：43-44.

● 苦瓜炒猪肾

【药膳处方】苦瓜120克，猪肾1个（约250克），生姜10克，大蒜20克，调味品适量。

【用法】苦瓜去瓤，洗净切丝，放入沸水中略烫；猪肾去筋膜，洗净切腰花。在锅中放油烧热后，下腰花爆炒，而后下苦瓜丝翻炒，调入葱、姜、料酒、米醋、精盐等炒至熟后，调入味精即可。

【功效】清热利湿，益肾填精。

【适应证】湿热蕴结，畸形精子过多的男子不育症，或湿热阻滞、脘腹痞闷、四肢重困、口苦黏腻之“苦夏”等。

【出处】徐相衡. 苦瓜药膳五款［J］. 家庭中医药，1999（11）：43-44.

● 苦瓜叶茶

【药膳处方】由编者拟定名称。

鲜苦瓜叶。

【用法】取一把鲜苦瓜叶，洗净，放砂锅内慢火焙干，然后搓碎放碗中冲入开水，盖好，10分钟后滤渣取汁服，连服5次。

【功效】清热解毒止痢。

苦瓜叶是苦、寒（凉）的中药食物，有清热解毒之功，用于治疗疮痈肿毒、梅毒、痢疾。干品、鲜品均可，干品每次15克左右，鲜品每次60克左右，煎水内服即可。另外，不光苦瓜叶，苦瓜花、苦瓜根也可用于治疗湿热痢疾。

【适应证】红白痢。

【出处】佚名. 我来荐方［J］. 家庭医药：就医选药，2004（5）：22.

● 苦瓜炒胡萝卜

【药膳处方】苦瓜1个（约150克），胡萝卜1个（约150克），少许精盐。

【用法】苦瓜去瓤后切片，胡萝卜切成薄片，急火快炒，加少许精盐调味，每日1次食之。

【功效】苦瓜含有丰富的维生素C，常食可使面容变白变嫩。胡萝卜含有大量维生素A和维生素C，可使皮肤细腻光滑。

【适应证】皮肤色素沉着、黄褐斑等。

【出处】殷海昌. 秋季润燥养颜方［J］. 科学养生，2005（10）：9.

● 苦瓜饮

【药膳处方】苦瓜半个（约70克）。

【用法】取苦瓜半个（约70克），洗净切成小丁，加水适量，煮至稀烂当茶饮（不可放任何的调味品），每日1剂。

【适应证】青春痘，粉刺，痤疮。

【出处】严永和. 战"痘"食疗方［J］. 东方食疗与保健，2006（9）：42.

● 鲜榨苦瓜汁

【药膳处方】由编者拟定名称。

生苦瓜1个（约150克），糖50克。

【用法】生苦瓜1个，捣烂如泥，加糖50克，搅匀，2小时后滤渣，取汁，分1～2次服，每日2～3次。

【功效】清热利湿解毒，消积导滞。

【适应证】痢疾急性期。

【出处】沈尔安. 小儿菌痢药膳食疗方［J］. 东方食疗与保健，2006（10）：16–17.

● 苦瓜炒蛋

【药膳处方】苦瓜150克，鹌鹑蛋150克，红鲜辣椒、调味品适量。

【用法】鲜苦瓜洗净，切去两端，对剖成两片，挖出内部瓜瓤，洗净，切丁。鹌鹑蛋去蛋壳，撒入精盐、味精和匀备用。锅置旺火上，下菜油烧八成热，下蛋炒散入盘；锅内重新加少许油，放苦瓜煸炒，再放入红鲜辣椒，下精盐，等盐炒熔化，下蛋合炒即可备用。苦瓜、鹌鹑蛋合炒，红绿鲜香，味道可口。

【功效】健脾补肾，益脑增智，补益气血。

苦瓜有补脾固肾、养血滋肝等功效。鹌鹑蛋有补气养血、强筋壮骨、益脑增智等功效。现代研究证实，此方具有促进血液循环、防止细胞衰老、益寿、保肝养肾、增加血红蛋白、强化内分泌系统功能、防止睾丸萎缩、性欲减退的作用，并有防止动脉硬化、降低胆固醇、预防高血压、糖尿病等作用。

【适应证】糖尿病、高脂血症，阳痿、早泄，妇女月经不调、闭经，恶疮，白癜风等。

【出处】李典云. 糖尿病食疗有佳方［J］. 开卷有益：求医问药，2006（2）：58.

● 清炒三瓜片

【药膳处方】苦瓜、丝瓜、黄瓜各100克，调味品适量。

【用法】将苦瓜、丝瓜、黄瓜洗净，分别切片，放入油锅内同炒，入调料即可。佐餐常食。

【功效】清热凉血，除湿消肿。

【适应证】湿热熏蒸之痤疮。

【出处】王廷兆. 痤疮防治食疗方集锦［J］. 东方食疗与保健，2009（5）：44-45.

● 苦瓜茶

【药膳处方】苦瓜1个（约150克），绿茶适量。

【用法】将苦瓜的一端切掉，挖出内瓤，装入绿茶。将此苦瓜悬挂于阴凉通风处阴干后取下，洗净切碎即成。每次取10克的苦瓜茶放入杯中，以沸水冲泡，盖焖半小时后饮用，可每日饮2次。

【功效】清热解暑，止渴除烦。

【适应证】中暑发热、口渴烦热、小便不利等症。

【出处】常怡勇. 5则食疗方治老年性排尿困难［J］. 求医问药，2010（8）：39-40.

● 苦瓜瘦肉汤

【药膳处方】由编者拟定名称。

苦瓜250克，猪瘦肉150克，姜丝、葱末、白酒、精盐、淀粉、植物油各适量。

【用法】将苦瓜去瓤，洗净切片，用精盐略腌抓后沥水备用；猪瘦肉洗干净，切薄片，加入葱末、白酒、精盐、淀粉拌匀。把植物油放入锅内，置于火上，放姜丝爆香，入肉片翻炒至变色，倒入苦瓜炒熟，食用。

【功效】清肝热。

【适应证】目赤肿痛。

【出处】严玉和. 苦瓜防病治病验方便方［J］. 东方食疗与保健，2011（10）：44–45.

● 姜葱凉拌苦瓜

【药膳处方】由编者拟定名称。

鲜苦瓜250克，葱花、姜末、精盐、味精、酱油、麻油各适量。

【用法】将苦瓜去籽洗净，入沸水中浸3分钟，捞出后，用凉水洗一洗，然后切成细丝，拌入葱花、姜末、精盐、味精、酱油、麻油调匀后食用。

【功效】滋养肝阴，潜阳降压。

【适应证】高血压病。

【出处】严玉和. 苦瓜防病治病验方便方［J］. 东方食疗与保健，2011（10）：44–45.

● 姜葱炒苦瓜

【药膳处方】由编者拟定名称。

鲜苦瓜250克，花生油、姜丝、葱末、精盐、味精各适量。

【用法】将新鲜苦瓜去除籽、瓤，洗净切成细丝。把花生油烧热，入姜丝、葱末略炸，投入苦瓜丝爆炒片刻，加入精盐、味精略炒食用。

【功效】养肝，通阳。

【适应证】动脉硬化。

【出处】严玉和. 苦瓜防病治病验方便方［J］. 东方食疗与保健，2011（10）：44–45.

● 牛奶苦瓜汁

【药膳处方】由编者拟定名称。

苦瓜1个（约150克），蜂蜜20毫升，牛奶200毫升。

【用法】将苦瓜去籽，洗净切片或切碎，与牛奶捣汁入杯，兑蜂蜜拌匀。每日早、晚分2次饮服。

【功效】滋养肝肾。

【适应证】高脂血症。

【出处】严玉和. 苦瓜防病治病验方便方［J］. 东方食疗与保健，2011（10）：44–45.

● **苦瓜凉拌芹菜**

【药膳处方】由编者拟定名称。

苦瓜150克，芹菜150克，芝麻酱、蒜泥各适量。

【用法】将苦瓜去皮、瓤后，洗净切成丝，先用开水略烫，再过一遍凉水，沥水后将芹菜、苦瓜同拌，放入芝麻酱、蒜泥等调匀后食用。

【功效】滋养肝肾，熄风潜阳。

【适应证】肝阳上亢证。

【出处】严玉和. 苦瓜防病治病验方便方［J］. 东方食疗与保健，2011（10）：44-45.

● **姜葱猪油炒苦瓜**

【药膳处方】由编者拟定名称。

苦瓜125克，猪油、葱、姜、精盐各适量。

【用法】苦瓜洗净后，切成细丝，用猪油爆炒，加入少许葱、姜、精盐，佐餐食用。

【功效】滋养肝肾，清肝明目。

【适应证】热病烦渴、眼目不适。

【出处】严玉和. 苦瓜防病治病验方便方［J］. 东方食疗与保健，2011（10）：44-45.

● **木耳苦瓜炒乌鱼片**

【药膳处方】由编者拟定名称。

苦瓜150克，乌鱼片100克，黑木耳20克，植物油、精盐、葱花、姜丝、料酒各适量。

【用法】黑木耳用温水泡发后洗净；将苦瓜去蒂、柄、瓤和籽，洗净切片。锅中倒入适量植物油，将乌鱼片与苦瓜片一同倒入锅内急火熘炒，入黑木耳、精盐、葱花、姜丝、料酒，炒至乌鱼片发白、熟透食用。

【功效】清热解毒，祛瘀生新，滋养肝肾。

【适应证】胃窦炎。

【出处】严玉和. 苦瓜防病治病验方便方［J］. 东方食疗与保健，2011（10）：44-45.

● **苦瓜炒肉丝**

【药膳处方】苦瓜250克，瘦猪肉50克，葱、姜、精盐、味精等调料适量。

【用法】将苦瓜洗净，切片。将猪肉洗净，切丝，与苦瓜片同入油锅炒，加葱、姜、精盐、味精等调料，急火熘炒至肉丝熟即成。佐餐当菜，随意食用。

【功效】养阴清热。

【适应证】2型糖尿病。

【出处】曾闻. 秋治内分泌疾病的食疗方［J］. 中国民间疗法，2012，20（10）：1.

● **番石榴苦瓜茶**

【药膳处方】番石榴干50克，苦瓜1个（约150克）。

【用法】水煎服用。

【功效】清热燥湿，滋养肝肾。

番石榴不但好吃，而且营养丰富，含有一定量的蛋白质、谷氨酸及钙、磷、铁和维生素，尤其是维生素C含量丰富。番石榴不仅可作为日常水果，它的鲜果汁还具有降低血糖的作用，可以用于辅助治疗糖尿病。番石榴性味涩、甘、平，具有止泻、止血、消炎、收敛、燥湿等功用，可以治疗痢疾、腹泻等疾病。但经常便秘或有内热的人不宜多吃。

【适应证】糖尿病、结肠炎等。

【出处】逸菲. 糖尿病药食方12款［J］. 食品与健康，2013（5）：32-33.

● **实火牙痛方**

【药膳处方】苦瓜1个（约150克），白糖适量。

【用法】苦瓜切碎，捣烂如泥，放入白糖，拌匀，腌渍2小时即可。1次服完，连服3次即可见效。

【适应证】实火牙痛。

【出处】牙科病小验方［J］. 湖南中医杂志，2018，34（4）：59.

第七节　葫　芦　瓜　类

葫芦瓜，又称瓠瓜、葫芦、夜开花等；系葫芦科葫芦属一年生蔓性草本植物；基原为葫芦科葫芦的嫩果，是夏季常吃的果蔬。

葫芦瓜富含维生素C，可以提高机体抗病毒能力；还含有胰蛋白酶，所以有降糖的作用；富含胡萝卜素，故具有防癌抗癌的效果。以鲜榨汁服用为佳。

中医学认为，葫芦瓜味甘淡，性平，入肺、胃、肾经，有清热解毒、除烦止渴、润肺止咳、消肿散结等功效，多应用于水肿、肾炎、肝硬化腹水、黄疸等。

● **瓠瓜鸡蛋汤**

【药膳处方】瓠瓜300克，鸡蛋3枚，葱花25克，胡椒粉1克，精盐、味精、鲜汤、化猪油各适量。

【用法】将鸡蛋打入碗内，加入精盐、胡椒粉搅打均匀；瓠瓜削去皮，洗净，切成薄片待用。炒锅内放化猪油烧至六成热，倒鸡蛋液炒泡，加入鲜汤、精盐、瓜片，瓜片烧熟，放味精、葱花，起锅即成。

【功效】清热润肺，解毒利水，滋阴润燥。

【适应证】燥热咳嗽、肝硬化腹水等。

【出处】周玲. 瓠瓜的药用食疗与菜谱［J］. 烹调知识，2005（7）：43.

● **瓠瓜烧青头菌**

【药膳处方】瓠瓜250克，青头菌180克，生姜片10克，大蒜瓣20克，马耳葱20克，精盐、味精、鲜汤、水豆粉、化猪油各适量。

【用法】青头菌，去蒂洗净，用刀切块；瓠瓜削去皮洗净，用刀切块待用。炒锅内放化猪油烧热，下生姜片、大蒜瓣、马耳葱炸片刻，加入鲜汤、精盐、青头菌块、瓠瓜块烧熟入味，放味精、水豆粉收汁，起锅即成。

【功效】清热明目，解毒利水，止渴。

【适应证】目赤肿痛，肿瘤放化疗后口干口苦、口腔黏膜溃疡、咽喉干痛、失眠梦多、大便干结等，癌病等。

【出处】周玲. 瓠瓜的药用食疗与菜谱［J］. 烹调知识，2005（7）：43.

● **瓠瓜熘鸭丝**

【药膳处方】瓠瓜170克，白鸭脯肉200克，生姜丝10克，白糖15克，料酒25克，马耳葱20克，精盐、味精、水豆粉、化猪油各适量。

【用法】白鸭脯肉切成二粗丝，加精盐、水豆粉待用；瓠瓜削皮洗净，切成丝，撒上少许精盐；将白糖、料酒、精盐、味精、水豆粉调成滋汁水待用。砂锅内放化猪油烧至五成热，下鸭脯肉丝滑散，抹去余油，放生姜丝、马耳葱、瓠瓜丝和炒几下，烹入滋汁推匀，待收汁后起锅即成。

【功效】利水消肿，清热解毒，滋阴止渴。

【适应证】水肿、肿瘤放疗后出现"上火"、糖尿病等。

【出处】周玲. 瓠瓜的药用食疗与菜谱［J］. 烹调知识，2005（7）：43.

● **瓠瓜软丝藻汤**

【药膳处方】瓠瓜400克，软丝藻150克，葱花20克，化猪油30克，生姜片15克，高汤、川盐、味精各适量。

【用法】软丝藻洗净，改刀成段，用清水漂洗；瓠瓜削皮洗净，切成丝待用。炒锅内放化猪油烧热，下生姜片炸一下，加入高汤、软丝藻、川盐煮入味后，入瓠瓜丝煮熟，起锅放味精、葱花即成。

【功效】清热化痰，利水解毒，止渴散结。

【适应证】水肿、糖尿病、肺热咳嗽、肝硬化、癌病等。

【出处】周玲. 瓠瓜的药用食疗与菜谱［J］. 烹调知识，2005（7）：43.

● **葫芦粥**

【药膳处方】葫芦150克，大米100克，调味品适量。

【用法】将葫芦洗净切块备用。取大米淘净，加清水适量煮粥，待沸时放入葫芦块，煮至粥熟后，加调味品，再煮一二沸服食，每日1剂。或将葫芦榨汁，待粥熟时，调入粥中，煮熟服食。

【功效】利湿通淋，消肿止痛。

【适应证】水肿胀满、小便不利。

【出处】胡献国. 清热利湿说葫芦［J］. 家庭医学：下半月，2017（8）：40.

● **葫芦叶粥**

【药膳处方】葫芦叶100克，大米100克，调味品适量。

【用法】将葫芦叶洗净切细备用。取大米淘净，加清水适量煮粥，待沸时调入葫芦叶，煮至粥熟后，加调味品，再煮一二沸服食。或将葫芦叶水煎取汁，加大米煮粥服食，每日1剂。

【功效】利湿通淋，消肿止痛。

【适应证】水肿胀满、小便不利。

【出处】胡献国. 清热利湿说葫芦［J］. 家庭医学：下半月，2017（8）：40.

● **葫芦三皮汤**

【药膳处方】葫芦皮50克，冬瓜皮、西瓜皮各30克，红枣10克。

【用法】三皮、枣加水400毫升，煎取150毫升，分2次饮服，每日1剂。

【功效】健脾利湿。

【适应证】脾虚湿盛之急性肾炎、小便短少、眼睑浮肿等。

【出处】胡献国. 清热利湿说葫芦［J］. 家庭医学：下半月，2017（8）：40.

● **葫芦蜜饮**

【药膳处方】葫芦、蜂蜜各适量。

【用法】将葫芦去皮洗净，切片，榨汁，加蜂蜜及冷开水各适量拌匀饮服，每日数次，连续3～5天。

【功效】清热宣肺。

【适应证】肺热、肺燥咳嗽、胸痛、心烦口渴等。

【出处】胡献国. 清热利湿说葫芦［J］. 家庭医学：下半月，2017（8）：40.

第八节　西红柿类

西红柿，又称番茄，系一年生或多年生茄科植物。其基原是茄科植物的果实，一般在夏、秋果实成熟时采收。

维生素C能软化血管，防治动脉硬化效果好；其与亚硝胺结合，可以防治癌病。虽然西红柿中维生素C的含量不高，但由于有有机酸与抗坏血酸酶的保护，维生素C不容易在烹煮中被破坏，在机体中吸收利用率较高。其所含谷胱甘肽有抗癌作用，所以西红柿有抗衰防癌的效果。癌症手术后，常服鲜榨西红柿汁，有较好的祛除癌毒的作用，对肿瘤患者与易患癌病群体大有裨益。

因为西红柿含有的柠檬酸、苹果酸可以有效促进胃液等消化液的分泌，有助于食物消化，并且能分解脂肪，故常食用西红柿有减肥效果。

高血压病、眼底出血患者，每日早上空腹生吃1～2个新鲜西红柿，连服15日，有较好的疗效。

西红柿，色红入心，可以补血，同时吃熟鸭蛋1枚、熟鸡蛋1枚与西红柿2个，每日1次，有较好的防治贫血效果。

西红柿还含有可抑制酪氨酸酶活性的物质，该物质能消除沉着于皮肤与内脏的色素，使皮肤保持干净，故西红柿还有美容作用。

中医学认为，西红柿味酸、甘，性微寒，入肝、脾、胃经，有健脾消食、清热消暑、补肾利尿、凉血平肝等功效，现代常应用于防治动脉硬化、癌症、高血压病、肥胖、白内障、蝴蝶斑、老年斑等。

由于西红柿性寒凉，所以中焦虚寒者不宜多生食，以免导致腹泻腹痛。

● **五味降压汤**

【药膳处方】紫菜1片，西红柿、洋葱各1个，芹菜2根，荸荠10个。

【用法】紫菜泡软、去沙，芹菜切段，荸荠去皮切小块，西红柿连皮切片，洋葱切丝备用。将上述五味放锅内，加水煮汤，熟后即可。以饮汤汁为佳。每日煮汤饮汁，连饮15日。

【功效】滋养肝肾，熄风潜阳。

【适应证】高血压病。

【出处】张仁德. 治高血压病30方［J］. 致富之友，1996（10）：36.

● **鱼蓉白奶羹**

【药膳处方】鱼肉100克，西红柿15克，豌豆25克，面包100克，肉汤250克，干香菇15克，植物油150～200克（实耗约25克），猪油、黄酒、味精、精盐、干淀粉适量。

【用法】干香菇用开水泡开，洗净，去根，切成小方丁；西红柿洗净，切丁；面包切丁；淀粉用水调好；取鱼肉下开水锅，微火煮熟后捞出，碾成碎泥。肉汤烧开，倒入鱼肉泥、豌豆、香菇丁、西红柿丁、味精、黄酒、精盐等，待水再开时加入湿淀粉，略搅几下，加入猪油，即成鱼蓉羹。取植物油倒入锅中，在旺火上烧开，倒入面包丁，待炸成橙黄色时取出，放入碗中，倒上鱼蓉羹，趁热食用。

【功效】补益脾胃。

【适应证】脑血管疾病、高血压病、冠心病、牙病咀嚼能力差、结核病、消化不良、术后恢复期、慢性肾炎等。

【出处】蔡鸣. 冠心病食疗方［J］. 家庭医学：上半月，1996（22）：53.

● **西红柿汁**

【药膳处方】西红柿数个。

【用法】取西红柿数个，洗净后用沸水泡5分钟，剥皮去籽。再用干净纱布绞汁，不可放糖。每次饮服50～100毫升，日服2～3次。

【功效】健脾开胃，生津止渴。

【适应证】小儿厌食症。

【出处】容晓翔. 小儿厌食症的食疗方［J］. 药膳食疗，2003（11）：36.

● **酿西红柿**

【药膳处方】西红柿5个（每个重约50克），猪肉末200克，酱油25克，精盐3克，味精、白糖各2克，葱、姜各5克。

【用法】将葱、姜洗净切成末。肉末放入碗内，加葱末、姜末、酱油、精盐、味精、白糖，拌匀成馅。西红柿洗净切除蒂部，从切口处挖去籽、瓤，放入调好的肉馅，底朝下放在盘内，用旺火蒸15分钟，取出即成。

【功效】健脾消食，美肤驻颜。

【适应证】孕妇面部皮肤色素沉着、黄褐斑。

【出处】张洪军. 准妈妈的食疗美容方［J］. 家庭医学：下半月，2003（6）：29.

● **枸杞子西红柿鲨鱼片**

【药膳处方】鲨鱼肉200克，枸杞子20克，鸡蛋黄2个，淀粉10克，白糖40克，植物油10克，番茄酱50克，精盐、味精适量。

【用法】枸杞子蒸熟；鲨鱼肉切片；鸡蛋黄放在碗内，加淀粉和水，拌成"蛋糊"。锅内放油，烧至五成热，把鱼片蘸上"蛋糊"，逐片炸2分钟后捞出；另起锅，放少许水，烧热，放入番茄酱、枸杞子、白糖、精盐、味精、植物油（10克）和鱼片，淋上水淀粉，晃动几下后，盛出即可。

【功效】补气养血，健脑，明目强身。

鲨鱼肉补益气血；枸杞子滋阴补血，益精明目。两者合用，具有补气养血、健脑、明目强身的奇效。

【适应证】对气血两虚引起的眩晕、心悸无力、血亏、健忘、面色苍白等症，有较好的食疗作用。同时，它可作为老年人及久病体虚、产后血虚贫血、神经衰弱、慢性肾炎患者的日常滋补膳食。

【出处】孙继和. 枸杞子食疗方10则［J］. 药膳食疗，2005（9）：38-39，44.

● **西红柿黄瓜饮**

【药膳处方】西红柿500克，黄瓜500克，蜂蜜适量。

【用法】西红柿去皮，黄瓜洗净，共搅碎后过滤取汁，加入适量蜂蜜，每日2次，每次1小杯。

【功效】调和气血，美白驻颜。

西红柿、黄瓜含谷胱甘肽和维生素C，能促进皮肤新陈代谢，使沉着的色素减退，从而使肌肤细腻白嫩。

【适应证】皮肤色素沉着，黄褐斑等。

【出处】殷海昌. 秋季润燥养颜方［J］. 科学养生，2005（10）：9.

● 西红柿豆腐炖鱼块

【药膳处方】西红柿150克，豆腐150克，鲜鲤鱼1条（约650克），葱段15克，姜片10克，精盐6克，味精5克，料酒15克，香菜15克，胡椒粉5克，干淀粉、食用油、香油各适量。

【用法】西红柿洗净，切块；豆腐切厚片；鲤鱼去鳞、鳃，剖腹去内脏，洗净，改刀成块，用适量精盐、料酒拌匀入味10分钟，再用干淀粉拌匀。锅中放底油，入葱段、姜片炸香，放入鱼块略煎，烹入料酒，掺入清水（或鲜汤），放入豆腐、西红柿，炖10分钟后，再调入精盐、味精、胡椒粉，炖至汤色乳白时放入香菜、香油即成。佐餐食用。

【功效】清热解毒，润肺生津，开胃消食。

【适应证】适用于各种癌肿放疗、化疗期间和治疗后胃津不足者，症见食欲不振、口干渴饮等。

【出处】牛国强. 癌症药膳食疗方10款［J］. 东方食疗与保健，2006（7）：16–17.

● 芹菜西红柿柠檬梨子汁

【药膳处方】芹菜100克，西红柿1个（约150克），雪梨150克，柠檬五分之一个。

【用法】将芹菜去叶，洗净后切成小段，西红柿去皮，雪梨去除皮与核，与柠檬一起放入榨汁机内榨汁饮服，每日1次。

【功效】清热解毒，润肺消痤。

【适应证】青春痘、粉刺、痤疮。

【出处】严永和. 战"痘"食疗方［J］. 东方食疗与保健，2006（9）：42.

● 桃花豆腐

【药膳处方】鲜桃花15朵，豆腐150克，净虾肉200克，去皮猪肥肉、水发香菇、面粉各50克，荸荠25克，鸡蛋5枚，鸡胸脯肉100克，鲜汤300克，西红柿汁150克，白糖15克，酱油10克，葱花25克，湿淀粉15克，精盐、味精、麻油、猪油各适量。

【用法】鲜桃花摘瓣洗净；净虾肉、去皮猪肥肉放在肉案上，用刀背砸成泥后，剁成碎末；豆腐去掉上下层较硬的皮，用刀压成泥。把虾泥、肥肉茸、豆腐泥放入盆中，加入鸡蛋清、鲜汤、味精、精盐，用力搅成稠糊状，然后加入面粉，搅拌均匀。再将鸡胸脯肉去筋膜，洗净；水发香菇、荸荠去皮，洗净；以上均切成米粒丁，放入酱油、味精、葱花、麻油搅拌均匀。取直径约4厘米小碟12个，上面涂一层化开的猪油，把虾肉、豆腐泥分别挤在小碟中，用手蘸温水将其轻轻抹平，撒上一层桃花片，再把切成丁的鸡肉、香菇、荸荠等原料放入碟中，接着盖上一层虾肉、豆腐泥，用手蘸温水抹平表面，然后贴上桃花片、香菇片。上笼蒸20分钟，去掉小碟，将蒸好的桃花豆腐放在鱼盘中，旁边放6朵桃花。炒锅放入余下的鲜汤、西红柿汁、白糖、味精、精盐、湿淀粉，烧开后小火煨浓，出锅，浇在桃花豆腐上即成。其特点是荤鲜素嫩，清香袭人。

【功效】补肾壮阳，滋阴生津，健脾益气。

【适应证】气血阴阳亏虚诸证（如虚劳、黄褐斑、癌病放化疗后等）。

【出处】徐成文. 阳春三月桃花疗［J］. 东方药膳，2014（3）：1.

● 西红柿蜂蜜汁

【药膳处方】由编者拟定名称。

蜂蜜40克，西红柿100克。

【用法】将西红柿榨汁，兑入蜂蜜搅匀。早晚空腹分2次用温开水冲服。

【功效】增进食欲，提高精力，并能维持酸碱平衡、增强造血功能。

【适应证】贫血。

【出处】胡佑志. 六款蜂蜜食疗方［J］. 蜜蜂杂志，2016（6）：44.

第九节　旱　芹　类

旱芹，又称胡芹、芹菜等，原本也姓"胡"，系伞形科植物旱芹，喜冷凉、湿润的气候。其基原为旱芹的全草。

中医学认为，芹菜味甘、辛、苦，性凉，入肝、肺、胃经，具有平肝阳、清热解毒、健脾利水、养血祛风、凉血止血等功效，主要应用于高血压病、高脂血症、动脉硬化、神经衰弱、黄疸、水肿、月经不调等。

高血压病、动脉硬化，用新鲜芹菜500克，新鲜车前草60克，苦瓜60克，加水煎60分钟，取汁，当茶饮用。

高脂血症，用芹菜根60克，净山楂15克，决明子15克，加水一同煎煮60分钟，取汁，适温兑入蝉虫草粉10克，当茶随饮。

失眠，用百合30克，醋龟甲30克，炒酸枣仁30克，芹菜60克，金蝉花10克，一同熬煮60分钟，睡前60分钟服用，对缓解失眠有较好疗效。

● **鲜芹汁**

【药膳处方】鲜芹250克。

【用法】将鲜芹洗净，焯水后切碎捣烂，挤出汁水，每次服1小杯，每日2次。一般7日为一疗程，连用4周后，可改为每日口服1次。长期食用，有保持血压平稳之功效。

【功效】平抑肝阳。

【适应证】高血压病、动脉硬化、神经衰弱、便秘等多种中老年疾病。

【出处】佚名. 春日养生宜食芹［J］. 中国中医药现代远程教育，2014（4）：70.

第十节　水　芹　类

水芹，又名水芹菜、野芹菜、小叶芹等，系伞形科植物水芹的全草。

水芹鲜嫩、清香、爽口，营养丰富。

中医学认为，水芹味辛、甘，性凉，入肺、肝、膀胱经，有清热解毒、利尿、止血等功效。常应用于风热感冒、呕吐、泄泻、淋证、水肿、暴热烦渴、崩漏、带下、高血压病、糖尿病、冠心病、肝功能指标异常等。

水芹有促进呼吸、祛痰等作用。肺热咳嗽，痰黄稠量多者，用飞天蠄蟧30克，风栗壳10克，隔水炖汁，适温兑入水芹汁50毫升，效果良好。《随息居饮食谱》指出，水芹"清胃涤热，祛风，利口齿咽喉头目"，提示水芹还有清肺胃之热、解毒利咽、清利头目的功效。

水芹有调节血压的作用。《中国药用植物志》一语道破："嫩茎捣汁服，可治高血压症。"将水芹连茎带叶，鲜榨取汁，久久用之，对稳定高血压病病情大有裨益。

水芹有清热利水的功效，可降低机体血糖水平，对化学性肝损害、缺血性心肌损伤等有保护作用，故对糖尿病、冠心病、肝功能指标异常等有辅助治疗作用。

● **扶元水芹汁**

【药膳处方】鲜水芹250克，金蝉花孢子粉1克，陈皮孢子粉1克，三七粉1

克，红参粉1克，西洋参粉1克。

【用法】鲜水芹洗净，水焯后切碎，用榨汁机榨汁，每次服1小杯并兑入金蝉花孢子粉1克，陈皮孢子粉1克，三七粉1克，红参粉1克，西洋参粉1克，每日2次。一般7日为一疗程，连用4周后，可改为每日口服1次。

【功效】扶正抗癌，平肝阳，健脾和胃，化瘀通络，清热利水。

【适应证】冠心病、高血压病、糖尿病、高脂血症、动脉硬化、神经衰弱、便秘、癌病体质等。

【出处】中山大学附属第六医院刘兴烈献方。

第十一节 苋 类

苋，又名苋菜、红人苋、秋红等，系苋科植物苋的全草。

苋菜，又以红苋菜的功效最佳。因其富含蛋白质、钙、铁、胡萝卜素、维生素C，尤其钙、铁的含量高于菠菜，故具有补血、促进生长发育的作用。

苋菜，不仅可以提供足量的维生素C，还可以弥补谷物中氨基酸组成的缺陷，民间称之为"长寿菜"，常吃苋菜对老年人与青少年很有好处。

中医学认为，苋菜味甘，性微寒，入肝、大肠、小肠经，有清热解毒、通利大小便、明目、消肿等功效。

脾虚大便溏烂者少吃为好，不宜与鳖同食。

● 利咽茶

【药膳处方】鲜苋菜150克，新鲜青果3枚，白糖或蜂蜜适量。

【用法】取苋菜、新鲜青果，一同水煎，取汁，加白糖或蜂蜜调服。

【功效】清热解毒，利咽。

【适应证】咽喉痛、扁桃体炎。

【出处】中山大学附属第六医院刘兴烈献方。

第十二节 黄芽白菜类

黄芽白菜，又称大白菜、黄芽白等，系十字花科植物白菜的叶球。

"百菜不如大白菜。"该食材含有蛋白质、脂肪、多种维生素、多种微量元素（如钙、铁、磷、锌、锰、钼、铜）及丰富的粗纤维。粗纤维可以助消化，促进胃肠蠕动，预防便秘。锌有抗癌、抗心血管病、抗糖尿病、抗衰老等作用。铜可以促进造血。钼能截断体内形成亚硝胺的过程，有抗癌作用。常吃大白菜有一定的防癌作用。

大白菜不含蔗糖、淀粉，是糖尿病患者的美味果蔬。大白菜所含的胆碱可以调节脂肪代谢，抑制胆固醇沉积于血管壁，因此大白菜也是高脂血症、肥胖患者的食疗果蔬。大白菜含有的3-吲哚甲醇能帮助分解同乳腺癌密切相关的雌激素，所以常吃大白菜可以有效防治乳腺癌。

中医学认为，黄芽白菜味甘，性平，入胃、肺、大肠经，有消痰止咳、清肺润燥、通利胃肠、解毒醒酒、消食下气、和中利尿等功效，应用于脾胃气虚、大小便不畅等。

黄芽白菜，性平和，"诸病不忌"〔（清）王孟英《随息居饮食谱》〕。

● **白菜炖汤**

【药膳处方】白菜500克，豆腐50克，百合30克，干无花果3枚，蜜枣3枚。

【用法】加水适量，炖汤。

【功效】润肺止咳，通利二便。

【适应证】肺燥咳嗽、大便干结。

【出处】中山大学附属第六医院刘兴烈献方。

● **白菜露**

【药膳处方】白菜500克。

【用法】白菜洗干净，在开水里焯一下，捞出，捣烂绞汁200毫升；饭前加热，温服，每日2次。

【功效】通利胃肠，健脾和胃。

【适应证】胃溃疡。

【出处】张正修. 白菜食疗作用大 [N]. 健康时报, 2006-02-20（8）.

第十三节　菘　菜　类

菘菜，也称小白菜、小青菜、结球白菜等，系十字花科植物青菜的幼株。

"拨雪挑来踏地菘，味如蜜藕更肥酥。"［（宋）范成大《四时田园杂兴》］该诗中所提"菘"，是"百菜之王"菘菜，道明了菘菜味道鲜美、甘浓。

菘菜含有蛋白质、脂肪、糖类、多种维生素、胡萝卜素、核黄素、烟酸、微量元素（如钙、磷）及粗纤维等。菘菜富含粗纤维，可以促进胃肠蠕动，助消化。故食用菘菜，可预防便秘，有防癌作用。

菘菜味甘，性凉，入肺、胃、肝、脾、大肠经，具有除烦解热、生津止渴、清肺化痰、通利肠胃、解酒毒等功效，用于肺热咳嗽、便秘、糖尿病、癌病、食积等。

● 鲜菘菜饮品

【药膳处方】由编者拟定名称。

鲜菘菜适量。

【用法】鲜菘菜适量，捣汁饮。

服药时忌海藻、甘草，脾胃虚寒，大便溏薄者慎服。

【功效】解热除烦，生津止渴，清肺消痰，通利肠胃。

【适应证】肺热咳嗽、便秘、消渴、食积、丹毒、漆疮等。

【出处】李筠，岳勤霏，范欣生. 方后注服药食忌研究［J］. 中医杂志，2018，59（10）：833–836.

第十四节　甘　蓝　类

甘蓝，又称包心菜、卷心菜、包菜等，系十字花科植物甘蓝的叶。

甘蓝含有维生素C、维生素A、钙、磷、铁等，并含有较多的硒元素、吲哚的衍生物。维生素A具有促进幼儿生长发育、维持正常视力、预防夜盲症的作用，所以甘蓝是适合幼儿食用的良好果蔬。

硒元素可以防止弱视，防癌抗衰，美容强身，增强男子性欲。所以，鲜榨富含硒元素的甘蓝汁服用，可以有效发挥防止弱视、防癌抗衰、美容强身、增强男子性欲等作用。

服用甘蓝汁，还可以有效医治消化性溃疡。

中医学认为，甘蓝味甘，性平，入肝、胃、脾经，具有清利湿热、散结止痛、益心肾补虚、健脾和胃、聪耳明目等功效，适用于肾虚腰痛、消化性溃疡、老年斑、黄褐斑、肥胖症、弱视、癌病、男性性欲减退等。

● **鲜甘蓝蜂蜜汁**

【药膳处方】鲜甘蓝、蜂蜜各适量。

【用法】绞汁饮，200～300毫升。胃有积滞者宜慎。止痛宜鲜品生用。

【功效】清利湿热，散结止痛，益肾补虚。

【适应证】湿热黄疸、消化道溃疡疼痛、关节不利、虚损等。

【出处】中山大学附属第六医院刘兴烈献方。

第十五节　菠　菜　类

菠菜，又称甜茶、飞龙菜、波棱菜等，系苋科藜亚科植物菠菜的全草。

菠菜含有丰富的营养素如蛋白质、微量元素、维生素等，尤其富含铁、维生素C。维生素C可以促进铁的吸收和利用，从而使铁的吸收率大大提高，所以菠菜的补血作用良好，对贫血与各种出血者很有益处。

菠菜富含维生素A，维生素含量不亚于胡萝卜；还含有对机体的生长发育、新陈代谢有良好促进作用的物质，如芳香苷、α-生育酚等。菠菜还含有辅酶Q_{10}，以及丰富的维生素E，所以，菠菜有抗衰老的效果。

因为菠菜富含草酸，草酸会影响机体对钙的吸收，所以食用时，先用开水焯烫一下，可以除去七八成以上的草酸；再凉拌食用，机体可以充分吸收其营养素。

中医学认为，菠菜味甘，性平，入肺、肝、胃、大肠、小肠经，具有利五脏、健脾和胃、通胃肠、养血、止血、润燥等功效，用于贫血、便秘、高血压病、糖尿病、便血、头痛、眩晕、夜盲症等。

菠菜性凉滑，脾胃虚寒者少吃为好，也不能与海带、紫菜等同吃同煮，以免影响机体对钙的吸收。

● 降脂通乳菠菜汤

【药膳处方】菠菜250克，草鱼尾150克，金蝉花5克，菊花（干品）10克，泡辣椒、茶油或菜油、姜丝、葱、鲜汤、调味品适量。

【用法】菠菜洗净去老叶，放沸水锅内焯1分钟，捞出晾凉，沥干水分，切断；菊花去蒂洗净；草鱼尾，去骨切长8厘米，宽4厘米，厚1厘米的片状；泡辣椒切丝状备用。锅内加入茶油或菜油，微炒姜丝、葱、菠菜和泡辣椒，炒香后倒入鲜汤，加入调味品，烧沸后，放鱼片、金蝉花、菊花，煮至汤浓，肉质变白，端上桌即可食用。

【功效】降脂，通乳汁。

菠菜性味甘、凉、滑、无毒，具有补血止血、利五脏、通血脉、止渴润肠、滋阴平肝、促进胰液分泌、帮助消化等功效。

【适应证】高脂血症、乳汁不通等症。

【出处】中山大学附属第六医院刘兴烈献方。

● 菠菜豆腐

【药膳处方】菠菜150克，豆腐250克，精盐、植物油、鲜汤、胡椒粉、鸡精、葱花、香油适量。

【用法】菠菜洗净，切断并焯水；豆腐切片，放沸水锅内余下，放精盐，熟后把豆腐漂入水内备用。炒锅置中火上，下植物油烧七成熟，下鲜汤适量，烧沸，下菠菜、豆腐、精盐、胡椒粉、鸡精烧沸后，入葱花，淋上香油，推匀起锅即可食用。

【功效】养血平肝，养阴清热。

【适应证】高血压病、高脂血症、糖尿病等。

【出处】李慧芳. 菠菜能治病［N］. 上海中医药报，2006-11-10（5）.

● 菠菜猪肝

【药膳处方】菠菜250克，猪肝100克，精盐、水豆粉、鲜汤、胡椒粉、奶油适量。

【用法】菠菜洗净，折断至6厘米长；新鲜猪肝洗净，切薄片，盛碗内，加精盐、水豆粉拌匀备用。铁锅置旺火上，入鲜汤、胡椒粉、奶油，汤烧开时，下菠菜、猪肝余至熟，盛于碗内即可食用。

【功效】补血，养血，止血。

【适应证】缺铁性贫血、妇女月经过多、闭经、月经过少等。

【出处】李慧芳. 菠菜能治病［N］. 上海中医药报，2006-11-10（5）.

第十六节　蕹　菜　类

"南方奇蔬"蕹菜，也叫空心菜、无心菜等，系旋花科植物蕹菜的茎、叶。

新鲜蕹菜，微微清香，爽滑，味道鲜美，生熟均可食用，炒食或凉拌随具体情况而定。

蕹菜富含诸多营养素，如蛋白质、脂肪、糖类、微量元素、维生素等。蕹菜嫩尖中富含蛋白质、钙，以及具有促进胃肠蠕动、通便解毒、降低胆固醇作用的物质，如纤维素、木质素、果胶等。所以，蕹菜可以调治便秘、高脂血症。

紫色蕹菜因为含有胰岛素样成分，所以有降低血糖的作用，可作为糖尿病患者的推荐果蔬。

中医学认为，蕹菜味甘，性寒，入肺、胃、大肠经，具有清热凉血、解毒利湿、润肠通便、消肿祛腐等功效，用于小儿夏季热、小儿胎毒、丹毒、疔疮痈毒、血证、便秘、糖尿病、高脂血症等。

蕹菜生吃时一定要讲究新鲜，并注意卫生。因为其性寒，脾胃虚寒者不宜食用。

● 蕹菜菜肴

【药膳处方】由编者拟定名称。

蕹菜以嫩梢供蔬食，质地脆嫩，口味清新，荤素皆宜。蕹菜，既可作为主料，又可当配料。一经炒、炖、扒等，皆可成美味。如蕹菜清炒，色绿味美，嫩滑爽口。而蕹菜炒肉丝、虾米炖蕹菜、蟹黄扒蕹菜等，为百吃不厌的佳肴。

【用法】如用蕹菜与肉丝做成肉丝汤，鲜爽味美，暑天用它佐餐，风味别具，且清热解暑，可增强食欲。

【功效】清热凉血，解毒利湿，通利胃肠。

【适应证】鼻出血、便秘、淋浊、便血、痔疮、痈肿、折伤、蛇虫咬伤等。

【出处】缪士毅. 蔬中一奇话蕹菜［N］. 中国中医药报，2006-07-07（7）.

第十七节　韭　菜　类

韭菜，又名壮阳草、起阳草等，系百合科植物韭菜的茎与叶。

韭菜，一年四季都生长，尤其以春天的韭菜为上品，故唐诗"夜雨剪春韭，新炊间黄粱"［（唐）杜甫《赠卫八处士》］对韭菜的描绘恰到好处。

韭菜，与其他蔬菜类似，含有蛋白质、脂肪、维生素、胡萝卜素、钙、铁等营养成分。因为韭菜富含兴奋性物质（如硫化物、苷类物质），故有温补肝肾、助阳固精的功效。

韭菜富含纤维素，不仅可以促进胃肠蠕动，还可与肠道内的胆固醇结合而排出体外，所以有通利胃肠、降低血脂的作用，可以防治心血管疾病。

中医学认为，韭菜味辛甘，性温，归肝、胃、肺、肾经，具有补益肝肾、健脾益肺、温中行气、助阳固精、化瘀解毒、通便等功效。

韭菜富含粗纤维，不容易消化，不宜一次多吃。

因其性温，内热、阴虚火旺者当忌口。

● 鲜榨韭菜汁

【药膳处方】由编者拟定名称。

韭菜叶捣汁1杯或韭菜根叶捣汁1杯。

【用法】夏日冷服，冬天温服，温开水加少许酒冲服。

【功效】止血，通便。

【适应证】鼻出血、慢性便秘。

【出处】张秋臻. 韭菜的药用价值高［N］. 上海中医药报，2006-06-09（7）.

● 韭菜根茶

【药膳处方】由编者拟定名称。

韭菜根60克。

【用法】用韭菜根煎汁适量内服，每日2次。

【功效】敛汗。

【适应证】盗汗、自汗。

【出处】张秋臻. 韭菜的药用价值高［N］. 上海中医药报，2006-06-09（7）.

● **韭菜面糊**

【药膳处方】由编者拟定名称。

鲜韭菜三份，面粉一份。

【用法】共捣成糊状，敷于患处，每日2次。

【功效】活血，化瘀，止痛。

【适应证】跌打损伤。

【出处】张秋臻. 韭菜的药用价值高［N］. 上海中医药报，2006-06-09（7）.

● **韭菜籽粉**

【药膳处方】由编者拟定名称。

韭菜籽研粉。

【用法】开水送服，每日早晚各9克。

【功效】壮阳。

【适应证】阳痿、遗精。

【出处】张秋臻. 韭菜的药用价值高［N］. 上海中医药报，2006-06-09（7）.

● **韭菜籽面饼、韭菜姜汁**

【药膳处方】由编者拟定名称。

韭菜籽、新鲜韭菜、生姜汁、面粉。

【用法】韭菜籽研粉，和面做饼蒸食。韭菜汁、生姜汁加糖调服。

【使用注意】韭菜只能熟食，不宜生食，消化不良和有肠胃病者不宜食用；因其性温，故酒后及有热症的人不宜食用。

【功效】温补肝肾，助阳固精。

【适应证】冠心病、高血压病、动脉硬化、小儿尿床、妇女孕期恶心呕吐。

韭菜籽面饼治小儿尿床，韭菜姜汁治疗妇女孕期恶心呕吐。

【出处】张秋臻. 韭菜的药用价值高［N］. 上海中医药报，2006-06-09（7）.

第十八节　金针菜类

金针菜，又名黄花菜、萱草等，"萱草，食之令人好欢乐，忘忧思，故曰忘忧草"（《博物志》）。但平时食用的金针菜，不是观赏的萱草、忘忧草，系百合科植物黄花菜的花。

金针菜味香浓郁，鲜嫩、清香，为席上珍品。该菜营养丰富，富含多种维生素、蛋白质、脂肪、碳水化合物、钙、磷、黄酮等营养成分。

研究表明，金针菜有诸多作用，如抗癌、抗氧化、改善睡眠、抗黄疸、抗抑郁、杀虫、消炎等，故常用于恶性肿瘤、冠心病、睡眠障碍、抑郁症、焦虑、更年期综合征等。

中医学认为，金针菜味甘，性凉，归肝、肾、心、脾经，具有清热利湿、宽胸解郁、凉血解毒、安五脏等功效，应用于癌病、焦虑、抑郁症、失眠梦多、痔疮出血等。

● **金针菜汤**

【药膳处方】由编者拟定名称。

金针菜25克。

【用法】水煎1小碗，佐餐服用。

【功效】宽胸解郁，透疹。

【适应证】失眠、小儿麻疹不出。

【出处】熊庆荣. 金针菜验方［N］. 民族医药报，2005-05-13（3）.

● **金针猪蹄催乳汤**

【药膳处方】由编者拟定名称。

金针菜50克，猪蹄1只（约500克）。

【用法】煮汤食之。

【功效】催乳。

【适应证】乳汁少。

【出处】熊庆荣. 金针菜验方［N］. 民族医药报，2005-05-13（3）.

● **金针红枣茶**

【药膳处方】由编者拟定名称。

金针菜、红枣各30克。

【用法】加水煮服，日服3次，连服3～4日。

【功效】清利大肠湿热，止血。

【适应证】大便血下。

【出处】熊庆荣. 金针菜验方［N］. 民族医药报，2005-05-13（3）.

● **金针菜茶**

【药膳处方】由编者拟定名称。

金针菜适量。

【用法】适量煎汤（或加白糖）代茶频饮。

【功效】利水通淋。

【适应证】小便涩痛。

【出处】熊庆荣. 金针菜验方［N］. 民族医药报，2005-05-13（3）.

● **金针茅根茶**

【药膳处方】由编者拟定名称。

金针菜30克，鲜白茅根30克。

【用法】加水，煎汤代茶饮。

【功效】清热凉血止血。

【适应证】各种出血。

【出处】熊庆荣. 金针菜验方［N］. 民族医药报，2005-05-13（3）.

● **止鼻出血茶**

【药膳处方】由编者拟定名称。

金针菜60克。

【用法】加水，煎汤代茶饮。

【功效】清热凉血止血。

【适应证】鼻出血。

【出处】熊庆荣. 金针菜验方［N］. 民族医药报，2005-05-13（3）.

● **金针藕节茶**

【药膳处方】由编者拟定名称。

金针菜60克，鲜藕节30克。

【用法】加水，煎汤代茶饮。

【功效】清热、凉血、止血。

【适应证】咯血、吐血。

【出处】熊庆荣. 金针菜验方［N］. 民族医药报，2005-05-13（3）.

● **金针菜鲜根茶**

【药膳处方】由编者拟定名称。

金针菜鲜根30克，冬瓜皮30克。

【用法】加水，煎汤代茶饮。

【功效】清热利水消肿。

【适应证】全身浮肿、小便不利。

【出处】熊庆荣. 金针菜验方［N］. 民族医药报，2005-05-13（3）.

● **金针菜汤**

【药膳处方】由编者拟定名称。

金针菜15克。

【用法】水煎，每日分2次服。

【功效】祛风化湿，通络止痛。

【适应证】风湿筋骨痛、神经痛。

【出处】熊庆荣. 金针菜验方［N］. 民族医药报，2005-05-13（3）.

● **金针菜根茶**

【药膳处方】由编者拟定名称。

金针菜根30克。

【用法】水煎后去渣，冲入适量米酒温服。

【功效】祛风化湿，宣痹止痛。

【适应证】风湿性关节炎。

【出处】熊庆荣. 金针菜验方［N］. 民族医药报，2005-05-13（3）.

● **金针猪蹄**

【药膳处方】由编者拟定名称。

金针菜30克，猪蹄1只（约500克）。

【用法】加水炖熟，加入适量黄酒调服，每隔3日食用1次，食用4～5次，可见效。

【功效】补气血，清热利湿。

【适应证】老年骨节酸痛。

【出处】熊庆荣. 金针菜验方［N］. 民族医药报，2005-05-13（3）.

● **金针菜炖黄花鱼**

【药膳处方】由编者拟定名称。

黄花鱼250克，金针菜18克。

【用法】清水炖熟，加优质黄酒适量调配。每隔3日食用1次，连服4次可见效。

【功效】补虚，利湿，解郁。

【适应证】老年头昏、体虚、慢性胃炎。

【出处】熊庆荣. 金针菜验方［N］. 民族医药报，2005-05-13（3）.

● 金针菜马齿苋茶

【药膳处方】由编者拟定名称。

金针菜、马齿苋各30克。

【用法】水煎服。

【功效】清肝解毒。

【适应证】红眼病。

【出处】熊庆荣. 金针菜验方［N］. 民族医药报，2005-05-13（3）.

● 金针菜红糖茶

【药膳处方】由编者拟定名称。

金针菜、红糖各30克。

【用法】水煎热饮。

【功效】补虚清热。

【适应证】感冒。

【出处】熊庆荣. 金针菜验方［N］. 民族医药报，2005-05-13（3）.

● 金针马齿红糖汤

【药膳处方】由编者拟定名称。

金针菜、马齿苋各30克，红糖50克。

【用法】水煎服。

【功效】清热，利湿，止痢。

【适应证】痢疾。

【出处】熊庆荣. 金针菜验方［N］. 民族医药报，2005-05-13（3）.

● 金针开音茶

【药膳处方】由编者拟定名称。

金针菜30克、蜂蜜30克。

【用法】金针菜加水煮烂调入蜂蜜，缓缓咽下，每日分3次服。

【功效】清热，润肺，开音。

【适应证】声哑。

【出处】熊庆荣. 金针菜验方［N］. 民族医药报，2005-05-13（3）.

第十九节　莴　苣　类

莴苣，又名千金菜、莴笋等，系一年生或两年生草本植物。

莴苣的食用部分是茎与叶。清香脆嫩，生吃味道鲜美。

莴苣富含多种维生素、钙、磷、铁、糖类等营养成分，对儿童换牙、长牙、骨骼生长大有益处，并可以预防儿童贫血，使儿童开胃，所以适合生长发育的儿童食用。莴苣叶的营养成分（如铁元素、胡萝卜素、维生素C等）含量较茎部高许多，故食用莴苣时也要重视叶子的价值；莴苣叶还含有一种乳汁液，有镇痛、麻醉的作用。

中医学认为，莴苣味苦、甘，性凉，入胃、小肠经，有利五脏经脉、坚筋骨、通血脉、通乳汁、开胸膈、利尿、清热解毒等作用，常用于乳汁不下、小便不利、口臭、齿垢、面部潮红、佝偻病、神经衰弱、疮疖、无名中毒、小便赤热短少、尿血、蛇虫咬伤等。

常吃莴苣可以健美减肥，故《救荒本草》指出："（莴苣）虽性冷，甚益人，久食轻身少睡。"该论断不无道理。有研究发现，连续吃用莴苣一段时间后，会发生夜盲症；古也素有目疾者忌吃莴苣之观点。所以，莴苣不能多食用、常食用。

莴苣子，系菊科植物莴苣的种子；秋季采摘，晒干；其味苦，性寒；入肝、胃经，具有清热解毒、通乳、利小便、化瘀止痛等作用，一般用于乳汁不通、跌打损伤、瘀肿疼痛、阴囊肿痛、痔疮出血等。

为避免降低或丢失其营养价值，莴苣不宜切碎冲洗食用；不宜去叶食用；内有寒饮者不宜；煎炒食用时不宜过多放盐；铜质器皿不宜存放莴苣。

● **益脏通脉末**

【药膳处方】由编者拟定名称。

炒莴苣子90克，炒小米30克，乳香、没药、乌梅肉各15克。

【用法】共研为末，加蜂蜜调匀，并用热酒送服。

【功效】益五脏，通经脉，坚筋骨，利小便。

【适应证】腰部扭伤。

【出处】秦兰. 巧吃莴苣能治病［N］. 医药养生保健报，2006-07-24（7）.

第二十节　茼　蒿　类

茼蒿，又名菊花菜、蒿菜、桐花菜、皇帝菜等，系菊科植物茼蒿的茎、叶。

吃用以肥嫩者为好，无论生吃或榨汁，还是熟吃，柔嫩鲜美。

茼蒿含有丝氨酸、天门冬氨酸、苏氨酸、丙氨酸、微量元素、多种维生素等化学成分及营养成分。

茼蒿含有挥发油，食后有开胃消食的作用，并且有促进血液循环的效果。

茼蒿还含有丰富的粗纤维，可促进胃肠蠕动，促使胆固醇排泄，故食用茼蒿具有助消化、通大便、降低胆固醇的效果。

中医学认为，茼蒿味辛甘，性平，入脾、胃、心、肝经，有消食开胃、通利二便、化痰通脉、养心神等功效，常用于脾胃虚弱、消化不良、大小便不畅、高血压病、口臭、咳嗽、痰黄稠等。

食用茼蒿不宜加热过长时间，以免维生素与芳香成分流失。茼蒿富含水溶性维生素，故食用前不宜用水浸泡或先切后洗。

● **鸡蛋茼蒿汤**

【**药膳处方**】由编者拟定名称。

鲜茼蒿250克，鸡蛋3枚，食用油、精盐、味精、葱花等各适量。

【**用法**】将鸡蛋打入碗中，取鸡蛋清备用。将茼蒿择洗干净，切段。炒锅烧热，倒入适量食用油，放入葱花煸炒出香味，然后加入清水烧开，再放入茼蒿煮沸，倒入鸡蛋清搅散，加入精盐、味精调味即可。

【**功效**】清热除烦，养心安神。

【**适应证**】失眠、胸中烦闷和饮食积滞造成的食欲减退、消化不良等。

【**出处**】袁军. 鸡蛋茼蒿汤治失眠［N］. 医药养生保健报，2006-12-18（7）.

第二十一节　芥　菜　类

芥菜，又名盖菜、雪里蕻、大芥菜等，系十字花科植物芥菜的茎、叶。

191

食用芥菜，以紫芥茎、叶为好，新鲜芥菜煎炒吃、生吃或腌浸食用，其味均鲜美。

因为芥菜富含黑芥子苷、芥子酶、芥子酸、芥子碱、脂肪油、黏液质，还含有钙、磷、铁等微量元素，富含维生素C、胡萝卜素，因此其对促进人体生长发育、维持机体正常的生理功能有较好的作用。

中医学认为，芥菜味辛，性温，入肺、胃、脾、肾经，具有宣肺祛痰、消肿散结、温中利气等功效，常用于胸闷咳嗽、痰多色白、小便不通、寒饮内生、胸膈满闷等症。

芥菜不宜与胡萝卜、黄瓜、动物肝脏同吃，服用凝血药时也不宜食用芥菜。

● **牛肉煮芥菜**

【药膳处方】芥菜500克，牛肉250克，生姜50克，油、盐适量。

【用法】生姜去皮，拍碎；牛肉洗净，切片；芥菜洗净，切段。把用料放入滚水锅内，武火煮沸片刻即可，油、盐调味，趁热食用。

【功效】补脾益气，化痰止咳，解表散寒。

【适应证】感冒风寒、微恶风寒、头痛、周身骨痛、咳白色痰。

【出处】戈云川. 夏季清补需益气去火［N］. 上海中医药报，2007-06-15（6）.

第二十二节　莙荙菜类

莙荙菜，又称猪菠菜等，系藜科植物莙荙菜的幼苗或嫩叶。

莙荙菜含有还原糖、粗蛋白、纤维素、脂肪、胡萝卜素、维生素C、维生素B_1、维生素B_2、钾、钙、磷、镁、铁、锌、锰、硒等化学成分及营养物质，故适量食用莙荙菜，可以增强机体免疫功能，促进胃肠蠕动，预防便秘，降低胆固醇含量。

中医学认为，莙荙菜味甘，性凉，入肺、肾、大肠经，具有利五脏、清热解毒、化瘀止血等功效，常用于热毒型溃疡性结肠炎、闭经、急性前列腺炎、吐血、白带黄稠、痈疮等。

脾胃虚寒、脾肾阳虚者不吃为妙。

● **莙荙菜羹**

【药膳处方】由编者拟定名称。

莙荙菜100克。

【用法】烹制成蔬菜羹。加热时间不宜过长。

【功效】清热解毒，化瘀止血。

【适应证】有瘀血症状、常熬夜。

【出处】陈蔚辉，陈敏. 不同蔬菜羹的营养成分分析［J］. 食品科技，2012（11）：76-78.

第二十三节 冬 葵 叶 类

冬葵叶，又名冬苋菜、冬寒菜等，系锦葵科植物冬葵的叶。

冬葵叶富含黏液质、纤维素、维生素、钾、钙、镁、铁、铜、锌等化学成分及营养素。

黏液质，具有润肺清热的效果；纤维素，可以促进胃肠蠕动，预防便秘，降低胆固醇含量。

中医学认为，冬葵叶味甘，性寒，入肺、肝、胆、大肠、小肠经，具有清热利湿、通利二便、通乳等功效，常用于肺热咳嗽、便秘、湿热黄疸、乳汁不通等。

脾虚、脾肾亏虚、孕妇忌食用。

● **冬葵叶茶**

【药膳处方】由编者拟定名称。

冬葵叶50～100克。

【用法】煎汤服用。

【功效】清热，利湿，解毒。

【适应证】肺炎。

【使用注意】脾虚肠滑者忌服，孕妇慎服。

【出处】江苏新医学院. 中药大辞典［M］. 上海：上海科学技术出版社，1979.

第二十四节 落 葵 类

落葵，又名天葵、木耳菜、紫葵等，系落葵科植物落葵的叶。

落葵含有葡聚糖、黏多糖、β-胡萝卜素、有机酸、皂苷、微量元素等，有消炎、解热、降血压、降胆固醇等药理作用。

落葵叶子含有黏液，具有防癌抗癌的作用。

中医学认为，落葵味甘、酸，性寒；入心、肝、肺、胆、大肠、小肠经；有清热解毒、凉血活血、通利大便等功效；常用于便秘、泌尿系感染、溃疡性结肠炎、便血、痈疮肿毒、高血压病、癌病等。

● 落葵烩豆腐

【药膳处方】由编者拟定名称。

落葵250克，新鲜豆腐250克，素油、葱、姜末、精盐、味精、胡椒粉、鸡汤或肉汤、芝麻油适量。

【用法】将落葵幼苗、嫩梢或嫩叶清洗干净，在沸水中焯一下。新鲜豆腐（最好能用八公山豆腐），切成长条，在沸水锅中汆一下。在干净锅中放入适量素油烧热，投入葱、姜末煸香；再投入豆腐条和适量精盐、味精、胡椒粉、鸡汤或肉汤，烩至入味；然后撒入落葵，勾芡，淋入适量芝麻油出锅即成。

【功效】益气和中，生泽润燥，清热解毒。

【适应证】血热、鼻出血、便血、痢疾、斑疹、疔疮。

【出处】卢毓星，岳森，卢隆杰. 营养保健型蔬菜——落葵［J］. 特种经济动植物，2006（2）：30-31.

● 落葵烩银耳

【药膳处方】落葵250克，银耳30克，鸡汤或肉汤、花生油、花椒、葱、姜末、精盐、味精适量。

【用法】将落葵清洗干净，入沸水锅中焯一下，浸入凉水中泡10分钟，捞出，挤出水；银耳，水发之。炒锅加花生油烧热，投入花椒粒炸焦后捞出，投入葱、姜末煸出香味，再投入焯后的落葵、水发银耳和适量鸡汤或肉汤，加入精盐、味精等调料，烩至入味即成。

【功效】滋阴，润肺，止咳，养胃，生津，益气。

【适应证】虚热口渴、虚劳咳嗽、痰中带血等症。

【使用注意】正常人食用，也能扶正祛病、强身健体。

【出处】卢毓星，岳森，卢隆杰. 营养保健型蔬菜——落葵［J］. 特种经济动植物，2006（2）：30–31.

● 落葵炖母鸡

【药膳处方】落葵150克，老母鸡1只（约2000克），精盐、素油、料酒、姜片、葱段、胡椒粉等调料适量。

【用法】将落葵清洗干净；母鸡宰杀去毛及内脏，洗净后剁块。先将鸡块入砂锅加适量清水炖熟，放入落葵，然后加入精盐、素油、料酒、姜片、葱段、胡椒粉等调料，炖至入味即成。

【功效】扶元气，滋阴润肺，补气血。

【适应证】虚劳咳嗽、消渴水肿、胃呆食少、便秘及手脚关节风湿疼痛。

【使用注意】食之，肉酥菜鲜味美。炒过"火候"或变汤食为煮食，则无清脆爽口风味。

【出处】卢毓星，岳森，卢隆杰. 营养保健型蔬菜——落葵［J］. 特种经济动植物，2006（2）：30–31.

● 落葵烧猪蹄

【药膳处方】落葵250克，猪蹄1只（约500克），料酒、姜片、精盐、味精、葱段、胡椒粉等调料适量。

【用法】将落葵清洗干净；猪蹄去毛，洗净，剁碎。锅上火，加入适量清水，将剁碎的猪蹄投入，加料酒、姜片烧至猪蹄熟后加入落葵，再放适量精盐、味精、葱段及胡椒粉等调料，烧至入味即成。

食之，菜鲜、蹄烂，美味可口。炒过"火候"或变汤食为煮食，则无清脆爽口风味。

【功效】滋阴润肺，止咳。

【适应证】手脚关节风湿疼痛，便秘、便血、腰膝酸软等症。

【出处】卢毓星，岳森，卢隆杰. 营养保健型蔬菜——落葵［J］. 特种经济动植物，2006（2）：30–31.

第二十五节 芫 荽 类

芫荽，又名香菜、胡荽等，系伞形目伞形科植物芫荽的茎、叶。

芫荽含有蛋白质、钙、磷、铁、胡萝卜素、维生素C、硫胺素、核黄素等，还含有挥发油、黄酮类、呋喃异香豆精类成分、新蛇床内酯等化学成分，有抗氧化、抗维生素A缺乏、拟胆碱等药理作用。

由于芫荽有一种特殊的香味，用之烹煮牛肉、羊肉、鱼、鸡肉等，不仅味道鲜美，而且能祛除腥味。芫荽亦可生吃、凉拌。

中医学认为，芫荽味辛，性温，入肺、脾、胃经，具有发汗透疹、消食下气、辟邪解秽等功效，常用于消化不良、伤寒伤风、风疹透发不畅、面色粗黑、雀斑、色斑、瘢痕等。

芫荽不宜与黄瓜、动物肝脏、猪肉同时服用，不宜与白术、苍术、丹皮同食，不宜在服用维生素K、螺内酯、氨苯蝶啶、阿米洛利等西药时食用。

● 芫荽荸荠茶

【药膳处方】由编者拟定名称。

芫荽、荸荠各50克。

【用法】加水煎服，疹出透停用。

【功效】清热透疹。

【适应证】麻疹透发不快。

【出处】黄溶. 香菜的食疗［N］. 上海中医药报，2006-03-24（7）.

● 芫荽生姜茶

【药膳处方】由编者拟定名称。

芫荽30克，生姜、紫苏叶各10克。

【用法】加水煎服，每日1剂。

【功效】祛风，发汗透疹。

【适应证】风寒感冒。

【出处】黄溶. 香菜的食疗［N］. 上海中医药报，2006-03-24（7）.

● 芫荽陈皮茶

【药膳处方】由编者拟定名称。

芫荽子、陈皮各6克，苍术10克。

【用法】加水煎15分钟，每日1剂。

【功效】消食下气。

【适应证】消化不良、食欲不振。

【出处】黄溶. 香菜的食疗［N］. 上海中医药报，2006-03-24（7）.

第二十六节 椿 叶 类

椿叶，又名香椿芽、椿木叶、春尖叶等，系楝科植物香椿的叶，春季采摘食用。

椿叶含胡萝卜素、维生素B、维生素C、蛋白质、碳水化合物、微量元素等，其中蛋白质含量居群菜之首，维生素C含量远高于西红柿，腌制的咸椿叶含钙量也比韭菜高许多。

中医学认为，椿叶味辛、甘，性寒，具有清热解毒、健脾理气、涩肠止血、固精杀虫等功效，常用于疮痈肿毒、白发、肠炎、暑湿呕吐等。

忌食用未腌透的椿叶，以免导致全身缺氧；不宜与动物肝脏同食，以免椿叶的营养成分大量流失；服用螺内酯类利尿药、硫酸亚铁、四环素类、红霉素、甲硝唑、西咪替丁、维生素K等药物时不宜食用；虚寒性腹泻者不宜食用。

● 1号椿叶茶

【药膳处方】由编者拟定名称。

鲜椿叶30～60克。

【用法】煎汤。

【功效】祛暑化湿，解毒，杀虫。

【适应证】暑湿伤中、恶心呕吐、食欲不振、疥疮、白秃疮。

【使用注意】多食令人神昏、血气微。

【出处】（清）汪绂. 医林纂要探源［M］. 北京：中国中医药出版社，2015.

● 2号椿叶茶

【药膳处方】由编者拟定名称。

椿叶100～200克。

【用法】酌加水煎服。

【功效】解毒化湿。

【适应证】痢疾，痈疽，肿毒，泄泻。

【使用注意】多食壅气动风。

【出处】福建省中医研究所中药研究室. 福建民间草药（第3集）［M］. 福州：福建人民出版社，1959.

● 椿叶汁

【药膳处方】由编者拟定名称。

椿叶适量。

【用法】椿叶捣烂，和酒饮之。

【功效】嫩芽滋阴壮阳，消风祛毒。

【适应证】唇上生疗。

【使用注意】有宿疾者勿食。

【出处】萧步丹. 岭南采药录［M］. 广州：广东科技出版社，2018.

第二十七节　枸杞子叶类

枸杞子叶，又名甜菜、枸杞子苗、枸杞子菜、枸杞子头等，系茄科植物枸杞子及宁夏枸杞子的嫩茎叶。

枸杞子叶含有蛋白质、脂肪、碳水化合物、粗纤维、甜菜碱、芦丁、灰分、钙、磷、铁、胡萝卜素、硫胺素、核黄素、烟酸、抗坏血酸等化学成分及营养素。

枸杞子叶，参与脂质代谢，抑制脂肪肝，促进肝细胞新生，故可以防治脂肪肝；可以提高T淋巴细胞活性，增强免疫功能，抗衰老，故有延年益寿、防癌抗癌的作用；还可对抗肿瘤放疗、化疗后白细胞减少，故有增强白细胞的作用。

中医学认为，枸杞子叶味苦、甘，性凉，入肝、脾、肾经，具有补肝气、益精明目、清热解毒、止咳化痰、生津止渴等功效，常用于糖尿病、癌病、腰痛、发热烦渴、热毒疮肿、高血压病、青光眼等各种眼病、肝肾疾病、崩漏带下、脱发、失眠、便秘、口腔炎等。

● 枸杞子叶芽茶

【药膳处方】由编者拟定名称。

枸杞子叶芽茶叶（将枸杞子鲜嫩叶、嫩芽按茶叶制作工序制作）适量。

【用法】泡茶，连续服用120日。

【功效】增强机体抗氧化功能，有安神、助睡眠的作用，有降低血糖，降血脂、胆固醇的作用。

【适应证】预防高血糖、高血脂，用于2型糖尿病或高脂血症患者的辅助治疗。

【使用注意】连续服用60日，没有发生不良反应。

【出处】孙红亮. 枸杞叶的研究及利用［J］. 山西农业科学，2017，45（6）：1037–1039，1052.

第二十八节　蕨　　类

"山菜之王"蕨，又名蕨菜、甜蕨、拳头菜等，系蕨科植物蕨的嫩叶。

蕨菜，含有蕨素、苯甲酸、香草酸、琥珀酸、延胡索酸等诸多化学成分。

蕨有降低血压、促进胃肠蠕动的作用，可以防治高血压病、便秘等。

中医学认为，蕨味甘、微苦，性寒，入肝、胃、小肠、大肠经，有清热解毒、利尿、滑肠、利湿、祛风湿等功效，用于感冒、黄疸、便秘、带下黄稠、溃疡性结肠炎、肠风便血、风湿骨痛等。

动物实验表明，蕨有致癌作用，故不建议多食。不宜生吃、久吃。

● 凉拌蕨菜

【药膳处方】由编者拟定名称。

新鲜蕨菜适量，蒜泥、剁椒、生抽、醋、精盐、麻油等适量。

【用法】蕨菜焯2～3分钟后，加蒜泥、剁椒、生抽、醋、精盐、麻油等拌匀。蕨菜含原蕨苷，常吃会增加癌症发生率，不过春天偶尔尝鲜不会对健康造成太大影响。

【功效】清热滑肠、降气化痰、利尿安神。

【适应证】便秘、咳嗽、失眠等。

【出处】溢彩. 吃对野菜 舌尖过瘾身体舒畅［J］. 中国果菜，2016（5）：82–85.

● **鲜炒蕨菜**

【药膳处方】由编者拟定名称。

新鲜蕨菜、葱、姜、肉丝、黄酒等适量。

【用法】热锅爆香葱、姜，下肉丝炒2分钟，将加水焯后的蕨菜段用大火炒2分钟后加几滴黄酒提鲜，再焖炒几分钟，调味即可。

【功效】清热滑肠，降气化痰，利尿安神。

【适应证】便秘、咳嗽、失眠等。

【出处】溢彩. 吃对野菜 舌尖过瘾身体舒畅［J］. 中国果菜，2016（5）：82-85.

第二十九节　苜　蓿　类

苜蓿，又名金花菜，系豆科植物紫苜蓿的嫩茎叶。

苜蓿富含蛋白质、碳水化合物、胡萝卜素、维生素A、钙、铁等化学成分及营养成分。

中医学认为，苜蓿味甘、淡，性微寒，入脾、胃、肺、肾、大肠经，有清胃热、清热化湿、利尿、消肿等功效，常用于贫血、恶性贫血、支气管炎、湿热黄疸、肠炎、便秘、血证、糖尿病、风湿骨节疼痛等。

尿路结石、大便溏烂者少吃为好。

● **油炒苜蓿**

【药膳处方】由编者拟定名称。

苜蓿、油适量。

【用法】将苜蓿拣去老梗黄叶洗净后，用旺火重油炒食，味极鲜嫩。慎炒过长时间。

【功效】降血糖。

【适应证】2型糖尿病。

【出处】程静，向明，吴涛，等. 南苜蓿总皂苷对2型糖尿病大鼠糖脂代谢及胰岛细胞的作用［J］. 中国医院药学杂志，2016（19）：1625-1628.

● **油炒苜蓿冷品**

【药膳处方】由编者拟定名称。

苜蓿、油适量。

【用法】苜蓿用油炒后，冷却即成；冷吃。

【功效】消除内火。

【适应证】肝火旺盛者。

【出处】张德纯. 体芽菜及其营养［J］. 中国食物与营养，2006（2）：48–50.

● 苜蓿前三四节

【药膳处方】由编者拟定名称。

苜蓿叶茎的前三四节，小葱花、姜丝、油、精盐、凉拌醋及蒜泥等调味品适量。

【用法】摘苜蓿叶茎的前三四节，用清水冲洗干净后，开水焯熟，再入凉水浸泡十余分钟以增其鲜，而后可双手轻搓去除部分汁液。加小葱花、姜丝，热油浇过后加精盐、凉拌醋及蒜泥等调味品，调匀入味后即可食用。属渗利之品，故不宜久食多食。

【功效】清热止血。

【适应证】恶性贫血、胃病或痔疮出血。

【出处】曙辉. 芽菜保健功能多［J］. 中国果菜，2006（4）：56.

第八章 常见果品类药膳

果品类，一般分为水果、干果两类。水果，多质柔而润，富含汁液，生吃、鲜榨汁、熟吃均可。

水果，对应于乾，乾对应于骨、命门、大肠；多具有补虚、养阴、生津、除烦、消食开胃、醒酒、润肠通便等功效，用于体虚、津伤烦渴、食欲不振、肠燥便秘等症。

就化学及营养成分而言，果品类富含碳水化合物、维生素、有机酸、无机盐等，但蛋白质、脂肪的含量却很低。食用水果，可以增进食欲，促进消化，维持肠道正常功能，增强人体正气。

果品因为富含多酚类、黄酮类、三萜类、挥发油类、生物碱类、多糖类、甾醇类、蒽醌类等化学成分，故可以防治冠心病、高血压病、糖尿病、动脉硬化、癌病、痛风、炎症、便秘等。

第一节　苹　果　类

"益智果"——苹果，又名柰子、频婆、频果、天然子等，系蔷薇科植物苹果的果实。

苹果营养丰富，富含蛋白质、糖类、钙、磷、铁、锌、胡萝卜素、多种维生素、纤维素等成分。

苹果有预防高血压病、动脉硬化的效果，同时也是孕妇的理想保健水果；还有明显降低胆固醇的作用，可以防治高脂血症。

苹果含有苹果酸，故是孕妇很好的补血食品。苹果富含锌等微量元素，常吃可以增强记忆力，提高智力。

　　苹果含有镁，镁可以使皮肤红润、有光泽，加上富含胡萝卜素、维生素、铁等，所以苹果可以抑制黄褐斑、蝴蝶斑的生成。

　　中医学认为，苹果味甘酸，性凉，入脾、胃、心经，具有生津益胃润肺、健脾止泻、除烦止渴解暑、开胃醒酒驻颜等功效，常用于消化不良、高血压病、动脉硬化、健忘、贫血、黄褐斑、蝴蝶斑、咳嗽、反胃、牙龈出血、醉酒、便秘等。

　　虽然苹果营养丰富，但不宜食用过多，多食损伤脾胃。苹果不宜与萝卜同时食用，否则会诱发甲状腺肿大。服用磺胺类药物与碳酸氢钠时，不宜食用苹果，以免损伤肾脏。

● **苹果泥**

【药膳处方】由编者拟定名称。

苹果50克。

【用法】苹果去皮及核，捣烂为泥即成，每日50克，分4次服食，连续服用3～5日。

【功效】健脾，和胃。

【适应证】轻度腹泻和便秘。

【出处】赵章忠. 食品的营养与食疗［M］. 上海：上海科学技术出版社，1991.

● **清蒸苹果**

【药膳处方】由编者拟定名称。

大苹果1个（约200克），巴豆1粒。

【用法】大苹果挖洞放入巴豆1粒，隔水蒸半小时，冷却后取出巴豆吃苹果，早晚1个，15日为1个疗程。

【功效】健脾，益肺，祛痰。

【适应证】喘息性支气管炎。

【出处】赵章忠. 食品的营养与食疗［M］. 上海：上海科学技术出版社，1991.

● **苹果皮茶**

【药膳处方】由编者拟定名称。

苹果皮50克。

【用法】苹果皮煎汤或沸汤泡服。

【功效】健脾，和胃，化痰。

【适应证】反胃吐痰。

【出处】江苏新医学院. 中药大辞典［M］. 上海：上海科学技术出版社，1979.

● **蜜酿苹果**

【药膳处方】由编者拟定名称。

苹果1000克，蜂蜜500克。

【用法】将苹果清洗干净，晾干，切块，放入干净、经臭氧消毒的玻璃容器里，倒入蜂蜜，密封10日。取汁液适量，与温开水混合，摇匀服用，每日1次。

【功效】补气血，活血通经络，久服延年。

【适应证】筋骨疼痛。

【出处】（明）兰茂. 滇南本草［M］. 北京：中国中医药出版社，2013.

第二节　香　蕉　类

香蕉是世界四大水果之一，又名甘蕉、蕉子、蕉果、香牙蕉等，系芭蕉科植物大蕉和香蕉的果实。

香蕉富含糖类、维生素、甾体类化合物、多巴胺、肾上腺素、去甲肾上腺素、钾等化学成分，尤其含钾丰富。由于钾可以降低机体对钠盐的吸收，故香蕉有降血压的效果，可以防治高血压病。

香蕉，还可以减少胃酸，保护胃黏膜。香蕉含有丰富的纤维素，可促进大便排出，故对于痔疮、便秘患者大有裨益。常食用香蕉，可以降低血糖，故食用香蕉有稳定糖尿病患者血糖的作用。

中医学认为，香蕉味甘，性寒，入脾、胃、大肠经，具有清热解毒、滋阴润肺、降压、润肠、止泻等功效，常应用于肺燥咳嗽、便秘、痔疮、糖尿病、心血管病、胃溃疡、癌病等。

由于香蕉含大量的镁元素，空腹多吃会导致血液中镁、钙的比例失调，抑制心脏功能，故不宜空腹食用香蕉。服用呋喃唑酮、丙卡巴肼、帕吉林、苯乙肼、螺内酯、氨苯蝶啶、补钾药、红霉素、西咪替丁、甲硝唑等西药时，也不宜食用香蕉，否则可导致血压升高、高血压危象、脑出血、胃肠痉挛、腹胀、腹泻、心律失常等。

● **原味熟透香蕉**

【药膳处方】由编者拟定名称。

熟透香蕉1～2个。

【用法】剥去外皮，每日睡前及起床后各吃1～2个。

【功效】润肠通便。

【适应证】便秘。

【出处】苗明三，王晓田．中国中医食疗［M］．太原：山西科学技术出版社，2018.

● **预防高血压茶**

【药膳处方】由编者拟定名称。

香蕉果柄60克。

【用法】水煎服，每日3次。

【功效】滋阴潜阳，通便。

【适应证】高血压病。

【出处】苗明三，王晓田．中国中医食疗［M］．太原：山西科学技术出版社，2018.

● **解酒茶**

【药膳处方】由编者拟定名称。

香蕉皮60克。

【用法】水煎服。

【功效】解酒。

【适应证】醉酒。

【出处】苗明三，王晓田．中国中医食疗［M］．太原：山西科学技术出版社，2018.

第三节　菠　萝　类

菠萝，又名番梨、露兜子、地菠萝、草菠萝、凤梨等，系凤梨科植物凤梨的果实。

菠萝，肉质脆厚，味甜清香，为生食上品。其含有果糖、葡萄糖、柠檬酸、蛋白酶、多种维生素及矿物质等成分，其中维生素C含量较高，相当于苹果的5倍。菠萝还富含菠萝朊酶，有助于机体对蛋白质的消化与吸收。

中医学认为，菠萝味甘，微酸微涩，入脾、胃、肾经，有健脾解渴、消食止泻、清热解暑、利尿降压、消肿祛湿、醒酒益气等功效，用于消化不良、腹胀吐泻、中暑等。

在食用菠萝时，去皮切块，放入食盐水中浸泡30分钟左右再吃，预防或减少过敏反应。

菠萝不宜与牛奶、鸡蛋、萝卜等一起食用。

服用铁剂时也不应食用菠萝。

对菠萝过敏、不耐受者，不宜食用。

● **菠萝肉茅根茶**

【**药膳处方**】由编者拟定名称。

菠萝肉100克，新鲜茅根50克。

【**用法**】水煎服，支气管炎患者服用时加蜂蜜50克。

由于菠萝中含有对口腔黏膜有刺激作用的苷类物质，因此应将果皮和果刺刮净，将果肉切成块，食用前在稀盐水或糖水中浸渍。

【**功效**】清热利湿，消肿，止咳。

【**适应证**】肾炎、支气管炎。

【**出处**】苗明三，王晓田. 中国中医食疗［M］. 太原：山西科学技术出版社，2018.

第四节 葡 萄 类

葡萄，又称草龙珠、菩提子等，系葡萄科葡萄属植物葡萄的果实。

葡萄含有葡萄糖、果糖、蔗糖、多种有机酸、维生素、矿物质等成分。

葡萄富含铁与钙，可以防治缺铁性贫血与血小板减少症。葡萄含有果糖、有机酸，有健胃助消化的功效；葡萄对神经衰弱、过度疲劳者还有良好的滋补效果。

中医学认为，葡萄味甘酸，性平，入肺、脾、肝、肾经，有滋补肝肾、益气补血生津、强筋健骨、软坚散寒、清利肝胆、通利小便、安胎等功效，常用于冠心病、脂肪肝、贫血、消化不良、神经衰弱、过度疲劳、血小板减少症、肺虚咳嗽、惊悸、盗汗、风湿痹痛、淋病、水肿等。

葡萄不宜多吃，以免生内热。

葡萄不宜与萝卜、海味食物（如鱼、虾、藻等）同时服用。

当服用螺内酯、氨苯蝶啶、补钾药等西药时，不宜食用。

● 葡萄蜜酿

【药膳处方】1000克紫葡萄，适量蜂蜜。

【用法】选取1000克最普通的紫葡萄，反复清洗干净，去皮去籽，放入锅里熬熟，之后加入适量蜂蜜，然后把葡萄蜂蜜膏放到一个盒子里，放入冰箱，每天早上起床时盛1碗加入少许开水空腹服用。

【功效】滋补脾胃，去火止渴，补血润肤，抗衰老。

【适应证】气血亏虚证，心有烦热。

【出处】［1］（明）兰茂. 滇南本草［M］. 北京：中国中医药出版社，2013.

　　　　［2］房柱. 推荐食疗养生方——葡萄蜜膏［J］. 蜜蜂杂志，2013（10）：34.

● 葡萄薏米粥

【药膳处方】葡萄30克，茯苓10克，薏苡仁20克，大米60克。

【用法】将葡萄、茯苓、薏苡仁、大米一同下锅，熬成粥，分2次服完，连食1～3周。

【功效】健脾和胃，利湿消肿。

【适应证】面部、肢体浮肿，小便不利。

【出处】谭兴贵. 中医药膳学［M］. 北京：中国中医药出版社，2003.

第五节　无花果类

无花果，又名文仙果、无生子、蜜果、奶浆果等，系桑科植物无花果的成熟或近成熟内藏花和果的花序托。因为没有看见其开花就结果，故名无花果。秋季采摘，晒干或加白糖后晒干。

无花果含有蛋白质、脂肪、粗纤维、碳水化合物、灰分、胡萝卜素、硫氨酸、核黄素、维生素、钾、钠、钙、镁、铁、锰、锌、铜、磷、硒等诸多化学成分及营养素。

无花果还含有柠檬酸、枸橼酸、延胡索酸、琥珀酸、苹果酸、脂肪酶、蛋白酶、多种必需氨基酸及花果蛋白酶等成分。所以，无花果具有相当高的营养价值与药用价值。

研究表明，无花果含有多种抗癌的物质，尤其对胃癌有奇效。

中医学认为，无花果味甘酸，性平，入脾、胃、肺、肝、大肠经，具有润肺平喘、清热解毒、调理胃肠、利咽、通乳、止泻、消肿等功效，用于便秘、乳汁不通、咽喉痛、哮喘、肺热声嘶、十二指肠溃疡、消化不良、溃疡性结肠炎、癌病、风湿筋骨痛等。

用无花果的白色乳汁外涂可以去除疣体，用无花果捣烂外敷可以治疗一切无名肿毒、痈疮肿痛、痔疮、脱肛等。

● 无花果灵芝蝉虫草炖猪肉

【药膳处方】无花果3枚，花旗参10克，猪瘦肉150克，灵芝15克，蝉虫草5克，精盐适量。

【用法】将猪肉切块，放入滚水中氽烫约5分钟捞出，洗净，沥干备用。煲锅中倒入2000毫升水烧开，加入所有材料以中火炖煮90分钟，加入调味料调味即可。

【功效】生津益气，健脾益气，滋养肝血，润泽皮肤。

【适应证】体质虚弱、气血不足等症。

【使用注意】脂肪肝患者、脑血管意外患者、腹泻者、正常血钾性周期性麻痹患者等不宜食用无花果。

【出处】中山大学附属第六医院刘兴烈献方。

● 无花果利咽茶

【药膳处方】由编者拟定名称。

无花果7枚，金银花15克。

【用法】水煎服。

【功效】解毒利咽。

【适应证】咽痛者。

【使用注意】脂肪肝患者、脑血管意外患者、腹泻者、正常血钾性周期性麻痹患者等不宜食用无花果，体弱的人不能饮用（可能出现不良反应）；脾胃虚寒者不宜多饮；女性经期不能饮用；气虚疮疡脓清者等不宜饮用；乙肝患者不宜长期饮用。

【出处】谭兴贵. 中医药膳学［M］. 北京：中国中医药出版社，2003.

第六节　草　莓　类

草莓，又名红莓、地莓等，被誉为"水果皇后"，系蔷薇科植物草莓的果实。

草莓果肉含有蛋白质、糖类、脂肪、有机酸、果胶等，还含有诸多维生素及钙、磷、铁、钾、锌等矿物质。

草莓中的维生素、果胶，能改善便秘，对治疗高血压病、高脂血症、痔疮等有较好效果。草莓还含有丰富的鞣花酸，所以可以防癌抗癌。

草莓还有健脑护心的功效，对防治冠心病、脑出血、动脉硬化等病症有较好的效果。

草莓中的有机酸能减轻吸烟者的烟瘾，故有助于戒烟。

中医学认为，草莓味甘，性凉，入肺、脾、胃、肝、心经，具有清热止咳、润肺生津、健脾和胃、养肝明目、益心健脑等功效，常用于防治癌病、心脑血管疾病、胃肠道疾病、贫血、痔疮、肥胖症、便秘等。

● **草莓豆腐脑**

【**药膳处方**】草莓50克，豆腐脑250克，淀粉、白糖适量。

【**用法**】草莓、豆腐脑、淀粉、白糖适量，调匀直接服用。

【**功效**】开胃养颜。

【**适应证**】消化不良、食欲差。

【**使用注意**】草莓性凉，脾胃虚寒、容易腹泻、胃酸过多者慎用；肺寒咳嗽者慎用。

【**出处**】李艳鸣. 草莓芒果豆腐脑羹美味又养生［J］. 东方药膳，2015（6）：55.

● **冰糖川贝炖草莓**

【**药膳处方**】由编者拟定名称。

新鲜草莓100克，川贝母9克，冰糖50克。

【**用法**】新鲜草莓、川贝母、冰糖隔水炖烂，分3次食完，连食3～5次。

【**功效**】润肺止咳。

【**适应证**】干咳日久不愈、咽喉不利。

【**使用注意**】草莓性凉，脾胃虚寒、容易腹泻、胃酸过多者慎用；肺寒咳嗽者慎用。

【出处】谭兴贵. 中医药膳学［M］. 北京：中国中医药出版社，2003.

第七节 芒 果 类

有"百果之王"美誉的芒果，又称庵罗果、蜜望、檬果，系漆树科常绿乔木芒果的果实，夏季果实成熟时采收。

芒果，皮薄汁液多，肉质细嫩，味道甜美。芒果富含蛋白质、脂肪、碳水化合物、胆固醇、粗纤维、多种维生素、胡萝卜素、烟酸、生物素、叶酸、泛酸、钙、磷、铁、钾、钠、铜、镁、锌、硒等成分。但芒果最大的益处是，它含有丰富的β-胡萝卜素。

芒果，因为其集热带水果精华于一体，故有"热带水果之王"之称，也被誉为"百果之王"。

中医学认为，芒果味甘酸，性凉，入脾、胃、膀胱、肝经，具有益胃、止呕、解渴、利尿、止晕等功效，常用于消化不良、牙龈出血、咳嗽痰多、肌肤水肿、泌尿系感染、咽喉炎等。

皮肤病或肿瘤患者，应避免进食。体质带湿者再进食湿毒食物如芒果，可能会令情况恶化；虚寒咳嗽（喉痒痰白）者应避免进食，以免令喉头痕痒。

哮喘患者，亦应忌吃。

饱饭后不可食用芒果，不可以与大蒜等辛辣物共同食用，否则可以使人皮肤发黄。

正常人不宜大量食用，肾炎患者、过敏者、不耐受者忌口。

● **美体炖汤**

【药膳处方】由编者拟定名称。

火龙果1个，芒果1个，雪梨1个，新鲜银耳30克，乌梅5克，冰糖适量。

【用法】将火龙果切半，挖出果肉切丁，果皮待用；雪梨、芒果去皮去核，果肉切丁。将所有材料放入炖盅中文火炖60分钟，将炖好的甜品放入火龙果皮内，服用。

【功效】辅助减肥。

【适应证】肥胖症。

【出处】唐莎. 一种减肥药膳：中国，CN201610669483. 3［P］. 2016-11-16.

● **芒果茶**

【药膳处方】由编者拟定名称。

新鲜芒果。

【用法】芒果适量，煎水代茶频饮。

【功效】益胃生津，止呕止痰。

【适应证】慢性咽喉炎、气喘。

【出处】谭兴贵. 中医药膳学［M］. 北京：中国中医药出版社，2003.

第八节　栗　子　类

栗子，又名板栗、栗实、栗果、大栗、毛板栗、风栗、散瘀草等，系壳斗科植物栗的种子仁，秋季采收成熟果实，除壳、薄衣备用。

栗子，有"千果之王"的美誉，含有蛋白质、脂肪、碳水化合物、淀粉、胡萝卜素、维生素、钾、钠、钙、镁、磷、铁，以及亮氨酸、赖氨酸等多种氨基酸。

中医学认为，栗子味甘，性温，入脾、胃、肾、肝经，功效同人参、当归，具有补肾益脑、强筋健骨、健脾养胃、活血止血等功效，常用于预防动脉硬化、骨质疏松、高血压病、冠心病、成人口腔溃疡、日久难愈的儿童口舌生疮等。

容易"上火"者不宜食用，栗子变质霉烂不宜吃。

● **食栗补肾粥**

【药膳处方】由编者拟定名称。

生栗子250克，猪肾1个（约250克），粳米250克，陈皮6克，花椒10粒，食盐2克。

【用法】共煮粥，加食盐适量食用。

【功效】健脾和胃，补肾健胃，强身。

【适应证】肾虚腰痛、脚软、小便频数及脾虚腹泻。

【出处】彭铭泉. 中国药膳学［M］. 北京：人民卫生出版社，1994.

第九节　落花生类

落花生，又名花生、落花参、长生果、落地生、地果等，系豆科植物落花生的种子。

落花生，含有优质蛋白质、不饱和脂肪酸、多种维生素、微量元素等营养物质，对防治中老年人动脉硬化、冠心病有较好效果。

落花生含有丰富的维生素E，故常吃落花生有延缓衰老、有利生育等作用。

花生衣有良好的止血效果，可以改善血友病、血小板减少性紫癜病情。

中医学认为，落花生味甘，性平，入肺、脾、胃、心、肾经，具有健脾和胃、润肺化痰、滋养调气等功效，常用于咳嗽痰喘、乳汁缺乏、高脂血症、冠心病、动脉硬化、血友病、血小板减少性紫癜等。

霉变者，不宜食用。

● 花生糯米粥

【药膳处方】由编者拟定名称。

花生仁30克，糯米60克，红枣30克，冰糖少许。

【用法】一同下锅煮成粥，分次温服。

【功效】健脾和胃。

【适应证】脾胃失调，营养不良。

【出处】张德生. 食疗粥谱［M］. 福州：福建科学技术出版社，1985.

第九章　常见禽肉类药膳

鸟类，一般通称禽。凡鸟类食物，无论是人工饲养的，还是野生的，均称为禽肉类。

禽肉类性味甘平者较多，其次为甘温；甘平者益气，甘温者助阳气，甘淡渗湿者通利。

禽肉的脂肪含量相对较少，容易消化；禽肉蛋白质含量相对较高，其氨基酸组成较符合人体需要。因此，对以谷类为主食的人群来说，禽肉是补充赖氨酸较好的天然食物。

禽肉容易消化，含氮浸出物较多。

禽肉加工烹煮后汤味鲜美，对体虚者、心血管病者及儿童尤其合适。

第一节　鸡　　类

一、鸡肉

鸡，别名为家鸡、烛夜等，鸡肉系雉科动物家鸡的肉。

鸡肉主要含有蛋白质、脂肪、微量元素、烟酸、维生素A、维生素E等。

鸡胆汁有解热镇痛、抗惊厥的作用；鸡蛋壳有止血、制酸的药理作用。

中医学认为，鸡肉味甘，性温，入脾、胃经，有补中益气、温补中焦、补精填髓的功效，常用于病后产后体虚、血虚头晕、虚损积劳、寒性腹痛、风湿性关节炎、反胃、赤白带下、脾虚泄泻、消渴等。

食用鸡汤时，更要吃肉，因为肉中营养成分远高于鸡汤。

忌食用鸡臀尖与多龄鸡头。

不宜与兔肉、鲤鱼、大蒜、芥末、菊花、芝麻同时食用。

服用西药如左旋多巴、铁剂时，不宜食用。

● **三七鸡肉汤**

【药膳处方】三七10克，鸡肉100克，精盐少许。

【用法】三七要用擎刀切碎；鸡肉适量，切片。文火熬制，直到药味浓重，调味，加一点点精盐便可。

【功效】益气化瘀，止血，消肿定痛。

【适应证】咯血、吐血、鼻出血、便血、崩漏、外伤出血、胸腹刺痛、跌仆肿痛、病后虚弱等。

【使用注意】实证、邪毒未清者慎用。尿毒症患者禁食，高烧及胃热患者禁食，服用铁剂时暂不要食用鸡肉。

【出处】蓝日春. 壮医食疗70方［J］. 中国民族医药杂志，2013（1）：38-40.

● **桂党参鸡肉汤**

【药膳处方】桂党参30克，鸡肉100克，生姜、生蚝肉适量。

【用法】桂党参、生姜洗净；生蚝肉（蚝豉）洗净，滚水略煮取出；鸡肉洗净切块。全部用料放入锅内，加适量水，猛火煲至滚烫，再用慢火煲2小时，即可食用。

【功效】补气活血。

【适应证】久病阳血亏虚、妇女崩漏失血、体虚少食、经血色淡、量多不止、面色苍白、眩晕心悸。

【使用注意】实证、邪毒未清者慎用。尿毒症患者禁食，高烧及胃热患者禁食，服用铁剂时暂不要食用鸡肉。党参不可与藜芦同食。

【出处】蓝日春. 壮医食疗70方［J］. 中国民族医药杂志，2013（1）：38-40.

● **薏苡仁八宝鸡**

【药膳处方】鸡1只，薏苡仁、糯米各50克，百合、莲子（去芯）、芡实各30克，火腿30克，冬菇20克，香菇、糖、味精、胡椒粉、料酒、精盐、姜末等适量。

【用法】将薏苡仁、糯米、百合、莲子、芡实、冬菇分别泡涨，洗净；鸡去毛去内脏，洗净沥干，用料酒、精盐、姜末将鸡身内外抹匀；火腿、香菇洗净切丝。

上述各味放在一起，加精盐、糖、味精、胡椒粉拌匀，放入鸡腹内，将鸡蒸熟。

【功效】健脾补肾，润肺养心。

【适应证】脾胃虚弱、食欲不振、消化不良、大便溏泻，遗精、阳痿、遗尿者也甚相宜。

【使用注意】实证、邪毒未清者慎用。

【出处】蔡振扬. 药膳食谱15款［J］. 家庭中医药，2006（4）：62.

● **茯苓银耳椰浆鸡汤**

【药膳处方】鸡块150克，银耳干2克，茯苓5克，椰浆200克，生姜片10克。

【用法】先将银耳干放入清水中泡3～4小时，在此期间每小时换水1次。然后将鸡块及生姜片放入沸水中煮3分钟，捞出。再将处理好的鸡块及银耳同时放入瓦罐中，依次加入茯苓、椰浆后用锡纸封口。先以武火煮10分钟，再用文火煮4小时，即可食用。开罐后加入调料搅拌均匀食用。

【功效】补气养血，清热利尿，凉血止血。

【适应证】平时体内有热、口舌生疮、身体浮肿、烦渴吐血。

【使用注意】胃寒者慎服。

【出处】刘志勇. 养生良方 瓦罐煨汤［J］. 中医健康养生，2017（6）：38-39.

● **当归灵芝鸡**

【药膳处方】母鸡1只（约1500克），当归20克，灵芝15克，葱、姜、精盐、料酒、味精、胡椒粉适量。

【用法】母鸡去毛去内脏。当归、灵芝洗净，用纱布包好，放鸡腹腔内，加葱、姜、精盐、料酒、味精，用小火炖烂，撒胡椒粉，去当归食。

【功效】调经补血。

【适应证】月经不调、经闭腹痛、血虚头痛、癥瘕结聚等。

【出处】中山大学附属第六医院刘兴烈献方。

● **香菇枸杞子鸡**

【药膳处方】净鸡肉250克，水发香菇100克，红枣30克，枸杞子30克，湿淀粉、精盐、料酒、味精、葱、姜、白糖、麻油适量。

【用法】鸡肉洗净，切成条状；红枣洗净去核，切四瓣；香菇、葱、姜切丝。将鸡肉条、枸杞子、香菇丝、红枣放碗内，加精盐、白糖、味精、葱丝、姜丝、料酒和湿淀粉拌匀，上蒸笼蒸（或隔水蒸），蒸熟取出，用筷子拨开，装盘，淋麻油。

【功效】益脾胃，补肝肾，养气血。

【适应证】脾胃虚弱、消化不良、气血不足、神疲乏力及肝肾虚。

【出处】中山大学附属第六医院刘兴烈献方。

● **鸡肉鹿筋炒冬笋**

【药膳处方】干鹿筋150克，鸡肉100克，冬笋50克，蛋清、料酒、精盐、葱、姜、淀粉、味精、胡椒粉适量。

【用法】干鹿筋洗净，发好；鸡肉剁成肉酱，放碗内，加蛋清、精盐拌匀；冬笋洗净切片。起油锅，分别煸炒鹿筋和鸡肉酱，盛出；起油锅，葱、姜煸炒至香，倒入鹿筋、料酒、精盐、胡椒粉和冬笋煸炒，再加适量水，烧开后用湿淀粉勾芡，再加鸡肉酱、味精，炒匀。

【功效】补精益血，强筋壮骨。

【适应证】体质虚弱、四肢无力、风湿肌痛。

【出处】中山大学附属第六医院刘兴烈献方。

二、鸡肝

鸡肝，又名鸡肝脏，系雉科动物家鸡的肝脏。

鸡肝含有蛋白质、脂肪、碳水化合物、灰分、钙、磷、铁、锰、维生素A、维生素C、硫胺素、烟酸等化学成分及营养成分，其中锰元素对生殖与内分泌有一定的影响，对多糖聚合酶与半乳糖转移酶的活性有较大影响，也是人体丙酮酸羧化酶、超氧化物歧化酶、精氨酸酶、脯氨酸肽酶等的重要组成成分。

中医学认为，鸡肝味甘、苦、辛，性温，入肝、肾、脾经，具有补益肝肾、养血明目、消疳杀虫等功效，常用于老人肝虚目暗、夜盲、目翳、睡中遗尿、阳痿、小儿疳积等。

患高脂血症者少吃。

● **山药鸡肝**

【药膳处方】山药15克，薏苡仁12克，鸡肝1具，醋适量。

【用法】山药、薏苡仁，共研细末；鸡肝，切成小片，与药末拌匀，置碗中加适量醋蒸熟，早晚分服，每次3克。

【功效】健脾益肝，开胃止泻。

【适应证】消化不良、腹泻。

【使用注意】动物内脏不宜多食。高胆固醇血症、肝病、高血压和冠心病患者慎食。

【出处】谢文康. 山药鸡肝散治疗婴幼儿慢性腹泻举隅［J］. 实用中医药杂志，2009，25（10）：695.

● 桑桂鸡肝汤

【药膳处方】桑螵蛸、肉桂各20克，龙眼肉10克，鲜鸡肝7具。

【用法】以上3味中药加水600毫升，浸泡1小时后与鸡肝同煎，水开后文火煎30分钟。吃鸡肝喝汤，1次服完，隔天1剂。

【功效】温肾健脾，益气养血，固精缩尿。

【适应证】遗尿症。

【使用注意】动物内脏不宜多食。高胆固醇血症、肝病、高血压病和冠心病患者慎食。

【出处】马希英. 桑桂鸡肝汤治疗小儿遗尿68例［J］. 新中医，1999（7）：51.

● 鸡肝散

【药膳处方】生、熟苍术各15克，芒硝50克，海螵蛸50克，砂仁15克，黄连20克，鸡肝1具。

【用法】前4味药先研粗面，再将鲜鸡肝放碗内和药捣匀，用净白布包好，放锅内蒸熟，晒干，再研细面过80目细罗，与黄连共研极细，1岁儿童每次取15克，入白糖少许，开水冲服，每加一岁加15克，每日早晚各1次。

【功效】补肝益肾，养血明目，消疳杀虫。

【适应证】凡小儿乳积、食积、虫积等，面黄肌瘦，头发竖立，饮食不规则，神情怠懒，吃盐吃土。

【使用注意】服药期间忌生冷、油腻。

【出处】王达权. "鸡肝散"治小儿疳积［J］. 中医杂志，1966（1）：16.

三、乌骨鸡

乌骨鸡，又名乌鸡、药鸡、竹丝鸡等，系雉科动物乌骨鸡去羽毛及内脏的全体。

乌骨鸡含有蛋白质、脂肪、钙、磷、铁、铜、锌、锰、烟酸、乌鸡黑色素、维生素B_1、维生素B_2、维生素A等。

由于乌骨鸡含有17种氨基酸，所以可以增强机体免疫功能，促进身体健康。

中医学认为，乌骨鸡味甘，性平，入肝、肾、脾、肺经，具有补益肝肾、健脾益肺、气血双补、退虚热等功效，多用于肝肾亏虚、下元虚惫、脾虚泄泻、脾肾两虚、腰背疼痛等。

凡实证、邪毒未尽者当忌口。

● **虫草炖乌骨鸡**

【药膳处方】乌骨鸡肉250克，冬虫夏草4条，蝉虫草10克，鸡汤、姜、葱、胡椒粉、精盐适量。

【用法】虫草用温水洗净；乌骨鸡宰杀，去毛、内脏、爪子，洗净，放沸水中少许时间取出。冬虫夏草与蝉虫草各一半置鸡肉下，放入汤盆中，另一半冬虫夏草与蝉虫草放鸡肉上，注入鸡汤，加入姜、葱、胡椒粉、精盐，上笼蒸至肉熟烂。拣出葱、姜，出笼即可。

【功效】调经止带，益肝肾，补气血。

【适应证】体虚羸瘦之人，尤适于崩漏带下妇女食用；健康人食之能强健身体。

【使用注意】乌骨鸡中丰富的蛋白质会加重肾脏负担，因此有肾病的人应尽量少吃，尤其是尿毒症患者，应该禁食。

【出处】中山大学附属第六医院刘兴烈献方。

● **乌骨鸡黄芪汤**

【药膳处方】乌骨鸡1只（约1000克），炙黄芪30克，生姜15克，葱结20克，黄酒10克，精盐8克，鲜汤适量。

【用法】将炙黄芪去灰烘干，研末；乌骨鸡宰杀去毛及内脏，洗净，入沸水中约1分钟。将黄芪末放入鸡腹内，鸡置于蒸碗中，加入鲜汤、精盐、黄酒、生姜、葱结，用温棉纸封口，置于蒸锅中用旺火沸水蒸至熟透，每周服用，每日2次，半年后见效。

【功效】补中益气，养血生血。

【适应证】脾胃虚弱、消化不良、消瘦、水肿等。

【使用注意】乌骨鸡中丰富的蛋白质会加重肾脏负担，因此有肾病的人应尽量少吃，尤其是尿毒症患者，应该禁食。

【出处】王丽芳. 补虚珍禽乌骨鸡［J］. 中国食物与营养，2001（2）：46.

● **黑豆乌骨鸡汤**

【药膳处方】黑豆150克,何首乌100克,乌骨鸡1只(约1000克),红枣10枚,生姜5克,精盐适量。

【用法】先将乌骨鸡宰杀去毛及内脏,洗净备用;黑豆放入铁锅中干炒至豆衣裂开,再用清水洗净,晾干备用;何首乌、红枣、生姜分别洗净,红枣去核,生姜去皮切片,备用。取汤锅,加适量清水,用旺火烧沸,下入黑豆、何首乌、乌骨鸡、红枣和生姜,改用中火继续炖约3小时,加入精盐适量,即成。

【功效】补血养颜,养心安神,乌发。

【适应证】须发早白、血虚、头晕、耳鸣、面色苍白、食欲不振、脱肛、子宫下垂等。

【使用注意】乌骨鸡中丰富的蛋白质会加重肾脏负担,因此有肾病的人应尽量少吃,尤其是尿毒症患者,应该禁食。

【出处】王丽芳. 补虚珍禽乌骨鸡［J］. 中国食物与营养,2001(2):46.

● **三七乌鸡汤**

【药膳处方】重约500克雄乌鸡1只,三七5克,黄酒、精盐适量。

【用法】雄乌鸡宰杀去毛及内脏,洗净;三七洗净,切片。将三七片纳入鸡肚中,一同放锅中,加适量水和黄酒、精盐,炖汤。

【功效】补虚强筋,接骨。

【适应证】骨折。

【使用注意】乌骨鸡中丰富的蛋白质会加重肾脏负担,因此有肾病的人应尽量少吃,尤其是尿毒症患者,应该禁食。

【出处】王丽芳. 补虚珍禽乌骨鸡［J］. 中国食物与营养,2001(2):46.

● **乌骨鸡虫草山药汤**

【药膳处方】乌骨鸡肉100～200克,冬虫夏草3克,山药30克。

【用法】先将乌骨鸡宰杀去毛和内脏,洗净切块,与洗净的冬虫夏草、山药一同入锅,加适量水,先用武火煮沸,再转用文火慢炖至肉熟烂,饮汤吃肉。

【功效】益气养阴。

【适应证】糖尿病、高血压、骨蒸潮热、盗汗等。

【使用注意】乌鸡中丰富的蛋白质会加重肾脏负担,因此有肾病的人应尽量少吃，尤其是尿毒症患者，应该禁食。

【出处】王丽芳. 补虚珍禽乌骨鸡 [J]. 中国食物与营养, 2001（2）：46.

第二节 鸭 肉 类

鸭肉，又名扁嘴娘肉、白鸭肉、家凫肉等，系鸭科动物家鸭的肉。

鸭肉含有蛋白质、脂肪、碳水化合物、灰分、钙、磷、铁、烟酸、维生素B_1、维生素B_2等。

中医学认为，鸭肉味甘咸，性平，入脾、胃、肺、肾经，具有滋养五脏、补中益气、消食和胃、利水消肿、养阴解毒、活血、止咳消积等功效，常用于虚劳骨蒸、咳嗽、水肿、病后虚弱、食欲不振、妇女产后受寒、腰背四肢疼痛等。

不宜保存过久后食用。

忌与兔肉、杨梅、核桃、鳖、木耳、胡桃、大蒜、荞麦同吃。

煮食时不宜放碱。

不宜多吃及不应久吃烟熏和烘烤的鸭肉。

● **香烤鸭胸肉**

【药膳处方】鸭胸肉500克，料酒、葱姜、胡椒、花椒粉、生抽、食用油各适量。

【用法】将鸭胸肉洗净加料酒、葱姜、胡椒、花椒粉、生抽，腌渍入味。在烤盘中刷上食用油，把鸭胸肉放入烤箱，高火10分钟烤熟。待凉透后切片，撒上葱花即可食用。

【功效】大补虚劳，滋五脏之阴，清虚劳之热，补血行水，养胃生津，止咳消积，清热健脾。

【适应证】虚弱水肿、病后体虚、营养不良性水肿、糖尿病、肺结核、慢性肾炎脚气病、神经炎、多种炎症、心肌梗死等。

【使用注意】脾胃阳虚、外感初起、腹泻者忌用。

【出处】佚名. 香烤鸭胸肉 [J]. 湖南中医杂志, 2017, 33（3）：57.

● **紫苏老鸭汤**

【药膳处方】老鸭半只（约1000克，切块），紫苏叶15克，老姜10克，白萝卜适量（切块），食用油、啤酒、调味料各适量。

【用法】先用少量油爆炒鸭块，待鸭肉收紧后，倒入半瓶啤酒，以去腥味。煮沸后改放高压锅内，加入老姜、水煮20分钟，打开高压锅，放入紫苏叶、白萝卜，调味后再煮10分钟即可。

【功效】补益肺肾。

【适应证】老年慢性支气管炎、支气管哮喘。

【使用注意】脾胃阳虚、外感初起、腹泻者忌用。

【出处】佚名. 春日养生食紫苏［J］. 湖南中医杂志，2016（3）：61.

● **鸭肉海带汤**

【药膳处方】鲜海带120克，鸭肉300克，猪瘦肉100克，生姜3片，精盐适量。

【用法】将鲜海带、鸭肉、猪瘦肉分别洗净备用。鲜海带、鸭肉、猪瘦肉切块与生姜一起放进炖盅内，加入冷开水1500毫升（6碗量），加盖隔水炖约3小时便可。食用时方放入适量精盐。

【功效】滋养肝肾，清热化痰。

【适应证】体内有热、上火，如低热、虚弱、大便干燥和水肿、高血压等。

【使用注意】脾胃阳虚、外感初起、腹泻者忌用。

【出处】朱鹏飞. 四季养生法［J］. 浙江中医学院学报，1989（4）：51–53.

● **当归鸭**

【药膳处方】水鸭350克，当归15克，莲子15克，枸杞子15克，大枣3枚，葱、姜片、老酒、精盐适量。

【用法】锅内倒入冷水，将斩好的鸭肉放入，加入葱和姜片，烧开，去污水洗净；将除葱以外所有辅料洗净和焯烫过的鸭肉一同放在炖盅内，加入没过材料的水、少许老酒；压力锅底部放适量水，摆上蒸架，将鸭肉炖盅摆上，看情况定炖煮的时间；取出，撒上精盐即可。

【功效】补血活血，调经止痛，润肠通便，消炎止泻，祛风除湿。

【适应证】血虚萎黄、头晕心悸、月经不调、闭经痛经、虚寒腹痛、肠燥便秘、跌打损伤。

【使用注意】脾胃阳虚、外感初起、腹泻者忌用。

【出处】朱鹏飞. 四季养生法［J］. 浙江中医学院学报，1989（4）：51–53.

● **老鸭冬瓜薏米汤**

【药膳处方】老鸭肉500克，薏苡仁10克，冬瓜100克，生姜片15克，精盐、鸡精等调料适量。

【用法】将鸭肉先下入锅中，加三五片生姜片，大火煮5分钟后捞出以去腥味及血水。再将鸭肉、薏苡仁、冬瓜、少许生姜片同放入小瓦罐中，加入适量清水后用锡纸封口，以文火煨5小时。开罐后加入精盐、鸡精等调料搅拌均匀食用。

【功效】养阴益气，清热除湿。

【适应证】易上火且体内湿气较重，如口中黏腻、身体困重、午后潮热、情绪易怒等。

【使用注意】胃寒及脾虚、大便稀溏者慎服。

【出处】刘志勇. 养生良方 瓦罐煨汤［J］. 中医健康养生，2017（6）：38-39.

● **蝉虫草烧鸭**

【药膳处方】鸭1只（约1500克），蝉虫草30克。

【用法】鸭去毛及内脏，蝉虫草装入鸭腹内，扎好，烧熟分数次食完。

【功效】补肾养胃，滋阴利水消肿。

【适应证】劳热骨蒸、咳嗽、水肿。

【使用注意】脾胃阳虚、外感初起、腹泻者忌用。

【出处】中山大学附属第六医院刘兴烈献方。

● **鸭肉粥**

【药膳处方】鸭肉300克，糯米60克，生姜3片，精盐适量。

【用法】将鸭肉切成薄片，和糯米、生姜片同煮成粥，用精盐调味后食用。

【功效】养阴补益，消水肿。

【适应证】体虚水肿。

【使用注意】脾胃阳虚、外感初起、腹泻者忌用。

【出处】中山大学附属第六医院刘兴烈献方。

第三节　鹅　肉　类

鹅，又名家雁、舒雁等，鹅肉系鸭科动物鹅的肉。

鹅肉含有蛋白质、脂肪、钙、磷、铁、锰、维生素C、维生素A、维生素B$_1$、维生素B$_2$等。

中医学认为，鹅肉味甘，性平，入脾、肝、肺经，具有益气补虚、和胃止渴、解铅毒的作用，常用于糖尿病、病后体虚、脾胃虚弱、咳嗽等。

鹅肉不宜多吃，以免难以消化。

不宜多吃烘烤鹅肉。

不宜食用加工后保存过久的鹅肉，不宜加碱烧煮食用。

湿热内蕴、皮肤疮毒者忌食。

● **鹅肉炖萝卜**

【**药膳处方**】鹅肉500克，萝卜250克，姜片、精盐、味精、麻油皆适量。

【**用法**】将鹅肉、萝卜洗净切块，放入砂锅，加500毫升水，烧开后，放入姜片和精盐，用小火炖烂，放味精、浇麻油，分2次趁热吃鹅肉和萝卜，喝汤。

【**功效**】补肺气，化痰。

【**适应证**】老年慢性气管炎、肺气肿。

【**使用注意**】湿热内蕴、皮肤疮毒者忌食。

【**出处**】朱鹏飞. 四季养生法 [J]. 浙江中医学院学报，1989（4）：51-53.

● **降糖鹅肉**

【**药膳处方**】鹅肉250克，猪肉（瘦）250克，山药30克，北沙参15克，玉竹15克，精盐3克，味精1克，料酒5克，胡椒粉1克，大葱10克，姜5克，鸡油10克。

【**用法**】鹅肉洗净，放沸水锅中焯透，捞出切丝；猪肉洗净，放沸水锅中焯一会，捞出切丝；山药、北沙参、玉竹分别去除杂质洗净，装入纱布袋中扎口。锅中注入适量水，放入鹅肉丝、猪肉丝、药袋、精盐、料酒、胡椒粉、葱段、姜片，共煮至肉熟烂，拣去葱、姜，淋上鸡油，以味精、精盐调味即成。

【**功效**】滋阴，补虚，健脾开胃。

【适应证】老年糖尿病。

【使用注意】湿热内蕴、皮肤疮毒者忌食。

【出处】朱鹏飞. 四季养生法［J］. 浙江中医学院学报，1989（4）：51–53.

● 三鲜鹅肉汤

【药膳处方】新鲜鹅肉约500克，新鲜茶树菇、姬菇、绿笋、姜、料酒、精盐适量。

【用法】鹅肉冷水下锅，加入姜和料酒，煮开后，捞出，洗净浮沫。另起一锅水，加姜和料酒大火煮开后，撇净浮沫。加入茶树菇、姬菇、绿笋，大火煮开后，转小火煮半小时，加精盐调味，再煮半个小时。

【功效】补阴益气，暖胃开津，祛风湿，防衰老。

【适应证】老年糖尿病。

【使用注意】湿热内蕴、皮肤疮毒者忌食。

【出处】朱鹏飞. 四季养生法［J］. 浙江中医学院学报，1989（4）：51–53.

● 虫夏炖白鹅

【药膳处方】白鹅肉500克，冬虫夏草3条，蝉虫草15克，葱段、姜片、精盐、料酒、味精皆适量。

【用法】将白鹅宰杀，用热水烫过，去除毛及内脏，洗净，剁成一寸见方的块，放入砂锅，加水。把冬虫夏草、蝉虫草洗净，放入砂锅，放葱段、姜片、料酒、精盐，用旺火烧开，再用微火煮烂，去葱、姜，放味精即可。吃鹅肉、喝汤，每人每次200克。

【功效】益气补虚，和胃止渴。

【适应证】虚羸、消渴、须发早白、阳痿、早泄、腰腿酸痛。

【使用注意】湿热内蕴、皮肤疮毒者忌食。

【出处】中山大学附属第六医院刘兴烈献方。

● 灵芝党参鹅汤

【药膳处方】鹅1只（约2500克），黄芪、党参、山药、灵芝各30克，精盐适量。

【用法】取鹅一只去毛及内脏，加入黄芪、党参、山药、灵芝，同煮汤，用精盐调味食用。

【功效】补中益气。

【适应证】中气不足、身体消瘦、食欲不振、肥体疲乏。

【使用注意】湿热内蕴、皮肤疮毒者忌食。

【出处】中山大学附属第六医院刘兴烈献方。

第四节　鸽　肉　类

鸽，又名夜奴等，鸽肉系鸠鸽科动物原鸽、家鸽的肉。

鸽肉主要含蛋白质、脂肪、灰分等。

中医学认为，鸽肉味咸，性平，入肺、脾、肝、肾经；具有健脾补肾、补气养血、祛风解毒、调经止痛等功效；常用于糖尿病、病后体虚、月经不调等。

不宜多食。

● 雏鸽炖三七

【药膳处方】雏鸽1只（约250克），三七粗粉10克，调味品适量。

【用法】取活雏鸽1只宰杀，去除毛及内脏，洗净，将三七粗粉用纱布包好放入雏鸽腹中，缝封，加入适量调味品，文火煮熟后，吃肉，饮汤即可。

【功效】补气血，祛瘀生新。

【适应证】产后、术后恢复。

【出处】张吉祥，陈堃，豆宝强，等. 回医专家陈卫川养生食疗方［J］. 中国民族医药杂志，2011（2）：78-79.

● 血竭清蒸鸽肉

【药膳处方】雌鸽1只（约350克），血竭末3克。

【用法】雌鸽1只，去净肠杂，入血竭末，若停经1年加5克，以此类推，用针线缝住。隔水蒸熟后吃。

隔日1剂，经行停服。

【功效】补气壮阳，化瘀调经。

【适应证】女性青少年发育迟缓。

【出处】戴廷荣. 鸽子治疗干血痨［J］. 中国民间疗法，1993（2）：45.

● 归芪鸽肉汤

【药膳处方】当归10克，黄芪20克，木瓜20克，鸡血藤15克，鸽2只（约250克/只），姜10克，葱15克，精盐4克，料酒15毫升。

【用法】当归、黄芪洗净切片；木瓜洗净切片；鸽宰杀后，去毛、内脏及爪；姜切片，葱切段。鸽肉、当归、黄芪、木瓜、鸡血藤、姜、葱、精盐、料酒，同放炖锅内，加300毫升水。炖锅置于武火上烧沸，再用文火炖煮50分钟即成。

每日2次，每次吃鸽肉50克，喝汤。

【功效】益气，养血，通络。

【适应证】多发性神经炎。

【出处】中山大学附属第六医院刘兴烈献方。

第五节　鹌　鹑　类

鹌鹑，又名罗鹑等，鹌鹑肉系雉科动物鹌鹑的肉或去羽毛及内脏的全体。

鹌鹑主要成分有蛋白质、脂肪、维生素C、维生素A、维生素E等。

中医学认为，鹌鹑味甘，性平，入大肠、心、肝、肺、肾经；具有健脾补肾益肺、补中益气、强筋骨、止泻等功效；常用于脾胃虚弱、消化不良、风湿痹症、咳嗽等。

不宜多吃。

● 山药党参鹌鹑

【药膳处方】鹌鹑1只（约250克），山药50克，党参15克，调味品适量。

【用法】将鹌鹑去毛及内脏，洗净，同上述诸药共同炖熟后，去药渣，食肉饮汤。

【功效】补中益气，强筋壮骨。

【适应证】脾胃虚弱之不思饮食、消化不良等。

【出处】佚名. 山药入膳法［J］. 湖南中医杂志，2015（6）：55.

● 沙参玉竹鹌鹑汤

【药膳处方】鹌鹑2只（约250克/只），沙参8克，玉竹10克，天冬8克，猪瘦肉50克，姜1块，胡椒粉少许，料酒少许，精盐适量。

【用法】鹌鹑去毛，去内脏，用刀斩成大件；猪瘦肉切成方丁，用水氽烫去净血水，再用清水冲洗干净，沥干水分备用；沙参、玉竹及天冬洗净，用清水浸泡10分钟备用。把所有材料放进炖盅里面，加入适量清水，隔水炖2小时，此时汤清味纯，香味绵长，再加精盐、胡椒粉调味即可。

【功效】补中益气，健胃养血。

【适应证】肥胖导致的"三高"。

【出处】刘添坤. 沙参玉竹鹌鹑汤［J］. 中医健康养生，2017（10）：43.

● **滋补五脏汤**

【药膳处方】鹌鹑2只（约250克/只），无花果30克，料酒5克，姜10克，葱5克，精盐10克，棒骨汤2000克，胡椒粉3克，味精3克。

【用法】将鹌鹑去毛，去内脏，去爪。无花果洗净，姜拍松，葱切段。把鹌鹑、无花果、料酒、姜、葱同放瓦煲内，加入棒骨汤，用武火烧沸，再用文火煮45分钟，加入精盐、味精、胡椒粉，搅匀即成。

【功效】补五脏，清热，开胃。

【适应证】五脏虚弱、消化不良、便秘等症。

【出处】彭铭泉. 大众养生汤水［M］. 广州：广东旅游出版社，2006.

第六节　燕　窝　类

燕窝，又名燕窝菜等，系金丝燕的唾液与绒毛等混合凝结所筑成的巢窝。燕窝的主要成分有多种蛋白质、钙、磷、钾、硫等。

中医学认为，燕窝味甘，性平，入肺、胃、肾经；具有滋润肺肾、补中益气的作用；常用于久病体虚、痰喘、体虚自汗、尿频等。

湿痰停滞及有表邪者慎服。

● **燕窝炖汤**

【药膳处方】燕窝、哈士蟆、姜、老酒、冰糖等。

【用法】燕窝和哈士蟆都需先用温水泡发。由于哈士蟆有点腥味，在泡发时，可放入一些姜和老酒除腥味。发好后，将两者放在一起用小火炖2小时，加入冰糖再炖一会即可。

【功效】生津润肺，养阴润燥，益气补中。

【适应证】体质虚弱、营养不良、久痢久疟、痰多咳嗽、虚损、咳嗽痰喘、反胃、老年慢性支气管炎、支气管扩张、肺气肿、肺结核恢复期。

【出处】熊江雪. 秋补吃点燕窝加哈士蟆［N］. 健康时报，2007-09-10.

● **冬虫夏草燕窝**

【药膳处方】燕窝、冬虫夏草、山药（切片）。

【用法】煎汤饮服。

【功效】补益肺、脾、肾。

【适应证】病后体弱，肺、脾、肾虚损。

【出处】罗元恺. 食用药物和药膳［J］. 新中医，1996（4）：9.

● **冰糖燕窝**

【药膳处方】冰糖、燕窝。

【用法】熬煮燕窝时，加入少量冰糖，以助其润燥之力。

【功效】润肺，除痰，开胃。

【适应证】肺结核、咳嗽、痰喘、消化不良。

【出处】罗元恺. 食用药物和药膳［J］. 新中医，1996（4）：9.

第十章　常见畜肉类药膳

畜肉类是野生兽类动物及饲养的牲畜的肉与脏器。其主要成分有完全蛋白质、脂肪、胆固醇、矿物质、微量元素、维生素等。

中医学认为，畜肉多味甘咸性微温；甘味有补益之功，助阳益气；咸入血分、阴分，有补益阴血之功；温能祛除寒邪。所以，畜肉具有阴阳气血俱补之功，常用于先天、后天不足或诸虚百损之体。

脾虚、水湿内盛者谨慎食用。

第一节　猪　　类

一、猪瘦肉

猪瘦肉，系猪科动物猪的肉。其主要成分有水、蛋白质、脂肪、碳水化合物、灰分、钙、磷、铁、维生素等。

中医学认为，猪瘦肉味甘咸，性微寒，入脾、胃、肾经，具有补肾滋阴、益气养血、润燥通乳、消肿等功效，常用于肾虚瘦弱、血燥津枯、燥咳、糖尿病、便秘、缺乳、贫血、产后抑郁、慢性疲劳、黄疸、痔疮、小儿疖肿等。

不宜食用未摘除甲状腺的猪肉，在服用降压药、降血脂药时不宜多吃。

猪油渣含有较多致癌性较强的物质，不宜食用。

小儿不宜多吃猪肉，否则会影响其正常发育；老人不宜多吃猪瘦肉。

不宜刚屠宰后煮食，未摘除肾上腺与病变的淋巴结时不宜食用，食用前不宜用热水浸泡，在煎煮过程中忌加冷水，不宜多吃炸咸肉，不宜多吃腌制的猪肉，不宜多吃午餐肉，不宜多吃肥肉。

不能与牛肉同吃；与驴马肉同食容易出现腹泻，故不宜同吃。

不宜与羊肝、大豆、芫荽、虾同吃。

服磺胺类药和乌梅、大黄等中药时，忌吃猪肉。

虚胖或痰湿盛者不宜多吃。

● **枸杞子炖瘦肉**

【药膳处方】由编者拟定名称。

猪瘦肉50克，枸杞子15克。

【用法】加少量水，炖食。

【功效】滋阴润燥，益气。

【适应证】消渴病。

【使用注意】痰湿壅盛及素体肥胖者宜少食。

【出处】孙雪萍. 猪的药用介绍［J］. 中国民间疗法，2007（1）：61-62.

● **冰糖瘦肉**

【药膳处方】由编者拟定名称。

猪瘦肉50克，麦门冬12克，冰糖20克。

【用法】加少量水，炖熟一次食完，每日1剂。

【功效】滋阴润燥，益气。

【适应证】肺燥咳嗽无痰。

【使用注意】痰湿壅盛及素体肥胖者宜少食。

【出处】孙雪萍. 猪的药用介绍［J］. 中国民间疗法，2007（1）：61-62.

● **山楂瘦肉仔鸡汤**

【药膳处方】山楂100克，猪瘦肉2500克，仔鸡肉500克，棒骨汤2500克，鸡精、精盐适量，味精5克。

【用法】猪瘦肉洗净，切2厘米见方的块；仔鸡肉洗净，余去血水；山楂去杂质，洗净。将猪瘦肉、仔鸡肉、山楂同时放入砂锅内，加入棒骨汤，煮50分钟后，加精盐、鸡精、味精调味即成。

【功效】滋阴润燥，化食消积。

【适应证】脾虚积滞、高血压病、高脂血症等。

【使用注意】痰湿壅盛及素体肥胖者宜少食。

【出处】彭铭泉. 大众养生汤水［M］. 广州：广东旅游出版社，2006.

● 猪头姜豉

【药膳处方】猪头2个（约2500克），陈皮10克，良姜10克，花椒10克，肉桂10克，草果5枚，植物油500毫升，蜂蜜250克，精盐、葱花、芥末、醋适量。

【用法】将猪头去毛及表皮上的黏附物，洗净，取其肉，切成块放入锅中，加水煮制。同时将已经取下内白膜的陈皮、良姜、花椒、肉桂、草果、蜂蜜放入锅中，待锅开后放入适量精盐。经过一段时间的煮制，待猪头肉煮熟后捞出。另外打开一火，放上砂锅，倒入500毫升植物油，烧开，依次放入葱花、芥末、熟猪头肉块一起炒制。起锅前加入少许醋。

【功效】健脾暖胃，滋补五脏。

姜，有健脾暖胃、祛寒燥湿、止吐、止泻、温胃散寒、消食止痛等功效。猪头肉，补虚乏气力，去惊痫、五痔，下丹石，亦发风气。

【适应证】胃脘冷痛、腹部隐痛、虚劳、呕吐、泄泻等。

【出处】林木森. 元代宫廷的猪肉菜肴［J］. 紫禁城，2007（3）：204-207.

二、猪心

猪心，又名稀心，系猪科动物猪的心脏。其主要含有心钠素、辅酶Q_{10}、细胞色素C、蛋白质、脂肪、钙、磷、铁、维生素B_1、维生素B_2、维生素C、维生素P等。

中医学认为，猪心味甘咸，性平，归心、心包络经；具有养心安神、补心血、镇惊作用；常用于癫痫、失眠、梦病、心虚多汗、产后神气不足、慢性心脏病、癌病等。

高脂血症患者忌口，猪心忌与吴茱萸同食。

● 柏子仁炖猪心

【药膳处方】由编者拟定名称。

柏子仁10～15克，猪心1个（约400克），黄酒、精盐、糖、生姜少许。

【用法】将柏子仁放入猪心内，盛在碗中，加入少量黄酒、精盐、糖及生姜，隔水炖熟，切片分2日食完。

5日左右炖1次，一般吃2～3次即可。

【功效】养心安神，补血润肠。

【适应证】心血不足而致心悸、怔忡、失眠等症；阴虚血少、老年体弱和产后血虚等引起的肠燥便秘。

【出处】孙雪萍. 猪的药用介绍［J］. 中国民间疗法，2007（1）：61-62.

● **归地猪心汤**

【药膳处方】地黄、牡丹皮、当归、天麻、淫羊藿、香附各15克，猪心1个。

【用法】地黄、牡丹皮、当归、天麻、淫羊藿、香附、猪心，共置于砂锅内用文火炖熟，食猪心并饮汤。

1日分3次服完，连服3日为1个疗程。

【功效】补血养心，安神镇惊。

【适应证】更年期综合征。

【使用注意】忌吴茱萸。

【出处】孙雪萍. 猪的药用介绍［J］. 中国民间疗法，2007（1）：61-62.

● **猪心茯神汤**

【药膳处方】新鲜猪心1个（约400克），茯神15克，龙眼肉20克，柏子仁15克，大枣20枚，面粉、精盐少许。

【用法】将猪心洗净，剔除筋膜，在少量面粉中滚一下，放置1小时，以去除异味。将猪心再次洗净，放入砂锅中，加入适量的水，用旺火煮沸，撇去浮沫。将其余中药及少量精盐放入砂锅中，文火煮1小时。待汤汁浓稠时，将中药捞出，食肉喝汤。

2日1剂，每日1次。6日为1个疗程，连服2个疗程。

【功效】养心安神。

【适应证】心脾两虚型失眠。

【使用注意】忌吴茱萸。

【出处】尚坤，杨启光，王德友，等. 药膳猪心茯神汤治疗心脾两虚型失眠症临床研究［J］. 长春中医药大学学报，2012（2）：213-214.

三、猪肝

猪肝，又名稀肝，系猪科动物猪的肝脏。其主要含有蛋白质、脂肪、钙、磷、铁、胡萝卜素、烟酸、维生素C、维生素B_2等。

中医学认为，猪肝味甘苦，性温，入脾、胃、肝经；具有养肝明目、健脾补气等功效；常用于贫血、视物模糊、眼睛干涩、四肢浮肿、脱肛、癌病、带下等。

不宜与鲫鱼同吃，高脂血症患者忌吃。

● 猪肝烧豆腐

【药膳处方】猪肝200克，豆腐300克，胡萝卜100克，油、葱花、姜末、蒜片、鸡汤、精盐、鸡精、酱油、淀粉适量。

【用法】猪肝煮至八成熟后备用，豆腐和胡萝卜用开水氽烫。猪肝和胡萝卜切薄片，豆腐切厚片。锅中加少许油，下葱花、姜末、蒜片煸炒一下，爆出香味，将猪肝、豆腐、胡萝卜下锅，加少许鸡汤、精盐、鸡精、酱油调味，最后用淀粉勾芡即可。

【功效】以脏补脏，清肝热，滋补肝肾。

【适应证】肝脏虚弱，远视无力。

【使用注意】注意用量，不可多食。

【出处】童志时. "两菜一汤" 帮您养肝 [J]. 肝博士，2010（2）：56.

● 韭菜猪肝汤

【药膳处方】韭菜60克，猪肝50克。

【用法】韭菜洗净，切碎；猪肝洗净，切片。往锅里加适量清水，旺火煮沸后，加入韭菜及猪肝，煮至猪肝熟，即可调味食用。

【功效】助益阳气，补养肝血。

【适应证】肝病、夜盲症、便秘等病。

【使用注意】注意用量，不可多食。

【出处】石采. 几个养肝护肝的食疗方 [J]. 肝博士，2012（6）：57.

● 猪肝绿豆粥

【药膳处方】新鲜猪肝100克，绿豆60克，大米100克，精盐、味精各适量。

【用法】先将绿豆、大米洗净同煮，大火煮沸后再改用小火慢熬，煮至八成熟，再将切成片或条状的猪肝放入锅中同煮，熟后再加调味品。

【功效】补肝养血，清热明目，美容润肤。

【适应证】面色蜡黄、视力减退、视弱模糊且体弱。

【使用注意】注意用量，不可多食。

【出处】史部光. 这些粥你吃过吗 [J]. 肝博士，2012（2）：59.

四、猪肺

猪肺，又名稀肺，系猪科动物猪的肺脏。其主要含有蛋白质、脂肪、钙、磷、铁、硫胺素、烟酸、维生素C、维生素B$_2$等。

中医学认为，猪肺味甘，性平，入肺经；具有补益肺脏、止咳、止血等功效；常用于肺虚咳嗽、气喘、咯血等。

不宜与白花菜、饴糖同吃。

● 川贝雪梨炖猪肺

【药膳处方】川贝母10克，雪梨2个（约250克），猪肺250克，冰糖少许。

【用法】将雪梨去核切片，猪肺洗净切块，同入锅中。加水，纳入川贝母，同炖至猪肺烂熟后，调入冰糖服食。

【功效】养阴润肺，止咳化痰。

【适应证】肺虚咳嗽。

【使用注意】注意用量，不可多食。

【出处】胡献国. 秋燥的猪肺药膳疗法［J］. 农村百事通，2005（18）：67.

● 猪肺蘸"三汁"

【药膳处方】雪梨、莲藕、白萝卜各500克，猪肺500克。

【用法】将前三味去皮，洗净，榨汁备用。猪肺洗净，切块，文火炖至烂熟后，取猪肺块蘸"三汁"服食。

【功效】清肺养阴，宁络止血。

【适应证】肺虚咳嗽。

【使用注意】注意用量，不可多食。

【出处】胡献国. 秋燥的猪肺药膳疗法［J］. 农村百事通，2005（18）：67.

● 萝卜猪肺汤

【药膳处方】白萝卜200克，猪肺250克，杏仁10克，调料适量。

【用法】将白萝卜洗净，去皮，切块；猪肺洗净，切块。白萝卜、杏仁、猪肺同放锅中，加适量清水煮至猪肺烂熟后，加入精盐、味精等调味服食。

【功效】补肺，益气，养阴。

【适应证】治久咳不止，痰多气促。

【使用注意】注意用量，不可多食。

【出处】胡献国. 秋燥的猪肺药膳疗法［J］. 农村百事通，2005（18）：67.

五、猪肾

猪肾，又名猪腰子，系猪科动物猪的肾脏。其主要含有蛋白质、脂肪、钙、磷、铁、硫胺素、烟酸、维生素C、维生素B_2等。

中医学认为，猪肾味甘，性平，归肾、肺经，具有补肾纳气、滋阴利水等功效，常用于久咳不愈、虚喘、孕前腰痛、老人耳聋、产后体虚、癌病、高血压病等。

不可久食，不可与吴茱萸、白花菜同吃。

● 归参山药猪肾

【药膳处方】当归、党参、山药各10克，猪肾500克，姜丝、蒜末、酱油、香油等调料适量。

【用法】猪肾剔去筋膜及白色的臊腺，洗净，入锅内，当归、党参、山药装入纱布袋内，扎口，同入锅内，加适量清水，清炖至猪肾熟透，捞出猪肾，冷后切成薄片，调料拌匀食用。

【功效】养血，益气，补肾。

【适应证】血虚、肾亏所致心悸、气短、腰痛、失眠、自汗等。

【使用注意】不可久食，不可与吴茱萸、白花菜合食。

【出处】郎建英，李佑清. 老年性贫血与食疗［J］. 新中医，1997（S1）：146-147.

● 杜仲牛膝猪肾汤

【药膳处方】猪肾2个（约400克），杜仲9克，牛膝9克，生姜片少许，精盐、鸡精等适量。

【用法】猪肾切开，去白色筋膜，清洗干净备用；杜仲、牛膝洗净。将猪肾、杜仲、牛膝、生姜片同时放入瓦罐内，再加入适量的清水，以锡纸封口。先以武火煮30分钟，再用文火煨5小时，开罐后加入精盐、鸡精等调料搅拌均匀食用。

【功效】温肾壮阳。

【适应证】肾阳虚衰导致的腰膝酸软、畏寒肢冷、阳痿遗精、面色㿠白、精神萎靡。

【使用注意】不可久食，不可与吴茱萸、白花菜合食。

【出处】刘志勇. 养生良方瓦罐煨汤［J］. 中医健康养生，2017（6）：38-39.

● 美颜乌发炖汤

【药膳处方】由编者拟定名称。

猪肾2个（约400克），芡实60克，莲子（去芯）60克，大枣30克，核桃仁60克，熟地黄30克，大茴香10克，精盐及其他调味品适量。

【用法】将猪肾洗净，去筋膜；大茴香碾为粗末，掺入猪肾内。猪肾与莲子、芡实、大枣、熟地黄、核桃仁同入锅，加水，用大火煮开，改为文火炖，至猪肾烂熟为止。加精盐及其他调味品食用，饮汤。

1日内服完。连用7日。

【功效】补脾滋肾，美颜乌发。

【适应证】脾肾虚损造成的须发早白，容颜枯憔，男子遗精、女子带下等。

【使用注意】不可久食，不可与吴茱萸、白花菜合食。

【出处】聂宏. 最受欢迎补肾法 中医药膳［J］. 中医健康养生，2016（11）：34-35.

六、猪肚类

猪肚，系猪科动物猪的胃。其主要含有胃泌素、胃蛋白酶、胃膜素、胃蛋白酶稳定因子等。

中医学认为，猪肚味甘，性温，入脾、胃经，具有健脾和胃、补虚损等功效，常用于虚劳咳嗽、胃痛、腹泻、鼓胀水肿、精神萎靡、体虚乏力等。

外感未清、胸腹痞胀者忌口。

● 山药炖猪肚

【药膳处方】由编者拟定名称。

山药、茯苓、薏苡仁各10克，干净猪肚1个（约1000克）。

【用法】将山药、茯苓、薏苡仁与猪肚适量加水炖熟即可食用。每日1次，连续5次为1个疗程。

【功效】补虚损，健脾胃。

【适应证】小儿厌食症。加桃金娘果，可治形体偏瘦、面色少华；加芡实可治大便夹有不消化残渣或不成形；加白芍可治皮肤干燥、欠润。

【使用注意】外感未清、胸腹痞胀者，均忌食。

【出处】孙雪萍. 猪的药用介绍［J］. 中国民间疗法，2007（1）：61-62.

● 白果煲猪肚

【药膳处方】白果10粒，山药50克，芡实30克，猪肚1个（约1000克）。

【用法】将猪肚洗净，白果去壳、芯。把白果、山药、芡实等纳入猪肚内，慢火炖熟，调味即可。

【功效】健脾开胃，滋阴补肾，去湿消肿。

【适应证】哮喘、慢性支气管炎等。

【使用注意】外感未清、胸腹痞胀者，均忌食。

【出处】佚名. 节日食疗汤［J］. 湖南中医杂志，2014（2）：87.

● 枸杞子山药炖猪肚

【药膳处方】枸杞子15克，山药30克，益智仁6克，猪肚1个（约1000克），陈皮若干，姜、葱、精盐少许。

【用法】猪肚洗净，开水煮至猪肚收缩后起锅，切条，加上述药材及姜、葱下锅，加适量的水炖，待猪肚软熟起锅，加精盐即可食用。

【功效】补肾健脾，缩尿止遗。

【适应证】肾阳虚弱、夜尿频多。

【使用注意】急性尿路感染、尿频尿急尿痛、尿短赤者不宜服用。

【出处】唐梁. 枸杞山药炖猪肚补肾可防夜尿增多［J］. 农村百事通，2016（3）：61.

七、猪蹄类

猪蹄，又名猪四足，系猪科动物猪的脚。其主要含有蛋白质（胶原蛋白）、脂肪、碳水化合物、钙、镁、铁、磷、锰、硒、铜、核黄素、胡萝卜素、维生素A、维生素D、维生素E、维生素K、胆固醇等。

中医学认为，猪蹄味甘、咸，性平，归胃经，具有补气血、润肌肤、通乳汁、托疮毒的功效，用于产后体虚、缺乳、血证、痈疽。

若通乳，少放盐与味精。

老人胃肠功能减弱，不宜过量食用；罹患肝病、动脉硬化、高血压病者，少吃或不吃为好。

● 王不留行炖猪蹄

【药膳处方】王不留行10克，猪蹄4只（约8000克）。

【用法】先将王不留行和洗净的猪蹄放入水中浸泡1小时左右，然后用武火煮，开锅后用文火焖1小时左右，将汤取出备用。

产妇每日餐前饮100毫升，每日2次。

【功效】催乳。

【适应证】产后缺乳。

【出处】姜妮娜，高承香. 王不留行炖猪蹄治疗产后缺乳36例［J］. 中国实用乡村医生杂志，2004（11）：31.

● 北镇熏猪蹄

【药膳处方】猪蹄等。

【用法】选蹄：经过宰前检疫、宰后检验的无病变的猪蹄。

拔毛：除净猪蹄上的毛，这是保证质量的关键一环。先用松香拔毛，再用酒精喷灯反复喷烧，直到把猪蹄表面烧成淡黄色为止。把猪蹄放入温水中浸泡半小时，取出，仔细刮净焦毛和污垢，直到毛被除净为止。毛没被除净的蹄，不得加工，因为多数死猪或病猪的蹄子上的毛难以拔净，不健康的猪蹄子不能做熏猪蹄。

浸泡：这是除去猪蹄异味的一道特别重要的工序。通常是先用浓度为0.1%的醋浸泡1小时左右，再用流动水冲洗浸泡8～12小时，直到猪蹄无异味、浸泡的水呈无色清亮为止。

热烫：这是检查猪蹄上的毛是否被除净，异味是否被清除掉的一道卫生检验工序。把浸泡后的猪蹄放入沸水中，煮1～2分钟后，捞出来仔细检查其蹄子上有无显露出的毛茬，有无异味。如果还有显露出的毛茬，则需要再次喷烧刮净。如仍有异味，则需要再用浓度为0.1%的醋浸泡30分钟后，捞出烘干。

煮制：将热烫后烘干的猪蹄放入老汤锅中慢火煮沸，接着用大火急火煮约90分钟，再用文火煮30分钟左右捞出烘干。煮制时注意观察，不要把猪蹄煮开花了，以免影响外观。同时还要注意撇去血沫子，不然会污染猪蹄，影响质量。

老汤配法：精盐6千克，味精50克，酱油5千克，清水100升。其浓度约为10波美度。煮制时加入两个调料袋，一个调料袋装花椒150克，大料（八角茴香）150克，丁香50克，小茴香50克，肉桂50克，陈皮50克，每煮10次更换1次调料；另一个调料袋装切碎的鲜姜100克，五香粉100克，胡椒粉50克，每煮5次更换1次调料。在煮的过程中，注意老汤咸淡，若味淡，需加酱油进行调味。

熏制：将煮熟的猪蹄摆在中央有孔的铁帘子上，放入熏锅内，把锅烧热到锅底微红时，立即抓一大把白糖投入锅底，迅速盖严锅盖，待2～3分钟后揭盖逐个翻动猪蹄，再投入白糖重复熏一次。

抹香油：将熏成的猪蹄取出，立即抹上香油。这样既保持了猪蹄的光泽，又能防止干耗，耐储藏。

【功效】老年人多食用猪蹄能强健筋骨，健美体魄，有美容防衰之奇效。多吃猪蹄，可以大大地延缓衰老。

《随息居饮食谱》记载，猪蹄还能填肾精而健腰腿，滋肾液以滑皮肤，长肌肉，愈溃疡，助血脉，充乳汁，较肉大补。

【适应证】脚气病、关节炎、贫血病、老年性骨质疏松症等。

【出处】[1] 杨合超. 北镇熏猪蹄的加工方法 [J]. 肉类工业，1986（9）：7-8.

[2] 杨合超.北镇五香熏猪蹄——老年人的保健佳品 [J].肉类研究，1993（4）：51.

● 猪蹄汤

【药膳处方】猪蹄1～2只，党参12克，白术9克，茯苓9克，甘草5克，当归12克，白芍9克，川芎7克，熟地黄24克，黄芪30克，木通6克，陈皮6克，天花粉 9 克。

【用法】将猪蹄、党参、白术、茯苓、甘草、当归、白芍、川芎、熟地黄、黄芪、木通、陈皮、天花粉一同下砂锅，共煮汤。

每日1剂，早晚2次，7天1个疗程。

【功效】大补气血，健脾理气，通络下乳。

【适应证】产后缺乳。

【出处】邢丽娜，马永梅. 催乳经验方 [J]. 中国民间疗法，2012（1）：79.

● 黄芪猪蹄汤

【药膳处方】猪蹄300克，黄芪25克。

【用法】将猪蹄洗净斩块，放入普通常压锅内，加入适量水。先用旺火煮沸，撇去上层浮沫和油后，用微火熬至第5小时时，放入黄芪，再继续熬1小时，汤呈浓稠胶状，约500毫升，过滤掉猪蹄骨。

【功效】补气升阳，益精养血，利水消肿。

【适应证】肿瘤患者低蛋白血症、急性脑梗死。

【出处】[1]扈冰，许玲，王芹，等. 黄芪猪蹄汤治疗肿瘤患者低蛋白血症的临床研究［C］//第一届青年中西医结合肿瘤学术论坛，2015.

　　［2］展文国.黄芪猪蹄汤辅助经方治急性脑梗案［N］.中国中医药报，2016-06-02（4）.

八、猪血

　　猪血，又名血豆腐，系猪科动物猪的血液。其主要含有水分、脂肪、蛋白质、碳水化合物、灰分、钙、铁、磷等。

　　中医学认为，猪血味咸，性平，入心、肝经，具有补血止血、养心镇惊、熄风、下气等功效，常用于硅肺、贫血、中腹胀满、胃肠嘈杂、宫颈糜烂等。

● 当归苁蓉猪血羹

　　【药膳处方】猪血125克，冬葵菜250克，当归15克，肉苁蓉15克，香油2克，猪油（炼制）20克，葱白10克，精盐3克，味精1克。

　　【用法】将当归、肉苁蓉洗净，加适量水，煮取药液待用，将冬葵菜撕去筋膜，洗净，放入锅内；加入待用药液，煮至冬葵菜熟；将煮熟的猪血切成片或条，同熟猪油、葱白、精盐、味精、香油一并加入锅内，混合均匀，趁热空腹食用。

　　【功效】补血补气，养血润燥。

　　【适应证】贫血、脑震荡后遗症大便干结。

　　【出处】［1］姜苗，冀佳，郭敬媛. 贫血药膳古今辩［C］//全国中西医结合血液学学术会议，2010.

　　［2］程志. 脑震荡后遗症药膳方［N］. 医药养生保健报，2006-10-9（7）.

● 川贝陈皮猪血汤

　　【药膳处方】川贝母，陈皮，猪血。

　　【用法】将川贝母、陈皮、猪血同煮。

　　【功效】理气降逆，润肺止咳。

　　【适应证】尘肺早期肺失清肃。

　　【出处】谢英，陈志军，白宇乾，等. 中成药联合药膳辨证治疗尘肺20例［J］. 江西中医药，2017（9）：38-40.

● 猪血瘦肉豆腐汤

　　【药膳处方】猪血250克，猪瘦肉、豆腐、胡萝卜、山药各100克，调料适量。

【用法】猪瘦肉洗净、切丝、勾芡，猪血、豆腐切块，胡萝卜、山药切片。将上述食材一同放入锅内，加适量清水，煮沸后调入姜末、精盐等，待熟后调入适量葱花、味精、猪油，稍煮即成。

【功效】健脾补肾，益气养血。

【适应证】骨质疏松症。

【出处】郭俊杰. 骨质疏松症的中医药防治［C］//5TH全国中西医结合内分泌代谢病学术大会暨糖尿病论坛，2012.

第二节　野　猪　肉　类

野猪，又名野彘，野猪肉系猪科动物野猪的肉。

其主要含有17种氨基酸、亚油酸、脂肪、钙、镁、铁、磷、锰、硒、铜、维生素B_1、维生素B_2、胆固醇等。

中医学认为，野猪肉味甘，性平，入肺、脾、胃、大肠经，具有滋补五脏、润养肌肤、祛风解毒等功效，常用于缺乳、高脂血症、冠心病、心脑血管硬化性疾病、痔疮出血、久病体虚等。

服巴豆药者忌口。

● **特色野猪肉羹**

【药膳处方】野猪肉1000克，调料适量。

【用法】将野猪肉细切成丝，放入锅中，加水煮制，待其烂熟之后，加入各种调料，并用勺子等将其捣烂成肉羹状，关火取出。

【功效】祛风解毒。

【适应证】痔疮、野鸡病、肛门肿胀等。

【使用注意】空腹服用效果最好。

【出处】林木森. 元代宫廷的猪肉菜肴［J］. 紫禁城，2007（3）：204-207.

● **野猪肉归参汤**

【药膳处方】党参15克，当归10克，野猪肉250克，精盐、葱、姜、胡椒粉、猪油适量。

【用法】将野猪肉洗净切片，葱切段，姜切片，党参、当归洗净润透切片。在锅中放入适量猪油，烧热后加入野猪肉、葱、姜、胡椒粉、精盐煸炒，注入适量清水，加入党参、当归共煮，煮至肉熟烂，调味即成。

【功效】气血双补。

【适应证】气血双亏、脾气虚弱、血虚头痛、眩晕、痔疮下血等。

【使用注意】患者血虚为主可加重当归用量，如患者大便溏泻应适当减少当归的用量。

【出处】穆琳娜. 妊娠恶阻的中医食疗探讨［D］. 哈尔滨：黑龙江省中医药科学院，2017.

第三节　牛　类

一、牛肉类

牛肉，可分为水牛肉、黄牛肉，系牛科动物黄牛或水牛的肉。

其化学成分，因牛的种类、性别、年龄、生长地区、饲养方法、躯体部位等不同，而存在较大的差异。牛肉大体上含有蛋白质、脂肪、钙、磷、铁、胆甾醇、维生素B_1、维生素B_2、维生素B_6、肌氨酸、卡尼汀等。

中医学认为，水牛肉味甘性凉，黄牛肉味甘，性温，入脾、胃经；具有补益脾胃、益气补血、强筋骨等功效；常用于久病虚损、糖尿病、鼓胀、水肿、老年人水气病、腰膝酸软等。

禁吃自死、病死的牛肉。

● 姜汁牛肉饭

【药膳处方】鲜牛肉150克，粳米20克，姜汁、酱油、菜油适量。

【用法】蒸熟即成。

【功效】补中益气，强筋健骨。

【适应证】病后脾胃虚弱、大便溏泄、久泄脱肛、体虚浮肿等。

【使用注意】牛自死、病死者，禁食其肉。

【出处】张吉祥，陈堃，豆宝强，等. 回医专家陈卫川养生食疗方［J］. 中国民族医药杂志，2011（2）：78–79.

● 扁豆烧牛肉

【药膳处方】扁豆250克，牛肉300克，葱、姜、蒜瓣、料酒、老抽、胡椒粉、花椒粉等调料适量。

【用法】将牛肉洗净，用开水焯过，撇去浮沫后，无需放食用油，直接入锅，小火干煸出油后，加料酒、葱、姜与开水，大火烧开后，改文火炖煮；扁豆去老筋后，先用开水焯一遍，去除特有的豆腥；当牛肉七分熟时，加入老抽、胡椒粉、花椒粉继续炖煮；待牛肉八分熟时，加入扁豆、蒜瓣共同煸炒至熟，即可出锅装盘。

【功效】早秋养生宜润燥除湿，健脾除湿。

【适应证】适合减肥者补充营养食用。

【使用注意】牛自死、病死者，禁食其肉。

【出处】佚名. 扁豆烧牛肉［J］. 湖南中医杂志, 2015（11）：65.

● **红枣牛肉汤**

【药膳处方】牛肉500克，大枣10枚，山楂30克。

【用法】牛肉洗净，用沸水焯一下，切成4厘米见方的块；山楂洗净，切片去核；大枣洗净，去核。把所有材料放入锅里，加水，小火熬2小时后调味即可。

【功效】活血化瘀，滋养身体。

【适应证】术后恢复。

【使用注意】牛自死、病死者，禁食其肉。

【出处】佚名. 节日食疗汤［J］. 湖南中医杂志, 2014（2）：87.

二、牛肚类

牛肚，又名牛百叶、毛肚，系牛科动物黄牛或水牛的胃。

其主要成分有水分、蛋白质、脂肪、灰分、钙、磷、铁、硫氨酸、核黄素、烟酸、胃泌素、胃蛋白酶等。

中医学认为，牛肚味甘，性温，入脾、胃经；具有补虚损、健脾胃等功效，常用于病后体虚、气血不足、消化不良、食欲不振、大便溏烂、气短乏力、丹毒、风眩等。

● **补虚养身滑炒银丝**

【药膳处方】由编者拟定名称。

牛肚仁200克，冬笋25克，水发冬菇25克，青椒25克，鸡蛋1枚，花生油50克，鸡油、鸡汤、牛奶、佐料等少许。

【用法】牛肚仁切丝，清水洗净，加入少许精盐、牛奶、淀粉及蛋清，浆好。冬菇、青椒、冬笋切丝。将50克花生油倒入锅中，放入牛肚仁丝炒匀，烧至五成熟，入勺，滑散，加入冬菇、青椒、冬笋后倒出沥油。再回勺上火，加入鸡汤、姜、蒜末、味精，颠炒，挂芡，淋少许鸡油即成。适量食用。

【功效】血气双补，补虚养身，健脾开胃。

【适应证】病后虚弱，气血不足。

【出处】丁可. 教你做滑炒银丝［J］. 中国民族，2004（2）：72.

● **陈皮牛肚**

【药膳处方】牛肚500克，阳春砂仁5克，生姜15克，新会陈皮10克，精盐和味精适量。

【用法】取新鲜牛肚500克，用开水浸泡后刮去表面黑色的黏膜和食物残渣，切块备用。用砂仁、生姜、陈皮与牛肚一起煮汤，煮熟后加适量的精盐和味精调味。适量食用。

【功效】补虚羸，健脾胃。

【适应证】脾胃虚弱和消化不良。

【出处】中山大学附属第六医院刘兴烈献方。

● **五指毛桃牛肚汤**

【药膳处方】牛肚250克，黄芪30克，五指毛桃30克，生姜3片。

【用法】将牛肚、黄芪、五指毛桃、生姜片一起下锅慢火炖2小时，加适量精盐，适温适量食用。

【功效】补虚羸，健脾胃。

【适应证】脾胃虚弱，消化不良，气短乏力，食后腹胀等。

【出处】中山大学附属第六医院刘兴烈献方。

● **牛肚薏米粥**

【药膳处方】牛肚250克，薏苡仁200克，生姜3片。

【用法】煮粥食用。适量食用。

【功效】健脾去湿。

【适应证】消化不良、下肢湿疹。

【出处】中山大学附属第六医院刘兴烈献方。

● **牛肚益气血粥**

【药膳处方】牛肚250克，东北大米100克，生姜3片，精盐适量。

【用法】取牛肚250克，用开水泡洗，刮去黑色黏膜，切块，与大米、生姜同煮粥，加少量精盐调味食用。适量食用。

【功效】健脾强胃，助消化，益气血。

【适应证】食欲不振、气血虚弱、小儿病后体虚、消化不良等。

【出处】中山大学附属第六医院刘兴烈献方。

● 椒麻肚丝

【药膳处方】牛肚500克，芹菜3根，葱白40克，花椒10克，花生油30毫升，麻油5毫升，精盐1/2茶匙。

【用法】牛肚氽烫洗净，卤熟切丝备用；芹菜梗切段，烫熟备用。用食品料理机绞碎葱白与花椒。把花生油、麻油倒入锅中，先以小火烧2分钟至略冒出油烟，再倒入绞碎的葱白与花椒混匀即为椒麻油。将牛肚丝、芹菜段与椒麻油混合均匀，再加入精盐拌匀即可。适量食用。

【功效】补虚，益脾胃。

【适应证】病后虚羸、气血不足、消渴、风眩。

【出处】中山大学附属第六医院刘兴烈献方。

三、牛鞭类

牛鞭，又名牛冲，系牛科动物黄牛或水牛雄牛的外生殖器。

其主要成分有天门冬氨酸、苏氨酸、甘氨酸、缬氨酸、蛋氨酸、亚油酸、胆固醇、睾酮、雌二醇、二氢睾酮等。

中医学认为，牛鞭味甘咸，性温，入肝、肾经，具有补肾壮阳、固元益精、散寒止痛等功效，常用于化疗后骨髓抑制、早衰、耳鸣耳聋、体倦乏力、久病虚损、腰膝酸软等。

阳盛者忌口。

● 牛鞭汤

【药膳处方】由编者拟定名称。

2～3岁未婚牛的牛鞭，精盐少许。

【用法】取2～3岁未婚牛的牛鞭切段或整条用清水煮烂，可加少许精盐，不可加佐料，一次性或多次食之，最好在一日内吃完，一般近日无显效，日后逐渐痊愈。最好用时加服中药：熟地黄10克，山茱萸10克，麦门冬10克，山药10克；煎服。

【功效】补肾壮阳，固元益精，散寒止痛。

【适应证】遗尿症。

【使用注意】阳盛忌用。

【出处】刘德龙，高景斌，刘波，等．牛鞭治疗遗尿症20例［J］．中国民间疗法，2011（7）：42.

● **枸杞子煨牛宗筋**

【药膳处方】牛鞭300克，白萝卜100克，枸杞子15克，杜仲10克，大枣10克，生姜10克，葱10克，花生油10克，精盐5克，味精2克，蚝油2克，老抽王2克，绍酒2克，胡椒粉少许，湿淀粉适量。

【用法】牛鞭去净内白，切成块；白萝卜去皮，切成块；大枣洗净；生姜去皮，切片；葱切成段。锅内加水，待水烧开时下入牛鞭块、白萝卜块、绍酒，用中火煮透，倒出冲净。另烧锅下油，放入姜片、牛鞭块、白萝卜块，爆炒至出香味，注入清水，加入枸杞子、杜仲、大枣，用小火煨至酥烂，加入葱段、精盐、味精、蚝油、老抽王、胡椒粉煨至入味，用湿淀粉勾芡即可。

【功效】补肾壮阳，固元益精，散寒止痛。

【适应证】阳痿。

【使用注意】阳盛忌用。

【出处】中山大学附属第六医院刘兴烈献方。

● **菊花牛宗筋**

【药膳处方】牛鞭500克，鸡胗30克，鸭胗30克，豆瓣酱3克，桂皮3克，八角2克，整干椒3克，精盐3克，味精2克，色拉油50克，酱油5克，姜3克，蒜瓣3克，高汤200克。

【用法】将牛鞭洗净放清水中煮15分钟后捞出，去尿筋，切菊花刀。鸡胗、鸭胗切菊花刀。炒锅放底油，下桂皮、八角、整干椒、蒜瓣、姜、豆瓣酱大火煸香，放入切好的牛鞭花、鸡胗花、鸭胗花，放入高汤小火熬8分钟至入味，用酱油上好色，加精盐、味精调味，出锅装入容器即可。

【功效】补肾气，益精血。

【适应证】男性肾气虚衰、性功能减弱。

【使用注意】阳盛忌用。

【出处】中山大学附属第六医院刘兴烈献方。

第四节　羊　　类

一、羊肉

羊肉，又名羖肉、羝肉、羭肉（"羖""羝""羭"，三字之释义均为公羊），系牛科动物山羊或绵羊的肉。

其主要成分因种族、年龄、营养状况、部位等不同而有一定的差异，例如羊瘦肉含有水分、蛋白质、脂肪、碳水化合物、灰分、钙、磷、铁、硫胺素、核黄素、烟酸、胆甾醇、维生素B_1、维生素B_2等。

中医学认为，羊肉味甘，性热，入脾、胃、肾经；具有健脾温中、补肾壮阳、暖肾、养血益气等功效；用于气血不足、虚劳瘦弱、产后虚劳腹痛、腰膝酸软、阳痿、哮喘、慢性支气管炎、贫血等。

不宜与鱼、乳酪、荞麦面、豆酱同吃。

不宜多吃烤羊肉串，因含有致癌物质；不宜食用反复加热或冷藏加温的羊肉；不宜食用未摘除甲状腺的羊肉；不宜食用烧焦的羊肉。

服用泻药后不宜食用，服用中药半夏、石菖蒲时当忌吃羊肉。

未完全炒熟、煮熟的羊肉不宜食用，应采用适当的烹制方法烹制，例如羊肉烹制时适当加醋，可促进其所含的亚硝胺的分解，炒吃加新鲜蔬菜也有同样作用。

加料酒可除羊肉的膻味，上浆则可保护原料形状整齐、鲜嫩，减少营养流失。

● 羊肉索饼

【药膳处方】羊肉200克，面粉25克。

【用法】做成索饼，于生姜豉汁中煮。和食之。

【功效】健胃。

【适应证】脾胃气弱、食即呕逆、妊娠恶阻。

【出处】穆琳娜. 妊娠恶阻的中医食疗探讨［D］. 哈尔滨：黑龙江省中医药科学院，2017.

● **当归羊肉羹**

【**药膳处方**】当归25克，黄芪25克，党参25克，羊肉500克，葱、姜、精盐、料酒适量。

【**用法**】上述原料，一同煮后食用。

【**功效**】养血补虚。

【**适应证**】血虚、病后气血不足、各种贫血。

【**出处**】佚名. 女性补血药膳方［J］. 乡村科技，2013（7）：42.

● **薏仁苓术羊肉煲**

【**药膳处方**】薏苡仁50克，茯苓片25克，苍术10克，白萝卜500克，羊肉500克，羊脊骨4块，葱、姜、花椒、精盐、白胡椒粉、料酒、鸡精适量。

【**用法**】首先，将羊肉、羊脊骨放入开水里焯去血腥味，捞出在清水里洗净，然后放入砂锅中，加入姜片、苍术、茯苓片、花椒、薏苡仁、白萝卜，用大火煮开后加入精盐、白胡椒粉、料酒，改用小火炖60分钟左右，加入鸡精，最后撒上葱末。

【**功效**】祛湿，健脾胃，散寒，祛风。

【**适应证**】风湿病患者湿热季节关节沉重、酸痛、肿胀，湿热伤及脾胃。

【**使用注意**】风湿病急性期、关节红肿热痛、口干、口臭、舌苔黄、小便偏黄、大便偏干者不宜食用。

【**出处**】佚名. 薏仁苓术羊肉煲［J］. 中国药店，2012（7）：122.

二、羊骨

羊骨，又名羬骨、羝骨、羧骨，系牛科动物山羊或绵羊的骨骼。

其主要成分因部位、年龄等不同而不同，一般骨质含有较多的无机物，如磷酸钙、碳酸钙，以及骨胶原、骨类黏蛋白等有机物。

中医学认为，羊骨味甘，性温，入肾经，具有补肾精、强筋骨、止血等功效，常用于虚损眩晕耳聋、癌病化疗后骨髓抑制、贫血、血小板减少性紫癜、再生障碍性贫血、月水淋漓不尽、久病体虚、虚劳等。

素体火盛者，谨慎服用。

● **羊骨汤**

【**药膳处方**】新鲜羊骨500克，羊肾2个，料酒、葱段、姜片、精盐、味精、五香粉适量。

【用法】将新鲜羊骨洗净砸碎，与剖开洗净的羊肾同入锅中，加适量水，大火烧开，撇去浮沫，加料酒、葱段、姜片、精盐，转用小火煨炖1～2小时，待汤汁浓稠时加适量味精、五香粉，即可出锅。

【功效】温补肾阳，强筋健骨，补充钙质。

【适应证】老年骨质疏松。

【出处】杨吉生. 治老年骨质疏松药膳 [J]. 农村新技术，2011（24）：71.

● **羊骨黄豆汤**

【药膳处方】羊骨250克，黄豆150克，鸡精、精盐、胡椒粉、葱花适量。

【用法】将羊骨砸碎，黄豆洗净。锅内放适量水，下羊骨、黄豆煮2小时，撒入鸡精、精盐、胡椒粉、葱花即可饮汤。

【功效】温补脾肾，强筋健骨，补充钙质。

【适应证】骨质疏松早期腰背酸痛。日常食用，可以防治骨质疏松。

【出处】李典云. 骨质疏松药膳方 [J]. 东方药膳，2008（7）：10，13.

● **羊骨大米粥**

【药膳处方】鲜羊骨1000克，大米100克，葱、生姜、精盐各适量。

【用法】将鲜羊骨洗净捣碎，加水煎熬取汤；将大米淘净，入羊骨汤内，熬煮成粥。出锅前，加入盐、生姜、葱。

每日1次，可常服。

【功效】补脾肾，益骨髓。

【适应证】再生障碍性贫血伴面色苍白、头目眩晕、耳鸣神疲、乏力心悸、气短、纳差、消瘦、筋骨酸软等症者。

【出处】黄衍强，张利锋. 再障病人药膳五款 [N]. 中国中医药报，2005-04-15.

第五节　狗　肉　类

狗，又名犬、黄耳、地羊、家犬等，狗肉系犬科动物狗的肉。

其主要成分，除含一般营养成分之外，还含有嘌呤类、肌肽、肌酸、水分、钾、钠、氯等。

中医学认为，狗肉味咸酸，性温，入脾、胃、肾经，具有温补脾胃、强肾壮阳、填精等功效，常用于男女诸虚、骨蒸潮热、脾胃虚冷、腹满刺痛、鼓胀、老年体弱、腰痛足冷、肾虚耳聋、遗尿、痔漏、不孕不育等。

不宜与鲤鱼、大蒜、商陆、杏仁等同吃。

小儿不宜多吃。

不宜食用甲状腺未摘除的狗肉。

食用狗肉后不宜饮茶。

● **壮阳狗肉汤**

【药膳处方】狗肉200克，菟丝子、附片各3克，黄酒、精盐、味精、葱、姜各适量。

【用法】将整块狗肉洗净后，放入锅内氽透，捞出放入凉水内洗净血沫，再切成3厘米见方的块；葱、姜洗净切碎；菟丝子、附片装入纱布袋内。烧热锅，将狗肉、葱、姜下锅煸炒，烹黄酒，然后将狗肉倒入砂锅内，放纱布药袋、精盐、味精、清水适量，用武火烧沸后，转用文火煨，至狗肉熟烂即成，拣去药包。

【功效】温肾壮阳，遗精填髓。

【适应证】肾阳亏虚，遗精阳痿；腰膝冷痛，精神不振；男子不育，女子宫冷、不孕及阴冷等。

【出处】［1］戴书林. 狗肉药膳的做法［J］.农家科技，1999（12）：38.

［2］赵从民，樊宪涛. 冬令美食·狗肉药膳［J］.山东食品科技，2003（11）：18.

● **狗肉粥**

【药膳处方】狗肉250克，粳米（或糯米）适量，生姜少许。

【用法】将狗肉切成小块，加水、生姜、粳米同煮成粥，早晚餐温服。还可加入红豆、黑豆、黄豆、绿豆和薏苡仁等。

【适应证】用于辅助治疗年老体衰、遗精、阳痿、早泄、营养不良、小儿发育迟缓、畏寒肢冷等。

【出处】安平. 狗肉药膳方7则［J］. 农村新技术，2007（1）：46.

● **熟附煨姜焖狗肉**

【药膳处方】熟附片30克，生姜130克，狗肉1000克，大蒜、葱、菜籽油适量。

【用法】将狗肉洗净切成小块，生姜煎熟备用。先用菜籽油滑锅，下葱略烧，再将熟附片放入锅内，加适量水，熬煮2小时，然后将狗肉及生姜放入，至狗肉炖烂，加大蒜略焖即成。

【功效】温肾散寒，壮阳益精。

【适应证】阳痿、夜多小便、胃寒、四肢冰凉等阳虚证。对老年慢性气管炎、支气管哮喘、慢性肾炎等有一定的防治效果。

【使用注意】可分多餐食用，一次不宜过饱；感冒者禁食。

【出处】赵从民，樊宪涛. 冬令美食·狗肉药膳［J］. 山东食品科技，2003（11）：18.

● 狗肉火锅

【药膳处方】生狗肉1500克，嫩白菜500克，粉丝250克，葱段、姜片各20克，红辣椒2个，蒜苗50克，花椒、八角、草果、陈皮、桂皮、丁香各适量，生抽10克，精盐5克，味精3克，白酒5克，酱油2克，胡椒粉5克，白糖2克，辣椒油、熟芝麻、甜酱各10克，高汤适量。

【用法】将狗肉放入凉水盆内，洗净后放入水锅内氽透，再捞入凉水盆内，用手挤尽血沫，放锅内加入适量开水及精盐、白酒、味精、酱油、花椒、八角、草果、陈皮、桂皮、丁香，煮熟捞出，用刀切成核桃大小的块。白菜切成约3厘米的长块，放入水锅煮烂，捞入火锅内，粉丝放在白菜上面。砂锅上火下油，煸炒葱、姜，加入高汤、精盐、白酒、味精、白糖、胡椒粉、酱油、生抽、红辣椒及狗肉炖10分钟，起锅倒在火锅内，撒上蒜苗，盖上盖即可。上桌时外带辣椒油、熟芝麻、甜酱调成的酱汁。

【功效】益气补虚。

【适应证】阳虚诸证。

【出处】赵从民，樊宪涛. 冬令美食·狗肉药膳［J］. 山东食品科技，2003（11）：18.

第六节　兔　肉　类

兔，因品种不同，其异名也相异，例如东北兔又名山跳子，蒙古兔又名跳猫，华南兔又名硬毛兔。兔肉系兔科动物兔的肉。

其主要成分有蛋白质、糖类、脂肪、灰分、胆固醇、赖氨酸、烟酸、硫、钾、钙、磷、铁、钠、维生素、卵磷脂等。

中医学认为，兔肉味甘，性寒，入脾、肝、大肠经，具有健脾和胃、补中益气、凉血解毒等功效，常用于糖尿病、体虚、消化不良、肠风便血、宫颈癌、便秘、湿热痹、丹毒等。

不宜与鸡肉、芥末、橘子同吃。

服用止血类、氨茶碱类等西药时，不宜食用。

不宜食用熏、烤的兔肉。

● **三七党参炖兔肉**

【药膳处方】兔子1只（约2000克），三七10克，党参10克，葱、姜、蒜、大料、花椒、料酒、精盐、鸡精适量，香菜2根。

【用法】首先将党参、三七分别用纱布包好，再把花椒、大料用纱布包好备用，把兔子洗净切成块。然后将葱切成段，姜切成片，蒜用刀拍松。将备好的兔肉放入开水锅里，加入适量的料酒，焯去血腥味。接着，把兔肉捞出来放入清水中洗净。将药包和花椒、大料包一起放入砂锅里用大火煮开，10分钟之后把焯过的兔肉放进砂锅中，加入备好的葱、姜、蒜用大火煮，等到汤开以后加入精盐、鸡精，改用文火炖40分钟。最后把药包、花椒、大料包和葱、姜、蒜挑出来，放入香菜。

【功效】补气活血。

【适应证】对冠心病有一定的辅助治疗作用。

【出处】佚名. 三七党参炖兔肉［J］. 中国药店，2010（8）：106.

● **芹菜兔肉煲**

【药膳处方】兔肉100克，芹菜100克，冬菇30克，黑木耳30克，姜、葱各少许，湿淀粉、酱油、白糖、精盐、油、米酒、生油适量。

【用法】将兔肉洗净、切块，用湿淀粉、酱油、白糖、精盐、油腌渍；芹菜去根、叶，洗净，切段；冬菇剪去蒂后浸发；黑木耳浸发，去菌脚杂质，再用清水漂洗，并用少许精盐、白糖、米酒、生油拌匀。锅置火上，入油烧热，下姜、葱爆香，下兔肉略爆，入米酒、清水少许，调味后与冬菇、黑木耳一起盛入瓦锅内，文火煮至兔肉烂熟，加入刚炒熟的芹菜，调味即可。

【功效】清肝降压，健脾开胃。

【适应证】肝火亢盛型高血压病，亦可用于病后体弱、脾气不足者，症见体倦乏力、食欲减退、形体消瘦等。

【出处】唐黎标. 兔肉药膳八例［J］. 四川烹饪高等专科学校学报，2006（3）：34.

● **香菇蒸兔肉**

【药膳处方】兔肉500克，香菇60克，生姜少许，精盐、米酒、生抽、白糖、味精、淀粉、麻油适量。

【用法】将香菇剪去蒂，用清水浸软，切条；生姜刮皮，洗净切丝；兔肉洗净，切小块。将兔肉、香菇放入盘中，用姜丝、精盐、米酒、生抽、白糖、味精、淀粉拌匀，放入蒸锅中，用武火蒸至熟透，淋少许麻油即可。

【功效】补益脾胃，清热除烦。

【适应证】高血压病、动脉粥样硬化症、高脂血症等。

【出处】唐黎标. 兔肉药膳八例［J］. 四川烹饪高等专科学校学报，2006（3）：34.

第七节 猫 肉 类

猫肉，又名猫狸肉、家狸肉等，系猫科动物猫的肉。

其主要成分有蛋白质、脂肪、碳水化合物、无机盐、维生素等。

中医学认为，猫肉味甘酸，性温，入肝、脾经，具有益气养血、祛风湿、解毒散结等功效，常用于虚劳体弱、风湿痹痛、血小板减少性紫癜等。

孕妇忌口，忌藜芦，湿毒内盛者不宜食用。

● **红烧猫肉**

【药膳处方】大猫1只（约3000克），调料适量。

【用法】取大猫1只宰杀，去皮及内脏，洗净切小块，按红烧猪肉常规操作，多放些调料，煮熟后，按自己的胃口食之，连续2～3日食完。

1个月内食用2只猫的肉量疗效更好。

【功效】补肾，补血，润燥，滑肠。

【适应证】原发性血小板减少性紫癜。

【出处】张廉方. 原发性血小板减少性紫癜食疗方［N］. 民族医药报，2001-12-21.

● **猫蛇胶**

【药膳处方】鲜猫肉1000克，乌蛇肉干100克。

【用法】将新鲜猫肉去净内脏、脂肪，切成1～3厘米小块。乌蛇肉干预先用温水浸泡3～5小时，切成2～3厘米小段，加水1000～1200毫升，封于高压锅内，加热，温度维持在110～126摄氏度，煮2～3小时，倾出煎煮液再加水反复煎煮4次，合并煎液于另一金属锅内，加入猫肉，加热浓缩至2200毫升，封于10毫升口服液瓶中，消毒备用。

【功效】祛风，强筋骨，定惊，辟邪气。

【适应证】鼠瘘、恶疮。

【出处】贾玉海. 猫蛇胶［J］. 适用技术市场，1998（11）：30-31.

第八节　鹿　肉　类

鹿肉，系鹿科动物鹿的肉。

其主要成分有水分、粗蛋白质、粗脂肪、灰分、精氨酸、鹿肽、无机盐、糖、维生素等。

中医学认为，鹿肉味甘，性温，归脾、肾经，具有补肾助阳、益气养血、祛风等功效，常用于缺乳、肾阳虚所致阳痿、腰痛、怕冷、宫寒不孕、中风后遗症等。

素有痰热、阴虚火旺、胃火等症者谨慎食用。

● 人参鹿肉汤

【药膳处方】人参、黄芪、芡实、枸杞子各5克，白术、茯苓、熟地黄、肉苁蓉、肉桂、白芍、益智仁、仙茅、泽泻、枣仁、山药、远志、当归、菟丝子、怀牛膝、淫羊藿、生姜各3克，鹿肉250克，葱、胡椒粉、精盐各适量。

【用法】将鹿肉除去筋膜，洗净，入沸水泡一会儿，捞出切成小块，骨头拍破；将上述中药用煎药袋装好，扎紧口。将鹿肉、鹿骨放入锅内，再放入药袋，加适量水，放入葱、生姜、胡椒粉、精盐，置武火上烧沸，撇去浮沫，改用文火煨炖2～3小时，待鹿肉熟烂即成。

佐餐食，每日2次。

【功效】填精补肾，大补元阳。

【适应证】体虚羸瘦、面色萎黄、四肢厥冷、腰膝酸痛、阳痿、早泄等。

【使用注意】凡属身体壮实或阴虚火旺者及在炎热的夏季，不宜服用。

【出处】王维. 冬季养生药膳［J］. 农产品加工（创新版），2010（12）：54-55.

● **鹿鞭酒**

【药膳处方】鹿鞭1具（要带睾丸者，先用酒蒸软），吉林红参50克，枸杞子、桂圆肉各30克，米酒1500克。

【用法】将鹿鞭、吉林红参、枸杞子、桂圆肉浸米酒半年可服，饭后饮适量。

【功效】壮阳补肾。

【适应证】下元虚冷、阳痿、性欲不振。

【出处】罗元恺. 食用药物和药膳［J］. 新中医，1995（6）：9-10.

● **鹿茸炖鸡**

【药膳处方】鹿茸2克，枸杞子10克，生姜3片，纯鸡肉50克。

【用法】将上述材料炖服。

【功效】壮阳补肾。

【适应证】体弱阳虚、头晕怕冷、腰膝酸软、夜尿频多、子宫虚冷、发育不良、月经稀少等诸虚不足。

【出处】罗元恺. 食用药物和药膳［J］. 新中医，1995（6）：9-10.

第九节　驴　肉　类

驴肉，又名毛驴肉，系马科动物驴的肉。

其主要成分有蛋白质、脂肪、钙、磷、铁等。驴肉的氨基酸构成相当全面，有8种人体必需氨基酸及10种非必需氨基酸，故享有"天上龙肉，地上驴肉"的盛誉。

中医学认为，驴肉味甘酸，性平，入脾、胃、肝经，具有补益气血等功效，常用于心烦、劳损、虚劳、郁证、动脉硬化、冠心病、高血压病、癌病等。

● **药膳驴肉**

【药膳处方】驴肉1250克，当归15克，党参10克，大枣10克，枸杞子5克，灵芝10克，干无花果2枚，冰糖、葱少许，姜块少许，绍酒适量，精盐少许。

【用法】将驴肉焯水去掉异味，放入砂钵内加入药材及调料用旺火烧开转小火煲2～3小时。取出姜块，煲好的驴肉上桌即成。

【功效】补气血。

【适应证】癌病化疗后骨髓抑制、贫血和冠心病、动脉硬化等。

【出处】中山大学附属第六医院刘兴烈献方。

● **驴肉益气汤**

【药膳处方】驴肉150克，大枣5枚，山药15克，党参15克，黄芪15克，新会陈皮3克，调味品适量。

【用法】将驴肉洗净，切块；山药洗净，切片；大枣去核。所有材料同入锅中，加适量清水，煮至驴肉熟后，调味服食，每日1剂。

【功效】健脾益气。

【适应证】脾胃气虚所致的食少乏力、形体消瘦等。

【出处】中山大学附属第六医院刘兴烈献方。

● **驴肉粥**

【药膳处方】驴肉250克，糯米50克，调味品少许。

【用法】将驴肉洗净，切细，放入碗中，用淀粉、酱油、料酒、花椒粉等勾芡备用。先取糯米淘净，加适量清水煮粥，待沸后调入驴肉等，煮至粥熟，加精盐、味精等调味，再煮一二沸即成，每日1剂，3～5日为1个疗程。

【功效】益气养血。

【适应证】小儿营养不良、气血亏虚所致的头目昏花、面色苍白、心悸失眠、消瘦乏力、纳差食少等。

【出处】中山大学附属第六医院刘兴烈献方。

第十一章　常见奶蛋类药膳

奶蛋类是奶类与蛋类食品的统称。其营养丰富，含有优良的蛋白质，容易被消化吸收，对婴幼儿生长、病后体虚康复等有很大益处。

奶类主要含有优质蛋白质、维生素A、维生素B、钙等。日常食用的是牛奶与羊奶，由于两者性味各具特色，故所适合的人群也有差异。

常见蛋类主要有鸡蛋、鸭蛋、鹅蛋、鹌鹑蛋、鸵鸟蛋、鸽子蛋等，其主要含有蛋白质、钙、磷、铁、维生素、脂肪、胆固醇、卵磷脂等。

第一节　鸡　蛋　类

鸡蛋，又名鸡子、鸡卵等，为雉科动物鸡的卵。

其主要成分有蛋白质、脂肪、碳水化合物、钙、磷、铁、维生素、DHA、卵磷脂、卵黄素等。

中医学认为，鸡蛋味甘，性平，入肺、脾、胃经，具有滋阴润燥、养血安胎等功效，常用于产后调理、胎动不安、久病体虚、虚损等。鸡子黄，味甘性平，入心、肾经，具有滋阴润燥、养血熄风等功效。鸡子白，味甘性凉，入肺经，具有润肺利咽、清热解毒等功效。

有痰饮、积滞、宿食、高热、肾病、胆固醇过高、腹泻、肝炎、胆囊炎、胆石症者应忌口；老年人高血压病、高脂血症、冠心病者，宜少吃。

不宜与鹅肉、兔肉、柿子、甲鱼、鲤鱼、豆浆、茶同吃。

● 首乌红枣蛋

【药膳处方】制何首乌20克，大枣10枚，鸡蛋2枚。

【用法】将上述材料加水共煮，煮熟后取出，去壳再煮，至水1碗。饮汤食蛋。

【功效】补血补气。

【适应证】贫血。

【出处】姜苗，冀佳，郭敬媛. 贫血药膳古今辩［C］//全国中西医结合血液学学术会议，2010.

● 豆腐鸡蛋虾皮汤

【药膳处方】猪骨汤1000毫升，豆腐2块，鸡蛋1枚，虾皮25克，植物油、调料适量，山药片50克。

【用法】将鸡蛋去壳，加适量清水及精盐调匀，蒸熟；豆腐切块。锅中放适量植物油烧热后，放入葱花、蒜略炒，然后调入猪骨汤、虾皮，待沸后将蒸蛋以汤匙分次舀入，再加豆腐、山药，调入精盐、味精等，煮沸后即成。

【功效】补肾壮骨。

【适应证】骨质疏松症。

【出处】郭俊杰. 骨质疏松症的中医药防治［C］//5TH全国中西医结合内分泌代谢病学术大会暨糖尿病论坛，2012.

● 姜丝炒蛋

【药膳处方】鸡蛋150克，姜50克，西红柿1个，五花肉、植物油、精盐、料酒少许。

【用法】将西红柿、姜洗净备用，鸡蛋磕入碗中，加少许精盐打散。姜去皮切丝，西红柿切大块，五花肉切碎末。炒锅内放极少量油，烧热后倒入肉末，翻炒至肉干油出后，下入姜丝炒出香味，倒入鸡蛋翻炒，加少许料酒，待鸡蛋即将成块时倒入西红柿继续翻炒3分钟即可。

【功效】扶助正气，开胃止呕。

【适应证】妊娠恶阻。

【出处】穆琳娜. 妊娠恶阻的中医食疗探讨［D］. 哈尔滨：黑龙江省中医药科学院，2017.

第二节　鸭　蛋　类

鸭蛋，又名鸭子等，系鸭科动物家鸭的卵。

其主要成分有人体必需氨基酸、不饱和脂肪酸、碳水化合物、维生素A、灰分、钙、磷、铁、镁、钾、钠、氯、核黄素、烟酸、硫胺素等。

中医学认为，鸭蛋味甘，性凉，入心、肺经，具有滋阴平肝、清肺止咳、止泻等功效，常用于肠炎腹泻、高血压病、头胀头痛眩晕、妇人胎前产后结肠炎、慢性前列腺炎、尿浊、贫血、咳嗽、慢性咽炎等。

脾阳虚、寒湿泻痢、食后气滞痞闷者应忌口。

● **木耳鸭蛋**

【药膳处方】黑木耳10克，鸭蛋1枚，冰糖少许。

【用法】将泡发后的黑木耳切碎，鸭蛋打散，加少许冰糖，加适量水搅拌后隔水蒸熟，趁热食用，每日2次，连服3日。

【功效】滋阴润肺，清肺止咳化痰，清涤胃肠。

【适应证】阴虚肺燥咳嗽。

【出处】徐东建，李婷婷. 木耳鸭蛋治咳嗽 [J]. 中国民间疗法，2017（4）：3.

● **鸭蛋葱花汤**

【药膳处方】鲜鸭蛋1～2枚，青葱4～5根，饴糖适量。

【用法】鲜鸭蛋去壳，青葱切碎加适量水，同煮，用饴糖调味，吃蛋饮汤，每日1次。

【功效】滋阴清热，止咳化痰。

【适应证】慢性咽炎。

【出处】佚名. 慢性咽炎的食疗方 [J]. 农业科技与信息，2002（11）：43.

● **咸蛋蚝豉粥**

【药膳处方】咸鸭蛋2枚，蚝豉（干牡蛎肉）100克，大米适量。

【用法】咸鸭蛋、蚝豉（干牡蛎肉）和适量大米煲粥，连吃2～3日。

【功效】降火。

【适应证】虚火上炎、牙痛。

【出处】颜东岳. 牙痛的七款中医食疗 [J]. 新农村，2013（9）：41.

第三节 鹅蛋类

鹅蛋，又名鹅卵，系鸭科动物鹅的卵。

其富含各种氨基酸、人体必需的核黄素、烟酸、卵磷脂、碳水化合物、钙、磷、铁等。

中医学认为，鹅蛋味甘，性温，入脾、胃、胆经，具有补五脏、补中益气等功效，常用于高血压病、慢性胃炎、肝炎、久病体虚、重症肌无力、头晕等。

宜盐腌煮熟。

冠心病者不宜多食。

服用降压药时不宜多食。

● 花椒鹅蛋

【药膳处方】鹅蛋7枚，花椒49粒。

【用法】在鹅蛋小头部位开一个小洞，每个蛋中放花椒7粒，再用纸封好，放入锅内蒸熟。每日吃1枚鹅蛋，7枚鹅蛋为1个疗程。

【功效】补中益气，降血压。

【适应证】高血压病。

【出处】佚名. 食疗小偏方［J］. 乡村科技，2011（2）：41.

● 漏芦汤冲鹅蛋

【药膳处方】漏芦10克，鹅蛋1枚。

【用法】漏芦煎汤去渣，冲鹅蛋服，每日1剂。

【功效】补虚通乳。

【适应证】产后无乳、少乳。

【出处】吕守华. 产后无乳与少乳的饮食疗法［J］. 中国民间疗法，2011（10）：66.

第四节 鸽蛋类

鸽蛋，又称鸽子蛋、家鸽蛋、鸽子卵，系鸠鸽科动物鸽的卵。

其富含优质蛋白质、磷脂、铁、钙、维生素A、维生素B$_1$、维生素D、脂肪、碳水化合物、灰分、核黄素等。

中医学认为，鸽蛋味甘咸，性平，入肾、脾、胃经，具有补虚、益肾气、解疮毒、解痘毒等功效，常用于虚喘、预防麻疹、腰膝酸软、重症肌无力、遗精、阳痿、不孕不育等。

● 鸽蛋银耳羹

【药膳处方】鸽蛋5枚，银耳20克，枸杞子10克，冰糖适量。

【用法】鸽蛋煮熟剥皮备用。银耳泡发后用大火煮开，转小火慢炖至软烂，放入鸽蛋、枸杞子，再煮至开锅，加入冰糖调味即成。亦可把鸽蛋打入碗中，待银耳煮好后倒入。

【功效】滋阴润肺，安神养心，补肝益肾，明目护肤。

【适应证】失眠、燥咳、白内障、视物模糊等。

【出处】赵庆楼，赵娟. 鸽子蛋的药用价值与养生疗法［J］. 现代畜牧科技，2016（3）：172.

● 鸽蛋桂圆羹

【药膳处方】鸽蛋5枚，龙眼肉20克，莲子20克，大枣10枚，冰糖适量。

【用法】先将莲子煮至软烂，加入龙眼肉、大枣慢炖30分钟，再加入打好的鸽蛋，煮熟后，加入冰糖调味即成。亦可把鸽蛋先煮熟剥壳后加入。

【功效】补肝益胃，强壮身心，增强记忆，益智安神。

【适应证】健忘、失眠、心悸、脑皮质萎缩、久病体虚等。

【出处】赵庆楼，赵娟. 鸽子蛋的药用价值与养生疗法［J］. 现代畜牧科技，2016（3）：172.

● 银耳鸽子蛋

【药膳处方】银耳150克，鸽蛋10枚，高汤、料酒、味精、精盐、水淀粉适量。

【用法】将银耳放在冷水里浸泡40分钟左右，备用。取出和鸽蛋数量相等的勺子，最好是瓷勺，把每一个勺子都在香油里蘸一下，把蘸好香油的勺子放进一个大盘子里，接下来将鸽蛋打碎，装进勺子里，一个勺子装一个。装好以后，把盘子放进蒸锅，用中火蒸3分钟左右。鸽蛋蒸好后，把成形的鸽蛋均匀地摆在盘子的四周。然后在锅里加入高汤，烧开以后把银耳放进去，焯一下，捞出，锅里留一点汤，加入料酒、味精、精盐，再把银耳放进去，煮1分钟左右，最后加入一点水淀粉，翻炒一下即可出锅，倒入摆好鸽蛋的盘子中。

【功效】调理气血，补肾养颜。

【适应证】阴虚失眠、肺燥咳嗽、便秘、神经衰弱等。

【出处】黄卫华. 红楼美食与养生秘诀［J］. 劳动保障世界，2007（4）：62.

附：鹌鹑蛋

鹌鹑蛋，又称鹌鹑卵，系雉科动物鹌鹑的卵。

其富含蛋白质、脑磷脂、卵磷脂、铁、钙、磷、维生素、赖氨酸、胱氨酸、芦丁等。

中医学认为，鹌鹑蛋味甘淡，性平，入脾、胃、肾经，具有补中益气、健脑等功效，常用于脑萎缩、高血压病、慢性胃炎、癌病等。

高脂血症者不宜多吃。

● **虎皮鹌鹑蛋**

【药膳处方】鹌鹑蛋12枚，枸杞子10克，核桃肉15克，干淀粉、番茄酱等调味品适量。

【用法】把核桃肉放入盐开水中浸泡，将枸杞子用清水浸泡后上笼蒸5分钟备用。将鹌鹑蛋用小火煮熟，剥去壳撒上干淀粉，和核桃肉一起放入油锅，炸成金黄色时盛于盘中，放入枸杞子、番茄酱等调味品即可。

本品具有色香味俱佳的特点。

【功效】消积化痔，补益五脏。

【适应证】小儿疳积、营养不良、发育迟缓，以及孕妇、产妇、病后体弱、神经衰弱。

【出处】戴建荣. 虎皮鹌鹑蛋乃治痔良方［J］. 医学文选，1993（3）：80.

● **枸杞子当归煲鹌鹑蛋**

【药膳处方】枸杞子30克，鹌鹑蛋10枚，当归30克。

【用法】将当归洗净切片，与枸杞子、鹌鹑蛋同入砂锅，加水煨煮30分钟，取出鹌鹑蛋，去壳后再放回锅中，煨煲10分钟即成。

早晚分服，当日食完。

【适应证】肝阴不足型病毒性肝炎。

【出处】王献波. 食疗也护肝［N］. 医药经济报，2005-10-31.

● **砂仁鳝鱼丝**

【药膳处方】鳝鱼500克，砂仁5克，鹌鹑蛋12枚，鸡汤、葱丝、姜丝、料酒、味精、精盐、蒜末、白胡椒粉、水淀粉适量，油少量。

【用法】首先将鳝鱼切成丝放在碗里，加入葱丝、姜丝、料酒、味精、精盐，搅拌均匀，放入蒸锅用大火蒸15分钟。然后将鳝鱼丝中的葱丝、姜丝择出，盛入盘中。这时候，在锅里放入少量的油爆炒蒜末，待炒出蒜香味以后加入备好的砂仁汁和鸡汤及白胡椒粉、水淀粉，待汤浓缩后浇在鳝鱼丝上，再将鹌鹑蛋码放在盘子周围。

【功效】健脾胃，补肝肾，调气血。

【适应证】脾胃功能不好引起的消化不良，气血不足，或者夏季出现的厌食、食欲不振等。

【使用注意】有内热、发高烧，或者有炎症、感染者暂时不要食用。

【出处】佚名. 砂仁鳝鱼丝［J］. 中国药店，2013（13）：96.

第五节　牛　奶　类

牛奶，又名牛乳，系牛科动物黄牛、水牛的乳汁。

牛奶的成分因牛的种类、年龄、饲养方法、采乳时间、健康状况、气温的不同而存在一定的差别。通常，其主要成分有水分、蛋白质、脂肪、碳水化合物、灰分、钙、钠、铁、锌、镁、钾、铜、硫胺素、烟酸、维生素、生物素、叶酸、肌醇、乳清酸等。

中医学认为，牛奶味甘，性微寒，入心、肺、胃经，具有滋补虚损、益肺胃、养血、生津润燥、解毒等功效，常用于虚劳、久病体虚、食管癌、糖尿病、高血压病、骨质疏松症、血虚便秘等。

对牛奶过敏与不耐受者不宜，寒性体质者少食用为好。

● 牛奶红豆露

【药膳处方】鲜牛奶200毫升，生姜15克，小西米30克，蜜红豆120克，炼乳适量。

【用法】将小西米洗净，放入沸水中煮至透明捞出，投入凉水中片刻捞出备用。将生姜榨汁取15毫升，与鲜牛奶混匀煮沸后静置至温热装碗。再将小西米放入牛奶中，浇上蜜红豆即可。

可根据个人口味放少许炼乳调味。

【功效】充养脾胃，降逆止呕。

【适应证】妊娠恶阻。

【出处】穆琳娜. 妊娠恶阻的中医食疗探讨［D］. 哈尔滨：黑龙江省中医药科学院，2017.

● 牛奶大豆浆

【药膳处方】牛奶300克，大豆、粳米各50克，核桃仁、芝麻各30克，白糖适量。

【用法】大豆洗净，浸涨后待磨，粳米浸泡5小时，然后将大豆、粳米、核桃仁、芝麻拌匀，加入牛奶、清水，倒入小磨内磨成浆，过滤后煮沸，加白糖即可饮用。

【功效】养血祛风。

【适应证】皮肤瘙痒症。

【出处】林涛. 药膳止瘙痒［N］. 大众卫生报，2005-10-11.

● 杏仁乳

【药膳处方】杏仁500克，山药500克，牛奶2000克，蜂蜜300克。

【用法】山药洗净，切碎，研成粉；杏仁放入锅中煸炒，炒出香味以后切成碎末。先将鲜牛奶倒入锅中煮开，再将杏仁粉和山药粉倒进牛奶里调匀，再上火煮，待锅开后加入蜂蜜即成。

可以冷冻保存，每次食用时取30毫升，加入开水冲服，早晚各1次。

【功效】调理肺气，滋阴健脾，养胃，补血。

【适应证】咳喘，痰饮。

【出处】佚名. 杏仁乳［J］. 中国药店，2010（2）：96.

第六节　羊　奶　类

羊奶，又名羊乳，系牛科动物羊的乳汁。

其主要成分有水分、蛋白质、脂肪、碳水化合物、灰分、钙、磷、铁、硫胺素、核黄素、烟酸、维生素、抗坏血酸等。

中医学认为，羊奶味甘，性微温，入心、肺、肾经，具有补虚润燥、和胃气、解毒等功效，常用于预防感冒、久病体虚、糖尿病、食管癌、呕吐、中风后遗症等。

痰湿积饮者，少食为好。

● 热羊奶

【药膳处方】鲜羊奶。

【用法】鲜羊奶煮沸后，待温饮之。

每日清晨1次或早晚各1次。用量视年龄而定。

【功效】补肺肾虚，能促进身体康复。

【适应证】肾炎、肾病恢复期。

【出处】赵鉴秋. 小儿肾脏病的药膳疗法［J］. 中国民间疗法，1994（4）：11-12.

● 羊奶鸡蛋羹

【药膳处方】羊奶250毫升，鸡蛋2枚，冰糖50克。

【用法】用适量清水将冰糖煮化，倒入羊奶煮沸，打入鸡蛋，搅拌均匀煮沸，即可食用。

【功效】护肤美肤。

【适应证】黄褐斑。

【出处】严双红. 黄褐斑食疗有妙方［N］. 湖北科技报，2005-10-21.

第七节 马 乳 类

马乳，又名马奶，系马科动物马的奶汁。

其主要成分有蛋白质、脂肪、碳水化合物、灰分、溶菌酶等。

中医学认为，马乳味甘，性凉，入心、脾经，具有养血润燥、滋阴清热、止渴等功效，常用于糖尿病、甲状腺功能亢进、营养不良、坏血病、体质虚弱、虚劳、高血压病、冠心病、慢性胃炎、慢性肠炎等。

● 马乳饮

【药膳处方】马乳500毫升。

【用法】煮沸后每次服用50～100毫升，每日2～3次。

【功效】养血，生津，止渴。

【适应证】糖尿病初起，病情较轻，症见口渴喜饮、咽干、舌燥少津。

【出处】马荫笃，冯喜茹. 糖尿病的食疗 [C] //2007全国中医药科普高层论坛，2007.

● 酸马奶酒

【药膳处方】马奶适量。

【用法】将刚挤下来的马奶装在马皮制成的皮桶里，放进陈奶酒曲，置于保温处，使之发酵，每天用特制木棒搅动数次，几天后就成了略带酸味、微喷酒香、清凉适口、沁人心脾的马奶子。陈奶酒曲是一种经过发酵制成的乳饼，在此作为发酵剂。牧民们往往在深秋季节制备发酵剂，制作时选用品质、风味优良，轻度发酵的酸马奶。

【功效】养血安神，改善消化液分泌。

【适应证】心血管疾病、神经性疾病、肺结核、肺气肿和糖尿病。

【出处】李星科，李开雄，邹圣东. 酸马奶酒 [J]. 中国乳业，2006（7）：58-60.

第十二章 常见水产类药膳

水产类食材分为动物类、植物类两大类。

动物类水产食材一般有淡水鱼、海水鱼、介贝类、蛙类等，植物类主要有海带、紫菜、海藻等。

水产类食材是人体营养物质的主要来源，其中大部分味道鲜美、口感细嫩。鱼类脂肪是人体必需氨基酸的重要来源之一，其不饱和脂肪酸具有降低血脂、防治动脉硬化的作用。

但要注意：淡水鱼中有鱼鳞的鱼与鳝鱼性平或稍微偏温，对偏寒体质人群较合适，而麻疹、疮痈疖疗、热病后患者及偏热体质人群不宜食用；无鱼鳞的鱼类性平偏凉，对偏热体质者、热病患者等较合适。

海产类食材普遍含碘较多，所以也是缺碘性疾病患者的合适食材。

介贝类食材有良好的滋阴效果，是阴虚火旺患者的有益食材。

海带、海藻、紫菜等有软坚散结功效，可以用于瘰疬、瘿瘤等疾病的调治。

有皮肤病、过敏性疾病、正在服用异烟肼等西药的结核病患者当忌吃水产类食材；鱼肉里含有嘌呤类物质，所以高尿酸血症患者不宜食用。

第一节 鲤 鱼 类

鲤鱼，又名鲤子、赤鲤鱼，系鲤科动物鲤鱼的肉或全体。

其富含谷氨酸、甘氨酸、组氨酸、脂肪、维生素A、维生素B_1、维生素B_2、烟酸、钙、磷、铁，以及组织蛋白酶A、组织蛋白酶B、组织蛋白酶C等蛋白质。

267

中医学认为，鲤鱼味甘，性平，入脾、肾、胃、胆经，具有健脾和胃、通乳汁、利水消肿、下气、安胎等功效，常用于病后或产后调补、肝硬化浮肿或腹水、黄疸病后期、产后气血亏虚、乳汁不通、慢性肾炎、消化不良、胃痛、红斑狼疮、荨麻疹、痈疽疔疮、支气管哮喘、血栓闭塞性脉管炎、恶性肿瘤等。

风热者谨慎服用。

鲤鱼脊上两侧的皮内各有一条筋，该筋为"发物"，含有刺激性强并有毒害的成分；黑血也含有毒素，所以在煎煮前应该抽出与去除。

不宜与小豆、赤小豆、天冬、麦冬、紫苏、龙骨、朱砂同时食用。

不宜与咸菜同时食用，避免引起消化道癌肿。

不宜久吃反复加热或反复冷冻加温之鱼肉。

不宜食用烧焦的鱼肉，避免导致癌肿。

不宜与狗肉同时食用。

● **黄芪鲤鱼汤**

【药膳处方】鲤鱼500克，生黄芪30克，赤小豆30克，莲子肉30克，芡实20克，砂仁10克。浮肿明显者可加冬瓜皮30～50克，茯苓20～30克；脾虚便溏者可加白术20～30克，茯苓20～30克，大葱白1根，生姜1块。

【用法】用纱布做一个口袋，将上述药物包起来，浸泡10～15分钟；将大葱白切段，生姜切片。将上述食料放入锅内，加适量水，与鲤鱼同煮，不添加盐及其他调味料。待水开后文火煎煮1～2小时，鱼汤煎至100～150毫升为宜，1剂分2次服用，喝汤吃鱼，每周1～3剂。

【功效】益气养阴，健脾和胃，活血利水。

【适应证】肾病综合征低蛋白血症、肾性水肿、营养不良性浮肿。

【使用注意】慢性肾功能衰竭患者，即使有低蛋白血症和水肿，也应谨慎食用黄芪鲤鱼汤。

根据患者的胃口，服用黄芪鲤鱼汤的次数和每次的食用量应灵活掌握，以不影响食欲为佳。

风热者慎服。

【出处】王晶，李明哲. 鲤鱼 药膳中的小"鲜"肉［J］. 中医健康养生，2017（1）：34-35.

● 赤小豆煮鲤鱼

【药膳处方】由编者拟定名称。

鲤鱼500克，赤小豆50克。

【用法】将赤小豆用水煮沸后，放入鲤鱼，一同煮熟，不加任何调料。每日食用1～2次。

【功效】补脾，利尿，消肿。

【适应证】脾虚水肿、脚气。现用于门静脉性肝硬化伴浮肿或腹水，以及慢性肾炎水肿，均有明显利尿消肿的效果。亦可用于妊娠水肿。

【使用注意】风热者慎服。

【出处】王晶，李明哲. 鲤鱼　药膳中的小"鲜"肉［J］. 中医健康养生，2017（1）：34–35.

本药膳源于（唐）《外台秘要》。

● 山药鱼片汤

【药膳处方】山药（鲜品）200克，鲤鱼200克，萝卜丝100克，海带1大条，精盐、味精各适量。

【用法】将山药用冷水浸泡2小时，海带洗净切块，放入锅内同煮。待山药煮熟后，将鲤鱼肉切成片，与萝卜丝一同放入，煮熟之后，加适量精盐、味精调味食用。

【功效】滋补强壮。

【适应证】遗精、盗汗、夜尿多等。

【使用注意】风热者慎服。

【出处】王晶，李明哲. 鲤鱼　药膳中的小"鲜"肉［J］. 中医健康养生，2017（1）：34–35.

第二节　鳖　类

鳖，又名甲鱼、水鱼、团鱼、王八等，系鳖科动物鳖的全体。

其含有17种氨基酸、脂肪、烟酸、维生素B_1、维生素B_2、维生素A及钙、钠、铝、钾、锰、铜、锌、磷、镁、硒等10多种微量元素。

中医学认为，鳖味甘，性平，入肝、肾经，具有滋补肝肾、凉血退虚热等功效，常用于阴虚诸损、骨蒸潮热、肝脾肿大、帕金森综合征、癌病、久疟不愈、高血压病、脑萎缩、脑皮质萎缩、遗尿、遗精、经闭等。

不能食用已死的鳖。

不宜与鸡蛋、鸭蛋、猪肉、兔肉、鸭肉、苋菜、橘子、芥末、紫苏、薄荷同吃。

● 益肝肾茶

【药膳处方】由编者拟定名称。

鳖甲（醋炙）、麦冬、当归、柴胡、石解（汉防己）、白术、熟地黄、茯苓、秦艽各30克，人参、肉桂、炙甘草各15克，共为粗末，每次用粗末12克，生姜5片，乌梅1枚。

【用法】共为粗末，水煎服。

【功效】益阴清热，平肝熄风，软坚散结。

【适应证】热劳、手足烦热、心悸怔忡、妇人身体羸弱、饮食不为肌肤、月经久闭。

【使用注意】脾胃阳虚者及孕妇慎服。

【出处】罗元恺. 食用药物和药膳龟、鳖［J］. 新中医，1996（2）：10-11.

● 消痞茶

【药膳处方】由编者拟定名称。

鳖甲（醋炙）、白术（土炒）、黄芪、川芎、白芍（酒炒）、槟榔、川厚朴、陈皮、甘草各等份，生姜3片，大枣1枚，乌梅1枚。

【用法】水煎服。

【功效】消坚去积，扶正祛邪。

【适应证】胁下痞块，如肝硬化等。

【使用注意】脾胃阳虚者及孕妇慎服。

【出处】罗元恺. 食用药物和药膳龟、鳖［J］. 新中医，1996（2）：10-11.

● 桂圆水鱼汤

【药膳处方】水鱼1只（约500克），山药30克，枸杞子、桂圆肉各15克，生姜3片。

【用法】慢火炖4小时。

【功效】滋阴潜阳。

【适应证】月经过多、崩漏之属于阴虚者。

【使用注意】脾胃阳虚者及孕妇慎服。

【出处】罗元恺. 食用药物和药膳龟、鳖［J］. 新中医，1996（2）：10-11.

第三节 龟 类

龟，又名金龟、乌龟，系龟科动物乌龟的全体。

其含有蛋白质、脂肪、碳水化合物、烟酸、维生素B_1、维生素B_2、动物胶多种微量元素（如锌、铁、铜等）等。

中医学认为，龟味咸甘性平，偏微寒，入肝、肾、心、肺经，具有滋阴潜阳、益肾健骨、养血补心、止血等功效，常用于特发性精子减少症、神经衰弱、慢性疮疡、崩漏带下、痹证、肝硬化、经年久咳不愈、慢性肠出血、慢性气管炎、哮喘、年久痔漏、筋骨疼痛等。

不能食用已死的龟。

不宜与橘子、苋菜、紫苏、薄荷同吃。

小儿不宜多吃。

● **益肾养神胶**

【药膳处方】由编者拟定名称。

龟板2500克，鹿角5000克，枸杞子900克，人参450克。

【用法】慢火熬煮成胶，每服6克。

【功效】补益精髓，益气养神。

【适应证】肾气衰弱、膝腰酸痛、遗精目眩等。

【使用注意】胃有寒湿者慎服。

【出处】罗元恺. 食用药物和药膳龟、鳖［J］. 新中医，1996（2）：10-11.

● **补肾健骨丸**

【药膳处方】由编者拟定名称。

龟板（醋炙）、黄芩、白芍、椿根白皮各30克，黄柏（蜜炙）9克。

【用法】共为末，炼蜜为小丸，每日2次，每次6克，淡盐汤送下。

【功效】滋阴潜阳，补肾健骨。

【适应证】阴虚火旺，月经过多。

【使用注意】胃有寒湿者慎服。

【出处】罗元恺. 食用药物和药膳龟、鳖［J］. 新中医，1996（2）：10-11.

● **清肝益肾茶**

【药膳处方】龟板12克，白芍、山药、茯神各9克，熟地黄（砂仁拌）15克，黄柏（醋炒）、山茱萸各3克，丹皮5克，陈皮2克。

【用法】水煎服。

【功效】清肝益肾，潜阳育阴。

【适应证】阴虚阳亢、虚火上炎、颧红骨蒸、梦遗精滑。

【使用注意】胃有寒湿者慎服。

【出处】罗元恺. 食用药物和药膳龟、鳖［J］. 新中医，1996（2）：10-11.

第四节 海 带 类

海带，又名海草、昆布等，系海带科植物昆布及翅藻科植物黑昆布裙带菜的叶状体。

其主要含有多糖化合物、脂多糖、水溶性含砷糖、氨基酸、甘露醇、牛磺酸、油酸、亚油酸、花生四烯酸、胡萝卜素、维生素B_1、维生素B_2、维生素C、维生素P，以及硫、钾、镁、钙、磷、铁、锰、钼、碘、铝等微量元素。

中医学认为，海带味咸，性寒，入肝、胃、肾经，具有软坚散结、消痰、利水退肿、乌发、美容等功效，常用于瘿瘤、瘰疬、睾丸肿痛、痰饮水肿、高血压病、肥胖、高脂血症、癌病、慢性咽炎等。

服用西药时不应食用。

不应在水中久泡后食用。

不宜与柿子、葡萄、石榴、山楂、青果等同时食用。

● **化瘿丹**

【药膳处方】海带、海藻、海蛤、泽泻、连翘各等份，猪靥、羊靥各10枚。

【用法】各药干燥研末，制成蜜丸，每丸约3克，卧前含化1～2丸。

【功效】软坚化痰，利尿泄热。

【适应证】瘿瘤。

【使用注意】海带性寒，脾胃虚寒者忌食。

孕妇及哺乳期妇女忌食。

【出处】罗元恺. 食用药物和药膳海参海带海蜇［J］. 新中医, 1996（5）: 8, 21.

● 玉壶散

【药膳处方】海带、海藻、雷丸各30克，莪术、青盐各15克。

【用法】共为细末，米饮或炼蜜为丸，每丸3克，含化。

【功效】软坚化痰，利尿泄热。

【适应证】瘿瘤。

【使用注意】海带性寒，脾胃虚寒者忌食。

孕妇及哺乳期妇女忌食。

【出处】罗元恺. 食用药物和药膳海参海带海蜇［J］. 新中医, 1996（5）: 8, 21.

● 海带绿豆糖水

【药膳处方】海带、绿豆各60克，红糖适量。

【用法】煲水服。

【功效】清热，解毒，化痰。

【适应证】体热多痰。

【使用注意】海带性寒，脾胃虚寒者忌食。

孕妇及哺乳期妇女忌食。

【出处】罗元恺. 食用药物和药膳海参海带海蜇［J］. 新中医, 1996（5）: 8, 21.

● 祛暑除湿汤

【药膳处方】苦瓜50克，海带100克，瘦肉250克，精盐、味精适量。

【用法】将苦瓜切两瓣，挖去核，切块；海带浸泡1小时，洗净，切丝；瘦肉切成小块。把所有用料放入砂锅中，加适量清水，煲至瘦肉烂熟，再调味即可。

【功效】清热，泻火，解毒。

【适应证】火旺。

【使用注意】素体脾胃虚寒、腹痛便溏者忌食；不可多食，多食可致腹胀。

【出处】邵娟. 入夏常食祛暑除湿汤［J］. 药膳食疗, 2005（7）: 37.

第五节 紫 菜 类

紫菜，又名子菜、乌菜等，系红毛菜科植物甘紫菜与条斑紫菜等的叶状体。

其含有蛋白质、脂肪、碳水化合物、粗纤维、钙、磷、铁、碘、胡萝卜素、B族维生素、维生素C及多种氨基酸等。

中医学认为，紫菜味甘、咸，性寒，入肺、脾、膀胱经，具有化痰软坚、清热利尿除湿、利咽止咳、养心除烦等功效，常用于早衰、癌病、糖尿病、高血压病、高脂血症、冠心病、慢性支气管炎、咳嗽、甲状腺肿、化疗后白细胞减少症、肝功能损害、瘰疬、瘿瘤等。

由于碘含量较高，食用过多容易诱发甲状腺功能亢进，不可多吃。

素体脾胃虚寒、腹痛便溏者忌吃。不可吃蓝紫色的紫菜。

服用西药时，不宜食用。

不宜与柿子、橘子等水果同吃。

● **紫菜汤**

【药膳处方】紫菜10克，香油2小勺，酱油数滴，味精0.5克。

【用法】每晚饭前30分钟，用开水冲泡1碗，温服。

【功效】清理肠腔内积留的私液、积气和腐败物。

【适应证】便秘。

【使用注意】素体脾胃虚寒、腹痛便溏者忌食；不可多食，多食可致腹胀。

【出处】佚名. 冬季便秘多喝紫菜汤［J］. 湖南中医杂志，2014（2）：132.

● **紫菜瘦肉汤**

【药膳处方】紫菜（干品）15克，猪瘦肉100克，生姜丝、生油或麻油少许，精盐适量。

【用法】把紫菜用清水浸泡片刻，将猪瘦肉切成片状，与生姜丝一起放入锅内，加入清水1000毫升（约4碗水量），用武火滚沸后，改为文火煲半小时左右，调入适量精盐和少许生油或麻油便可。此量可供2人用。

【功效】清热，化痰，软坚。

【适应证】脚气病、湿热下注、甲状腺肿大、颈淋巴结核。

【使用注意】素体脾胃虚寒、腹痛便溏者忌食；不可多食，多食可致腹胀。

【出处】佚名. 春季祛脚气：紫菜瘦肉汤［N］. 医药导报，2008-03-13（B10）.

第六节　蟹　　类

蟹，又名螃蟹、河蟹、大闸蟹、清水蟹，系方蟹科动物中华绒螯蟹与日本绒螯蟹的全体。

其食用部分主要含有蛋白质、脂肪、碳水化合物、维生素A、维生素B_1、维生素B_2、烟酸、胆甾醇、氨基酸，以及钙、磷、铁、三磷酸腺苷酶、叶黄素、虾黄质、蟹红素、蟹黄素等；蟹肉含有十多种游离氨基酸、磷脂、三酰甘油等。

中医学认为，蟹味咸，性微寒，入肝、肾、胃经，具有活血化瘀、续筋接骨、利湿退黄、消肿、解油漆毒等功效，常用于筋骨损伤、脱臼、妇人产后枕痛、湿热黄疸、漆毒等。

不宜食用死蟹，以及螃蟹的鳃及胃、心、肠等内脏；不应食用生蟹与隔夜的剩蟹。

不宜与柿子、梨、花生仁、香瓜、泥鳅、冰水、冰棒、冰淇淋同时食用。

服用西药时，也不宜食用。

有寒凝血瘀性疾病患者也不宜食用。

● **蟹壳粉**

【药膳处方】梭子蟹壳15克，穿山甲（已禁用）30克，皂角刺5克。

【用法】焙干研末，每服5克，日服2次。

【适应证】无名肿痛、乳痛硬肿、癌肿等。

【出处】天齐. 来自海洋的养生食物——海蜇和海蟹［J］. 海洋世界，1994（7）：9-10.

● **全蟹粉**

【药膳处方】全蟹。

【用法】焙干研末，黄油冲服，每日2次。

【适应证】跌打损伤或腰扭伤。

【出处】天齐. 来自海洋的养生食物——海蜇和海蟹［J］. 海洋世界，1994（7）：9-10.

第七节 对 虾 类

对虾，又名海虾、大虾，系对虾科动物对虾的全体或肉。

其主要含有蛋白质、脂肪、碳水化合物、维生素A、维生素B_1、维生素B_2、烟酸、钙、磷、铁、铜、锌、锰、氨基酸等。

中医学认为，对虾味甘、咸，性温，入肝、肾、脾、三焦经，具有补肾壮阳、开胃化痰、催乳、滋阴息风等功效，常用于乳汁少、阳痿、神经衰弱、皮肤慢性溃疡、手足痉挛等。

服用地高辛、铁剂时不宜食用。

不宜与维生素C含量高的食物如西红柿同炒。

不应食用未熟透的虾。

● **催乳鲜虾汤**

【药膳处方】鲜虾100克，猪蹄1个（约500克），鲫鱼（去鳞、内脏、鳃）250克，生姜3片，黄酒60毫升。

【用法】共煮汤服食。

【功效】催乳。

【适应证】产后乳水少。

【出处】中山大学附属第六医院刘兴烈献方。

第八节 海 参 类

海参，又名海男子、刺参、辽参，系刺参科动物刺参、绿刺参、花刺参的全体。

其主要含有海参毒素、刺参酸性黏多糖、海参素、甾醇、三萜醇、海参皂苷、刺皮皂苷、蛋白质、维生素、微量元素等。

中医学认为，海参味咸，性温，入心、肾、肺经，具有补肾益精、养血润燥、止血等功效，常用于癌病、再生障碍性贫血、糖尿病、癫痫、肺结核、虚劳、久病体虚、阳痿、早泄、肠燥便秘等。

中老年人不宜多吃海参等高蛋白食物。

不宜与柿子、石榴、山楂、葡萄、青果等同吃。

● 海参炖汤

【药膳处方】海参5克，三七3克，新会陈皮3克，天麻5克，制何首乌5克，冰糖适量。

【用法】隔水炖2小时，每日早晨空腹服食，疗程不限。

【功效】补益肝肾，熄风，祛瘀化痰。

【适应证】高血压病、血管硬化。

【出处】中山大学附属第六医院刘兴烈献方。

● 海参止血方

【药膳处方】海参、阿胶。

【用法】将海参研细末，每次1.5克，阿胶6克，加水半杯炖至熔化后，空腹以米汤冲服，每日2～3次。

【功效】养血止血。

【适应证】痔疮出血，血色淡者。

【出处】中山大学附属第六医院刘兴烈献方。

● 海参木耳药膳

【药膳处方】海参、木耳、猪大肠。

【用法】海参、木耳（切烂），入猪大肠煮食。

【功效】润燥通便，预防大肠癌。

【适应证】虚火燥结、大便不利。

【出处】佚名. 养阴润燥吃海参［J］. 药物与人，2008（5）：69.

● 海参糖水

【药膳处方】海参、大枣、红糖。

【用法】海参水煮，加大枣适量，红糖调味。

【功效】养血补血。

【适应证】血红蛋白偏低或再生障碍性贫血。

【出处】中山大学附属第六医院刘兴烈献方。

● 海参枸杞子煲汤

【药膳处方】海参50克，枸杞子15克，金蝉花5克，羊肾1个。

【用法】将海参、羊肾清洗干净，加枸杞子、金蝉花一同煲汤，文火煲2小时。

【功效】补肾益精。

【适应证】肾虚症候，如头晕、腰膝酸软、阳痿早泄等。

【出处】中山大学附属第六医院刘兴烈献方。

第九节 乌贼鱼类

乌贼鱼，又名墨鱼、乌侧鱼，系乌贼科动物无针乌贼或金乌贼等乌贼的肉。

其主要含有蛋白质、脂肪、烟酸、钙、磷、铁、维生素等。

中医学认为，乌贼鱼味甘咸，性平，入脾、肝、肾经，具有滋补肝肾、养血滋阴等功效，常用于腰肌劳损、闭经崩漏、产后乳汁不足、肾虚夜尿、癌病等。

● 山苍子根炖乌贼鱼汤

【药膳处方】由编者拟定名称。

山苍子根30～60克，乌贼鱼干1只（约500克）或猪脚500克，黄酒适量。

【用法】取山苍子根、乌贼鱼干或猪脚，酌加适量黄酒、水共炖服。

每日1剂，连服3日。

【功效】健脾补肾。

【适应证】劳倦乏力。

【出处】佚名. 民间良药山苍子［J］. 农家之友，2003（2）：53.

● 乌贼鱼汤

【药膳处方】由编者拟定名称。

乌贼全体（乌贼墨、乌贼肉、乌贼血）1只（约500克），龙芽草5克。

【用法】乌贼全体、龙芽草，一同煎煮，取汁及肉。

【功效】益气化瘀，滋阴补血，止血。

【适应证】暑湿所致的倦怠、嗜睡和食欲不振，癌病等。

【出处】杨晓燕，贾福星. 乌贼的综合药用［J］. 中国海洋药物，1999（2）：31，

46-47.

● 乌贼杜仲汤

【药膳处方】乌贼全体（乌贼墨、乌贼肉、乌贼血、乌贼卵）1只（约500

克），杜仲10克。

【用法】乌贼全体配伍与杜仲共煮，取肉及汤。

【功效】益气化瘀，滋阴补阳，养血止血，开胃利水。

【适应证】腰痛、耳聋、癌病等。

【出处】杨晓燕，贾福星. 乌贼的综合药用［J］. 中国海洋药物，1999（2）：31，46-47.

第十节 海 蜇 类

海蜇，又名樗蒲鱼、水母、石镜等，系海蜇科动物海蜇的口碗部。

其主要含有蛋白质、脂肪、碳水化合物、烟酸、钙、磷、铁、碘、胆碱、维生素B_1、维生素B_2等。

中医学认为，海蜇味咸，性平，入肺、肝、肾经，具有平肝潜阳、清热化痰、消积、润肠等功效，常用于咳嗽、哮喘、乳汁少、高血压病、慢性支气管炎、溃疡病、慢性溃疡、小儿消化不良等。

不宜食用未经处理的海蜇。

不宜与含果酸较多的食品或水果同时食用。

● **海蜇雪羹汤**

【药膳处方】大荸荠4个，海蜇50克。

【用法】上二味，水二盅，煎八分服。

【功效】化痰消痞。

【适应证】哮喘、胸痞、腹痛、癥瘕、高血压病、高脂血症、淋巴结肿大。

【出处】陈滟，柳亚平. 海蜇的化痰功效和现代生物学效应探析［J］. 中国民族民间医药，2014（21）：18-19，22.

● **海蜇糖水**

【药膳处方】海蜇、白糖适量。

【用法】海蜇用白糖腌泡后带汁服用，或取海蟹腹面之黑膜，加适量白糖煎服。

【功效】止血。

【适应证】妇女血崩症。

【出处】天齐. 来自海洋的养生食物——海蜇和海蟹［J］. 海洋世界，1994（7）：9-10.

第十一节 石 首 鱼 类

石首鱼，又名黄花鱼、石头鱼、黄鱼等，系石首鱼科动物大黄鱼或小黄鱼的肉。

其主要含有蛋白质、脂肪、灰分、钙、磷、铁、硒、碘、烟酸、维生素等。

中医学认为，石首鱼味甘，性平，入脾、胃、肝、肾经，具有健脾补肾、开胃消食、解毒止痢、明目等功效；常用于久病胃虚食减、产后体虚、消化性溃疡、再生障碍性贫血、头痛、消化不良等。

对石首鱼鱼肉过敏者不宜食用。

不宜食用未熟透的石首鱼，不宜食用烧焦的石首鱼肉。

服用西药、中药荆芥时不宜食用。

不宜与荞麦面同时食用。

罹患风疾、痰病、疮疡者谨慎食用。

● **石首鱼汤**

【药膳处方】由编者拟定名称。

石首鱼。

【用法】将石首鱼洗净晒干，放铁勺内，上覆1碗，在烈火上煅至有爆裂声后，取出放凉。加工时将头骨中最大的1块耳石取出，洗净，晾干。煎汤5～15克，或研末1.5～3克，冲服。

【功效】利尿通淋，清热解毒，扶正抗癌。

【适应证】石淋、小便淋沥不畅、消化道肿瘤。

【出处】常敏毅. 引人瞩目的癌症食疗便方（二）［J］. 中国食品，1986（10）：6-7.

● **石首鱼鱼鳔汤**

【药膳处方】由编者拟定名称。

石首鱼鱼鳔适量。

【用法】适量煎服。

【功效】止血，清热解毒，扶正抗癌。

【适应证】出血性紫癜、消化道肿瘤。

【出处】常敏毅. 引人瞩目的癌症食疗便方（二）［J］. 中国食品，1986（10）：

6-7.

第十二节　带　鱼　类

带鱼，又名海刀鱼、裙带鱼、鞭鱼、白带鱼等，系带鱼科动物带鱼的肉。

其主要含有蛋白质、脂肪、维生素B_1、维生素B_2、烟酸、钙、磷、铁、碘等，其中鱼鳞中含有油脂、蛋白质、无机盐等。

中医学认为，带鱼味甘，性平，入脾、胃经，具有健脾益气、养血补虚、止血、解毒等功效，常用于乳汁减少、营养不良、呃逆、久病体虚、血虚头晕、高脂血症、高血压病、心肌梗死、肝炎、白血病、胃癌、淋巴瘤、绒癌等。

过敏者不宜食用。

身体肥胖者不宜食用。

服用异烟肼时不宜食用。

● **清蒸鲜带鱼**

【药膳处方】鲜带鱼。

【用法】鲜带鱼蒸熟后，吃肉并取其上层油食之，不限量，配合药物治疗。

【功效】健脾补血，解毒，乌发、美容。

【适应证】癌病、肝炎、高脂血症等。

【出处】翟范. 带鱼的食疗与药用［J］. 烹调知识，1994（12）：37.

● **补虚增乳汤**

【药膳处方】带鱼250克，生木瓜250克，猪蹄尖60克，调料适量。

【用法】加适量水煎煮，加适量调料，连汤食用。

【功效】补虚，增加乳汁。

【适应证】产后乳少、身体虚弱。

【出处】中山大学附属第六医院刘兴烈献方。

● **陈皮豆豉煮带鱼**

【药膳处方】带鱼500克，阳江豆豉5克，生姜3片，新会陈皮3克，胡椒粉1.5克。

【用法】先煮豆豉，再调入生姜、陈皮、胡椒粉，沸后下鱼，煮熟食用。

【功效】温养中焦。

【适应证】脾胃虚寒、消化不良、消化道肿瘤。

【出处】中山大学附属第六医院刘兴烈献方。

● **黄芪带鱼汤**

【药膳处方】由编者拟定名称。

带鱼500克，黄芪30克，五指毛桃30克，新会陈皮3克，防风3克，炒枳壳3克。

【用法】水煎，去药后食肉饮汤。

【功效】补中益气，举陷。

【适应证】脱肛、胃下垂、子宫下垂等。

【出处】中山大学附属第六医院刘兴烈献方。

第十三节　牡 蛎 肉 类

牡蛎，又名牡黄，牡蛎肉系牡蛎科动物牡蛎的肉。

其主要含有牛磺酸、10种必需氨基酸、铜、锌、锰、钡、磷、钙、谷胱甘肽、维生素、甾醇等。

中医学认为，牡蛎肉味甘咸，性平，入心、肺、肝经，具有清肺补心、养血安神、滋阴清热、软坚散结、消肿等功效，常用于失眠、虚损、瘰疬、阳痿、腰膝酸软等。

脾虚滑精、癞疝者禁食。

● **牡蛎韭菜汤**

【药膳处方】牡蛎肉、韭菜、胡萝卜，鱼精、精盐、淀粉、鸡汤适量。

【用法】牡蛎除去皮壳残渣；洗净韭菜，切碎；胡萝卜去皮洗净，切成丁状。将鸡汤放到炒锅内加鱼精、精盐烧开，放入胡萝卜丁，勾进水淀粉，将韭菜、牡蛎肉同时下锅，变色即可。

【功效】补肾阳，补肾安神，去烦热；长期服用，能壮筋骨，祛邪。

【适应证】留在骨节之间的热结、虚热、心中烦满、疼痛气结。

【出处】裴卉，李浩. 药膳与抗衰老［C］//2016年中国药膳学术研讨会，2016.

● 降压消脂汤水

【药膳处方】由编者拟定名称。

牡蛎肉50克，决明子15克。

【用法】加水煮至肉烂时食用，每日1～2次。

【功效】降压消脂。

【适应证】高血压病、高脂血症。

【出处】佚名. 牡蛎小验方［J］. 湖南中医杂志，2014（6）：19.

● 补虚涩精汤

【药膳处方】由编者拟定名称。

煅牡蛎50克，莲须10克，芡实20克。

【用法】水煎服，每日2次。

【功效】补虚涩精。

【适应证】滑精早泄。

【出处】佚名. 牡蛎小验方［J］. 湖南中医杂志，2014（6）：19.

● 愈溃散

【药膳处方】由编者拟定名称。

煅牡蛎15克，乌贼骨25克，浙贝母20克。

【用法】共研末，每次服10克，每日服3次。

【功效】制酸。

【适应证】胃及十二指肠溃疡。

【出处】佚名. 牡蛎小验方［J］. 湖南中医杂志，2014（6）：19.

● 止汗茶

【药膳处方】由编者拟定名称。

煅牡蛎、黄芪、浮小麦各15克，生白芍9克。

【用法】水煎服。

【功效】止汗。

【适应证】自汗或盗汗。

【出处】佚名. 牡蛎小验方［J］. 湖南中医杂志，2014（6）：19.

第十四节　文蛤肉类

文蛤肉，又名海蛤肉、蛤蜊肉、吹潮等，系帘蛤科动物文蛤的肉。

其主要含有蛋白质、脂肪、烟酸、碘、钙、磷、铁、维生素A、维生素B$_1$、维生素B$_2$等。

中医学认为，文蛤肉味咸，性凉，入脾、胃、肺、肾、肝经，具有滋阴利水、化痰软坚、润燥止渴等功效，常用于糖尿病、癌病、高脂血症、黄疸水肿、瘿瘤、崩漏、慢性支气管炎、水肿、遗精、慢性前列腺炎、夜盲等。

脾胃寒者不宜多吃。

● **蛤壳茶**

【药膳处方】由编者拟定名称。

文蛤壳60克。

【用法】水煎服。

【功效】清热利湿，化痰软坚。

【适应证】恶疮、积块、酒毒、消渴、肿瘤。

【出处】何耀涛，邓家刚，杜成智，等. 文蛤肉药用价值研究概况［J］. 广西中医药大学学报，2017（3）：65-67.

● **蛤肉汤**

【药膳处方】由编者拟定名称。

文蛤肉30克。

【用法】水煎服。

【功效】降糖，降血脂，抗癌，抗氧化，抗突变，抗衰老。

【适应证】糖尿病、高血压病、高脂血症、肿瘤。

【出处】何耀涛，邓家刚，杜成智，等. 文蛤肉药用价值研究概况［J］. 广西中医药大学学报，2017（3）：65-67.

第十五节 泥 鳅 类

泥鳅，又名鳅鱼、委蛇、和鳅等，系鳅科动物泥鳅的肉或全体。

其含有蛋白质、脂肪、钙、磷、铁、烟酸，泥鳅卵还含有细胞毒素、凝集素，肌肉还含天冬氨酸转氨酶，花鳅皮及黏液还含有黏多糖、脂酶、乳酸脱氢酶、黄嘌呤脱氢酶等，鳅皮还含有β-胡萝卜素。

中医学认为，泥鳅味甘，性平，入脾、肝、肾经，具有健脾补肾、祛湿利水、解毒等功效，常用于急慢性肝炎、急性胆囊炎、阳事不起、水肿、糖尿病、小儿盗汗、痔疮、腰膝酸软、皮肤粗糙等。

服用螺内酯、氨苯蝶啶、补钾药等时不宜食用。

● **泥鳅粉**

【药膳处方】泥鳅适量。

【用法】取适量泥鳅洗净烘干，研成粉末，饭后服用，每日3次，每服10克，连用15日。

【功效】清热利湿。

【适应证】甲型肝炎。

【出处】钱群. 甲型肝炎药膳便方［J］. 医学文选，1990（6）：75.

● **泥鳅豆腐汤**

【药膳处方】泥鳅200克，豆腐500克，葱、姜、料酒、精盐适量。

【用法】将泥鳅在水中养2～3日，使其吐尽肠中污泥。在锅中加清水，放入豆腐和泥鳅，用中火煮熟后加葱、姜、料酒和精盐，待温即可食用。

每日当菜食用。

【功效】补中益气，滋阴降火，解暑去烦，利尿通淋。

【适应证】热盛口渴、小便不通、痔疮痈肿等，健康人群亦可食用。

【出处】钱静庄. 莫道夏季养生难 中医药膳帮你忙［N］. 家庭医生报，2017-05-15（7）.

第十六节　鳝　鱼　类

鳝鱼，又名黄鳝、长鱼、蛇鱼、海蛇等，系鳝科动物黄鳝的肉或全体。

其主要含有蛋白质、脂肪、烟酸、钙、磷、铁、维生素B_1、维生素A、黄鳝鱼素A、黄鳝鱼素B等。黄鳝中提取分离出的黄鳝鱼素A和黄鳝鱼素B具有显著的降血糖和调节血糖生理功能的作用。

中医学认为，鳝鱼味甘，性温，入肺、肝、脾、肾经，具有补益肝肾、益气补血、强筋骨、祛风湿等功效，常用于糖尿病、虚劳咳嗽、腰痛、风湿骨痛、痔疮、肾虚阳痿、腿烂不愈等。

不宜食用反复冷藏之品，避免致癌。

不宜和葡萄、柿子、山楂、石榴、青果等含鞣酸过多的水果同时食用。

不宜食用已死的鳝鱼。

不宜食用加热时间过短或过度加热的鳝鱼。

不宜与狗肉同时食用，以免引起不良反应。

外感发热、腹部胀满者禁止食用。

● **炒鳝鱼**

【药膳处方】由编者拟定名称。

鳝鱼、生姜、葱、蒜头、精盐、香醋、熟猪油、料酒、味精、酱油、淀粉、白胡椒粉适量。

【用法】姜洗净，切片；蒜去蒜衣，洗净，切片；葱洗净，挽成葱结。锅内放入清水2000毫升，加入精盐（50克）、香醋（100克）、葱结、姜片，用旺火烧沸，迅速倒入鳝鱼，盖紧锅盖，待鳝鱼停止蹿动，嘴张开，水沸后再加入少量清水，并用手勺轻轻地将鳝鱼推动翻身，焖约3分钟。将鳝鱼捞出，放入清水中洗净，捞出，取脊背肉一掐两断，放入沸水锅中烫一下，捞出沥去水分。炒锅置旺火上烧热，舀入熟猪油75克，烧至七成热时，投入蒜片炸香，放入鳝鱼脊背肉，加入料酒、味精、酱油，用水淀粉勾芡，烹入香醋15克，淋入熟猪油25克，颠锅装盘，撒上白胡椒粉即成。

【功效】补中益气，养血固脱，温阳益脾，滋补肝肾，祛风通络。

【适应证】内痔出血、气虚脱肛、产后瘦弱、妇女劳伤、子宫脱垂、肾虚腰痛、四肢无力、风湿麻痹、口眼歪斜等。

【出处】华森. 淮扬菜养生经典　软兜长鱼［J］. 江苏卫生保健，2017（3）：44.

● **砂仁鳝鱼丝**

参见第十一章第四节。

第十七节　鳜　鱼　类

鳜鱼，又名石桂鱼、锦鳞鱼等，系鮨科动物鳜鱼的肉。

其主要含有蛋白质、脂肪、烟酸、钙、磷、铁、维生素B_1、维生素B_2等。

中医学认为，鳜鱼味甘，性平，入脾、胃经，具有补气血、益脾胃等功效，常用于中气下陷之脏器下垂、脾胃气虚、小儿斑痘不出等。

寒湿体质者谨慎食用。

肝昏迷、肾衰、疮疡疥癣、痛风等患者不宜食用。

不宜和含鞣酸较多的水果同吃。

● **醋熘鳜鱼**

【药膳处方】鳜鱼1条（约450克），韭黄250克，花生油、水淀粉、醋、香油、葱、蒜、姜、酱油、料酒、白糖等适量。

【用法】将鳜鱼去鳞剖腹洗净，鱼身的两面剖成牡丹花刀，用线扎紧鱼嘴，用刀将鱼头、鱼身拍松；韭黄切段备用。将锅置旺火上，倒入花生油，烧至五成热，将鱼在水淀粉中均匀地挂上一层糊，一手提鱼尾，一手抓住鱼头，轻轻地将鱼放入油锅内，炸至淡黄色捞起；解去鱼嘴上的扎线，略凉后再将鱼放入七成热的油锅内，炸至金黄色捞出；稍凉后，再放入八成热的油锅内，炸至焦黄色，待鱼身浮上油面，捞出装盘，用干净的布将鱼按松。倒出炒锅炸鱼的剩油，留约50克油烧热，放入葱、蒜、姜炸香，加酱油、料酒、白糖和300毫升清水，待烧沸后，用水淀粉勾芡，再放入韭黄段和适量醋，淋上香油，制成糖醋卤汁。趁热将卤汁浇在鱼身上，再用筷子将鱼拆松，使卤汁充分渗透到鱼内部即成。

【功效】补气益脾。

【适应证】适用于儿童、老人及体弱、脾胃消化功能不佳者，有利于肺结核患者的康复。

【出处】雅东. 淮扬菜养生经典　醋熘鳜鱼［J］. 江苏卫生保健，2017（11）：47.

第十八节　鲫　鱼　类

鲫鱼，又名河鲫、鲋鱼，系鲤科动物鲫鱼的肉或全体。

其含有蛋白质、脂肪、烟酸、钙、磷、铁、维生素A、维生素B_1、维生素B_2、维生素B_{12}等。

中医学认为，鲫鱼味甘，性平，入脾、胃、大肠经，具有补脾开胃、利水除湿、消肿、通血脉等功效，常用于乳汁不多、脾胃虚弱、脾虚消化不良、脾虚水肿、久泻久痢、痔疮出血等。

不宜与鹿肉、芥菜、猪肝、猪肉等同时食用。

不宜与中药天冬、麦冬、厚朴等同时食用。

不宜与砂糖同时食用。

服用异烟肼时不宜食用。

煎煮时不宜放姜过早。

不宜食用死后久放的鲫鱼。

● **黄芪鲫鱼汤**

【药膳处方】鲫鱼1条（约250克），黄芪15克，白术15克，防风3克，葱、姜、精盐适量。

【用法】将鲫鱼宰杀，去除内脏，清洗干净备用；将黄芪、白术、防风等中药材放入锅中煎煮后留下药液。在药液中加入清水，放入鲫鱼熬煮，水开之后放入准备好的葱、姜，继续小火炖煮半小时，最后加入适量的精盐调味，即可起锅服用。

【功效】发散风寒，滋补。

【适应证】预防感冒，滋补身体。

【出处】艾畅. 中医治疗风寒感冒的8个食疗方［J］. 新农村，2017（11）：43.

● **冬瓜皮炖鲫鱼**

【药膳处方】鲫鱼1条（约250克），新鲜冬瓜皮50克，薏苡仁15克，茯苓10克，山药10克，精盐适量。

【用法】将鲫鱼去内脏、去鳃洗净后，与冬瓜皮、薏苡仁、茯苓一同入砂锅，加适量水，炖至鱼熟后，加入少量精盐调味即可。

一般隔日服用1次，连用3～5次。

【功效】健脾利湿。

【适应证】消化不良、脾虚水肿等。

【出处】中山大学附属第六医院刘兴烈献方。

● **灯芯花鲫鱼粥**

【药膳处方】鲫鱼1条（约250克），灯芯花3克，白米50克。

【用法】将鲫鱼去鳞和内脏，灯芯花用纱布包好，与白米、鲫鱼同煮成粥。连服2～4次。

【功效】健脾利水。

【适应证】预防肾病综合征。

【出处】全心鑫. 几款肾病食疗粥［J］. 农家之友，2012（1）：36.

第十三章 常见调味品、其他佐料药膳

调味品，虽然在食材加工过程中使用量较少，但对食品的色、香、味、质等风味特色起到关键调配作用。

平时经常使用的调味品，主要有大蒜、胡椒、花椒、茴香、桂皮、蜂蜜、糖、油、酱油、醋、料酒、精盐等。有些调味品还扮演药食两用的角色，譬如桂皮、茴香、花椒。

调味品的主要作用：给本身不显味的原料赋味；确定食品的口味；去除食材原料的异味；增进食物的色泽；增加食物的营养；增进食欲，促进消化吸收；杀菌、消毒与延长保存期等。

第一节 常见蔬菜类调味品

一、大蒜

大蒜，又名独头蒜、独蒜、蒜、蒜头，系百合科植物大蒜的鳞茎。

其主要含有大蒜辣素、大蒜油、挥发油、硫化合物、多糖、脂类、酶、苷类、氨基酸，包括铁、锌、铜、锰、钡、硒在内的多种微量元素，以及维生素A、维生素B、维生素C等。

中医学认为，大蒜味辛，性温，入脾、胃、肺、大肠经，具有暖脾胃、行滞气、消癥瘕积聚、消肿、解毒、杀虫等功效，常用于预防流感与流脑、感冒、霉菌感染、高血压病、高脂血症、癌病、腹泻、慢性鼻炎、急性扁桃体炎、喉炎、鼻出血、一切肿痛等。

不宜外敷过长时间。

育龄青年不宜多吃。

不宜与蜂蜜、狗肉、鸡肉同时食用。

不宜与地黄、何首乌、丹皮、白术、苍术等同时食用。

● **葱白大蒜汤**

【**药膳处方**】由编者拟定名称。

葱白250克，大蒜100克。

【**用法**】葱白洗净切段，大蒜去皮碾碎，加1千克水煮沸10分钟即可，日服1～2次。

【**功效**】发汗解表，散寒通阳，行气祛邪。

【**适应证**】流行性感冒。

【**使用注意**】阴虚火旺及目疾、口喉疾者慎用；胃溃疡及十二指肠溃疡或慢性胃炎者忌食。

【**出处**】江峰. 春季药膳四则［J］. 华夏星火，1999（4）：39.

● **白糖鲜大蒜泥**

【**药膳处方**】由编者拟定名称。

鲜大蒜、白糖少许。

【**用法**】大蒜剥去外皮，取五六瓣，加白糖少许，捣烂成泥状后放入杯中，冲进2食匙开水搅匀。趁热服下，卧床休息。每日1次。

【**功效**】除风破冷。

【**适应证**】哮喘。

【**使用注意**】阴虚火旺及目疾、口喉疾者慎用；胃溃疡及十二指肠溃疡或慢性胃炎者忌食。

【**出处**】许杰. 大蒜的药用［J］. 湖南农业，2003（17）：27.

二、生姜

生姜，又名百辣云、姜根，系姜科植物姜的根茎。

其主要含有氨基酸（谷氨酸、天门冬氨酸、丝氨酸、甘氨酸、苏氨酸、丙氨酸等）、挥发油（姜醇、姜烯、水芹烯、柠檬烯、芳樟醇等）、辛辣成分（生姜酚的同系物、甲基生姜酚的同系物等）。

中医学认为，生姜味辛，性微温，入肺、脾经，具有解表散寒、温中止呕、化痰止咳等功效，常用于胃气不和而偏寒的呕逆少吃、呕吐、虚寒性咳嗽、咳痰、风寒感冒、溃疡病、慢性胃炎、腹泻、风湿痛、腰腿痛等。

不宜食用已经腐烂的生姜。

阴虚内热、热盛者忌食用。

● **核桃姜茶**

【药膳处方】由编者拟定名称。

核桃仁10克，葱白3克，生姜2克，茶叶1克。

【用法】将核桃仁、葱白、生姜捣烂后与茶叶一同置于砂锅中，加200毫升水煎煮，去渣后1次服下，每日2次。

【功效】散寒解表，化痰止咳。

【适应证】小儿感冒。

【使用注意】服药后盖被卧床休息，不要着凉。

【出处】佚名. 小儿感冒偏方［J］. 学前教育，1995（Z1）：41.

● **大蒜生姜茶**

【药膳处方】由编者拟定名称。

大蒜3克，葱白3克，生姜3克，红糖适量。

【用法】大蒜、葱白、生姜一起加适量水，水煎后去渣，加入红糖，趁热服下后盖被出汗，每日2次。

【功效】散寒解表，化痰止咳。

【适应证】小儿感冒。

【使用注意】阴虚内热及实热证者禁服。

【出处】佚名. 小儿感冒偏方［J］. 学前教育，1995（Z1）：41.

第二节　常见中药类调味品

一、胡椒

胡椒，又名白胡椒、黑胡椒，系胡椒科植物胡椒的干燥近成熟或成熟果实。

其主要含有胡椒碱、胡椒林碱、挥发油（胡椒醛、隐酮等）等。

中医学认为，胡椒味辛，性热，入胃、大肠经，具有温中散寒、下气化痰等功效，常用于胃寒呕吐、腹痛泄泻、食欲缺乏、癫痫痰多、痛经、哮喘、慢性支气管炎、消化不良、牙痛等。

热性疾病患者不宜食用。

● **胡椒杏仁糊**

【药膳处方】由编者拟定名称。

生胡椒10粒，大枣（去核）3枚，甜杏仁5个（可用苦杏仁，用温开水浸泡2天，中间换5次水，削皮、去尖代之）。

【用法】将上述药混合捣碎，加入少量温开水，制成稀糊状，用白开水冲服。

成人每日服1剂，1次服完。

【功效】温中散寒，下气止痛。

【适应证】胃寒胃痛。

【使用注意】体弱者或儿童酌减。热病及阴虚有火者禁服，孕妇慎服。

【出处】曹琪. 胡椒、大枣、杏仁治胃寒痛［J］. 中医杂志，1966（2）：14.

● **胡椒鸡蛋**

【药膳处方】由编者拟定名称。

白胡椒7粒，新鲜鸡蛋1枚。

【用法】将鸡蛋钻一小孔，把白胡椒装入鸡蛋内，用面粉封孔，外以湿纸包裹，放入蒸笼内蒸熟。服时剥皮，将鸡蛋、胡椒一起吃下。

成人每日2枚，小儿每日1枚。10日为1个疗程，休息3日再服第2个疗程，一般3个疗程病愈。

【功效】温中散寒，下气止痛，解毒。

【适应证】肾炎。

【使用注意】阴虚有火者忌服。

【出处】潘东原. 胡椒药用小方［N］. 民族医药报，2006-11-10（3）.

二、花椒

花椒，又名狗椒、香椒等，系芸香科植物青椒的干燥成熟果皮。

其主要含有柠檬烯、植物甾醇、不饱和有机酸、枯醇、香叶醇等。

中医学认为，花椒味辛，性温，入脾、胃、肾经，具有温中止痛、杀虫止痒等功效，常用于腹部冷痛、呕吐腹泻、虫积腹痛等。

有过敏反应者禁止食用。

● **麻油炸花椒**

【药膳处方】麻油（香油）50克，花椒9克。

【用法】将麻油在锅内熬热至冒烟，放入花椒，炸至变黑出味取出，将油倾出，凉后顿服。

【功效】杀虫止痒。

【适应证】胆道蛔虫。

【使用注意】阴虚火旺者禁服，孕妇慎服。

多食易动火，耗气，损目。

【出处】王文亮. 麻油炸花椒治胆道蛔虫［J］. 山东中医杂志，1982（3）：164.

三、茴香

八角茴香，又名八月珠、八角珠、五香八角、大茴香、原油茴等，系木兰科植物八角茴香的干燥成熟果实。

其主要含有蛋白质、脂肪、八角茴香油（反式茴香脑、顺式茴香脑、桉树脑、茴香醛、草蒿脑、茴香酮等28种成分）、树脂等。

中医学认为，八角茴香味辛，性温，入肝、胃经，具有温阳散寒、理气止痛等功效，常用于小肠气坠、疝气偏坠、腰重刺胀、腰痛如刺、二便皆秘而腹胀入股气促及风毒湿气致皮肉紫破脓坏等。

小茴香，又名香丝菜、茴香，系伞形科植物茴香的干燥成熟果实。

其主要含有反式茴香脑、柠檬烯、爱草脑、茴香脑、茴香醛等。

中医学认为，小茴香味辛，性温，入肝、肾、脾、胃经，具有祛寒止痛、理气和胃等功效，常用于疝气痛、疝气入肾、睾丸肿、肾虚腰痛、脾胃受寒小腹冷痛、胃气痛、腹痛、胁下痛、风湿关节痛、遗尿、夜尿频并饮水不止、脾胃虚寒引起白带量多、痛经、阴囊积液水肿。

茴香类，食用时不宜加热过久；阴虚火旺者谨慎食用。

● **乳腺囊状增生病调治药食方**

【药膳处方】由编者拟定名称。

核桃和八角茴香各1个。

【用法】将核桃砸开取仁，配以八角茴香，饭前用嘴嚼烂如泥后吞下，每日3次。乳癖（乳腺囊状增生病）轻者连用1个月可愈，重者即能减轻症状。

【功效】通润血脉，补气养血，润燥化痰。

【适应证】乳癖。

【使用注意】阴虚火旺者谨慎食用。

【出处】赵宪法. 核桃仁、八角茴香治疗乳癖［J］. 陕西中医，1982（2）：19.

● **西茴鸡蛋**

【药膳处方】由编者拟定名称。

小茴香（西茴）8克，鸡蛋1枚，温黄酒适量。

【用法】取小茴香，炒至焦黄色，研末。另打1枚鲜鸡蛋与小茴香搅匀后，入锅中加油煎炒，每晚睡前用温黄酒送食，每日1剂。

【功效】疏肝理气，温肾祛寒。

【适应证】男性睾丸鞘膜积液所致的阴囊坠胀、不适。

【使用注意】阴虚内热、有胃火者及胆囊炎患者忌用。

【出处】石孟和. 小茴香治鞘膜积液［N］. 医药养生保健报，2005-10-03（5）.

● **慢性咽炎调理茶**

【药膳处方】由编者拟定名称。

紫苏叶、桔梗、生甘草、麦冬、象贝、连翘各6克，玄参、制半夏各10克，白芥子5克，小茴香（生用）3克，芦根15克。

【用法】煎服。

【功效】清热化痰，祛风开痹，佐以养阴。

【适应证】慢性咽炎。

【使用注意】忌辛辣烟酒。

【出处】林红霞. 妙用小茴香治顽症［J］. 浙江中医杂志，2000（8）：356.

四、桂皮

桂皮，又名山肉桂、土桂、山桂皮，系樟科植物天竺桂、川桂等的树皮。

天竺桂的树皮主要含有桂皮油，桂皮油主要成分有水芹烯、丁香酚、甲基丁香油酚等。川桂树皮所含挥发油的主要成分有丁香油酚、1，8-桉叶素、桂皮醇等。

中医学认为，桂皮味辛、甘，性温，入脾、胃、肝、肾经，具有温脾胃、暖肝肾、祛寒止痛、散瘀消肿、温经通脉、引火归元等功效，常用于阳痿、前列腺增生、肠炎、冠心病、痛经、闭经、风湿病、虚寒腹痛、寒痰、腰痛、汗出心悸等。

阴虚火旺、血热妄行者及孕妇均忌用。

畏赤石脂。

● 薤白桂皮汤

【药膳处方】桂枝1～2克，薤白1～3克，秦皮1～3克，桔梗2～3克，车前草3～5克，川芎2～3克，炒白芍3～5克，炒枳壳2～3克，生甘草3克。

【用法】水煎服。

【功效】温上清下，通阳平喘，祛垢止痢。

【适应证】毛细支气管炎合并肠炎。

【使用注意】阴虚火旺、里有实热、血热妄行者及孕妇忌用。

【出处】沈树人. "薤白桂皮汤"治疗毛细支气管炎合并肠炎50例［J］. 中西医结合实用临床急救, 1997（10）: 462-463.

● 飘香狗肉

【药膳处方】由编者拟定名称、酌定分量。

狗肉3000克，制附子5克，桂皮5克，八角茴香5克，生姜150克，石斛15克，甘草5克，适量黄酒、精盐。

【用法】将狗肉与生姜、桂皮、八角茴香、制附子、石斛、甘草及适量黄酒、精盐同放入锅中，加清水用文火炖2小时。

【功效】祛寒止痛，散瘀消肿。

【适应证】冻伤、硬皮病。

【使用注意】阴虚火旺、里有实热、血热妄行者及孕妇忌用。

【出处】安平. 狗肉药膳方7则［J］. 农村新技术, 2007（1）: 46.

五、蜂蜜

蜂蜜，又名蜜糖、蜂糖，系蜜蜂科昆虫中华蜜蜂或意大利蜜蜂在蜂巢中酿成的糖类物质。

其主要含有麦芽糖、蔗糖、树胶、糊精、有机酸、挥发油等。

中医学认为，蜂蜜味甘，性平，入肺、脾、大肠经，具有补中、润燥、止痛、解毒等功效，常用于消化性溃疡、角膜溃疡、慢性鼻炎、皮炎、过敏性皮炎、冻疮、冻伤、烧伤、肺燥咳嗽、久咳不愈、慢性气管炎、肠燥便秘、腹部虚痛、高血压病、心脏病、冠心病、肝脏病、神经衰弱失眠、健忘等。

蜂王浆，又称蜂乳，具有促进机体生长、增强抵抗力的作用，常用于冠心病、癌病、病后体虚、老年体弱、营养不良、风湿性关节炎、十二指肠球部溃疡等。

蜂花粉有滋补强壮、健脑安神、美容、抗衰老等功效，常用于心脑血管硬化、癌病、高脂血症等。

食用时不宜用滚水冲服，不宜食用生蜂蜜。

● **丹参蜂蜜水**

【药膳处方】由编者拟定名称。

丹参15克，木香6克，炙甘草6克，蜂蜜适量。

【用法】煎服。

【功效】补中养胃，行气止痛。

【适应证】溃疡病。

【使用注意】痰湿内蕴、中满痞胀及大便不实者禁服。

【出处】邱爽. 吃甘蓝柠檬养胃［N］. 保健时报，2010-04-15（3）.

● **蜂蜜山楂糊**

【药膳处方】由编者拟定名称。

蜂蜜100克，鲜山楂100克。

【用法】将山楂洗净切片，放蒸笼内蒸熟，捣烂成糊，兑入蜂蜜，加热调作膏状，凉后即可服用。每日2次，每次30克。

【功效】消食通便。

【适应证】小儿消化不良、疳积等。

【使用注意】痰湿内蕴、中满痞胀及大便不实者禁服。

【出处】欧阳军. 蜂蜜食疗验方［J］. 蜜蜂杂志，2015（7）：28-30.

● **山楂蜂蜜膏**

【药膳处方】由编者拟定名称。

蜂蜜200克，山楂500克。

【用法】将山楂洗净去柄、除核，在锅内加适量水煮熟，待汁液将干时加入蜂蜜，小火煮至汁稠时即可服用。每日早、晚各服1次，每次25～30克（根据个人情况酌量）。

【功效】活血化滞，消脂减肥。

【适应证】肥胖症。

【使用注意】痰湿内蕴、中满痞胀及大便不实者禁服。

【出处】欧阳军. 蜂蜜食疗验方［J］. 蜜蜂杂志，2015（7）：28-30.

第十四章　常见中药食物类药膳

中药类食材，指那些口感适合食用，容易被人接受并无明显毒副作用、无严格剂量要求的、药食两用的中药材。其大多具有较明显的寒、热、温、凉之性，个别中药类食材还有"小毒"，所以在炮制方法、配伍宜忌、用量用法、烹调加工等方面具有严格的要求。

第一节　常见补虚类

补虚类药膳，有辅助正气、补虚的效果，能纠正机体气血阴阳的虚衰。

针对气虚、阳虚、血虚、阴虚等病机之不同，补虚类基本药膳有补气药膳、补血药膳、补阴药膳、补阳药膳等。

但在实践中应当注意：

第一，理顺扶正与祛邪的主次关系，避免误补。

第二，密切观察效果，掌握好分寸，切忌不知虚实。

第三，时时顾护脾胃，应把握好剂量或者适当配伍健脾和胃的药食两用的食材。

第四，一般适当久煎，使药食之味尽出。

一、人参

人参，又名野山参、红参、白菜参，系五加科植物人参的干燥根和根茎。

其主要含有人参皂苷、人参二醇、人参三醇、人参倍半萜烯、多种氨基酸、肽类、葡萄糖、果糖、麦芽糖、烟酸、泛酸、苹果酸、香草酸、维生素、微量元素、挥发油、生物碱等。

中医学认为，人参味甘、微苦，性微温，入脾、肺、心经，具有大补元气、复脉固脱、补益脾肺、生津养血、安神益智等功效，常用于体虚欲脱、脾虚食少、肺虚咳喘、津伤口渴、久病虚羸、惊悸失眠、阳痿、宫寒、心衰、心源性休克、冠心病、急性心肌梗死、神经衰弱、糖尿病、贫血、高脂血症等。

实证、热证而正气不虚者不宜食用人参。

不宜与藜芦、五灵脂、皂荚、莱菔子等同用。

服食人参时，不宜喝茶与吃萝卜。

● **抗癌生血散**

【药膳处方】人参30克，西洋参30克，鹿茸片10克，灵芝孢子粉10克，金蝉花孢子粉10克，陈皮孢子粉10克，三七粉5克。

【用法】将上述药共研细末混匀。每次服用3克，每日2次，温开水送服。

【功效】补元气，益气生血，抗癌。

【适应证】癌病贫血等。

【出处】中山大学附属第六医院刘兴烈献方。

● **人参复元茶**

【药膳处方】人参3克，茉莉花3克，黄芪3克，五指毛桃5克，新会陈皮3克，金蝉花5克。

【用法】将上述药用水煎，不拘时代茶服用。

【功效】补气复元。

【适应证】气短乏力、病后亏虚、神疲倦怠、自汗不止、饮食不香、心悸、口干。

【出处】中山大学附属第六医院刘兴烈献方。

二、党参

党参，又名潞党参、西党参、野台参、台参，系桔梗科植物党参、素花党参、川党参的干燥根。

其主要含皂苷、菊糖、植物甾醇、微量生物碱、挥发性成分、三萜类、氨基酸等。

中医学认为，党参味甘，性平，入脾、肺经，具有补中益气、健脾益肺等功效，常用于脾肺虚弱、气血亏虚所致的气短心悸、食少便溏、贫血、消化吸收功能低下、神经官能症、冠心病、高脂血症、低血压、慢性支气管炎、功能性子宫出血、高山反应、癌病等。

气滞、痰火盛者禁用，不宜与藜芦同用。

● 十全复元汤

【药膳处方】由编者拟定名称。

党参、黄芪、白术、茯苓、熟地黄、白芍各10克，当归、肉桂各5克，川芎、甘草各3克，大枣12枚，生姜20克，墨鱼、肥母鸡、老鸭、猪肘各250克，排骨500克，冬笋、蘑菇、花生、葱各50克，调料适量。

【用法】将方中各中药用纱布袋盛装，扎紧袋口。墨鱼、鸭肉、鸡肉、猪肘用清水洗净；排骨洗净，剁成小块；姜洗净拍破；冬笋洗净切块；蘑菇洗净去杂质及木质部分。上述配料备好后同放锅中，加适量水。先用武火煮开后改用文火慢慢煨炖，再加入黄酒、花椒、精盐等调味。待各种肉均熟烂后，捞出，切成细条，再放入汤中，捞出药袋。煮开后，调入味精即成。

食肉饮汤，每次1小碗，早晚各服1次。全料服完后，间隔5日另做再服。

【功效】培补气血，协调阴阳，调养脏腑。

【适应证】诸虚不足，自汗不食，时发潮热；各种慢性虚损性疾病，虚弱型体质；体虚贫血，中气不足，脾胃虚弱，头目眩晕，发焦易脱，虚劳咳嗽，遗精阳痿，血压偏低，营养不良，血小板减少性紫癜，胃下垂，脱肛，子宫下垂，白带过多，月经不调等症或术后患者；无病服用，能防病健身，增强抵抗力，强壮体质。

【使用注意】外感未愈、阴虚火旺、湿热偏盛之体慎用。

【出处】陆拯. 王肯堂医学全书［M］. 北京：中国中医药出版社，1999.

三、太子参

太子参，又名童参、孩儿参，系石竹科植物孩儿参的干燥块根。

其主要含有太子参多糖、果糖、麦芽糖、人体必需氨基酸、皂苷、黄酮、鞣质、香豆素、甾醇、三萜类、多种微量元素、亚油酸、棕榈酸、太子参环肽A和太子参环肽B等。

中医学认为，太子参味甘、微苦，性平，入脾、肺经，具有健脾益气、生津润肺等功效，常用于病后虚弱、气阴不足、自汗口渴、脾虚体倦、食欲不振、肺燥干咳、自汗、糖尿病、癌病等。

表实邪盛者不宜用。

● **太子参兔肉**

【药膳处方】由编者拟定名称。

太子参10克，陈皮5克，兔肉500克，精盐、味精、香葱、姜、胡椒粉、酱油、淀粉、香菜、色拉油各适量。

【用法】太子参浸透，陈皮洗净切丝；兔肉洗净，汆水，过油待用。锅放油烧热，炒香葱、姜，放太子参、陈皮、兔肉，加精盐、味精、酱油、胡椒粉调味，烧熟收汁勾芡，撒香菜即可食用。

【功效】补肺健脾，补气美容。

【适应证】脾胃虚弱、气血两亏、面色枯黄。

【使用注意】表实邪盛者不宜用。

【出处】于新，李小华. 药食同源物品使用手册［M］. 北京：中国轻工业出版社，2012.

四、西洋参

西洋参，又名西洋人参、花旗参、洋参、西参、广东人参，系五加科植物西洋参的干燥根。

其主要含有西洋参皂苷、人参皂苷、挥发油、树脂、亚油酸甲酯、淀粉、糖类、氨基酸、锌、铁、铜等。

中医学认为，西洋参味苦、微甘，性寒，入心、肺、肾经，具有益心肺肾之阴、清虚火、生津止渴等功效，常用于肺虚咳嗽、失血、体质虚弱、早衰、糖尿病、癌病、失眠、心悸等。

中阳衰微，胃有寒湿者忌口。

不可与藜芦同用。

禁用铁器火炒。

● **参麦降糖茶**

【药膳处方】西洋参3克，麦冬5克，苦瓜干5克，金蝉花5克。

【用法】加适量水煎煮，代茶饮。

【功效】清热生津，养阴益气。

【适应证】糖尿病。

【出处】中山大学附属第六医院刘兴烈献方。

五、黄芪

黄芪，又名王孙、绵黄芪、绵芪，系豆科植物蒙古黄芪或膜荚黄芪的干燥根。

其主要含有黄芪苷、胡萝卜苷、黄芪多糖、皂苷、黄酮、氨基酸、蛋白质、微量元素、三萜黄芪苷、大豆皂苷、胶黄芪苷等。

中医学认为，黄芪味甘，性微温，入脾、肺经，具有益气升阳、益卫固表、利水消肿、托毒排脓、敛疮生肌等功效，常用于病毒性心肌炎、冠心病、心衰、病窦综合征、脑梗死、面神经炎、肝硬化腹水、习惯性便秘、小儿口腔黏膜溃疡、白细胞减少症、肾病综合征、支气管哮喘、免疫球蛋白缺乏、消化性溃疡、慢性粒细胞减少症、失血体虚、贫血、乳汁缺乏、癌病等。

● 益气截敏汤

【药膳处方】黄芪30克，乌梅15克，五味子15克，牡蛎15克，甘草5克。

【用法】加150毫升水覆盖上述中药材，隔水炖60分钟，每日2次，口服。

【功效】益气截敏。

【适应证】过敏性鼻炎。

【出处】中山大学附属第六医院刘兴烈献方。

● 癌病康复茶

【药膳处方】黄芪30克，太子参15克，金钗石斛10克，白花蛇舌草30克，全蝎5克，金蝉花孢子粉1克，灵芝孢子粉1克，陈皮孢子粉1克。

【用法】将黄芪、太子参、金钗石斛、白花蛇舌草、全蝎放入锅中，加1000毫升水，文火煮取150毫升，去滓，再加入上述3种孢子粉。

温服，每日1服。

【功效】扶助元气，祛除癌毒。

【适应证】胃肠癌病。

【出处】中山大学附属第六医院刘兴烈献方。

六、白术

白术，又称山姜、山精、山连等，系菊科植物白术的干燥根茎。

其主要含有多种氨基酸（如天门冬氨酸、丝氨酸、谷氨酸、甘氨酸、丙氨酸等）、糖（甘露聚糖、果糖、菊糖等）、棕榈酸、甾醇、挥发油（如白术内脂Ⅰ、白术内脂Ⅱ、白术内脂Ⅲ等）、萜类、树脂、维生素、酮类（如苍术酮）等。

中医学认为，白术味苦甘，性温，入脾、胃经，具有健脾益气、燥湿利水、止汗、安胎等功效，常用于癌病、肝硬化腹水、便秘、儿童流涎、高脂血症、糖尿病、早衰等。

阴虚内热、津液亏耗者不宜食用。

● 健脾祛湿粥

【药膳处方】白术15克，生姜3克，白米（用文火炒至米黄色）250克，阳春砂仁5克，豆蔻5克，五味子5克。

【用法】加水一同下锅煮成粥。

每日食用1～3次。

【功效】健脾，祛湿，止泻。

【适应证】慢性结肠炎腹泻。

【使用注意】脾胃虚热或实热证者慎用。

【出处】中山大学附属第六医院刘兴烈献方。

● 健脾祛除癌毒茶

【药膳处方】白术60克，白花蛇舌草30克，灵芝150克，陈皮孢子粉1克，蝉虫草粉1克。

【用法】将白术、白花蛇舌草、灵芝一同放入锅中，加3000毫升水，煮取150毫升，去滓。兑入陈皮孢子粉、蝉虫草粉一起温服，每日1次。

【功效】健脾祛湿，祛除癌毒。

【适应证】胃肠癌病、预防胃肠癌病。

【出处】中山大学附属第六医院刘兴烈献方。

七、甘草

甘草，又名甜草根，系豆科植物甘草、光果甘草或胀果甘草的干燥根及根茎。

其主要含有甘草酸、多种黄酮成分。

中医学认为，甘草味甘，性平，入心、肺、脾、胃经，具有健脾益气、润肺止咳、缓急止痛、清热解毒、调和药性等功效，常用于支气管哮喘、消化性溃疡、肝炎、可狄森氏病、尿崩症、急性血吸虫病、血小板减少性紫癜、腓肠肌痉挛、先天性肌强直、血栓性静脉炎、宫颈糜烂、皮肤炎症、手足皲裂、双目慢性炎症、无菌性炎症、牛皮癣等。

湿盛而胸腹胀满及呕吐者忌用。

不宜久服大剂量的甘草，不可与大戟、芫花、海藻同用。

● **祛风止痒茶**

【药膳处方】生甘草30克，浮萍10克，蛇蜕3克，猪皮30克。

【用法】以上四味药材加入500毫升水，用武火煮开后改中火煎煮成150毫升，温服，每日1次。

【功效】祛风止痒，解毒。

【适应证】荨麻疹。

【出处】中山大学附属第六医院刘兴烈献方。

八、当归

当归，又名秦归、干归，系伞形科植物当归的干燥根。

其主要含有藁本内酯、香豆素类、黄酮类、有机酸类、当归多糖、氨基酸、磷脂、维生素A、维生素B_{12}、微量元素等。

中医学认为，当归味甘辛，性温，入肝、心、脾经，具有补血调经、活血止痛、润肠通便等功效，常用于血虚证，如血虚或夹有瘀滞的月经不调、经闭、痛经、虚寒性腹痛、跌打损伤、痈疽疮疡、风湿痹痛、血虚肠燥便秘、久病体虚、癌病化疗致肢体冷麻等。

大便溏烂、湿盛中满者忌口。

● **当归蛋糖水**

【药膳处方】当归10克，鸡蛋1枚，鸭蛋1枚，黑糖50克。

【用法】当归煎水取汁后，打入鸡蛋、鸭蛋，煮熟，入黑糖调匀。每次月经干净后食用1次。

【功效】补血调经。

【适应证】妇人血虚、月经失调、身体虚弱等。

【出处】中山大学附属第六医院刘兴烈献方。

九、生地黄

生地黄，又称地黄、野地黄、山烟根、酒壶花，系玄参科植物地黄的新鲜或干燥块茎。

　　鲜地黄主要含有20余种氨基酸（精氨酸含量最高）。干地黄主要含有15种氨基酸（丙氨酸含量最高）。地黄还含有糖类（水苏糖、葡萄糖、果糖、半乳糖等）、有机酸（苯甲酸、肉桂酸、油酸、亚油酸等）、单萜苷类（环烯醚萜苷含量最高）、胡萝卜苷、豆甾醇、菜油甾醇等。

　　中医学认为，生地黄味甘，性寒，入心、肝、肾经；鲜地黄味甘苦性寒，入心、肝、肾经。其具有清热生津、凉血、止血等功效，常用于希恩综合征、癌病、糖尿病、肝炎、风湿病、功能性子宫出血、眼病、耳病、湿疹、麻疹、神经性皮炎等，疗效确切。

　　由于本品性寒凉而滞，故脾胃功能差、脾虚湿滞、腹满便溏者不宜食用。

● 强壮羊肉汤

　　【药膳处方】生地黄30克，当归15克，鸭肉250克，羊肉250克，精盐适量。

　　【用法】将生地黄、当归、羊肉、鸭肉共炖，肉熟，加精盐调味，饮汤吃肉。

　　【功效】理血补虚，调经，补益强壮。

　　【适应证】功能性子宫出血、月经不调、痛经、经血过多等。

　　【出处】中山大学附属第六医院刘兴烈献方。

十、熟地黄

　　熟地黄，又名熟地，系玄参科植物地黄的新鲜或干燥块茎之炮制加工品。

　　其主要含有地黄素、甘露醇、维生素A、糖类、氨基酸等。

　　中医学认为，熟地黄味甘，性微温，入肝、肾经，具有养血滋阴、补精益髓的功效，常用于血虚或肝肾阴虚所致病症，如月经失调、头晕失眠、健忘、盗汗、脱发、不孕、早衰、焦虑、骨质疏松、健忘等。

　　脾胃虚弱、气滞痰多、腹满便溏等患者不宜食用。

● 枸杞子金蝉花地黄粥

　　【药膳处方】熟地黄15克，枸杞子30克，金蝉花10克，天麻5克，菊花10克，粳米100克，冰糖适量。

　　【用法】前四味水煎取汁，下粳米一同煮粥；菊花用沸水沏茶，在粥欲成时兑入粥中稍煮。

早晚分服。

【功效】清肝明目。

【适应证】肝阳偏亢，头痛头晕，心烦易怒，失眠多梦；或血虚头痛头晕、心悸气短、神疲乏力等。

【出处】中山大学附属第六医院刘兴烈献方。

十一、何首乌

何首乌，又名何相公、地精、首乌、赤首乌、铁秤砣、红内消，系蓼科植物何首乌干燥块根的炮制品。

其主要含蒽醌衍生物（大黄酚、大黄素、大黄酸、大黄素甲醚、大黄酚蒽醌等）、卵磷脂等。

中医学认为，何首乌味苦、甘、涩，性微温，入肝、肾经，具有补益精血、截疟、解毒、消肿、润肠通便等功效，常用于治疗糖尿病、高脂血症、精神分裂症、失眠、肥胖症、偏瘫、足癣、体癣、神经性皮炎、脂肪肉瘤、肾功能衰竭、脂溢性皮炎、癌病、发白与脱发、血管硬化、疮毒疔肿等。

不宜与附子、仙茅、姜、桂皮、萝卜、葱、蒜等同时服用。

● 子宫脱垂复位药膳

【药膳处方】何首乌30克，山茱萸10克，黄芪15克，五指毛桃30克，陈皮3克，鸡蛋3枚。

【用法】前五味水煎，去渣，入鸡蛋煮熟。

饮汤吃蛋，早晚各1次，连服数日。

【功效】补中益气，涩精固脱。

【适应证】子宫脱垂。

【出处】中山大学附属第六医院刘兴烈献方。

十二、北沙参

北沙参，又名海沙参、银沙参、莱阳参，系伞形科多年生草本植物珊瑚菜的根。

其主要含多糖类、氨基酸（至少含有17种氨基酸，其中精氨酸的含量最高）、微量元素类（钙、镁、钾、钠、磷、铁等）、豆脂、香豆素等。

中医学认为，北沙参味甘、微苦，性微寒，入肺、胃经，具有养阴清肺、润肺止咳、益胃生津等功效，常用于癌病、糖尿病、萎缩性胃炎、顽固性呃逆、小儿迁延性肺炎、肺燥咳嗽、久咳等。

不宜与藜芦同用。

● 北沙参虫草炖乌龟

【药膳处方】乌龟1只（约500克），北沙参60克，金蝉花10克，干无花果1枚，灵芝10克，蒲公英10克，鱼鳔25克，沙苑子15克，百合15克，炒酸枣仁15克，生姜3片，蜜枣3枚，鸡汤、料酒、胡椒粉、精盐等适量。

【用法】活乌龟食用前先放入清水内饿养3天，制作时先放入沸水中烫2分钟，去掉足上的黑皮与爪；鱼鳔用温水洗干净，切成粗丝；北沙参、金蝉花、干无花果、灵芝、蒲公英、沙苑子、百合、炒酸枣仁、蜜枣放入纱布袋中包好。砂锅置于火上，注入鸡汤，下生姜、料酒、精盐、胡椒粉、乌龟、鱼鳔、药包，用小火慢煨4小时。

【功效】滋阴补肾，固精。

【适应证】肾虚遗尿、房事频繁所致疲劳；健康人食用可增智防癌。

【出处】中山大学附属第六医院刘兴烈献方。

十三、麦冬

麦冬，又名寸冬、麦门冬，系百合科植物麦门冬的干燥块根。

其主要含多种糖苷（罗斯考皂苷元、麦冬苷元、龙脑）、高异类黄酮、挥发油、豆甾醇、β-谷甾醇及28种微量元素（钙、镁、铁、铜、锰等）等。

中医学认为，麦冬味甘、微苦，性微寒，入肺、胃、心经，具有养阴润肺、益胃生津、清心除烦等功效，常用于糖尿病、冠心病、心肌缺血、早衰、癌病、高脂血症、失眠、肠燥便秘、顽固性呃逆、癌病化疗后口腔溃疡等。

● 愈溃抗癌茶

【药膳处方】麦冬、金银花、桔梗各10克，金蝉花10克，灵芝30克，七叶一枝花10克。

【用法】将上述六味药材加入沸水冲泡。

每次温服200毫升，每日4～5次。

【功效】养阴解毒，扶正抗癌。

【适应证】癌病化疗后口腔溃疡。

【出处】中山大学附属第六医院刘兴烈献方。

十四、天冬

天冬，又名天门冬，系百合科植物天门冬的干燥块根。

其主要含有多种甾体皂苷、氨基酸及多糖等。

中医学认为，天冬味甘、苦，性寒，入肺、肾经，具有养阴润燥、清肺降火等功效，常用于肺燥咳嗽、癌病、糖尿病、慢性单纯性鼻炎、遗精、潮热盗汗、肠燥便秘等。

脾虚泄泻、痰湿内盛者不宜食用。

● **天冬炖猪蹄尖**

【药膳处方】天冬15克，猪蹄尖50克，生姜3片。

【用法】将猪蹄尖洗干净，与天冬、生姜放入锅中，加水，文火炖至肉烂，饮汤。

【功效】滋阴养血，通乳。

【适应证】产后体虚、乳汁不足。

【出处】中山大学附属第六医院刘兴烈献方。

十五、百合

百合，又名野百合、山百合、药百合、家百合、摩罗、重迈，系百合科植物卷单、百合或细叶百合的干燥肉质鳞叶。

其主要含淀粉、蛋白质、脂肪、多种糖、微量元素（如锌、镁、铁等）、酚酸甘油酯、甾醇糖苷、生物碱等。

中医学认为，百合味甘，性寒，入心、肺经，具有养阴润肺、清心安神等功效，常用于鼻出血、癌病、失眠、神经衰弱、阴虚久咳等。

风寒咳嗽、中焦虚寒者不宜食用。

● **舒乐甜梦炖品**

【药膳处方】百合30克，醋龟甲15克，炒酸枣仁30克，醋鳖甲15克。

【用法】将上述四味药材加250毫升水，隔水炖2小时。

睡前1小时温服。

【功效】滋养肺肾，益肝阴，安神。

【适应证】失眠。

【出处】中山大学附属第六医院刘兴烈献方。

十六、玉竹

玉竹，又名玉参、铃铛菜、甜草根、靠山竹等，系百合科植物玉竹的干燥根茎。

其主要含有淀粉、黏液质、多糖、果糖、葡萄糖、维生素A、维生素C、维生素D、维生素B_1、微量元素（镁、钾、硒等）、甾体皂苷、植物甾醇、黄酮类、鞣质、生物碱、挥发油、二肽等。

中医学认为，玉竹味甘，性平，入肺、胃经，具有养阴润燥、生津止渴等功效，常用于糖尿病、早衰、高脂血症、结肠癌、肺燥咳嗽、萎缩性胃炎、阴虚外感等。

脾虚有痰湿者不宜食用。

● 玉竹灵芝茶

【药膳处方】玉竹15克，灵芝10克，丹参5克，三七5克，川芎5克，金蝉花5克。

【用法】水煎代茶饮用。

持续饮用，日久效显。

【功效】滋阴养心，化瘀。

【适应证】心血管疾患，尤其是冠心病。

【出处】中山大学附属第六医院刘兴烈献方。

十七、黄精

黄精，又称野生姜、老虎姜、鸡头参，系百合科植物黄精或囊丝黄精、金氏黄精及同属若干种植物的根。

其主要含有黄精多糖（黄精多糖甲、黄精多糖乙、黄精多糖丙）、低聚糖（低聚糖甲、低聚糖乙、低聚糖丙）、多种氨基酸（天门冬氨酸等）、毛地黄糖苷、蒽醌类化合物、黏液质、烟酸、微量元素（如锌、铜、铁等）等。

中医学认为，黄精味甘，性平，入脾、肺、肾经，具有润肺滋阴、健脾益气等功效，常用于癌病、糖尿病、高脂血症、冠心病、病态窦房结综合征、低血压、早衰、病后体虚、近视、白细胞减少症、肺虚燥咳等。

中寒泄泻、痰湿痞满气滞者慎用。

● **益精汤**

【药膳处方】由编者拟定名称。

熟地黄15克，当归10克，黄精15克，山药10克，山茱萸10克，人参5克（另煎），麦冬10克，枸杞子10克，菟丝子15克，炙龟甲15克（先煎），鱼鳔胶10克（烊化），紫河车（已禁用）6克（研末冲服）。

【用法】水煎取药汁，每日服用1次。

【功效】补肾益精。

【适应证】肾精亏虚型精液量减少。

【使用注意】中寒泄泻、痰湿痞满气滞者慎用。

【出处】熊辅信. 临床中药辞典［M］. 昆明：云南科技出版社，1988.

十八、锁阳

锁阳，又称不老药、黄骨狼，系锁阳科多年生肉质寄生草本植物锁阳的干燥肉质茎等。

其主要含有蒽醌类（甲基异茜草素等）、有机酸（没食子酸、原儿茶酸、琥珀酸等）、三萜类（熊果酸、乙酰熊果酸、三萜类皂苷等）、黄酮类（柑橘素等）、甾体类（胡萝卜苷等）、儿茶素类鞣质、17种氨基酸、15种微量元素（铁、锌、锰等）、挥发油（龙脑等）、淀粉、蛋白质、多种维生素等。

中医学认为，锁阳味甘，性温，入肝、肾、大肠经，具有补肾阳、益精血、润肠通便等功效，常用于肾阳虚衰、精血不足所致的阳痿、不孕、肝肾不足、足萎筋软、精亏血虚、肠燥便秘、癌病等。

阴虚火旺及有热者不宜食用。

● **黄芪巴戟炖猪大肠**

【药膳处方】猪大肠头250克，巴戟天30克，锁阳30克，桑椹30克，黄芪30克，新会陈皮1克，葱、生姜、清水、精盐适量。

【用法】将猪大肠头洗干净，巴戟天、锁阳、桑椹、黄芪、新会陈皮装入其内，放入陶瓷炖盅内，加适量葱、生姜、精盐、清水。隔水炖熟后，每日1次，连续适温服用。

【功效】温肾阳，固下元，升提。

【适应证】子宫脱垂、脱肛。

【出处】中山大学附属第六医院刘兴烈献方。

十九、仙茅

仙茅，又名独茅、山党参，系石蒜科植物仙茅的根茎。

其主要含有皂苷类（仙茅皂苷A、仙茅皂苷B、仙茅皂苷C、仙茅皂苷D、仙茅皂苷E、仙茅皂苷F、仙茅皂苷K、仙茅皂苷L、仙茅皂苷M等）、酚类（仙茅素A、仙茅素B、仙茅素C等）、酚苷类（仙茅苷、苔黑酚葡萄糖苷等）、微量元素（钙、铁、硫等）、胡萝卜苷、丝兰皂苷元等。

中医学认为，仙茅味辛，性热，有毒，入肾、肝、脾经，具有补肾壮阳、强筋骨、祛寒湿等功效，常用于肾阳不足、命门火衰、肾虚腰膝酸软、脾肾虚寒、腹痛腹泻、女性更年期综合征等。

阴虚火旺者不宜食用。

● 仙茅炖老鸭肉

【药膳处方】仙茅10克，枸杞子10克，金樱子10克，老鸭肉150克，料酒、精盐、生姜适量。

【用法】将仙茅、枸杞子、金樱子、老鸭肉、生姜、料酒、精盐一同放入陶瓷锅内，小火炖2小时，吃肉饮汤。

【功效】强肾壮筋，补髓添精。

【适应证】肾虚阳痿、腰膝酸软等。

【出处】中山大学附属第六医院刘兴烈献方。

二十、续断

续断，又名和尚头，系川续断科植物川续断的干燥根。

其主要含有三萜皂苷、环烯醚萜、生物碱、挥发油、胡萝卜苷等，还含有钙、铁、镁、锌、铜等微量元素。

中医学认为，续断味苦、辛，性微温，入肝、肾经，具有补益肝肾、健骨续筋、通利血脉、止血安胎等功效，常用于肝肾不足、腰膝酸软、寒湿痹痛、跌打损伤、筋伤骨折、胎动不安、痛经、早衰等。

风湿热痹者不宜食用。

● 杜仲续断煲蛋

【药膳处方】续断15克，杜仲15克，鸡蛋1枚，鸭蛋1枚。

【用法】水煎。蛋熟后去壳再煮。饮汤吃蛋。

【功效】补肝肾，强筋骨，养血安胎。

【适应证】腰膝酸软、胎动不安等。

【出处】中山大学附属第六医院刘兴烈献方。

二十一、山药

山药，又名山芋、淮山药、玉延，系薯蓣科植物薯蓣的块茎。

其主要含有蛋白质、脂肪、几十种氨基酸、淀粉、淀粉酶、多酚氧化酶、维生素C、甘露聚糖等。

中医学认为，山药味甘，性平，入肺、脾、肾经，具有健脾补肺、固肾益精等功效，常用于糖尿病、口腔溃疡、慢性溃疡性结肠炎、慢性肾炎、神经衰弱、子宫脱垂、虚劳咳嗽、消化不良等。

不宜加碱同煮或久煮后食用，服用糖皮质激素时不宜食用。

● 复元降糖汤

【药膳处方】山药15克，黄芪15克，苍术15克，知母15克，元参15克，金蝉花10克，天花粉15克，苦瓜干15克，灵芝15克，丹参15克，猪胰脏2条。

【用法】水煎，1日分2次服完。

【功效】补脾养肺，固肾益精，降血糖。

【适应证】糖尿病。

【出处】中山大学附属第六医院刘兴烈献方。

二十二、杜仲

杜仲，又称石思仙、思仲、思仙、丝棉皮、玉丝皮，系杜仲科植物杜仲的干燥树皮。

其主要含有松脂素苷、丁香脂素苷、杜仲苷、杜仲素、绿原酸、熊果酸、杜仲酸、鞣质、黄酮类、多种氨基酸、维生素、生物碱、酮糖、醛糖及微量元素等。

中医学认为，杜仲味甘、微辛，性温，入肝、肾经，具有补肝肾、强筋骨、安胎等功效，常用于高血压病、高脂血症、风湿性关节炎、坐骨神经痛、风寒湿痹、脑血栓、尿毒症、骨质增生、颈椎病、肾虚证、癌症、频惯堕胎或3～4个月孕龄即堕胎等。

阴虚火旺者不宜食用。

● **杜仲枸杞子狗肉**

【药膳处方】狗肉500克，杜仲10克，枸杞子15克，玉竹10克，女贞子10克，调料适量。

【用法】将狗肉洗干净切块，用黄酒、精盐腌30分钟。将杜仲、枸杞子、玉竹、女贞子用水浸泡后取出，加入狗肉、生姜、葱，上蒸笼清蒸2小时，剔除杜仲等，吃肉饮汤。

【功效】温肾阳，暖腰膝，强筋骨。

【适应证】肾阳亏虚，如腰膝冷痛、癌病化疗后肢体冷麻等。

【出处】中山大学附属第六医院刘兴烈献方。

二十三、肉苁蓉

肉苁蓉，又名地精、金笋、大芸、黑司令、马足、马芝，系列当科植物肉苁蓉的干燥带鳞叶的肉质茎。

其主要含有多种氨基酸（天门冬氨酸、脯氨酸、丝氨酸、丙氨酸等）、肉苁蓉多糖、多种微量元素（铁、锰、锌、铜等）、肉苁蓉素、琥珀酸、甜菜碱、胡萝卜苷、多糖、生物碱等。

中医学认为，肉苁蓉味甘、咸，性温，入肾、大肠经，具有补肾阳、益精血、润肠通便等功效，常用于肾阳不足所致的阳痿、早泄、不孕、腰膝酸软、筋骨无力等，以及精血亏虚所致的肠燥便秘、产后便秘等。

阴虚火旺、胃肠有实热、大便溏烂者不宜食用。

● **扶阳强身粥**

【药膳处方】肉苁蓉30克，羊肉150克，枸杞子15克，女贞子10克，黑糯米30克，白糯米30克，新会陈皮3克，葱、生姜、精盐适量。

【用法】将肉苁蓉、枸杞子、女贞子、羊肉（切片）、黑糯米、白糯米、新会陈皮、葱、生姜、精盐一同下锅煮粥。空腹食用。

【功效】补肾阳，扶阳益精，强筋骨。

【适应证】阳气不足，如肢冷畏寒、筋骨软弱、神疲，癌病化疗后肢体冷麻等。

【出处】中山大学附属第六医院刘兴烈献方。

二十四、紫河车（已禁用）

紫河车，又名胞衣、混元丹、胎盘，系健康产妇的胎盘。

其主要含有胎盘球蛋白、干扰素、纤维蛋白稳定因子、红细胞生成素、促性腺激素A和B、催乳素、催产素酶、溶菌酶、磷脂、多糖等。

中医学认为，紫河车味甘、咸，性温，入心、肺、肾经，具有温肾补精、益气养血等功效，常用于支气管哮喘、冠心病、阳痿、再生障碍性贫血、偏头痛、胃溃疡、青少年近视、顽固性失眠、不射精、母乳缺乏症、皮肤溃疡、白血病、宫颈癌、网状细胞肉瘤、淋巴肉瘤、肺癌、久病体虚等。

● **补元气药膳方**

【药膳处方】新鲜紫河车1个，鸭肉250克，枸杞子10克，生姜、葱、料酒、精盐适量。

【用法】紫河车挑去血络，漂洗干净，切块；鸭肉洗干净切块；一同加枸杞子、料酒、姜、葱、精盐共炖至熟烂。吃肉饮汤。

【功效】补益虚损。

【适应证】诸虚百损、癌病化疗后肢体冷麻、癌病等。

【出处】中山大学附属第六医院刘兴烈献方。

二十五、石斛

石斛，又名金钗石斛、鼓槌石斛、流苏石斛、林兰、杜兰、千年竹，系兰科植物金钗石斛、鼓槌石斛或流苏石斛的栽培品及其同属植物近似种的新鲜或干燥茎。

其主要含有生物碱（石斛碱、石斛胺、石斛次碱等）、黏液质、淀粉、玫瑰石斛胺、石斛碱Ⅳ、氧化物、石斛宁碱、多糖、豆甾醇等。

中医学认为，石斛味甘，性微寒，入胃、肾经，具有益胃生津、滋阴清热、润肺益肾、明目等功效，常用于癌病、糖尿病、白内障、萎缩性胃炎、干眼症、热病津伤、早衰等。

不宜与陆英、水石、巴豆、僵蚕、雷丸同用。

温热病早期阴未伤者、湿温病未化燥者、脾胃虚寒者均不宜食用。

● **石斛抗癌茶**

【药膳处方】石斛10克，灵芝10克，白花蛇舌草10克，金蝉花孢子粉3克。

【用法】将石斛、灵芝、白花蛇舌草水煎，取汁，适温兑入金蝉花孢子粉，代茶饮用。

【功效】养阴清热，解毒抗癌。

【适应证】癌病放疗后出现的"上火"现象。

【出处】中山大学附属第六医院刘兴烈献方。

二十六、淫羊藿

淫羊藿，又名三枝九叶草、乏力草、铁打杵、三叉骨、仙灵脾、九叶草，系小檗科植物淫羊藿、箭叶淫羊藿、柔毛淫羊藿或朝鲜淫羊藿的叶。

其主要含有淫羊藿苷、淫羊藿次苷Ⅰ、箭藿苷A、箭藿苷B、箭藿苷C、植物甾醇、油脂、鞣质、维生素、微量元素等。

中医学认为，淫羊藿味辛、甘，性温，入肝、肾经，具有补肾壮阳、强筋骨、祛风湿等功效，用于骨质疏松症、阳痿早泄、宫冷不孕、早衰、风寒湿痹、妇人更年期高血压病、糖尿病、希恩综合征、癌病等。

阴虚火旺者不宜食用。

● 巫山淫羊藿酒

【药膳处方】巫山淫羊藿30克，川木瓜15克，三七15克，甘草10克，米酒1000克，蜂蜜250克。

【用法】将上述药材切碎，入米酒中浸泡7天后，兑入蜂蜜，摇匀。

每次服用15毫升，每日3次。

【功效】补肾壮阳，强筋骨，祛风湿，化瘀止痛。

【适应证】阳气不振、风湿痹痛。

【出处】中山大学附属第六医院刘兴烈献方。

二十七、阿胶

阿胶，又称驴皮胶，系马科动物驴的皮经漂泡去毛后熬制的胶块。

其主要含骨胶原（水解后可得明胶、蛋白质、各种氨基酸）、大分子环酮、胆甾醇、蜡双酯，以及钙、镁、钾、钠等20多种金属元素。

中医学认为，阿胶味甘，性平，入肺、肝、肾经，具有滋阴润燥、补血、止血、安胎等功效，常用于再生障碍性贫血、流行性出血热休克、支气管扩张、特发性血小板减少性紫癜、月经过多性贫血、白细胞减少症、先兆流产、不孕症、阳痿等。

不宜与大黄同用。

脾胃虚弱、消化不良者不宜食用。

● 阿胶药膳粥

【药膳处方】阿胶3克，大枣1枚，枸杞子1.5克，莲子1克，龙眼肉1克，赤小豆10克，糯米10克，麦仁5克，红芸豆1.5克，花生1.5克，鹰嘴豆1.5克，白糖适量。

【用法】将赤小豆、红芸豆、鹰嘴豆、花生、莲子、龙眼肉加水预煮20分钟。将麦仁清洗10分钟。用85摄氏度以上热水将阿胶化开，加入白糖，将糯米、麦仁、红芸豆、花生、鹰嘴豆、大枣、枸杞子、赤小豆、莲子、龙眼肉混合即可。

【功效】提高免疫力，滋阴养血，抗疲劳，抗衰老。

【适应证】失眠、免疫力下降、过度疲劳。

【出处】马淑红，冯世斌，王成祥，等. 阿胶药膳粥的开发及其制备［C］//2016年中国药膳学术研讨会，2016.

● 阿胶羹

【药膳处方】阿胶250克，黄酒450克，核桃仁150克，黑芝麻150克，冰糖250克。

【用法】先把阿胶敲碎，捣成碎块，再用黄酒浸泡两三天。把黑芝麻倒进锅里干炒，等黑芝麻的香味溢出来后装盘。接着把已经用黄酒泡化的阿胶搅匀，倒进事先煮开的水里，放入冰糖一起熬。利用熬阿胶的时间，把核桃仁拍碎备用，炒熟的黑芝麻也要切碎备用。最后把碎黑芝麻和碎核桃仁放进锅里搅匀，上火，熬成糊状就可以盛出来了。阿胶冷却以后，就会呈冻状。

每日早、晚各吃1勺。

【功效】美容养生，养血润肤。

【适应证】月经不调。

【出处】佚名. 美容药膳"阿胶羹"［J］. 中国药店，2011（4）：160.

● 固肾安胎粥

【药膳处方】党参15克，黄芪、阿胶、生地黄各20克，粳米60克，红糖适量。

【用法】党参、黄芪、生地黄水煎取汁，阿胶烊化待用。将粳米洗净入药汁煮粥，快煮熟时加入阿胶汁及红糖服食。

【功效】补气养血，固肾安胎。

【适应证】气血亏损、胎气不固。

【出处】徐蕾. 阿胶的功效研究与其在药膳食疗中的应用［C］//2016年中国药膳学术研讨会，2016.

二十八、龟胶

龟胶，又名龟甲胶、龟板胶、龟板膏，系龟科动物乌龟的背甲及腹甲经煎煮、浓缩制成的固体胶质。

其主要含有动物胶、角蛋白、脂肪、骨胶原、微量元素（锌、铁等）等。

中医学认为，龟胶味甘、咸，性平，入肝、肾经，具有滋阴、补血、止血等功效，常用于特发性精子减少症、神经衰弱、慢性疮疡、崩漏带下、高脂血症、动脉硬化、癌病等。

孕妇、寒湿者忌服；阳虚、外感邪气未解者不宜食用。

● **龟胶鹿茸蛋羹**

【药膳处方】鸡蛋1～2枚，龟胶3克，鹿茸粉0.5克。

【用法】将1～2枚鸡蛋、3克龟胶放入碗中，加适量水，蒸成鸡蛋羹，然后放入鹿茸粉，并视口味调味服食。

每年立冬后开始服用，每日清晨服1次，连服3个月，感冒或咳喘发作时暂停。视其体质之阴阳偏盛，适当调整龟胶、鹿茸的比例。

【功效】益精血，补真阳，纳气归元，平喘。

【适应证】慢性支气管炎、肺气肿、支气管哮喘缓解期。

【出处】何永峰. 龟胶鹿茸蛋羹防治慢性咳喘［J］. 新中医，1999（11）：57.

二十九、鳖甲

鳖甲，又称脚鱼壳、团鱼盖、甲鱼、上甲，系鳖科动物中华鳖的背甲。

其主要含有17种氨基酸（天门冬氨酸、苏氨酸、谷氨酸、丝氨酸等）、动物胶、骨胶原、角蛋白、维生素D、碳酸钙、磷酸钙、微量元素等。

中医学认为，鳖甲味咸，性寒，入肝、肾经，具有滋阴潜阳、退虚热、软坚散结、熄风等功效，常用于肿瘤、肝脾肿大、低热、盗汗、腰痛、月经过多、崩漏、男性不育、女性卵巢早衰、红斑狼疮、紫癜等。

腹泻、消化不良、阳虚者及孕妇忌吃。

● **灵芝金蝉花炖鳖**

【**药膳处方**】鳖1只（约500克），山药30克，枸杞子30克，灵芝30克，金蝉花10克，新会陈皮3克。

【**用法**】将鳖用沸水烫后，去内脏及头，取肉切块，与山药、枸杞子、灵芝、金蝉花、新会陈皮一同放入陶瓷锅内炖熟。饮汤吃肉。

【**功效**】滋肾，补肝，益肺，抗癌。

【**适应证**】肝肾不足证、阴血不足证、癌病放疗后等。

【**出处**】中山大学附属第六医院刘兴烈献方。

三十、鹿茸

鹿茸，又名斑龙珠，系鹿科动物梅花鹿或马鹿等雄鹿未骨化、密生绒毛的幼角。

其主要含有多种氨基酸、磷脂、胆固醇、多胺类、多糖、前列腺素、雄酮等。

中医学认为，鹿茸味甘、咸，性温，入肾、肝经，具有壮肾阳、益精血、强筋骨、托疮毒等功效，常用于元阳不足、精血亏虚、冲任虚寒、带脉不固、癌病、低血压、头颈部外伤后遗症、阳痿等。

阴虚阳亢者不宜食用。

● **鹿茸扶元气膏**

【**药膳处方**】由编者拟定名称。

鲜鹿茸90克，陈皮孢子粉50克，金蝉花孢子粉10克，甘草20克，大枣20枚，生姜30克，蜂蜜适量。

【**用法**】取鲜鹿茸、甘草、大枣、生姜，加水熬制之后取药汁，加入陈皮孢子粉、金蝉花孢子粉、蜂蜜调匀。每次服用5克。

【**功效**】增强体质，补充精力，预防感冒。

【**适应证**】免疫力低下、工作压力大所致疲劳。

【**出处**】中山大学附属第六医院刘兴烈献方。

● **鹿茸炖鸡**

【**药膳处方**】鹿茸3克，黄芪15克，仙茅15克，淫羊藿15克，当归3克，新会陈皮1克，鸡肉250克，鸭肉250克，猪肥肉、精盐适量。

【用法】将鸡肉、鸭肉去皮，同猪肥肉一起放入开水中稍煮，去掉血沫后取出洗净。将鹿茸、黄芪、仙茅、淫羊藿、当归、新会陈皮分别用水洗净。将以上原料放入砂锅内，加入适量水，炖煮2小时左右，加入精盐调味即可饮用。

【功效】温通血脉，补肾壮阳。

【适应证】手足发凉、性功能减退。

【出处】中山大学附属第六医院刘兴烈献方。

● **鹿茸炖鳖甲**

【药膳处方】鹿茸片3克，醋鳖甲30克，枸杞子60克，大枣6枚，金蝉花10克，生姜、精盐适量。

【用法】将鹿茸片和枸杞子用水洗净。生姜去皮切片，大枣去核。将全部材料放入炖盅内，放入锅内隔水炖煮，加入精盐调味即可饮用。

【功效】补血强身，益精明目。

【适应证】气血不足、肝肾亏损、目涩眼花、月经不调。

【出处】中山大学附属第六医院刘兴烈献方。

三十一、鹿角胶

鹿角胶，又名鹿胶、白胶，系鹿科动物梅花鹿或马鹿等雄鹿已骨化的角或锯茸后第二年春季脱落的角基经煎煮、浓缩制成的固体胶质。

其主要含有多种氨基酸、磷脂、胆固醇、多胺类、多糖、前列腺素、雄酮等。

中医学认为，鹿角胶味甘、咸，性温，入肝、肾经，具有温补肝肾、益精血、止血等功效，常用于肝肾亏虚、畏寒肢冷、阳痿遗精、阳气虚衰、身体羸弱、滑精、宫冷不孕、肾虚、耳鸣失聪、腰痛、久病体虚、尿频、癌病化疗后阳气亏虚等。

● **鹿胶镇痛茶**

【药膳处方】由编者拟定名称。

附子12克（先煎），肉桂6克，茯苓10克，桂枝10克，鹿角胶10克（烊化），失笑散（包）10克，山茱萸15克，干姜6克，当归10克，火麻仁15克。

【用法】水煎500毫升，煎沸后文火煮15分钟，取约100毫升，分3～5次温服。

服后宜腹部保暖30分钟，微汗为佳。

【**适应证**】重度痛经。

【**出处**】崔严文. 中医治疗重度痛经［J］. 中国民间疗法，2014（3）：48.

● 补肾通督蠲痹汤

【**药膳处方**】熟地黄30克，鹿角胶15克（烊化兑服），黄芪30克，狗脊30克，杜仲15克，牛膝30克，木瓜30克，薏苡仁30克，鸡血藤30克，当归15克，延胡索15克，穿山甲（已禁用）10克，乌梢蛇15克。

【**用法**】先将上述中药用冷水浸泡半小时，再煎沸1小时即可。每日1剂，煎熬3次，取药汁600～900毫升，分3次饭后服用。

10剂为1个疗程，治疗1～3个疗程。

【**功效**】补肾通督，活血化瘀，舒筋通络，祛邪蠲痹。

【**适应证**】腰椎病。

【**出处**】杨国荣，陈宏伟，唐永春. 补肾通督蠲痹汤治疗腰椎病168例［J］. 四川中医，2008（4）：109–110.

● 乾坤膏

【**药膳处方**】人参150克，鹿角胶150克，白蜜150克，陈皮孢子粉10克，灵芝孢子粉30克，蝉虫草粉30克，黄酒500毫升。

【**用法**】将人参择净，研细，水煎2次，2次煎液合并，文火浓缩。鹿角胶用500毫升黄酒煮沸烊化，与人参膏、白蜜、陈皮孢子粉、灵芝孢子粉、蝉虫草粉和匀，收膏即成。

每次30毫升，每日1次，晨起温开水适量冲服，或调入稀粥中服食。

【**功效**】补肾阳，益精血。

【**适应证**】女子不孕、癌病等。

【**出处**】中山大学附属第六医院刘兴烈献方。

三十二、鹿鞭

鹿鞭，又名鹿冲肾、鹿冲、鹿茎筋、鹿肾，系鹿科动物梅花鹿或马鹿的干燥阴茎与睾丸。

其主要含有水分、总灰分、酸不溶灰分、醇浸出物、脂肪酸、氨基酸、多肽与蛋白质、磷脂类化合物、生物胺类、糖类、维生素、激素等。

中医学认为鹿鞭味甘、咸，性温，入肝、肾、膀胱经，具有补肾壮阳、益精填髓等功效，常用于肾阳虚衰、阳痿遗精、肢体冷、腰酸及妇人宫冷、久不受孕、肾气虚损、耳聋、五劳七伤、阳气衰弱等。

阴虚者不宜食用。

● 益肾暖身粥

【药膳处方】鹿鞭1对，肉苁蓉30克，阿胶10克，粳米100克，葱、生姜、精盐、料酒适量。

【用法】将鹿鞭用温水发透，刮去粗皮杂质，对剖开，再刮去粗皮杂质，洗干净，切片，与肉苁蓉、阿胶用适量料酒浸泡一夜。先以粳米煮粥，将熟，入鹿鞭、肉苁蓉、阿胶，并加入适量葱、生姜、精盐等调味。

适温空腹吃。

【功效】补肾壮阳，益肾暖宫。

【适应证】肾阳虚所致的妇女宫寒不孕、男子阳痿、慢性睾丸炎、腰膝酸痛、耳鸣耳聋、阳气不足、肾气亏虚、腰膝酸软、畏寒肢冷、阳痿早泄等。

【出处】中山大学附属第六医院刘兴烈献方。

三十三、蛤蚧

蛤蚧，又名大壁虎、仙蟾、蚧蛇、德多、石牙，系壁虎科动物蛤蚧除去内脏的干燥体。

其主要含有蛋白质、多种氨基酸、肌肽、胆碱、卡尼汀、肉碱、脂肪、胆固醇、微量元素等。

中医学认为，蛤蚧味咸，性平，入肺、肾经，具有益肾补肺、定喘止嗽等功效，常用于肺肾两虚所致的虚喘、燥咳、阳痿尿频、神疲体倦、小儿慢性支气管炎、男性不育、久病体虚、阴囊湿疹等。

外邪、实热引起咳嗽及小儿体弱多泄者不宜食用。

● 补虚益肺汤水

【药膳处方】羊肺150克，北沙参15克，太子参15克，蛤蚧粉10克，蝉虫草粉2克，陈皮孢子粉1克，生姜、料酒、精盐适量。

【用法】将羊肺清洗干净后，加入北沙参、太子参及适量生姜、料酒炖汤，熟后加入蛤蚧粉、蝉虫草粉、陈皮孢子粉拌匀，加适量精盐。吃肉饮汤。

【功效】补虚益肺。

【适应证】身体虚弱、肺虚咳嗽、慢性支气管炎。

【出处】中山大学附属第六医院刘兴烈献方。

第二节　平肝熄风类

平肝熄风类药膳，具有平肝潜阳、息风止痉等功效，常用于肝阳上亢引起的病症，如眩晕、头痛、失眠、耳鸣，肝火上攻引起的目赤肿痛、精神异常，肝风内动所致的惊厥抽搐等。

本类药膳所用到的药食两用之品，入肝经，性偏寒凉沉降，脾胃虚寒者不宜食用。

一、钩藤

钩藤，又名吊藤、金钩藤、挂钩藤，系茜草科植物钩藤或毛钩藤的干燥带钩茎枝。

其主要含有诸多生物碱（钩藤碱、异钩藤碱、异去氢钩藤碱等）、金丝桃苷、三叶豆苷、儿茶素、氧化物、左旋东莨菪素等。

中医学认为，钩藤味甘，性微寒，入肝、心包经，具有清热平肝、息风止痉等功效，常用于高血压病、头痛、抽动秽语综合征、肠易激综合征、雷公藤中毒、癌病、面神经麻痹等。

煎煮不宜超过20分钟，脾胃虚寒者慎服。

● 钩藤降压茶

【药膳处方】由编者拟定名称。

钩藤15～30克，金蝉花5克，牛膝15克。

【用法】加1000毫升水，煎煮15～20分钟，每日早晚2次分服。

【功效】平肝熄风。

【适应证】高血压病、眩晕、神经性头痛等。

【出处】中山大学附属第六医院刘兴烈献方。

二、天麻

天麻，又名定风草根、神草、赤箭、木浦、白龙皮，系兰科植物天麻的干燥块根。

其主要含有天麻苷、香荚兰醇、香荚兰醛、维生素A等。

中医学认为，天麻味甘，性平，入肝经，具有息风止痉、平肝潜阳、祛风通络等效果，常用于高血压病、头痛、偏头痛、失眠、脑萎缩、癌病、强直性脊柱炎、痹证、癫痫、急慢惊风等。

脾虚者慎用，偶有过敏反应、中毒发生。

● 天麻灵芝全蝎炖鸭肉

【药膳处方】天麻10克，地黄15克，灵芝10克，全蝎5克，姜黄5克，鸭肉500克，生姜、料酒、精盐适量。

【用法】将鸭肉洗干净，切块，与天麻、地黄、灵芝、全蝎、姜黄、生姜、料酒共炖至鸭肉烂，加适量精盐调味。吃肉喝汤。

【功效】滋阴潜阳，平肝熄风，祛除癌毒，控制癌毒转移。

【适应证】高血压病、癌病转移等。

【出处】中山大学附属第六医院刘兴烈献方。

第三节　安　神　类

安神类药膳，其主要功效是安神定志，一般用于心肝阴血亏虚所致失眠、心悸健忘、梦多、遗精、盗汗等。

常以酸枣仁、柏子仁与食材搭配使用，但神志失常、癫痫等属于实热、血瘀者慎用。

一、酸枣仁

酸枣仁，又名酸枣核、枣仁、通血香、酸枣、酸梅，系鼠李科植物酸枣的干燥成熟种子。

其主要含有脂肪油、酸枣仁皂苷、黄酮苷、维生素C、多糖、白桦脂酸、阿魏酸、植物甾醇、三萜皂苷、多种氨基酸及微量元素（铁、镁、硒、锌、铜等）。

中医学认为，酸枣仁味甘、酸，性平，入肝、胆、心经，具有养心补肝、宁心安神、敛汗、生津等功效，常用于失眠、不射精、高血压病、高脂血症、动脉硬化、多汗症、心悸健忘等。

有实邪郁火及滑泄症者慎用。

不宜与防己同用。

● 酸枣仁蛋汤

【药膳处方】酸枣仁10克，太子参10克，鸡蛋1枚，鲜汤、火腿、香菇、精盐、黄酒、葱、姜、味精、淀粉、麻油等各适量。

【用法】先将酸枣仁和太子参加水煎煮，去渣取汁。将鸡蛋煮熟，剥去壳，取出蛋黄，将蛋白切成丝。将水发香菇与火腿均切成细丝。在锅中加入鲜汤煮沸，先倒入火腿及香菇丝煮10分钟，再倒入蛋白丝和药液，并放入黄酒及精盐、葱、姜等调料，用水淀粉勾芡，淋上麻油即可出锅。

早晚空腹食用。

【功效】强身健体，宁心安神，益气健脾。

【适应证】体虚乏力、食少纳差、失眠多梦。

【出处】张然. 酸枣仁蛋汤调睡眠［N］.医药养生保健报，2006-8-14（7）.

● 酸枣仁养心粥

【药膳处方】酸枣仁30克，醋龟甲30克，百合30克，粳米100克。

【用法】将粳米、酸枣仁、醋龟甲、百合加水煮粥即可。

早晚温服。

【功效】养心，安神，敛汗。

【适应证】神经衰弱、心悸、失眠、多梦、黑眼圈。

【出处】中山大学附属第六医院刘兴烈献方。

二、柏子仁

柏子仁，又名柏实、柏子、侧柏子，系柏科植物侧柏的种仁。

其主要含有柏木醇、谷甾醇、双萜类成分、脂肪油、挥发油、皂苷、维生素A、蛋白质等。

中医学认为，柏子仁味甘，性平，入心、肾、大肠经，具有养心安神、润肠通便等功效，常用于失眠、健忘、肠燥便秘等。

便溏及多痰者慎用。

● 益智安神防癌茶

【药膳处方】柏子仁15克，金蝉花孢子粉1克。

【用法】以柏子仁炒香为度，轻轻捣破，用沸水冲泡，茶盖扣紧。适温兑入1克金蝉花孢子粉。

代茶饮用。

【功效】益智安神，消食，防癌抗癌。

【适应证】血虚心悸、失眠健忘、梦多盗汗、肠燥便秘、防癌抗癌。

【出处】中山大学附属第六医院刘兴烈献方。

第四节　止咳平喘类

止咳平喘类药膳，是针对咳喘而设的药膳，具有止咳平喘的效果。

虽然咳喘不外乎外感、内伤两端，病位在肺，但其病机与五脏六腑均有关，"五脏六腑皆令人咳，非独肺也"。故拟定药膳调理当详细辨识外感、内伤，弄清楚所属脏腑，审清其虚实寒热，随病机调理之。

罗汉果

罗汉果，又名拉汉果、光果木鳖、假苦瓜、金不换、罗汉表，系葫芦科植物罗汉果的果实。

其主要含有蛋白质、葡萄糖、罗汉果苷V、果糖、D-甘露糖、多种维生素、甘草酸、油脂、油酸、棕榈酸、肉豆蔻酸、锰、铁、锌等。

中医学认为，罗汉果味甘，性凉，入肺、脾经，具有清热润肺、化痰止咳、生津利咽、润肠通便等功效，用于急慢性咽喉炎、急慢性支气管炎、扁桃体炎、便秘、痰火咳嗽、百日咳、青光眼、糖尿病、高血压病、高脂血症、癌病等。

中焦虚寒者慎用。

肺寒与外感咳嗽者不宜食用。

● 青果罗汉茶

【药膳处方】干罗汉果1个，青果5克，桔梗5克，元参5克，金银花10克。

【用法】加沸水泡，代茶饮用。

【功效】清热润肺，解毒利咽。

【适应证】急慢性上呼吸道疾病、便秘。

【出处】中山大学附属第六医院刘兴烈献方。

附：黄芪葛根降糖保健年糕

【药膳处方】黑糯米、薏苡仁、核桃仁、葛根粉、魔芋粉、火龙果、桑椹、大枣、昆布、罗汉果、郁李仁、金银花、鱼腥草、枸杞子、白扁豆花、糯稻根须、芒果核、黄芪、海带根、山楂核粉。

【用法】黑糯米浸泡7～8小时后，磨浆压干，得到米粉；火龙果去皮与洗净的桑椹同打成浆料；薏苡仁、核桃仁炒香后，混合磨成粉末；大枣隔水蒸熟，去核，压成枣泥；昆布、罗汉果及处方中余下的非粉状物质洗净后加5～6倍水煎煮，煎煮3～4小时，过滤，滤液浓缩后，喷雾干燥，得到干粉。将上述食材及处方中的其他粉料混合，拌匀，放入蒸笼中，再盖上新鲜的荷叶，蒸熟。将蒸熟的混合料经设备挤出成型。

【功效】润肺，降糖，助消化，清香润滑。

【适应证】适合各类人群。

【使用注意】不宜一次过多食用。

【出处】李月素. 一种黄芪葛根降糖保健年糕及其制备方法：CN201310124710. 0 ［P］. 2013–08–21.

第五节 化 痰 类

痰的产生，多关乎肺、脾、肾三脏。津液不能布散关乎肺，精微不能运化求之于脾，水液不能蒸化责之于肾。

痰邪，既是病理产物，又是致病因素，"随气升降，无处不到"，导致各种痰病，譬如咳嗽痰多、瘿瘤、瘰疬等。

化痰类药膳，针对"痰"而设。具有化痰功效的食材，大多数味苦、甘，性平或寒，入肺、脾、肾经。

一、胖大海

胖大海，又名安南子、大发、大洞果、大海子，系梧桐科植物胖大海的干燥成熟种子。其种子外层含胖大海素，果皮含半乳糖、戊聚糖等。

中医学认为，胖大海味甘，性寒，入肺、大肠经，具有清热润肺、利咽开音、润肠通便等功效，常用于肺燥咳嗽、喉痛喑哑、腹泻、急性扁桃体炎等。

中焦虚寒者慎用。

● 胖大海罗汉茶

【药膳处方】胖大海3枚，罗汉果1个。

【用法】用滚开水泡沏胖大海、罗汉果，再饮再沏，1日量。

【功效】清热利咽。

【适应证】因肺热而引起的喉咙肿痛、声音嘶哑、咳嗽不爽、大便干燥等。

【使用注意】不隔夜饮用。

【出处】中山大学附属第六医院刘兴烈献方。

二、沙棘

沙棘，又名沙枣、酸刺、醋柳果、黑刺，系胡颓子科植物沙棘的果实。

其主要含有维生素、黄酮类、叶酸、胡萝卜素、类胡萝卜素、儿茶精、花色素等。

中医学认为，沙棘味酸、涩，性温，入肺、脾、胃经，具有健脾消食、止咳化痰、活血化瘀、生津止渴等功效，常用于心脑血管疾病、消化系统疾病、急慢性支气管炎、慢性宫颈炎、早衰、癌病等。

不宜与黄瓜、猪肝同吃。

患出血性疾病、泌尿系结石、消化性溃疡，服用维生素K时不宜食用沙棘或沙棘制的饮料。

● 沙棘茶

【药膳处方】沙棘干6克，刺梨干6克，甘草6克。

【用法】用沸水冲泡，代茶饮用。

【功效】酸甘养阴，生津止渴，健脾消食，活血化瘀，防癌。

【适应证】冠心病、高脂血症、糖尿病等。

【出处】中山大学附属第六医院刘兴烈献方。

第六节　活血化瘀类

活血化瘀类药膳、药物，具有消散瘀血的效果，针对瘀血之邪而设。

活血化瘀类药，大多数味辛、苦，性温，多入心、肝经。

食用活血化瘀类药膳应当注意：月经量过多、血证而无瘀血者慎用；孕妇禁用。

一、桃仁

桃仁，又名桃核仁、桃核人，系蔷薇科植物桃或山桃的干燥成熟种子。

其主要含有苦杏仁苷、挥发油、脂肪油、乳糖酶、维生素B₁等。

中医学认为，桃仁味苦、甘，性平，有小毒，入心、肝、肺、大肠经，具有活血祛瘀、润肠通便、止咳平喘等功效，常用于冠心病、糖尿病、高脂血症、血管性头痛、顽固性高血压病、皮肤瘙痒症、痛经、慢性肝炎、便秘、产后恶露不尽、癌病等。

● 桃仁鹅红羹

【药膳处方】桃仁18粒，新鲜鹅血（已经凝固者）250克，金蝉花孢子粉1克，陈皮孢子粉1克，精盐适量。

【用法】桃仁去皮、尖，研细末，与鹅血加500毫升水一同煲汤，煮好后适温调入金蝉花孢子粉、陈皮孢子粉、精盐。

佐餐食用。

【功效】活血化瘀，补血润肠，防癌抗癌。

【适应证】血瘀经闭、血燥便秘、癌病等。

【出处】中山大学附属第六医院刘兴烈献方。

二、鸡血藤

鸡血藤，又名血龙藤、九层风、血筋藤、紫梗藤、血凤藤、大血藤、过岗龙，系豆科植物密花豆的藤茎。

其主要含有多种异黄酮、二氢黄酮、查耳酮、拟雌内酯类、三萜类、甾醇、羽扇豆醇、胡萝卜苷、芒柄花苷、白芷内酯、芦荟大黄素，以及钙、锌、铜、镁等。

中医学认为，鸡血藤味苦，性温，入肝、肾经，具有活血舒筋、养血调经等功效，常用于瘀血所致病证，如月经不调、痛经、闭经、手足麻木、重症肌无力、阑尾脓肿、放疗所致白细胞减少症、化疗所致血小板减少症、顽固性失眠、便秘、小儿鱼鳞病、冠心病、高脂血症、中风后遗症等。

● **养血鸡蛋**

【**药膳处方**】由编者拟定名称。

鸡血藤60～120克，鸡蛋2～4枚，大枣10枚。

【**用法**】加8碗水，煎至大半碗（鸡蛋熟后去壳放入再煎）。

鸡蛋与药汁同服，每日1剂。

【**功效**】益精养血。

【**适应证**】再生障碍性贫血。

【**出处**】《全国中草药汇编》编写组。全国中草药汇编［M］．北京：人民卫生出版社，1976.

三、西红花

西红花，又名藏红花、番红花，系鸢尾科植物番红花花柱的干燥上部及柱头。

其主要含有番红花苷Ⅰ～Ⅳ、番红花苦苷、反式和顺式番红花二甲酯、α-番红花酸、亚麻酸、氨基酸、胡萝卜素、黄酮、挥发油等。

中医学认为，西红花味甘，性寒，入心、肝经，具有活血化瘀、通经、凉血、解毒等功效，常用于肝脓疡、心肌缺血、脑血管疾病、慢性肾炎、癌病、脑萎缩等。

孕妇禁用。

● **藏红花炖石蛙**

【**药膳处方**】藏红花1克，新会陈皮1克，石蛙1只（约250克），生姜、精盐、料酒适量。

【**用法**】将石蛙去内脏，洗干净，与藏红花、陈皮、生姜、料酒、精盐一同放入炖盅中，加适量水，隔水炖2小时。适温吃肉饮汤。

每日食用1次；顺产后第1天开始服用，连服14日。

【**功效**】补虚祛瘀。

【适应证】顺产后月子调理。

【出处】中山大学附属第六医院刘兴烈献方。

四、牡丹皮

牡丹皮，又名洛阳花、木芍药，系毛茛科植物牡丹的干燥根皮。

其主要含有牡丹酚、牡丹酚原苷、芍药苷、羟基芍药苷、没食子酸等。

中医学认为，牡丹皮味苦、辛，性微寒，入心、肝、肾经，具有清热凉血、活血化瘀等功效，常用于高血压病、冠心病、心律失常、上消化道出血、原发性血小板减少性紫癜、皮肤病、疥疮、过敏性鼻炎、盆腔炎、更年期综合征、前列腺增生等。

血虚有寒者、孕妇、月经过多者、胃弱者不宜食用。

不宜与贝母、大黄、菟丝子、大蒜同服。

● 柴芩四物汤

【药膳处方】柴胡10克，黄芩炭10克，当归15克，赤芍10克，丹皮10克，泽兰10克，大黄6克，五灵脂10克。

【用法】水煎服，每日1次。

【功效】清热利湿，活血化瘀。

【适应证】慢性盆腔炎。

【出处】王凤林. 柴芩四物汤加减治疗慢性盆腔炎150例疗效观察［J］. 甘肃中医，2008（8）：64.

五、益母草

益母草，又名益母、茺蔚茎、益明、坤草、臭秽、月母草、益母艾，系唇形科植物益母草的地上部分。

其全草含益母草碱、水苏碱及益母草二萜、前益母草二萜、维生素、黄酮衍生物，地上部分含挥发油等。

中医学认为，益母草味苦、辛，性微寒，归肝、心、心包、膀胱经，具有活血调经、利尿消肿等功效，常用于心绞痛、肾炎、荨麻疹、痛经、产褥期病症、功能性闭经、月经量稀少、宫颈炎、不孕、药物流产后期阴道出血、前列腺炎、前列腺增生等。

阴虚血少、月经过多、寒滑泻利者及孕妇禁服。

忌铁器。

● **治痛经汤**

【药膳处方】益母草30克，香附10克，元胡15克。

【用法】水煎服。

【功效】行气化瘀，止痛调经。

【适应证】痛经。

【出处】中山大学附属第六医院刘兴烈献方。

第七节　止　血　类

止血类药膳、药物，具有制止出血的主要作用。

止血药大多味苦，性寒，入心、肝经，常用于血热、血瘀、虚寒等导致的出血病证。

使用止血类药膳与止血药，务须做到"止血不留瘀"。如果出血过多或气随血脱，当立即挽救气脱局面，迅速投入大补元气之药。

一、侧柏叶

侧柏叶，又名扁柏叶、丛柏叶、柏叶，系柏科植物侧柏的枝梢及叶。

其主要含有α-侧柏酮、侧柏烯、小茴香酮、蒎烯、柏木双黄酮、挥发油、蜡质、脂肪酸、微量元素等。

中医学认为，侧柏叶味苦涩，性微寒，入肺、肝、脾经，具有凉血止血、生发乌发等功效，常用于溃疡并发出血、鼻出血、吐血、尿血、痔疮出血、便血、慢性支气管炎、脱发、脂溢性皮炎、须发早白、高血压病、风痹、咳嗽等。

不宜多吃。

● **侧柏降压茶**

【药膳处方】侧柏叶15克，钩藤15克，天麻10克，鸡血藤15克，制何首乌15克。

【用法】水煎，代茶饮。

【功效】滋养肝肾，通络降压。

【适应证】高血压病。

【出处】中山大学附属第六医院刘兴烈献方。

二、艾叶

艾叶,又名蕲艾、祁艾、大艾叶、艾蒿、五月艾,系菊科植物艾的叶。

其主要含有挥发油、β-谷甾醇、豆甾醇、α-香树脂、β-香树脂、柑橘素、槲皮素与4种桉烷衍生物,还含有2-甲基丁醇、艾醇、龙脑、顺式香苇醇、优葛缕酮、α-侧柏烯、甲基丁香油酚、魁蒿内酯等成分。

中医学认为,艾叶味苦、辛,性温,有小毒,入肝、脾、肾经,具有散寒止痛、温经止血、安胎等功效,常用于慢性肝炎、慢性气管炎、过敏性皮炎、阴囊瘙痒、感冒、咳嗽、胎动不安、不孕、痛经等。

阴虚血热、素有失血病者慎用。

● 艾叶白术蛋

【药膳处方】艾叶30克,白术15克,鸡蛋2枚。

【用法】将上述食材放入砂锅中用文火煎煮,4碗清水煎至2碗,取出鸡蛋,剥壳后再放入煎煮至1碗。饮汤吃蛋。

怀孕1个月每3日食用1次,怀孕2个月每5日食用1次,怀孕3个月每7日食用1次,怀孕4个月每14日食用1次,怀孕5个月至足月每1个月食用1次。

【功效】温经,散寒,安胎。

【适应证】滑胎。

【出处】中山大学附属第六医院刘兴烈献方。

第八节　消　食　类

消食类药膳,针对饮食不节、暴饮暴食、脾虚饮食难消所致伤食、食积内停而设,具有消除内停、健脾和胃的功效。

消食类药膳,多数味甘,性温或平,多入脾、胃经,具有消化食积等效果。但在实际使用中,要根据病因病机选择合适的食材。

哺乳期禁食麦芽,食用人参时不宜用莱菔子。

一、鸡内金

鸡内金，又名鸡中金、化石胆、化骨胆、鸡食皮、鸡黄皮，系雉科动物家鸡的干燥砂囊内壁。

其主要含胃泌素、角蛋白、淀粉酶、蛋白酶、多种氨基酸、维生素等。

中医学认为，鸡内金味甘，性平，入脾、胃、小肠、膀胱经，具有健脾和胃、消食、涩精止遗、通淋化石等功效，常用于食积所致脾胃病和肾气不固所致的遗精、遗尿，以及结石症、消化性溃疡等。

脾虚无积滞者慎用。

生用为佳。

● 开胃羊乳汁

【药膳处方】鸡内金、羊乳汁各适量。

【用法】鸡内金研磨成粉，和羊乳汁服用，每次服用5～10克。

【功效】开胃下食，导滞消积。

【适应证】食积腹满、纳呆厌食、大便溏烂等。

【出处】中山大学附属第六医院刘兴烈献方。

● 化石蜜糖水

【药膳处方】干鸡内金60克，核桃仁600克，金沙牛60克，蜂蜜600毫升。

【用法】将鸡内金、金沙牛研成细末；核桃仁研碎，和鸡内金、金沙牛混合，加入蜂蜜，并充分搅拌均匀，然后放入瓷制的容器中备用。

尿路结石患者可每次取上药2汤匙（约30克），用温开水送服，每日早晚各服1次，连续服药2周为1个疗程，可连续服用2～3个疗程，每个疗程应间隔1周。食用的同时应多饮水，使每天的排尿量维持在2～3升，必要时还可在医生的指导下应用利尿剂促进排尿。

【功效】消除脏腑经络瘀滞。

【适应证】肾结石、输尿管结石。

【出处】中山大学附属第六医院刘兴烈献方。

二、莱菔子

莱菔子，又名萝卜子、罗白子，系十字花科植物萝卜的干燥成熟种子。

其主要含有挥发油、脂肪油、氨基酸、蛋白质、多糖、酚类、生物碱（芥子碱）、黄酮苷、植物甾醇、维生素C、辅酶Q等。

中医学认为，莱菔子味辛、甘，性平，入肺、脾、胃经，具有消食除胀、降气化痰等功效，常用于食积所致的消化不良、便秘、咳喘等，以及高血压病、老年性便秘、崩漏、肠梗阻、单纯性肥胖、高脂血症、慢性胃炎、慢性支气管炎等。

无食积、痰滞者慎用。

不可与地黄、何首乌同服。

● **消滞化痰茶**

【**药膳处方**】莱菔子10克，紫苏子10克，茯苓30克。

【**用法**】煎服。代茶饮用。

【**功效**】消食除胀，降气化痰。

【**适应证**】饮食停滞、脘腹胀痛、大便秘结、积滞泻痢、痰壅喘咳。

【**使用注意**】不宜与人参同用。

【**出处**】中山大学附属第六医院刘兴烈献方。

第九节 理 气 类

理气类药膳，具有疏通气机的作用，常用于气滞证、气逆证。理气药，大多数为辛香之品，多入肺、肝、脾经。

在实际使用时，气虚、阴虚者慎用。

一、陈皮

陈皮，又名橘皮、新会陈皮、广陈皮、贵老、红皮，系芸香科植物橘及其同属多种植物的成熟果实的果皮。

其主要含有挥发油、橙皮苷、川陈皮素、肌醇、维生素、油脂、柠檬烯、麝香草酚、谷甾醇、黄酮等成分。

中医学认为，陈皮味辛、苦，性温，入脾、肺经，具有健脾理气、燥湿化痰、调中快膈等功效，常用于气滞诸证、休克、胆结石、消化不良、肠易激综合征等。

● 陈皮孢子粉通便茶

【药膳处方】陈皮孢子粉1克，核桃仁30克，植物油、冰糖适量。

【用法】将核桃仁用植物油炸香捞出。将核桃仁、冰糖放入锅中，加适量水，先用大火烧开，再用文火煮约15分钟，取汁，适温兑入陈皮孢子粉，代茶饮用。

【功效】补气养血，润燥化痰，补益元气，通利三焦。

【适应证】老年性便秘。

【使用注意】阴虚燥咳和内有实热者慎服。

【出处】中山大学附属第六医院刘兴烈献方。

二、佛手

佛手，又名佛手柑、五指柑、手柑、福寿柑、密罗柑，系芸香科植物佛手的果实。

其果皮外部富含挥发油，内部主要含有佛手内酯、柠檬内酯，还含有布枯叶苷、橙皮苷等。

中医学认为，佛手味辛、苦、酸，性温，入肝、脾、肺经，具有疏肝理气、和胃止痛的效果，常用于肝胃气滞所致的胃痛、呕吐，以及消化不良、胁通、咳嗽、呃逆、痛经等。

阴虚有火、无气滞者不宜食用。

不宜多吃。

● 虫草佛手茶

【药膳处方】佛手10克，蝉虫草粉1克。

【用法】用沸水冲泡佛手，适温兑入蝉虫草粉，代茶饮用。

【功效】疏肝理气，和胃止痛，清肝明目。

【适应证】肝胃气滞化火、胸胁胀痛、胃脘痞满、食少呕吐、干眼症。

【出处】中山大学附属第六医院刘兴烈献方。

三、代代花

代代花，又名枳壳花、酸橙花，系芸香科植物代代花的果实。

其主要含柠檬烯、十二烷酸、乙酸橙花酸、橙皮苷、新橙皮苷等。

中医学认为，代代花味苦、酸，性微寒，入心、脾、肺、肾经，具有行气宽中、消食、化痰等效果，常用于脾胃气滞、痰食积滞所致的消化不良和肥胖症等。

孕妇禁食。

● **行气消食茶**

【药膳处方】代代花5克，鸡屎藤15克，鸡内金5克，赤小豆30克。

【用法】在上四味药中，加300毫升水，煎三五沸，放温服。

【功效】行气消食，促进消化。

【适应证】消化不良、不思饮食、胸闷痰多。

【出处】中山大学附属第六医院刘兴烈献方。

第十节 温 里 类

温里类药膳、食材、药物，具有温里散寒的功效，常用于里寒证。温里药、温里类食材味辛性温，多数入脾、肾经。

使用时注意两点：第一，凡是阴虚、阴液不足者及孕妇等，慎用或忌用，实热证者禁食。第二，依据不同的脏腑寒证选用相应的温里类药膳、食材、药物。

一、丁香

丁香，又名百里馨、丁子香、支解香，系桃金娘科植物丁香的干燥花蕾。

其主要含有挥发油，油中主要有丁香酚、丁香烯、乙酰丁香酚、水杨酸甲酯、依兰烯、胡椒酚、苯甲醇等。

中医学认为，丁香味辛，性温，入脾、胃、肺、肾经，具有温中降逆、补肾助阳、散寒止痛等功效，常用于麻痹性肠梗阻、小儿睾丸鞘膜积液、鼻息肉、癌病、胃痛等。

热病、阴虚内热者忌吃。

● **丁香桂皮陈皮牛奶**

【药膳处方】丁香3枚，桂皮2克，陈皮孢子粉1克，鲜牛奶500毫升。

【用法】先用温水将丁香、桂皮泡透，再武火煮开，然后转用文火煮至少许药汁，取出药汁，兑入陈皮孢子粉与鲜牛奶，再煮滚。适温服用。

【功效】温暖脾胃。

【适应证】胃寒型呃逆。

【出处】中山大学附属第六医院刘兴烈献方。

二、肉桂

肉桂，又名桂皮、玉桂、辣桂，系樟科植物肉桂的干燥树皮。其主要含有桂皮醛、肉桂醇、肉桂醇乙酸酯、肉桂酸、香豆素等。

中医学认为，肉桂味辛、甘，性大热，入脾、肾、心、肝经，具有补火助阳、引火归元、散寒止痛、活血通经等功效，常用于阳痿宫寒、产后瘀漏不畅、痛经、疝气肿痛、白带腥臭等。

阴虚火旺、里有实热、血热妄行者及孕妇等忌用。

作调料时应打碎后放。

● 炖鹅肝

【药膳处方】肉桂3克，雄鹅肝1具，调料适量。

【用法】雄鹅肝洗干净，切成8片；肉桂用温水浸泡。一同放入炖盅内，加入适量葱、姜、精盐、料酒、清水，隔水炖1小时。适温食用。

【功效】温肾散寒。

【适应证】肾虚腰冷、夜尿频多。

【出处】中山大学附属第六医院刘兴烈献方。

第十一节　化　湿　类

化湿类药膳、食材、药物，具有宣化湿邪、运脾化湿、芳香化浊等功效，常用于湿阻中焦所致消化不良等症。

化湿药、化湿食材，味多辛，性多温燥，多入脾、胃经。

使用化湿类原料时应注意两点：一是需后下，不宜久煎；二是阴虚血亏者当慎用。

一、藿香

藿香，又名土藿香、大叶薄荷、绿荷荷、川藿香、苏藿香、野藿香，系唇形科植物藿香的全草。

其主要含有甲基胡椒酚、广藿香醇、苯甲醛、丁香油酚、茴香醛、藿香苷、藿香精、胡萝卜苷等。

中医学认为，藿香味辛，性微温，入肺、脾、胃经，具有祛暑解表、和胃止呕、辟秽、祛湿等功效，常用于湿困中焦，如腹痛吐泻、暑湿感冒、流行性腹泻等。

● **化湿茶**

【**药膳处方**】广藿香5克，佩兰5克，干荷叶5克，代代花5克，凤凰单丛茶叶5克。

【**用法**】沸水冲泡，代茶饮用。

【**功效**】化湿和胃，消食，减肥。

【**适应证**】暑湿、湿热困阻中焦、肥胖。

【**出处**】中山大学附属第六医院刘兴烈献方。

二、佩兰

佩兰，又名兰草、泽兰、香水兰，系菊科植物佩兰的地上部分。

其主要含有叶含香豆精、香豆酸、麝香草氢醌、乙酸橙醇酯、百里香酚甲醚、对聚伞花素、蒲公英甾醇乙酸酯、β-谷固醇等。

中医学认为，佩兰味辛，性平，入脾、胃、肺经，具有芳香化湿、醒脾开胃、解暑等功效，常用于湿浊中阻、暑湿感冒、癌病、小儿夏季热、厌食、闭经等。

阴虚血燥、气虚腹胀者慎服。

● **化湿止泻茶**

【**药膳处方**】佩兰、藿香、苍术、茯苓、三颗针各9克。

【**用法**】水煎服。

【**功效**】芳香化湿，运脾止泻。

【**适应证**】急性胃肠炎。

【**出处**】《全国中草药汇编》编写组. 全国中草药汇编［M］. 北京：人民卫生出版社，1976.

三、草果

草果，又名草果子、草果仁，系姜科植物草果的干燥成熟果实。

其主要含有挥发油（香叶醇、草果酮等）、淀粉、油脂、微量元素等。

中医学认为，草果味辛，性温，入脾、胃经，具有燥湿温中、除痰截疟等功效，常用于寒湿中阻、乙型肝炎、急慢性腹泻、消化不良等。

气虚或血虚的体弱者切勿多食。

阴虚火旺者也不可服。

● **消胀茶**

【药膳处方】草果50克，大腹皮10克，槟榔10克。

【用法】草果、大腹皮、槟榔加500毫升冷水，浸泡半小时，煮沸15分钟。适温口服。

【功效】燥湿温中。

【适应证】消化不良、术后腹胀。

【出处】中山大学附属第六医院刘兴烈献方。

第十二节　祛风湿类

祛风湿类药膳、食材、药物，具有祛风除湿、散寒止痛、舒筋活络等功效，常用于风湿病、中风后遗症等。

由于祛风湿类药物、食材，味多辛、苦，性温或凉，多数入肝、脾、肾经，容易伤阴耗血，故阴虚血亏者当慎用。

风湿病迁延日久，宜使用祛风湿原料做酒剂或丸散剂服用。

一、乌梢蛇

乌梢蛇，又名乌蛇，系游蛇科动物乌梢蛇的干燥体。

其主要含有17种氨基酸（天门冬氨酸、苏氨酸、丝氨酸、谷氨酸等）、蛋白质（胶原蛋白）、脂肪、果糖、微量元素（钙、铜、铁、镁、锰、锌等）等。

中医学认为，乌梢蛇味甘，性平，入肝经，具有祛风除湿、通经络、定惊止痉、解毒等功效，常用于风湿病、病后或产后体虚、紫白癜风、风疹瘙痒、湿疹、干癣、湿癣等。

血虚生风者慎用。

忌铁器。

● **潜阳通络汤**

【药膳处方】由编者拟定名称。

乌梢蛇60克，水蛭30克，黄芪30克，桃仁15克，当归15克，地龙15克，白芍15克，僵蚕12克，牛膝15克，石决明30克，大黄9克，车前子30克。

【用法】水煎服，每日1剂。

【功效】通络活血，平肝潜阳。

【适应证】脑血栓后遗症。

【出处】朱琴芳. 乌梢蛇配伍临床应用举隅［J］. 云南中医学院学报，1996（1）：31-32.

● **乌梢蛇肉煲土茯苓汤**

【药膳处方】乌梢蛇肉250克，生地黄30克，鲜土茯苓30克，猪油、精盐、生姜少许。

【用法】蛇肉切片，与生地黄、鲜土茯苓一同放入陶瓷锅内炖汤，加入猪油及少许精盐、生姜调味，饮汤吃肉。

【功效】祛风除湿，解毒。

【适应证】风湿病、荨麻疹、湿疹等。

【出处】中山大学附属第六医院刘兴烈献方。

二、五加皮

五加皮，又名南五加皮、刺五加、刺五甲，系五加科植物细柱五加的干燥根皮。

其主要含有丁香苷、刺五加苷B_1、右旋芝麻素、硬脂酸、棕榈酸、维生素A、维生素B_1、挥发油等。

中医学认为，五加皮味辛、苦，性温，入肝、肾经，具有祛风湿、补肝肾、强筋骨、利水等功效，常用于风湿病日久、腰痛、足痿脚弱、肝肾不足、腰膝乏力、筋骨酸痛、旧伤复发、虚劳体虚、癌病、消化性溃疡、乳汁瘀滞症、特发性水肿等。

阴虚火旺者忌口。

● **祛风湿酒酿**

【药膳处方】五加皮50克，油松节10克，伸筋草10克，鹿衔草30克，老鹳草30克，透骨草15克，续断15克，骨碎补30克，川木瓜15克，糯米1000克，酒曲适量。

【用法】将五加皮、油松节、伸筋草、鹿衔草、老鹳草、透骨草、续断、骨碎补、川木瓜加适量水泡透煎煮，每半小时取煎液1次，共取2次；再将煎液与糯米共同煎煮，做成糯米干饭待冷，加入酒曲适量，拌匀，发酵成酒酿。

每日适量佐餐食用。

【功效】舒筋止痛，祛风除湿。

【适应证】风湿病等。

【出处】中山大学附属第六医院刘兴烈献方。

三、木瓜

木瓜，又名宣木瓜、光皮木瓜、贴梗海棠、铁脚梨，系蔷薇科植物贴梗海棠的干燥近成熟果实。

其主要含有木瓜还原糖、苹果酸、果胶酸、枸橼酸、酒石酸、齐墩果酸、抗坏血酸、木瓜酸、鞣质、三萜皂苷、氧化酶等。

中医学认为，木瓜味酸，性温，入肝、脾经，具有平肝、舒筋活络、和胃化湿等功效，常用于腰膝关节酸重疼痛、水肿、吐泻转筋、荨麻疹、癌病、术后肠粘连等。

不宜多吃，多吃损齿及骨。

伤食积滞多者不宜食用。

入药煎煮和制剂勿用铁器。

精血虚、真阴不足引起腰膝无力者不宜食用。

● 木瓜银耳润肤汤

【药膳处方】木瓜100克，银耳15克，北杏3克，银杏5克，猪皮50克，北沙参10克，陈皮孢子粉1克，冰糖适量。

【用法】共入陶瓷锅，炖煲30分钟即可食用。

【功效】养阴润肺，滋润皮肤，延缓衰老。

【适应证】燥热咳嗽、干咳无痰、痰多带血及黄褐斑等。

【出处】中山大学附属第六医院刘兴烈献方。

第十三节 解 表 类

解表类药膳、原料，具有发散表邪的功效，常用于外感表证。

解表类原料大多味辛，发散轻扬，入肺、膀胱经，具有解表的功效。虽然基于药性、功效及主治，解表类原料分为发散风寒、风热两类，但遇到表虚自汗、阴虚盗汗、疮疡日久、淋证、失血等情况，当谨慎食用，食用时不宜久煎。

一、紫苏

紫苏，又名苏叶，系唇形科植物皱紫苏的叶。

其主要含有紫苏醛、左旋柠檬烯、薄荷醇、丁香油酚、锌、铜等。

中医学认为，紫苏味辛性温，入肺、脾、胃经，具有解表散寒、行气和胃、安胎、解鱼蟹毒等功效，常用于外感风寒、胎动不安、预防鱼蟹毒等。

阴虚、气虚、热病情况慎用。

● 预防感冒茶

【药膳处方】紫苏叶、藿香、薄荷、荆芥、茶叶、菊花、板蓝根、太子参各3克。

【用法】共研粗末，沸水冲泡，代茶饮用。

【功效】预防感冒。

【适应证】大众人群。

【出处】中山大学附属第六医院刘兴烈献方。

二、薄荷

薄荷，又名薄荷菜、苏薄荷、升阳菜、蔢荷、夜息花、水益母、见肿消、土薄荷，系唇形科植物薄荷的地上部分。其主要含有挥发油、左旋薄荷醇、异薄荷酮、胡薄荷酮、乙酸薄荷酯、异瑞福灵、葡萄糖苷、迷迭香酸、多种游离氨基酸等。

中医学认为，薄荷味辛，性凉，入肺、肝经，具有宣散风热、清头目、透疹等功效，常用于外感风热病证和痰气郁结所致的耳鸣耳聋，以及焦虑等。

● **薄荷青果茶**

【药膳处方】薄荷5克，青果1枚，白糖适量。

【用法】用沸水浸泡薄荷、青果，加适量白糖，适温饮用。

【功效】解表利咽，清利头目。

【适应证】外感风热、头痛目赤、咽喉红肿疼痛等。

【出处】中山大学附属第六医院刘兴烈献方。

三、桑叶

桑叶，又名冬桑叶、霜桑叶、铁扇子，系桑科植物桑的叶。

其主要含有黄酮类化合物、甾体、三萜类化合物、牛膝甾酮、蜕皮甾酮、芸香苷、槲皮素、绿原酸、香豆素、生物碱、绿原酸及微量挥发油等。

中医学认为，桑叶味甘、苦，性寒，入肺、肝经，具有疏散风热、清肺润燥、清肝明目等功效，常用于风热感冒、肝热燥咳、高血压病、糖尿病、下肢象皮肿、银屑病等。

● **虫草降糖茶**

【药膳处方】桑叶30克，苦瓜干30克，蝉虫草粉3克。

【用法】向桑叶、苦瓜干中加1000毫升水，煎煮开后，继续煎煮15分钟，取汁，适温兑入蝉虫草粉，代茶饮用。

【功效】降血糖。

【适应证】糖尿病。

【出处】中山大学附属第六医院刘兴烈献方。

四、菊花

菊花，又名药菊、金蕊、真菊、金精、节花、甘菊花、白菊花、黄甘菊、茶菊等。若按产地与加工方法划分，又可以分为毫菊、滁菊、贡菊、杭菊。

菊花系菊科植物的干燥头状花序，主要含有挥发油、腺嘌呤、菊苷、氨基酸、黄酮、维生素E，以及铜、锌、铁、锰4种微量元素。

中医学认为，菊花味甘、苦，性微寒，入肺、肝经，具有疏散风热、平肝明目等功效，常用于风热感冒、眼目昏花、头痛目眩、冠心病、高血压病、偏头痛、宫颈糜烂、中心性视网膜脉络炎等。

气虚胃寒、食少泄泻者少用。

● 菊花明目饮

【药膳处方】菊花18克，黄芩12克，柴胡6克，龙胆草3克，知母9克，玄参9克，赤芍9克，牡丹皮9克，防风3克，青葙子6克。

【用法】水煎服，每日1剂。

【功效】清肝泻火，养阴滋肾，凉血活瘀。

【适应证】头痛目痛、抱轮红赤。

【出处】周兆祯. 菊花明目饮治疗视神经炎32例［J］. 山东中医杂志，1987（6）：13-14.

● 菊花茶调散

【药膳处方】川芎15克，荆芥、防风、白芷、羌活各10克，细辛6克，甘草3克，菊花30克，薄荷、白僵蚕各15克。

【用法】水煎服，每日1剂。

【功效】活血化瘀、开郁止痛、清利头目。

【适应证】偏头痛。

【出处】樊力. 菊花茶调散治疗偏头痛50例［J］. 四川中医，2000（5）：32.

● 保心茶

【药膳处方】菊花3克，山楂15克，决明子15克，蝉虫草粉适量。

【用法】将菊花、山楂、决明子加水煎，取药液，适温每次冲服蝉虫草粉1克。每日服用数次。

【功效】平肝，化瘀。

【适应证】高血压病、冠心病等。

【出处】中山大学附属第六医院刘兴烈献方。

第十四节　清　热　类

清热类药膳、原料，具有清解里热的作用，用于治疗里热证。

清热类原料，药性寒凉，侧重于清脏腑之火热。由于该类原料多寒凉，容易伤脾胃，因此脾胃气虚、中焦虚寒者慎用。

一、栀子

栀子，又名越桃、山栀、黄果树、红枝子，系茜草科植物栀子的干燥成熟果实。

其主要含有栀子苷、黄酮类栀子素、山栀子苷、藏红花素、多种微量元素、熊果酸等。

中医学认为，栀子味苦，性寒，入心、肺、三焦经，具有泻火除烦、清热利尿、凉血解毒等功效，常用于胃炎、原发性血小板减少性紫癜、功能性子宫出血、发热、冠心病、急性黄疸型肝炎、慢性湿疹、癌病、糖尿病、胆固醇结石、青壮年失眠、急性水肿性胰腺炎等。

脾胃虚寒者不宜食用。

● 胃肠炎清

【药膳处方】由编者拟定名称。

山栀15克，盘柱南五味子（紫金皮）根25克，青木香10克。

【用法】将上述药炒黑存性，加25克蜂蜜。水煎，分2次服。

【功效】凉血解毒。

【适应证】急性胃肠炎、腹痛、上吐下泻。

【使用注意】脾虚便溏者忌服。

【出处】江苏新医学院. 单方验方调查资料选编［M］. 南京：江苏新医学院教育革命组，1970.

二、决明子

决明子，又名草决明、还瞳子、马蹄决明、钝叶决明、假绿豆，系豆科植物决明或小决明的干燥成熟种子。

其主要含有蒽醌类、棕榈酸、硬脂酸、油酸、亚油酸、20多种氨基酸（组氨酸、蛋氨酸等）、维生素A、微量元素（铁、锌、铜等）等。

中医学认为，决明子味甘、苦、咸，性微寒，入肝、大肠经，具有清热明目、润肠通便等功效，常用于高血压病、高脂血症、习惯性便秘、乳痈、霉菌性阴道炎、男性乳房发育症、口腔溃疡等。

● 降脂明目茶

【药膳处方】生决明子30克，生山楂20克，葛根30克，蝉虫草粉2克。

【用法】将生决明子、生山楂、葛根一同水煎取液，适温加入蝉虫草粉服用，每日1次。

【功效】降脂，明目。

【适应证】高脂血症。

【出处】中山大学附属第六医院刘兴烈献方。

● **决明降压汤**

【药膳处方】由编者拟定名称。

决明子15克，丹参24克，地龙、菊花各9克。

【用法】水煎。每日1剂，分2次服。

【功效】清肝，降压。

【适应证】高血压病。

【出处】陈国华. 决明子的临床应用［N］. 民族医药报，2006-09-15（3）.

三、金银花

金银花，又名忍冬花、二宝花、双花、二花，系忍冬科植物忍冬、红腺忍冬、山银花或毛花柱忍冬的干燥花蕾或初开的花。

其主要含挥发油、黄酮类、三萜类、有机酸等。

中医学认为，金银花味甘，性寒，入肺、心、胃经，具有清热解毒、疏散风热等功效，常用于温病发热、风热感冒、喉痹、上呼吸道感染、急性泌尿系统感染、宫颈糜烂、皮肤病、高血压病、结节性红斑、急慢性化脓性骨髓炎、急性感染性疾病、高脂血症、乳腺癌等。

● **延龄茶**

【药膳处方】菊花30克，金银花30克，天麻5克，制何首乌5克，鸡血藤5克。

【用法】滚水冲泡，适温兑入少量蜂蜜，代茶饮用。

【功效】清肝明目。

【适应证】肝阳上亢、头痛目赤、高血压病。

【出处】中山大学附属第六医院刘兴烈献方。

● **银花汤**

【药膳处方】金银花、连翘、荆芥、薄荷、竹叶、芦根、石膏、黄芩、甘草、丹皮各10克。

【用法】水煎服用，每日1次。

【功效】透邪清热，辟秽解毒，清热生津。

【适应证】感染性荨麻疹。

【出处】杨玉峰，陈宝清，赖旻，等. 银花汤治疗急性"感染性"荨麻疹31例临床分析［J］. 河北中医药学报，2012（4）：21.

● **银花解毒汤**

【药膳处方】金银花30克，生薏苡仁30克，丹皮20克，黄柏12克，赤芍15克，野菊花20克，苍术5克，天花粉12克，丹参20克，甘草6克。

【用法】水煎服用，每天1次。

【功效】清热解毒，利湿消肿。

【适应证】丹毒。

【出处】白兰地. 自拟银花解毒汤治疗丹毒50例［J］. 中国中西医结合杂志，1996（2）：108.

四、鱼腥草

鱼腥草，又名臭荞麦、蕺儿根、狗耳菜、菹菜、臭腥草、折耳根，系三白草科植物蕺菜的全草或地上部分。

其主要含有挥发油、黄酮类、有机酸、脂肪酸、生物碱、木脂素、金丝桃苷、阿福豆苷、异斛皮苷、芸香苷、乙酸龙脑酯、α-蒎烯、β-谷固醇等。

中医学认为，鱼腥草味辛，性微寒，入肺经，具有清热解毒、消痈排脓、利尿通淋等功效，用于肺脓疡、痰热咳嗽、肺炎、水肿、脚气、尿路感染、白带过多、痈肿疮毒、热痢、热淋、癌病等。

虚寒证及阴性外疡患者忌服。

● **祛除肺癌癌毒茶**

【药膳处方】鱼腥草60克，紫苏子15克，灵芝60克，飞天蟑螂60克，金蝉花孢子粉3克，陈皮孢子粉3克。

【用法】将前四味药加2500毫升水浸泡60分钟，煎煮成150毫升，适温冲服金蝉花孢子粉、陈皮孢子粉。

【功效】扶正气，祛除癌毒。

【适应证】肺癌，预防癌病。

【出处】中山大学附属第六医院刘兴烈献方。

五、茵陈蒿

茵陈蒿，又名白蒿、绒蒿、臭蒿，系菊科植物茵陈蒿的地上部分。

其主要含有叶酸、挥发油、绿原酸、桉叶素、茵陈色原酮、4-甲基茵陈色原酮、滨蒿内酯、茵陈蒿酸，花及果中含有6，7-二甲氧基香豆精、氯化钾和绿原酸。

中医学认为，茵陈蒿味苦、辛，性微寒，入脾、胃、膀胱经，具有清湿热、利胆退黄等功效，用于湿热黄疸、湿疮瘙痒、病毒性肝炎、胆石症、肝癌介入治疗后急性综合征、急性胆管炎内毒素血症、高脂血症、高血压病、癌病等。

脾虚血亏而致虚黄、萎黄者不宜食用。

● 乙肝转阴蛋

【药膳处方】茵陈蒿60克，鸡骨草60克，溪黄草60克，地骨皮150克，鸭蛋6枚。

【用法】加水文火煎煮，做成药蛋。每天吃1枚药蛋，持久服之。

【功效】养阴解毒，祛除肝之癌毒。

【适应证】慢性乙型肝炎。

【出处】中山大学附属第六医院刘兴烈献方。

六、荷叶

荷叶，又名莲叶、藕叶，系睡莲科水生草本植物莲的叶片。

其主要含有斑点亚洲罂粟碱、荷叶碱、原荷叶碱、消旋亚美罂粟碱、番荔枝碱、柠檬酸、苹果酸等。

中医学认为，荷叶味苦，性平，入肝、脾、胃经，具有清暑化湿、升发清阳、凉血止血等功效，常用于暑热烦渴、暑湿泄泻、脾虚泄泻、血热吐衄、便血崩漏、胃溃疡、高血压病、高脂血症、肥胖症、水肿、子宫脱垂等。

畏桐油、茯苓、白银。

虚病、上焦热者不宜食用。

● 美体减肥茶

【药膳处方】干荷叶、玫瑰花、代代花、山楂、刺梨、沙棘各3克，蝉虫草粉1克，陈皮孢子粉1克。

【用法】用滚水冲泡干荷叶、玫瑰花、代代花、山楂、刺梨、沙棘，适温兑入蝉虫草粉、陈皮孢子粉，代茶饮用。

【功效】降血脂，减肥。

【适应证】肥胖症、高脂血症。

【出处】中山大学附属第六医院刘兴烈献方。

第十五节　其　他　类

一、九香虫

九香虫，又名黑兜虫、瓜黑蝽、屁板虫、蜣螂虫、打屁虫、屁巴虫，系蝽科昆虫九香虫的干燥全体。

其主要含有脂肪、硬脂酸、棕榈酸、油酸、蛋白质、甲壳质，以及铁、锌、硒、钼、锰等微量元素。

中医学认为，九香虫味咸，性温，入脾、肝、肾经，具有温中壮阳、理气止痛等功效，常用于胃寒胀痛、肝胃气痛、肾虚阳痿、腰膝酸痛、血管瘤、癌病、急慢性腰肌损伤、盆腔炎性包块、子宫肌瘤、卵巢囊肿、痛经、输卵管阻塞、子宫发育不良等。

● 九香虫温肾汤

【药膳处方】由编者拟定名称。

九香虫10克，黄芪15克，党参15克，熟地黄12克，山药15克，枸杞子15克，菟丝子15克，覆盆子15克，鹿胶15克（烊化）。

【用法】水煎服，每日1剂，每日3次，15日为1个疗程。

【功效】益气养血，温肾壮阳。

【适应证】性神经衰弱。

【出处】李浩，罗志律，刘火平. 九香虫为主治疗性神经衰弱46例［J］. 湖北中医杂志，2006（4）：39.

● 九香虫汤

【药膳处方】九香虫5克，枸杞子12克，淫羊藿10克。

【用法】水煎。每日1剂，分3次服用，1个月为1个疗程。一般治疗2个疗程以上，严重者治疗3～4个疗程。

【功效】补脾，补肾，壮阳。

【适应证】男性肾虚不育、精冷阳痿。

【出处】丁宜宁. 九香虫汤治疗男性肾虚不育症10例［J］. 中国社区医师，2007（7）：37.

● 九香煎鸡蛋

【药膳处方】由编者拟定名称。

九香虫1只，鸡蛋1枚，芝麻油或棉油适量。

【用法】将九香虫用火焙焦，研成面与鸡蛋搅匀，再用芝麻油或棉油煎鸡蛋，每日1次，天天服用。

煎鸡蛋不用猪油。

【功效】理气止痛，温中助阳。

【适应证】年老体衰，久治不愈的喘息性慢性支气管炎。

【使用注意】服药期间忌食大油、吸烟。

【出处】葛自明，任复平. 九香虫治疗喘息型慢性气管炎21例［J］. 河南中医学院学报，1979（4）：66–67.

二、龙虱

龙虱，又名水蟑螂、水鳖虫、射尿龟、尿缸贼、水龟子，系龙虱科动物三星龙虱及萤边龙虱的干燥虫体。

其主要含有蛋白质、粗脂肪、总糖、人体必需微量元素（镁、锰、硒、锌、铜等）等。

中医学认为，龙虱味甘，性平，入脾、肝、肾经，具有补肾健脾、活血、固肾缩尿、滋补强壮等功效，常用于高血压病、高脂血症、肥胖症、前列腺肥大、夜尿多、面部黄褐斑、癌病等。

● 虫草扶元粉

【药膳处方】龙虱、蝉虫草粉适量。

【用法】龙虱用盐炒，炒脆后研末，与同比例的蝉虫草粉混匀。每次3克，温开水冲服，每日3次。

【功效】补肾，缩尿，活血，美容美白。

【适应证】小儿遗尿、小儿疳积、老人尿频和面部褐斑、妇人虚弱、高血压病、高脂血症、前列腺肥大、肿瘤等。

【出处】中山大学附属第六医院刘兴烈献方。

三、金蝉花虫草类

金蝉花虫草，又名金蝉花、蝉花、胡蝉、蝉茸、知了花，是蝉棒束孢寄生蝉若虫后形成的虫菌复合体。

其主要含有甘露糖、脂肪、多糖、16种氨基酸（谷氨酸、天门冬氨酸等）、虫草酸、腺苷、多球壳菌素、微量元素（镁、锌等）等。

中医学认为，金蝉花虫草味甘，性寒，无毒，入肺、肝经，具有疏散风热、透疹、息风止痉、明目退翳、镇惊、清肝、滋阴壮阳、滋肤美容等功效，常用于外感风热、视物不清、小儿夜啼、小儿惊风、高血压病、糖尿病、高尿酸血症、癌病、黄褐斑、肾病等。

● 虫草炖猪肝

【药膳处方】金蝉花虫草粉1克，谷精草10克，木贼10克，菊花10克，枸杞子15克，猪肝60克。

【用法】将猪肝洗干净，切片；将谷精草、木贼、菊花、枸杞子水煎，取药液150毫升；将猪肝、药液一同放入炖盅内，隔水炖30分钟；适温兑入金蝉花虫草粉，一起食用。每日1次。

【功效】滋阴养血，益精明目，滋阴壮阳。

【适应证】视物昏花、癌病易发体质等。

【出处】中山大学附属第六医院刘兴烈献方。

● 虫草三七炖猪肝

【药膳处方】金蝉花虫草10克，薤仁肉5克，丹参5克，三七5克，枸杞子15克，菊花5克，猪肝60克，精盐适量。

【用法】将猪肝洗干净，切片，与金蝉花虫草、薤仁肉、丹参、三七、枸杞子、菊花一同放入炖盅内，加适量清水，隔水炖60分钟，放适量精盐，适温服用。每日1次。

【功效】滋养肝肾，明目，润肤美容，防癌抗癌。

【适应证】黄褐斑、老花眼、白内障、癌病等。

【出处】中山大学附属第六医院刘兴烈献方。

● **虫草炖海参**

【药膳处方】金蝉花虫草10克，飞天蠄蟧60克，灵芝60克，干无花果1枚，醋鳖甲15克，太子参15克，金蝉花孢子粉2克，新会陈皮1克，海参2条。

【用法】用温水将海参泡软，并切片；将金蝉花虫草、飞天蠄蟧、灵芝、干无花果、醋鳖甲、太子参、新会陈皮加2500毫升水，浸泡1小时，水煎煮至150毫升药汁；将药汁与海参一同放入炖盅内，隔水炖2小时，适温兑入金蝉花孢子粉，一起服用，每日1次。

【功效】扶助元气，抗癌。

【适应证】肺癌、肝癌等癌病。

【出处】中山大学附属第六医院刘兴烈献方。

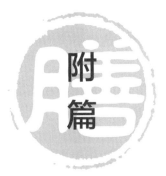

附篇

药食病案选

仲子曰："敢问死？"孔子对曰："未知生，焉知死。"迨至清代，温病大家吴鞠通先生亦云："医者不知死，焉能救生？"医者贵于能愈疑难重症，然古往今来，中医名家治愈疾病的记载，常常以医案的形式流传于世，例如清代叶天士《临证指南医案》。见解独到的病案，为后学者提供了宝贵的经验。

中医药膳技术，犹如国画、围棋，入门容易而深入难。人们对不少药膳知识仅仅停留于感性认识，只能意会而不能言传。如何解决该问题呢？

笔者肤浅认为：第一，从源到流，深入研习中医药学理论。第二，需要大量的有效临床实践。其中，长时间跟随名老中医临床实践学习，并深度思考、总结名老中医"原汁原味"的临证药食病案很有益处。

南京中医药大学周仲瑛教授，是我国当代中医的巨擘。从医七十余载，深领死生之秘要，于错综复杂的病机演变中发隐就明，而且在耄耋之年，仍对中医抱有执着之心，饱读医籍，刻苦学习，博采众长，勤于临床，夜以继日笔耕不辍，锲而不舍，知难而进，积累了丰富的中医临床经验，腹藏了中医各家理论精华。

周仲瑛教授，特别重视临床实践，积累了大量"原汁原味"的有效药食病案，给后学者提供了宝贵的资料。为了帮助学习者进一步开阔视野，提高学以致用的能力，本篇收录周老的部分"原汁原味"病案，供后学者研究与学习。

案一　慢性阻塞性肺病，咳喘案

例1：王某某，男，74岁。

2004-03-19初诊：2003年11月至今，先后患肺炎3次，此次复发，高烧，住院治疗，现出院10天。目前咳嗽不多，咳痰，活动后气喘，夜晚口干，食纳良好，尿量正常。苔黄质暗，脉小弦滑。

肺肾两虚，痰热内蕴，气阴交亏。

药用：蜜炙麻黄5克，光杏仁10克，南、北沙参各12克，大麦冬10克，天花粉10克，知母10克，法半夏10克，鱼腥草10克，炒黄芩10克，炙桑皮15克，地骨皮15克，僵蚕10克，太子参12克，生黄芪15克，山茱萸10克，炒苏子10克，炙款冬10克，炙白前10克。

2004-03-28二诊：咳少，痰不多，色白质黏，饮水不多，食纳知味，大便稍干。血糖正常。苔黄薄腻，质暗红。脉弦滑。

药用：2004-03-19方加全瓜蒌12克，广地龙10克。7剂。

2004-04-16三诊：咳少，痰不多，排吐爽利，口不干。苔薄黄质暗红，脉弦滑。

药用：2004-03-19方加广地龙10克。7剂。

病案学习初步体会　一是明确患者罹患肺炎年份运气状况，对理解患者病机有较大帮助。2003年为癸未年，其运气交司情况：中运为火运不及（寒气流行），客气司天太阴湿土，厥阴风木在泉。孟冬十月癸亥、仲冬十一月甲子、季冬十二月乙丑之客运少角、主运太羽；六气之客气（右间）为阳明燥金，客气（左间）厥阴风木，六气之主气太阳寒水，六气之客主加临为"主气太阳寒水客气太阳寒水"。

2004年为甲申年，少阳相火司天，其运气交司情况：中运为土运太过（湿气流行）；孟春正月丙寅、仲春二月丁卯，客运太宫，主运太角，初气主气厥阴风木，初气客主加临为"主气厥阴风木客气少阴君火"。

患者高年肝肾亏虚、肺气不足，里有内热，卫表不固，逢寒气流行之年岁末，客气厥阴风木属风，风寒俱盛，风寒犯肺，出现风寒包"火"、寒邪伤肺气的病机特点，反复发作。最后一次出院逢湿气流行之年，初气主气厥阴风木，客气少阴君火，故患者内火旺甚，痰热盛，面临外风之邪甚之局。

二是先生诊治本例患者，辨证为肺肾两虚，痰热内蕴，气阴交亏；从先生首诊用药情况进行推理分析，具体病机为：①肾阴亏虚，虚火内生；②肺之气阴交亏；③风寒痰热毒郁肺。结合年份运气状况，故选用泻白散、清金化痰汤、三拗汤、沙参麦冬汤复合而成，佐加黄芪、山茱萸、地龙、全瓜蒌、僵蚕等，吃紧具体病机，结果提示效显。

例2：马某某，男，68岁。

2004-04-13诊：有慢性支气管炎、肺气肿病史半年，最近胸部闷胀，呼吸憋气，但喘咳不显，咽喉有痰堵塞感，咽干，心胸疼痛，腹胀便溏，日2～3次；左手无名指、小指常有麻木，寐差，面㿠白不华。苔淡黄薄腻，质暗紫。脉细滑。

肺肾两虚，心营不畅，脾运不健，气阴交亏。

药用：南、北沙参各12克，大麦冬10克，太子参10克，生黄芪12克，丹参12克，炙桑皮10克，法半夏10克，炒黄芩10克，山药15克，炒苏子10克，桔梗5克，金沸草10克，山茱萸10克，陈皮6克，合欢皮15克，炒六曲10克。14剂。

病案学习初步体会 《素问·至真要大论》称，"诸气膹郁，皆属于肺"。肺主气，主宣发肃降，若肺之气阴交亏，则气无所主，复合气降受阻，则呼吸异常，如呼吸憋气、胸部闷胀等；肾为气之根而主纳气，肾之气阴亏虚则肺之气阴亦虚，导致气失摄纳，气不归根，上则气浮于上，胸闷喘息。

本例属肺肾脾心同病，先生从脏腑、气血阴阳方面考虑，审其病机为肺肾两虚，心营不畅，脾运不健，气阴交亏，然用药方面则提示痰热瘀毒虚并治，说明本例患者病机不仅有肺肾气阴两虚，脾失健运，心营不畅，还存在痰热瘀毒互结的一面。所以，先生药用生黄芪、南沙参、北沙参、大麦冬、太子参、山茱萸补益肺肾之气阴；山药、炒六曲、生黄芪、太子参、陈皮健运脾胃；炒苏子、桔梗、法半夏、陈皮、炒黄芩、炙桑皮、金沸草、丹参、合欢皮清涤肺脏痰热瘀毒；丹参、合欢皮还可祛除心营瘀血，兼有宁心安神之功，有助于肺降肾水升、心肾相交。

案二　疑肺心病，咳喘案

例1：方某某，男，72岁。

2004-03-12诊：咳痰稍爽，活动后气喘，口干，喝水多，大便两三日一行，有时心慌。苔黄，质暗红。脉小弦滑。

药用：2004-03-05方加炙远志5克，桔梗5克，改猪牙皂3克。

2004-03-26诊：咳嗽减轻，多在夜半、早晨，咳痰减少，咳吐较前爽快，质黏。稍有胸闷，动后气喘，不发热，大便成形两三日一行。苔黄质红偏暗，脉弦滑。

肾虚肝旺，内风上扰。

药用：2004-03-05方加黛蛤散（包煎）15克，炙桑皮12克，地骨皮12克，炒玉竹10克，川百合12克，僵蚕10克，桔梗5克，远志5克，改猪牙皂3克。

例2：冯某某，男，47岁。

2004-04-08诊：咽干，咳嗽无痰，腰膝酸软，背痛，睡寐时左侧胸闷，夜晚烘热，手心热，口干，食纳尚可，大便尚调。苔薄黄，质红。脉细。

肾虚肝旺，肺热阴伤，肝胃不和。

药用：2004-03-20方加白薇12克，白残花5克，知母9克，桑寄生15克，去苏子梗。14剂。

病案学习初步体会　例1、例2均是不完整的病案。可以看出，肾虚肝旺是先生初诊病机之一。

（1）例1加减药物分析。

"猪牙皂-桔梗-远志"三联药对：桔梗味苦辛性平，归肺经，宣肺祛痰；远志味苦辛性温，归心、肾、肺经，能祛痰止咳；猪牙皂味辛性温，有小毒，归肺、大肠经，祛痰开窍。桔梗、远志、猪牙皂小剂量搭配使用，祛痰止咳之力宏。

《素问·咳论》指出："五脏六腑皆令人咳，非独肺也。"此从整体的角度阐述了脏腑有病，凭借经脉传于肺而咳嗽；或者脏腑之间功能失调，病及于肺而致肺病咳嗽。"肝为百病之贼",肾虚肝旺,容易出现侮肺与肾不纳气,故做好既病防变的措施至关重要。

可以选用黛蛤散(青黛30克,蛤壳粉300克过筛,混匀,即得),有清肝利肺、降逆除烦之功。蛤壳粉味咸性寒,归肺、胃、肾经,有清肺化痰、降逆平喘之功。故先生增投黛蛤散,旨在治未病,既病防变。

"百合-玉竹"药对:百合味甘性微寒,归肺、心、胃经,润肺清肺,兼祛痰止咳;玉竹味甘性微寒,归肺、胃经,养肺阴,并略清肺热。两药配伍,润肺清肺效显。

"桑皮-地骨皮"药对:出自泻白散,桑皮擅泻肺火,其性主降,又可凉血止血,与滋肾清肝泻肺之地骨皮配用,清泻肺热救肺阴,诚如《石室秘录》所言,"从肾经以润之,从肺经以清之,气即下行"。

僵蚕:味咸辛性平,归肝、肺、胃经,有祛风化痰之功。故据上述分析,可以推断,例1存在风痰热郁肺的标实病机。

(2)例2加减药物分析。

白残花,又称野蔷薇。《全国中草药汇编》记载该药味苦涩性寒。其花可清暑热,化湿浊,顺气和胃,主治暑热胸闷、口渴、呕吐、不思饮食、口疮口糜;用量15~45克。其根活血通络,主治关节炎、面神经炎及瘫痪;用量25~50克,水煎服;外用研末可治烫伤。

先生常将白残花作为治疗口腔溃疡、食管炎、食管溃疡、消化性溃疡、溃疡性结肠炎的经验性用药。在例2中,先生投入白残花,可能取其顺气和胃之效,以针对肝胃不和的病机。

白薇配知母,滋肾水,清虚热。

桑寄生补益肝肾,针对患者有肝肾不足病机而投。

例3:张某某,男,66岁。

1997-10-17诊:患慢性支气管炎多年,近3年来咳喘明显加重,近1个月来咳喘加重,痰吐不能咳出,胸闷,呼吸困难,语声低微,怕冷无汗,大便偏干,尿少色黄,下肢浮肿,按有凹陷,颈动脉搏动明显,面色青紫,唇舌紫黑,爪甲紫黑,指端杵状。苔中黄腻,质紫。脉细滑无力。

寒饮瘀肺,肺肾同病,气不化水,水饮凌心。

药用:蜜炙麻黄5克,制附片6克,淡干姜5克,葶苈子15克,苏木10克,炒苏子10克，木防己12克，生黄芪20克，桃仁10克，五加皮10克，潞党参15克，法半夏10克，泽兰10克，泽泻15克，万年青叶10克，绿茶10克。

病案学习初步体会 《素问·至真要大论》称，"诸病水液，澄澈清冷，皆属于寒"。"诸寒收引，皆属于肾。"故"诸病水液，澄澈清冷"，也属于肾。该经文还指出："诸气膹郁，皆属于肺。"本例症、舌、脉，符合《黄帝内经·素问》病机十九条中上述两条。先生审其病机为寒饮瘀肺，肺肾同病，气不化水，水饮凌心。然患者舌苔中黄腻，预示有脾胃湿热。阳气有三，上为宗气，其治在肺心；中有脾胃之阳，其治在脾胃；下有命门之火，为一身之根本，其治在肾。

故先生以扶助肺肾心脾之阳气、温化寒饮、化瘀利水为主法，兼清化脾胃湿热。药用制附片、淡干姜、生黄芪、潞党参扶助五脏之阳气，其中制附片配生黄芪，心肺双补，脾肾同治，补火生土，有温阳利水、益气固表止汗之功；制附片配淡干姜，补中有发，脾肾同治；制附片配潞党参，既是温与补的结合，又是阳与气的相互促进。葶苈子、木防己、泽兰、泽泻、万年青叶、五加皮利水强心；法半夏、炒苏子、苏木、桃仁痰瘀并治而定喘促；绿茶清化中焦湿热；制附片配法半夏，系相反相畏配伍，可散脏腑、经络、表里、上下之痰饮水湿，使阴寒温散，脾肾得温。制附片配桃仁、苏木，温阳祛瘀，取清代王清任创制的急救回阳汤之意。制附片配葶苈子、泽兰、泽泻、万年青叶、木防己，一治在肾，化气行水；一治在心，强心利水；一治在肺，降气导源以治其标。五者肺心肾同治，标本兼顾，具有温肾强心肃肺行水之功。

案三　喘　证　案

例1：李某某，女，85岁。

2004-03-25诊（代诉）：近来喘息明显，动则加重，困倦欲寐而不能寐，腹时痛，周身酸痛，口中多涎，大便日一行，质软，色深黄。

药用：2003-07-12方去苍耳草、晚蚕砂，改生黄芪25克，加制南星10克，泽漆15克，葶苈子15克，胡桃肉15克，生晒参（煎汤兑入）6克，阿胶（烊化）10克。7剂。

例2：盛某某，女，75岁。

1993-03-17初诊：喘息动则气短加重，两颧潮红，唇红。苔黄，质红。脉细滑。

肺肾两虚，肺不主气，肾不纳气。

药用：生地黄10克，熟地黄10克，当归10克，紫石英20克，诃子3克，炒苏子10克，坎脐2条，山茱萸10克，潞党参12克，炙黄芪12克，沉香（后下）3克，大麦冬10克，枸杞子10克，款冬花10克。

1993-03-31二诊：动则喘甚，系从肺肾两虚治疗，稍减。苔薄，质红。脉细。

仍当补肺纳肾。

药用：太子参15克，炙黄芪12克，天冬10克，麦冬10克，炒玉竹10克，北沙参10克，生地黄10克，淫羊藿10克，山茱萸10克，紫石英（先煎）10克，苏子10克，法半夏10克，沉香（后下）3克。

1993-04-14三诊：补益肺肾，降气化痰，喘息稍减，不咳，痰少不黏。苔少，质红。脉细滑。

肺肾两虚，肾不纳气。

药用：太子参15克，炙黄芪12克，天冬10克，麦冬10克，炒玉竹10克，北沙参10克，生地黄10克，淫羊藿10克，山茱萸10克，紫石英（先煎）10克，苏子10克，法半夏10克，款冬花10克，坎脐2条。

1993-05-05四诊：补肺纳肾，降气平喘，咳嗽减轻，但动则气短，口干，食纳尚佳。苔薄，质淡。脉细滑。

肺肾两虚，气失摄纳。

药用：太子参15克，炙黄芪15克，天冬10克，麦冬10克，炒玉竹10克，北沙参12克，生地黄10克，淫羊藿10克，山茱萸10克，当归10克，炒苏子10克，法半夏10克，炙款冬花10克，坎脐2条。

1993-11-17五诊：因近周感冒喘息稍有加重，气不足以吸，口干，痰黏，小便频不畅，时有尿意，但不痛。苔黄薄腻，质偏红。

痰热内蕴。

药用：太子参15克，大麦冬10克，生地黄10克，北沙参10克，知母10克，炙桑皮10克，石苇15克，墨旱莲10克，虎杖10克，白茅根20克，车前子10克，川柏6克，通草3克。

病案学习初步体会　《素问·至真要大论》曰，"诸气膹郁，皆属于肺。……诸痿喘呕，皆属于上"。喘发于肺，而非独于肺。他脏病传于肺，也可导致喘证。

《灵枢·天年》指出："人生十岁，五脏始定，血气已通，其气在下，故好步。二十岁，血气始盛，肌肉方长，故好趋。三十岁，五脏大定，肌肉坚固，血脉盛满，故好步。四十岁，五脏六腑十二经脉，皆大盛以平定，腠理始疏，荣华颓落，发鬓斑白，平盛不摇，故好坐。五十岁，肝气始衰，肝叶始薄，胆汁始灭，目始不明。六十岁，心气始衰，苦忧悲，血气懈惰，故好卧。七十岁，脾气虚，皮肤枯。八十岁，肺气衰，魄离，故言善误。九十岁，肾气焦，四脏经脉空虚。百岁，五脏皆虚，神气皆去，形骸独居而终矣。"此点明了人体功能随着时间推移的变化规律。

例1患者李某某，女性，人生经历八十五载，罹患喘证日久，气血阴阳脏腑俱虚，然里有痰热忧心郁肺，故困倦欲寐而不能寐，喘促；脾脏虚寒，寒凝气滞，故腹时痛，口中多涎。先生诊治本例，审患者病机在于高年久患喘证，气血阴阳脏腑俱虚，痰热郁肺扰心，故剔除原方中苍耳草、晚蚕砂，增加原方黄芪用量，增投胡桃肉、生晒参配黄芪扶助五脏阳气；阿胶味甘性平，归肺、肝、肾经，为血肉有情之品，有滋阴补血润肺之功，与黄芪、胡桃肉、生晒参配伍可以大补气血；制南星清化痰热，葶苈子泻肺利水强心，泽漆微寒而有宣肺降气、化痰止咳之功，制南星、葶苈子、泽漆三药组成三联药对，功专宣肺定喘、清化痰热，为治咳喘标证三味药方。

先哲之语："气喘痰升，胸痞足冷，是中下阳虚，气不纳而水泛也。"（《柳选四家医案·喘证》）"痰喘必涤其源"（《类证治裁·喘证论治》）。观先生诊治例2盛某某用药，初诊至五诊用药目标均落脚于肺、脾、肾三脏，本于肺、脾、肾，随证治之。具体言之，黄芪、太子参、党参等主要治疗目标在脾；坎脐、生地黄、熟地黄、淫羊藿、紫石英、山茱萸、沉香、墨旱莲、茅根、川柏、通草、知母等主要治疗目标在肾；北沙参、天冬、麦冬、玉竹、苏子、法半夏、款冬花、诃子等主要治疗目标在肺。至于方中药对配伍，则作用靶点脏腑则是多向性的。

案四 支气管扩张，咯血案

例1：潘某某，女，51岁。

2004-06-01诊：支气管扩张病史17～18年，反复咯血，排除恶变。近来咯血频发，血多盈碗，血色鲜红，不混痰液，平时少咳。偶有闷咳，心胸燥热，夜难平卧，多汗怕冷。近来有月经不潮。苔薄黄腻，质红偏暗，有齿印。脉细滑。

肺虚热郁，阴伤络损。

药用：十大功劳叶10克，南、北沙参各12克，大麦冬10克，地骨皮10克，丹皮10克，炙桑皮12克，生地黄15克，煅花蕊石15克，墨旱莲15克，大黄炭5克，怀牛膝10克，仙鹤草15克，茜根炭12克，阿胶（烊化）10克，黑栀子10克。7剂。

例2：张某某，女。

2004-08-04诊（代诉）：患支气管扩张多年，病常发作，痰多，色白或黄，近来夹血，住院治疗。昨晚咯血量多，疲劳乏力，咽痒。

清肺化痰，养阴和络。

药用：南、北沙参各10克，大麦冬10克，炙桑白皮10克，炒黄芩10克，知母6克，鱼腥草15克，炒苏子10克，黛蛤散（包煎）15克，紫珠草15克，诃子5克，墨旱莲15克，煅花蕊石15克，炒阿胶珠10克，白及10克。

例3：戴某某，女，66岁。

2005-05-12初诊：患支气管扩张20年，近查支气管镜得以证实。常易感染，每逢上感、劳累则易咯血，咳嗽不重，痰多，咳痰色白质黏或黄。今年反复发作3次，用大量抗生素效果不显，口干苦，寐差。苔薄黄腻，质暗红。脉小滑。

证属肺虚络损，痰瘀阻肺，气阴两伤。润肺固络，清化痰热，益气养阴，凉血止血。

药用：南、北沙参各12克，大麦冬10克，太子参12克，生黄芪15克，金荞麦根20克，羊乳15克，川百合12克，鱼腥草20克，桔梗5克，炒苏子10克，降香3克，茜根炭10克，血余炭10克，法半夏10克，炙桑皮12克，炒黄芩10克，黛蛤散（包煎）15克。14剂。

2005-05-26二诊：上药初服尚效，但不稳定，咳痰黄脓有血色，咳吐以午后为著，胸闷减轻，气短，口干苦，胃嘈隐痛。苔黄腻，根部剥脱，质暗紫。脉小滑兼数。

药用：上方加陈皮6克，竹茹6克，冬瓜子12克，墨旱莲12克。21剂。

2005-06-16三诊：咳痰较少，色黄，偶有夹血，不喘，口干。苔薄黄腻，质暗。脉小弦滑。

肺虚络损，痰瘀阻肺，气阴两伤。

药用：南、北沙参各12克，大麦冬10克，太子参10克，知母10克，金荞麦根20克，鱼腥草20克，桔梗5克，生甘草3克，法半夏10克，炒黄芩10克，炙桑皮15克，黛蛤散（包煎）15克，生黄芪15克，地骨皮10克，合欢皮15克，茜根炭10克，墨旱莲15克，大黄炭5克。74剂。

另予参三七粉60克，分吞服，每次2克，每日2次。

2005-08-29四诊：最近咳嗽尚平，咯血时发，血量不多，痰中夹有粉红色，脓痰减少，白痰不多，胸闷不痛，口干。苔薄黄，质暗。脉小滑。

药用：上方加丹皮6克，地锦草15克，羊乳15克。56剂。

2005-10-24五诊：咯血最近好转，但不能绝对稳定，胸闷气短，口干。苔黄薄腻，质暗红。脉小滑。

药用：2005-06-16方改生黄芪20克，加地锦草15克，丹皮9克，羊乳15克，炒玉竹10克。

病案学习初步体会　依据症舌脉，支气管扩张症可划归于中医内科"咳嗽""咯血""肺痈"等病证。先生辨治支气管扩张症，并不局限于"痰""虚"两字，而是始终强调审证求机，落脚于五脏，着眼于导致支气管扩张症的诸多病理因素，如瘀热、痰、火、风、热、燥、虚、郁等，扣紧病机复合特点，力求有的放矢，药随证转，整体调治。

从具体病例而论，例1潘某某，罹患支气管扩张症日久，原始病变脏腑在肺，母病及子，肺肾同病。先生依据症舌脉，辨其主要病机为肺虚热郁，阴伤络损。此阴伤指肺肾阴伤，络损必留瘀，故先生主要针对肺、肾两脏，药用南、北沙参、大麦冬、生地黄、墨旱莲、阿胶滋养肺肾；十大功劳叶、地骨皮、丹皮清虚热；炙桑皮、地骨皮滋肾泻肺，肺肾同治；怀牛膝补肝肾，引血下行兼化瘀；黑栀子清泄三焦之火；煅花蕊石、大黄炭、仙鹤草、阿胶祛瘀止血。诸药合用，标本兼治，无损不足而益有余之嫌。

例2，虽以清肺化痰、养阴和络为主要治法，药用南沙参、北沙参、大麦冬、墨旱莲、知母、阿胶滋养肺肾，以滋养肺阴为主，但实质上肺肾同治；炙桑白皮、炒黄芩、知母清肺热；黛蛤散清肝利肺，有既病防变之妙；炒苏子降气化痰；诃子敛肺气；鱼腥草清热解毒；煅花蕊石、紫珠草、白及凉血止血、祛瘀。诸药合用，虚可补，痰瘀热毒可除。

例3，据每次就诊用药与疗程，判断先生对患者具体病机把捏有度。先生认为肺虚络损，痰瘀阻肺，气阴两伤是关键病机，用药紧扣病机，肺肾肝脾同治，用黛蛤散清肝旨在治未病。

特色药物：羊乳，又称四叶参，可作为药膳野菜。其性平，味甘，具有补气生津、健脾下乳、强身壮力、养阴清肺、止咳化痰等功效，可用于体虚、气阴不足、自汗口渴、肺燥干咳等症的治疗；有抗氧化、抗突变、抗肿瘤、调节血脂等作用，临床上还用于治疗肺癌、缺乳瘟、毒蛇咬伤，辅助治疗糖尿病，对抗抗结核药的不良反应等。先生临证时常用羊乳作为一些肺病如肺癌、支气管扩张症的经验性用药。

案五　支气管哮喘，哮病案

例1：武某某，男，53岁。

2004-04-19初诊：有慢性支气管炎、哮喘病史2年余，反复发作，控制后亦觉胸闷气短，发时咳嗽明显，痰多，咳吐不爽，色白质黏，喉有痰鸣。苔腻罩黄，质暗。脉细滑。

痰热郁肺，久发正虚，当先标后本。

药用：炙桑皮10克，炒黄芩10克，法半夏10克，炒苏子10克，葶苈子12克，桔梗5克，炙射干10克，炙僵蚕10克，金沸草12克，金荞麦根20克，炒白芥子9克，猪牙皂2克，泽漆12克，南沙参10克，沉香（后下）3克。7剂。

2004-06-09二诊：胸闷减轻，咳痰减少，痰白或黄，晚上痰多，口干，食纳欠佳。苔黄，质红。

药用：2004-06-09方加陈皮6克，海浮石10克，猪牙皂2克。7剂。

例2：张某某，男，76岁。

2000-06-19诊：哮喘5～6年，5月18日查有肺气肿。目前咳嗽、气喘、咳有痰鸣声，动则喘作。5月19日开始服药后咳嗽好转，气喘难平。

肺实肾虚，痰浊内蕴。

药用：原方加炙黄芪15克，紫石英（先煎）20克。

另予金水宝胶囊。

例3：华某某，女。

1998-10-06诊：过敏体质，多种外源因素均有影响。10年来，发生哮喘、鼻炎、风团痒症，与饮食无关。鼻塞涕多，呼吸不畅，喷嚏，哮喘间有轻度发作，咳痰不多，大便尚干，2～3日1次，怕冷，但冷后保暖又易出汗。IgE 782.3μg/mL。苔薄质淡，有紫气。脉细。

肺肾两虚，营卫失和。

药用：炙桂枝10克，白芍10克，炙甘草5克，生黄芪15克，防风10克，僵蚕10克，苍耳子10克，当归10克，凌霄花6克，熟枣仁20克，制黄精10克，苏子10克，黑料豆10克。

例4：华某某，女，44岁。

1995-12-01诊：有哮喘病史。近来喘息虽无发作，但活动后气短，间有咽痒，干咳，痰不多，风疹块未见发作，怕冷减轻，汗出亦少，疲劳乏力，寐差。另诉，15年前产后乳头溢液至今，并有小叶增生。苔薄黄，质暗紫。脉细。

肺肾两虚，营卫失和。

药用：炙桂枝10克，醋柴胡5克，白芍10克，制香附10克，川楝子10克，生黄芪15克，防风10克，焦白术10克，僵蚕10克，当归10克，苍耳子10克，焦楂肉10克，焦麦芽10克，首乌藤12克，丹皮10克。7剂。

例5：李某某，女，66岁。

2002-01-04诊：有哮喘病史。最近短气喘息明显，咳嗽减轻，痰多色白质黏，咽痒，下肢浮肿不尽，大便仍稀，口干心慌。苔薄黄腻。脉细滑数。

气阴两虚，痰瘀阻肺，水饮凌心，脾胃虚弱。

药用：南、北沙参各10克，大麦冬10克，太子参10克，党参15克，制附片9克，炒玉竹10克，苏木10克，泽兰、泽泻各15克，葶苈子15克，淡干姜4克，炙桑皮15克，炙款冬10克，炒苏子10克，沉香3克，山茱萸10克，丹参15克，木防己15克，砂仁（后下）4克，炒六曲10克，陈皮6克，泽漆10克，猪苓、茯苓各15克，生白术15克，万年青叶片（加入）1粒。7剂。

病案学习初步体会　《临证指南医案·哮》指出："阅先生治法，大概以温通肺脏，下摄肾真为主，久发中虚，又必补益中气，其辛散、苦寒、豁痰、破气之剂，在所不用，此可谓'治病必求其本'者矣。"先生深识叶天士治哮之法，并进一步发挥，认为哮病主要在脏腑功能失调、阴阳偏盛偏衰的基础上，复加气候、饮食、病后等多种因素而形成。

哮病病位虽在肺系，但与脾肾密切相关，如脾虚不能运化水液，肾虚不能蒸化水液，皆可形成津液凝聚成痰，上干肺脏，构成哮病的发病病理基础。如饮食不当，病源于脾，但禀赋不足者多以肾为主。故先生认为痰哮重在治脾，虚哮重在治肾；发作期以治肺为要，缓解期当调补脾肾，整体调理。

先生治疗例1武某某，侧重于治标，药用炙桑皮、炒黄芩、法半夏、炒苏子、葶苈子、桔梗、炙射干、炙僵蚕、金沸草、金荞麦根、炒白芥子、猪牙皂、泽漆、陈皮、海浮石，针对风痰热毒互结；辅以沉香、南沙参兼顾肺肾。

例2系不完整的病案，阅其加减药物，先生在原法的基础上进一步加强补肾纳气，故增投炙黄芪、紫石英、金水宝胶囊补肾纳气。

例3患者系过敏体质，但其哮喘与饮食无关，故先生结合其症舌脉，审其病机为肺肾两虚、营卫失和，用药兼顾患者体质，在补益肺肾、调和营卫的基础上酌加防风、僵蚕、苍耳子、凌霄花等治风，旨在增强疗效，有助于缓解哮喘。

例4的治法用药与例3相似，共同点在于调和营卫、祛风化痰，着眼于肺肾，但例4还兼顾疏肝行气。

然例5李某某，久病哮喘，继发肺心病，先生从肺、心、脾、胃、肾入手，采用扶阳利水消瘀之法，用药类似案二之例3，用制附片、万年青叶片、党参、太子参之类扶助机体阳气，扶阳之中配合清养机体之阴，并泻肺利水化瘀。

案六　虚体感冒案

刘某某，女，66岁。

1992-10-29初诊：原有肝肾亏虚，虚体感冒，咳嗽作呛，气短，鼻塞，面部烘热，口干。苔黄，质红。脉细。

当清宣上焦。

药用：南、北沙参各10克，光杏仁3克，桑叶10克，桑根皮10克，橘皮3克，浙贝母10克，冬瓜子10克，蒺藜10克，蔓荆子10克，炒苏子10克，枇杷叶10克，佛耳草12克，佛手片3克。7剂。

1992-11-05二诊：上感一度自挫，怕风，咳呛，痰黏色黄或白，脘痞时有噫气。苔薄。脉细弦。

肝胃不和，肺气不宣。

药用：南、北沙参各10克，桑叶10克，桑根皮10克，苏叶5克，蒺藜10克，冬瓜子10克，光杏仁10克，浙贝母10克，桔梗3克，甘草3克，竹茹6克，枇杷叶10克，芦根15克。7剂。

病案学习初步体会　元气亏虚，养生要务之一是避风如避箭。本例患者有肝肾亏虚的病底，深秋感受风邪，兼有燥痰，《柳州医话·伤风》曰，"雄（注：指王士雄）按：阴虚误表固然，若外邪未清，投补太早，其弊同也"。故先生初诊以清养上焦为主，药用南、北沙参清养肺阴；桑根皮、冬瓜子、佛耳草泻肺热；桑叶、蔓荆子疏风解表；光杏仁、炒苏子、枇杷叶、浙贝母降气化痰；佛手片和胃；蒺藜滋阴清虚热。药随证转，二诊用药以清养上焦为主，兼和胃化痰。

案七　肺痨，肺结核案

王某某，女，46岁。

1992-10-29初诊：九月份因咯血痰红，胸部摄片发现两上肺结核，用异烟肼后胃中不适，肝区疼痛。近日常有低热，午后明显，手心热，夜寐稍有汗出，纳差。苔薄黄。脉细。

肺虚劳损，气阴两伤，脾胃不和。

药用：十大功劳叶10克，地骨皮10克，炙鳖甲（先煎）10克，白薇10克，炙百合12克，制黄精10克，南、北沙参各10克，太子参10克，羊乳12克，炒谷芽10克，炒麦芽10克，玫瑰花3克，焦白术10克，炒枳壳10克。

1992-11-05二诊：低热，时有烘热，脘痞不适，矢气较多，肝区隐痛。苔薄质偏红，脉细。

肺阴亏虚，脾胃不和。

药用：十大功劳叶10克，炙鳖甲（先煎）15克，白薇12克，牡蛎（先煎）20克，南、北沙参各10克，炙百部15克，平地木15克，羊乳12克，炒谷芽10克，炒麦芽10克，玫瑰花5克，焦白术10克，炒枳壳6克，厚朴花3克。7剂。

病案学习初步体会　中医治疗痨病的主要优势在于整体调治，补其虚复其真元。而中药杀其虫，以绝其根本，远不如西药抗结核药理想，但西药往往演变成药毒之邪，影响脾胃功能。先生认为，肺痨的病理特点是以阴虚为主，若进而演变发展，可至阴虚火旺，或者气阴两虚，甚至阴损及阳。

在治疗用药方面，肺阴亏损者，当滋阴润肺，可选月华丸加减，药用南、北沙参、天麦冬、百合、玉竹、四叶参、百部、白及等。阴虚火旺者，当滋阴降火，养肺益肾，可选百合固金汤、秦艽鳖甲散等，用药则可在滋补肺阴的前提下加胡黄连、地骨皮、十大功劳叶、银柴胡、鳖甲、白薇等，配合滋养肾阴药生地黄、阿胶、龟板、元参等。若阴阳两虚，治当滋阴补阳，温养精气，可选河车大造丸加减，药用人参、白术、黄芪、山药、麦冬、地黄、五味子、冬虫夏草、阿胶、当归、枸杞子、山茱萸、龟板、鹿角片、紫河车（已禁用）等。因为脾胃为后天之本，气血生化之源，脾为金母，所以临证时应重视"培土生金"法，此为治疗肺痨变通之法，但用药不宜香燥，可据证选用橘白、谷麦芽、山药、白术、扁豆、薏苡仁、莲子肉、芡实等。苦寒降火法是治疗肺痨的变通之法，当火旺明显，病灶处于活动阶段，痰检阳性，且无脾虚之象时用之。其用药：一组是黄芩、炙桑皮、知母、地骨皮，清肺降火；二组是丹皮、栀子、夏枯草、胡黄连、白薇等，清肝泻火。如肺虚心火乘克，肾虚水不上承交于心火，导致心火偏亢，虚烦不寐，可配黄连泻心火；若肾阴亏耗，相火上灼肺金，可配知母、黄柏泻相火。此是先生治疗肺痨的基本经验。

本例王某某，罹患肺结核，用抗结核西药杀其"痨虫"，出现"药毒"伤肝，求医于先生，先生诊之，初诊辨其主要病机为肺虚劳损，气阴两伤，脾胃不和。药用十大功劳叶、地骨皮、白薇、炙鳖甲、南北沙参、制黄精、炙百合滋养肺肾之阴；太子参、羊乳益气养阴；焦白术、炒谷芽、炒麦芽一可培土生金，二可帮助脾胃消化吸收滋阴药，以免纯阴滋腻碍脾。玫瑰花、炒枳壳行气活血通络，功似"祛瘀生新"。二诊，先生用药随证略有调整，酌减滋腻之品，加强清解"药邪（抗结核西药）"之品，如平地木、牡蛎、厚朴花。

案八　慢性支气管炎，内伤咳嗽案

徐某某，女，33岁。

2002-01-15初诊：有慢性支气管炎病史十七八年，秋冬季发作较显，近年持续咳嗽未平，有痰不多，干咳为主，间有胸闷，口干欲饮。苔薄黄腻。脉细弦滑。

肺热津伤，清肃失司。

药用：南、北沙参各12克，大麦冬10克，元参10克，川百合12克，浙贝母10克，前胡10克，桔梗4克，生甘草3克，挂金灯5克，诃子5克，桑皮10克，百部10克，法半夏10克，知母6克，川贝粉（兑入）3克，陈皮6克，阿胶（烊化）10克，炒苏子10克，生地黄12克，炒白芍10克，枸杞子10克，菊花10克，炒谷芽10克，炒麦芽10克。30剂。

蜂蜜750克，如法制膏。

2002-04-02二诊：慢性支气管炎，服膏方病稳，10天前上感又重，咽肿，扁桃体大，痰多，色黄现转白，咳吐不爽，口干，眼干，二便正常。苔薄黄腻。脉细滑。

药用：南、北沙参各12克，大麦冬10克，元参10克，川百合12克，浙贝母10克，前胡10克，桔梗4克，生甘草3克，挂金灯5克，诃子5克，桑皮10克，百部10克，法半夏10克，知母10克，川贝粉（兑入）3克，橘皮6克，阿胶（烊化）10克，炒苏子10克，生地黄12克，炒白芍10克，枸杞子10克，菊花10克，炒谷芽10克，炒麦芽10克，羊乳15克，川石斛10克，天花粉10克。

病案学习初步体会　《素问·脏气法时论》指出："病在肺，愈在冬；冬不愈，甚于夏；夏不死，持于长夏，起于秋，禁寒饮食寒衣。肺病者，愈在壬癸，壬癸不愈，加于丙丁；丙丁不死，持于戊己，起于庚辛。"肺病发于秋，是肺金太过为病。该经文进一步指出："肺病者，喘咳逆气，肩背痛，汗出，尻阴股膝髀腨胻足皆痛。虚则少气，不能报息，耳聋，嗌干。取其经，太阴足太阳之外厥阴内血者。""太阴"指手太阴，治燥金之气。"足太阳之外"指少阳，少阳之上，相火治之；"厥阴内"系少阴，少阴之上。此概括了肺金太过不及。肺病多冬发，肺金太过，甚则侮及心系，金燥性坚固，滞塞不通，瘀阻心营及小肠肠络。本例患者肺病日久，秋冬发作明显，此为肺金太过。肺为阳明燥金所主，肺金太过，侮及心系，心营不畅，故胸闷；肺金太过，凉燥过甚，故咳嗽持续不平，咳痰不多，干咳，口干欲饮。

先生亦通五运六气之理，不言于口，而以"肺热津伤，清肃失司"八字概括其病机，扣紧此病机，药用膏滋药缓缓图治。"金水相生"，先生所拟膏方，以南北沙参、大麦冬、元参、川百合、生地黄、知母、阿胶、枸杞子滋养肺肾；炒白芍、菊花柔肝清肝，防木火刑金；知母、川贝粉润肺化痰；桔梗、前胡宣肺；桔梗配诃子，升降相济；桑皮、挂金灯泻肺清热解毒；百部、法半夏、炒苏子降气化痰；陈皮、炒谷芽、炒麦芽运脾，防养阴药滋腻；川百合、知母滋养心肺；蜂蜜调和药性、矫味。肺为气之主，肾为气之根，脾胃为气血生化之源，心主血脉而为君主之官，肝主疏泄，诸药合用，肺肾心脾肝同调，以肺肾为核心。

2002年4月2日系壬午年阴历二月下旬，木运太过司天，风气流行，故患者宿有肺阴亏虚，罹患风邪袭肺而肝气偏旺有侮金之势，故咽肿、扁桃体大、口干、目干。故先生继续守原法进退。

案九 冠心病，胸痹案

例1：刘某某，女，63岁。

2004-04-01复诊：左肩臂麻冷较轻，心绞痛发作已3天，用硝酸甘油后缓解不显，胸闷。胸中多气，胃中鸣响，头晕，气短。苔黄薄腻，质暗。脉细沉兼滑。

原法进退。

药用：炙桂枝10克，赤芍10克，川芎10克，丹参15克，桃仁10克，红花10克，娑罗子10克，砂仁（后下）3克，檀香3克，甘松10克，片姜黄10克，沉香（后下）3克，鸡血藤15克，石菖蒲9克，葛根15克，太子参12克。7剂。

病案学习初步体会 胸闷、心痛、心悸、胃肠不适是冠心病常见的症状。硝酸甘油有扩张血管的药理作用，相当于中医"行气"的功效。单用之缓解心绞痛效果不显，预示还存在气虚的一面，尤其阳气不足。先生治疗本例患者，虽未提及病机，但用药表面上针对心绞痛而设，实质上蕴含心肾同治之意。使用芳香类药甘松、檀香、沉香、砂仁配合炙桂枝、赤芍、丹参、石菖蒲、娑罗子等，使心络畅通，火气温润，血生而脉行，使患者心肾顺利相交而见"起死回生"。

丹参饮源于《时方歌括·卷下》，由丹参50克，檀香、砂仁各5克组成，主治"心痛、胃脘诸痛"。檀香虽善行胸膈脾胃之气，但《本草述》记载："东垣所说，白檀调气在胸膈之上，处咽嗌之间，而《日华子》更言煎服止心腹痛、霍乱、肾气痛，是则其调气不止在上焦而已也。"故从此推断，檀香不仅擅治脾胃，还可治肾，疏通肾络气滞。

传统认为砂仁行气调中，和胃醒脾。然《神农本草经疏》指出"缩砂蜜，气味辛温而芬芳，香气入脾，辛能润肾，故为开脾胃之要药，和中气之正品"；《本草汇言》也指出"砂仁，温中和气之药也，若上焦之气梗逆而不下，下焦之气抑遏而不上，中焦之气凝聚而不舒，用砂仁治之，奏效最捷"。可见，砂仁舒畅三焦之气，以疏通中焦为切入点，进而畅达上、下两焦。《药品化义》进一步阐述："砂仁，辛散苦降，气味俱厚。主散结导滞，行气下气，取其香气能和五脏，随所引药通行诸经。"故砂仁通过调理中焦气机，达到疏通上焦、下焦气机的效果。

至于丹参治疗冠心病的药效，业已公认，然《本草正义》记载："丹参，专入血分，其功在于活血行血，内之能达脏腑而化瘀滞，故积聚消而癥瘕破，外之利关节而通脉络，则腰膝健而痹着行。"可见，丹参还可以化肾络瘀滞。基于上述分析，丹参饮有化心肾瘀滞、维持心肾相交的效果。

娑罗子又名苏噜子，味甘性温，归肝、胃经，具有疏肝解郁、和胃止痛的功效。甘松，味辛甘性温，归脾、胃经，有行气止痛、开郁醒脾的功效；《本草正义》谓之有"活络通经"的功能；与石菖蒲合用，芳香走窜。檀香，味辛性温，归脾、胃、心、肺经，有行气止痛、散寒调中之效。冠心病患者多有胃不适感，白檀香还可排除气滞，舒通肠胃，有利于心脏病的治疗。沉香，味辛苦性微温，归脾、胃、肾经，行气止痛，温中止呕，纳气平喘。

例2：王某某，女，62岁。

2004-04-01初诊：有脑梗死，查有高血糖、高血脂、高血压病史。胸闷，间有心前区刺痛，腰臀部及两膝痛，测血压150/90mmHg，阵发烘热，多汗，尿多，3～4次，寐差，有甲状腺功能亢进史。苔薄黄，质暗。脉细滑。

肝肾阴虚，心营不畅。

药用：十大功劳叶10克，桑叶10克，桑根皮10克，地骨皮15克，知母10克，炒酸枣仁20克，丹参15克，制何首乌10克，桑寄生15克，决明子10克，枸杞子10克，鬼箭羽15克，生地黄12克，片姜黄10克，元参10克。7剂。

病案学习初步体会 本例患者西医疾病病史错杂，诸如脑梗死、高血糖、高血脂、高血压、甲状腺功能亢进、冠心病心绞痛等，实乃不幸。先生明识主症，审证求机，辨为肝肾阴虚，心营不畅。肾水蒸腾之阴不足，则心阴亦不足。心营不畅，则血脉不畅，心火、肾水相交失衡，复杂怪症诸现。

故先生当机立断，制定凉血化瘀的治疗原则，以舒畅心营，滋养心肾，泻君相病理之火为主，辅以宣肺泻肺，肺有治节，最终目的是恢复心肾水火既济的平衡状态，避免水火相离的结局。

十大功劳叶，味苦性寒，归肝、胃、肺、大肠经，有清热补虚、燥湿、解毒之功效；传统多用于治疗肺痨，然先生用十大功劳叶与地骨皮、知母、生地黄、元参等配伍，滋养心肾，退五脏阴虚所致虚热。

鬼箭羽，味苦辛性寒，归肝、脾经，有破血通经，解毒消肿，杀虫之功。先生主张在辨证的基础上运用鬼箭羽治疗诸多疾病，认为该药苦辛行散入血，药力较强，不仅限于瘀血阻滞冲任胞脉，还善破血散结，活血消肿止痛，可以用于临床各类疾病，譬如：脑萎缩、脑血管病变及精神病等，肾功能衰竭、肾炎等肾实质损害，类风湿性关节炎、红斑狼疮、干燥综合征等免疫系统疾病，内分泌、代谢性疾病（如糖尿病），肿瘤疾病。其使用指征：在整体辨证论治的前提下，只要见瘀血或瘀血夹热，特别是有瘀热的病理因素，使用本药均能见效。用药时当注意药量，谨慎配伍，已有出血或有出血倾向的患者，慎用！本例患者王某某，因存在肝肾阴虚、心营不畅、络热血瘀之象，故先生用鬼箭羽配丹参、生地黄、元参、炒酸枣仁、知母、枸杞子滋养心肝肾，凉血化瘀通络，一药中多病。

例3：查某某，男，53岁。

1993-03-04初诊：温养心肾，宁心通脉，诸症改善，仍有气短、胸闷、心慌。苔淡黄，质偏淡。脉来少神。

药用：炙桂枝10克，炙甘草5克，龙骨、牡蛎各25克，党参25克，炙黄芪20克，淫羊藿10克，太子参15克，丹参15克，石菖蒲10克，玉竹10克，砂仁（后下）3克，白檀香3克。7剂。

1993-04-22二诊：胸闷气短、疲乏改善，而期前收缩未控制，时有停搏，周身酸痛，易汗，腿软，食纳、二便可。苔薄腻质暗红，脉滑时结。

心气不足，心营不畅，仍当温养、活血通脉。

药用：炙桂枝10克，制附片5克，淡干姜3克，潞党参15克，姜黄6克，炙黄芪20克，丹参15克，淫羊藿10克，桑寄生15克，石菖蒲10克，砂仁（后下）5克，白檀香3克，炒玉竹10克。7剂。

病案学习初步体会 张仲景《伤寒论》指出，"发汗过多，其人叉手自冒心，心下悸，欲得按者，桂枝甘草汤主之"。意指心阳不足证，治当温通心阳，药用桂枝甘草汤（桂枝、甘草）。医圣进一步点明："火逆下之，因烧针烦躁者，桂枝甘草龙骨牡蛎汤主之。"心阳虚弱，心神不敛，治当温补心阳，潜敛心神，药用桂枝、甘草、龙骨、牡蛎。然肾为先天之本，心阳根于肾；脾胃为后天之本，气血生化之源，故先生治疗本例，心肾脾同治，协调气血阴阳，初诊随证药用桂枝甘草龙骨牡蛎汤复合淫羊藿、炙黄芪、丹参饮心肾同治，温通心肾，使水火相交。炙黄芪、党参、淫羊藿、太子参脾肾双补，补益脾肾之气，促使肾水上承与心相交。胃喜润，投入玉竹润胃以防药燥伤胃津。白檀香配石菖蒲辛香通络，开窍。药后心阳不足状况改善，但肾阳虚弱露出端倪，故先生用药随证调整，遂扶助心肾阳气，补益肝肾，化瘀通络，宁心通脉，药用炙桂枝、制附片、淡干姜、潞党参、炙黄芪、淫羊藿扶助心肾脾之阳气，丹参饮合用姜黄、石菖蒲祛除心营、肾络之瘀，炒玉竹滋养胃阴以防燥药伤胃津。诸药合用，治疗脏腑主要落脚于心、肾、脾，促使心与肾平衡。

例4：朱某某，男，56岁。

1993-05-27诊：从心肾两虚、气血不足、心神失养治疗，诸症均减，唯偶头昏，天阴时胸隐痛。苔薄，质淡。脉细弦有力。

药用：原方加石菖蒲6克。7剂。

1993-06-03诊：血压102/60mmHg。间有头昏，心前区隐痛，精神食纳可。苔薄白，质淡。脉细。

仍当温养心肾。

药用：1993-05-20方去茯苓，加制黄精10克，石菖蒲10克。7剂。

1993-08-12诊：近来心慌胸闷，心前区隐痛，头昏乏力，纳少。舌淡紫。脉沉细。

心阳不振，气虚血瘀。

药用：制附片10克，潞党参15克，干姜5克，炙甘草3克，丹参15克，砂仁（后下）3克，娑罗子10克，石菖蒲10克，茯苓10克，陈皮10克，川芎6克。7剂。

1993-08-19诊：上周五感冒受凉，一度发热咳嗽，在医院治疗补液抗菌，热退。日来胸前区疼痛不著，但有不适，疲劳乏力，气短头昏不著。查全血有再障史，用西药盐酸小檗胺（升白安）。舌淡紫。脉沉细。

心脾亏虚，心阳不振，气血化生乏源。

药用：制附片10克，潞党参15克，干姜5克，炙甘草3克，炙黄芪15克，当归10克，淫羊藿10克，丹参15克，炙远志6克，陈皮6克，焦白术10克，砂仁（后下）3克。

1993-08-26诊：复查血象仍全血低，自觉疲劳乏力，心前区不适，纳差乏味。苔薄罩黄。脉细。

脾肾两虚，气血不足，心神失养。

药用：潞党参15克，焦白术10克，炙黄芪20克，当归10克，鹿角胶（烊化）6克，炙甘草3克，砂仁（后下）3克，淫羊藿10克，补骨脂10克，熟地黄10克，肉桂（后下）1克，枸杞子10克。

病案学习初步体会　《类证治裁·胸痹》指出："喻嘉言曰：胸中阳气，如离照当空，旷然无外。设地气一上，则窒塞有加。故知胸痹者，阳气不用，阴气上逆之候也。然有微甚不同，微者但通其不足之阳于上焦，甚者必驱其厥逆之阴于下焦。仲景通胸中之阳，以薤白、白酒，或瓜蒌、半夏、桂枝、枳实、厚朴、干姜、白术、人参、甘草、茯苓、杏仁、橘皮，选用对症三四味即成一方。不但苦寒尽屏，即清凉不入，盖以阳补阳，阴药不得预也。甚者用附子、乌头、川椒，大辛热以驱下焦之阴，而复上焦之阳。"此实质上言用扶阳治心。然先生治疗本例胸痹患者，亦立足于扶阳，根据阴阳互根的理论来扶助机体心肾脾之阳气，同时纠正气血失调，只有如此才能达到心肾阴阳平衡，五脏六腑安和。

案十　慢性心力衰竭，心衰案

例1：封某某，女，67岁。

1995-07-27初诊：冠心病史二三十年伴房颤，近半月来胸闷，心慌不宁，气喘，咳嗽，痰色白，双下肢浮肿，目胞肿，两下肢有凹陷。心电图检查示：快速房颤（心率115～187次/分），左心室肥厚伴劳损。苔腻罩灰边，舌尖暗红、有齿印。脉沉细。

心肾两虚，气不化水，水饮上凌。防其喘满加重。

药用：太子参12克，大麦冬10克，丹参10克，川芎10克，白檀香3克，甘松10克，九香虫5克，炙桂枝6克，煅龙骨（先煎）20克，煅牡蛎（先煎）25克，熟枣仁12克，全瓜蒌20克，娑罗子10克，黄连3克。7剂。

例2：朱某某，男，62岁。

1993-03-04复诊：口淡好转，食纳渐香，目胞浮肿消退，怕冷消失。苔薄质淡隐紫气，脉细数。

前法有效，仍温阳通脉。

药用：原方加当归10克，淫羊藿10克，改干姜5克。7剂。

1993-03-18复诊：心慌心悸，胸膺闷痛，痛在心前区，气喘，有时不足以息，怕冷，间头昏，便溏。苔薄质淡，唇紫，脉细稍数。

心阳不振，气虚血瘀。

药用：制附片6克，淡干姜5克，炙甘草5克，党参15克，炙黄芪15克，当归10克，丹参12克，淫羊藿10克，焦白术10克，砂仁（后下）3克，石菖蒲6克，白檀香3克。7剂。

1993-03-25复诊：温养心肾，益气活血，疲劳改善，心慌心痛、头昏、胸闷趋向缓解，大便成形，食纳不佳、少味。苔薄质淡隐紫，脉细。

治守原法。

药用：制附片6克，淡干姜5克，炙甘草5克，党参15克，炙黄芪20克，当归10克，丹参12克，淫羊藿10克，焦白术10克，砂仁（后下）3克，炒玉竹10克，陈皮6克，炒谷芽12克。7剂。

1993-04-01复诊：心慌心痛能平，但不耐劳累，气短，怕冷缓解，口淡消失，食纳知味。苔薄质淡，脉细。

温阳益气，养血安神有效，继进。

药用：制附片6克，淡干姜5克，炙甘草5克，党参15克，炙黄芪20克，当归10克，丹参12克，淫羊藿10克，焦白术10克，砂仁（后下）3克，炒玉竹10克，陈皮6克，炒谷芽12克。7剂。

1993-04-08复诊：心胸闷痛缓解，怕冷不明显，浮肿，尿频减少，头昏少作，口干饮水不多。苔薄质淡紫，脉细滑。

仍当温养心脾。

药用：制附片6克，淡干姜5克，炙甘草3克，党参12克，砂仁（后下）3克，石菖蒲10克，炙黄芪15克，丹参12克，淫羊藿10克，炒玉竹10克，龟板壳2克，炒六曲10克。7剂。

病案学习初步体会　慢性心衰是以心为主，与肺脾肝肾密切相关的病症。五脏六腑皆令人心衰，非独心。无论心自病，还是他脏及心，均可导致心阳不振，血液运行不畅，甚则血液瘀阻。血液瘀阻又可导致心阳郁遏。肾为先天之本，心阳根源于肾阳，如此反复，形成恶性循环，形成心脾肺肾等多脏同衰，最终出现水火阴阳失衡或分离的危局。故慢性心衰的主要病机是心脾肺肾气（阳）虚，水湿、痰浊、瘀血为标。

本案例1，先生辨证为心肾两虚，气不化水，水饮上凌；治疗以防其喘满加重为重点，选用灸桂枝、煅龙骨、煅牡蛎、九香虫温补心肾，配伍芳香类药甘松、白檀香，有力挽狂澜之势；黄连配灸桂枝，交通心肾，宁心定悸；娑罗子、丹参、全瓜蒌、川芎宽胸行气化瘀；太子参、大麦冬、熟枣仁益气养阴安神，偏重养阴。诸药合用，药物作用重点在心肾，同时兼有益气养阴、行气化瘀通脉之效。

例2则是先生采用扶阳治疗慢性心衰的典型病案，每一诊次均培补心肾脾阳气，选用附子理中丸、潜阳丹、芪附汤、当归补血汤、丹参饮等方复合加减化裁。

案十一　房颤，心悸案

例1：胡某某，男，73岁。

2004-03-18诊：有房颤史10年，呈阵发性，发作时心率约为150次/分，胸闷平时尚可。高血压病史已30多年，常服降压药控制。苔黄腻质暗，脉细滑。

痰热扰心，气阴两虚，心神失养。

药用：太子参10克，大麦冬10克，黄连4克，法半夏10克，茯苓10克，丹参12克，灸甘草3克，珍珠母（先煎）30克，龙骨20克，莲子心3克，娑罗子10克，川芎10克，瓜蒌皮10克，桑寄生15克。7剂。

例2：张某某，男，47岁。

2004-04-19诊：房颤，伴Ⅱ度房室传导阻滞心悸年余，心电图检查示：房颤，伴Ⅱ度房室传导阻滞（2004-04-17），房颤时作缓慢型（心室率40次/分）。彩超：心内结构未见异常。心慌发作不多，胸闷不著，心胸部时有疼痛，颈痛，后脑亦痛，痛则欲寐，口干涩。苔黄腻，边尖红。脉细缓。

阴虚气弱，痰瘀热郁。

药用：灸桂枝10克，制附片5克，灸甘草5克，丹参15克，葛根15克，黄连

3克，石菖蒲10克，太子参12克，大麦冬10克，五味子5克，法半夏10克，川芎10克，娑罗子10克，炒玉竹10克。7剂。

例3：仇某某，男，65岁。

1993-03-18诊：房颤发作较频，每周1～2次，持续时间七八个小时，怕冷，腹中肠鸣，发时小便频多，夜寐不佳。苔淡红。脉细。

心肾两虚，阴阳失调，心营不畅。

药用：制附片10克，肉桂（后下）2克，川黄连5克，龟板20克，牡蛎25克，淫羊藿10克，炙甘草5克，丹参12克，甘松10克，砂仁（后下）3克，煨益智仁10克，石菖蒲6克，炒玉竹10克，太子参15克。14剂。

1993-04-01诊：1周来房颤发作1次，夜晚发作，4～5小时，腹中火热感明显，鸣响；咽痒咳嗽，痰多，汗出阵作，咽喉疼痛，大便尚调。苔薄质淡，脉细。

心肾同病，阴阳失调。

药用：处方一，制附片10克，肉桂（后下）2克，川连5克，龟板20克，牡蛎25克，淫羊藿10克，炙甘草5克，丹参12克，甘松10克，砂仁（后下）3克，煨益智仁10克，炒玉竹10克，太子参15克，白薇15克。

处方二，南、北沙参各10克，大麦冬10克，玉竹10克，百合10克，知母10克，丹参10克，炙甘草3克，炙远志5克，法半夏10克，茯苓10克，浙贝母10克，桔梗3克，橘皮5克。5剂。

1993-04-22诊：房颤前日发作1次，发作前有心慌、期前收缩，约2.5小时停止；常苦腹中筑动，胃嘈，口干不著。苔黄，质淡红润。脉细。

心肾同病，阴阳失调，心神失主。

药用：炙桂枝6克，大白芍12克，炙甘草6克，龙骨（先煎）20克，牡蛎（先煎）30克，十大功劳叶10克，白薇15克，制附片10克，黄连5克，大麦冬10克，太子参15克，淫羊藿10克，熟地黄10克，丹参15克，砂仁（后下）3克。7剂。

1993-05-06诊：9天前房颤发作1次，时在夜晚，持续13小时，发时先有期前收缩，继则心慌动悸不宁，发作后疲劳乏力；常苦头昏胀痛有麻感，腹中有火热感、灼痛感，形寒怕冷，并有烘热，寐差。苔薄质淡红，脉沉细。

心肾同病，阴阳失调，心神失主。

药用：炙桂枝6克，肉桂（后下）2克，大白芍12克，炙甘草5克，制附片6克，黄连5克，白薇12克，龙骨（先煎）20克，牡蛎（先煎）25克，太子参15克，大麦冬10克，婆罗子10 克，淫羊藿10克，生地黄10克。

例4：张某某，女，61岁。

1993-07-15诊：房颤近来发作较频，5～6天1次；发前无任何不适，发后精神状态亦尚可，腹中时有火热感，并有气体作响，时胸闷心悸。苔薄，质淡。脉细。

心肾两虚，阴阳失调，心神失主。

药用：制附片10克，黄连3克，白薇15克，炙桂枝6克，炙甘草6克，龙骨20克，牡蛎25克，丹参15克，太子参15克，炒玉竹10克，甘松10克，生地黄10克，淫羊藿10克，石菖蒲5克。

1993-07-29诊：房颤近来发作较频，但时间短暂，发作前无明显征兆，平时期前收缩较多，发作时心动过速，但腹中火辣感不著，尿频现象不明显，下肢无冷感，食纳知味，寐佳。苔薄，质淡。脉细。

心肾两虚，阴阳失调，心神失主。

药用：制附片6克，黄连3克，炙桂枝10克，炙甘草6克，龙骨20克，牡蛎25克，丹参15克，太子参15克，甘松10克，生地黄10克，淫羊藿10克，石菖蒲6克。

1993-08-12诊：房颤，发无定时，无明显征兆，心慌不多，心律失常，怕冷，腹中有火热感。苔薄，质淡。脉细。

心肾两虚，阴阳失调，心神不宁。

药用：制附片10克，黄连5克，炙桂枝10克，炙甘草6克，龙骨20克，牡蛎25克，丹参15克，太子参15克，甘松10克，生地黄10克，淫羊藿10克，石菖蒲10克，熟枣仁12克，婆罗子10克，煨益智仁10克。

1993-09-02诊：从心肾两虚，阴阳失调，房颤虽发但时间短暂，病情减轻，心中火热、下肢冷感皆改善，腹中气窜作响。苔薄，质淡。脉细。

仍当补益心肾，交接阴阳，安神宁心。

药用：制附片10克，黄连5克，炙桂枝10克，炙甘草6克，龙骨20克，牡蛎25克，丹参15克，太子参15克，甘松10克，生地黄10克，淫羊藿10克，石菖蒲10克，熟枣仁12克，婆罗子10克，沉香3克。

1993-05-27诊：房颤，8天后发作，约4小时停止，自觉心慌动悸，脘宇有筑动，腹中鸣响，烦热不适，头昏胀，或有烦热、出汗，发作时尿频虽减而仍然存在。苔薄，质淡。脉细。

心肾同病，阴阳失调，冲气上逆，心神不宁。

药用：炙桂枝10克，肉桂（后下）3克，炙甘草3克，龙骨（先煎）20克，牡蛎（先煎）25克，十大功劳叶10克，制附片6克，川连5克，生地黄10克，淫羊藿10克，白薇12克，甘松10克，太子参15克，大麦冬10克。7剂。

1993-07-01诊：冠心病、慢性房颤，前用中药调治，整体情况有所改善，发作程度减轻，但频率近来较高。最近因进食西瓜2次诱发，发作则心慌心悸，心律失常，据称快速现象不著，缓解时心率减慢，精神食纳佳，口不渴，面浮改善，腹中烘热感，双下肢怕冷，浮肿，二便正常。苔薄，质淡。脉细滑。

前从心肾同病，阴阳失调，心营不畅，心神不宁治疗有效，守原意调整中药。

药用：制附片9克，黄连3克，炙桂枝6克，炙甘草6克，龙骨（先煎）20克，牡蛎（先煎）25克，白薇15克，熟地黄10克，生地黄10克，淫羊藿10克，甘松10克，茯苓15克，太子参15克，桑寄生15克，炒玉竹10克。7剂。

1993-09-16诊：房颤反复发作，平均日发1次，长则10小时，短则3小时，发前无痞胀、心慌动悸，但心率并无特殊快速，腹中有火热感，平时有筑动。苔薄，质红。脉细。

心肾两虚，阴阳失调，心神失养。

药用：炙桂枝10克，炙甘草6克，龙骨（先煎）20克，牡蛎（先煎）25克，太子参15克，天冬10克，麦冬10克，五味子3克，丹参15克，制附片5克，川连5克，十大功劳叶10克，淫羊藿10克，生地黄10克，娑罗子10克。7剂。

心血康1盒。

例5：丁某某，女，60岁。

1993-05-27诊：周来眩晕发作持续1天，心慌不宁，头昏，腿软，腹部灼热，双下肢清冷。苔薄，质有紫气。脉细三五不调。

心肾两虚，阴阳失调。

药用：制附片5克，黄连3克，炙桂枝6克，炙甘草5克，龙骨、牡蛎（各先煎）各20克，生地黄10克，淫羊藿10克，丹参15克，川芎10克，天麻10克，白薇12克，十大功劳叶10克，枸杞子10克。7剂。

1993-06-03诊：眩晕近平，房颤发作1次，心胸闷痛不著，腹中灼热感消失，下肢冷感减轻。苔薄，质淡。脉细弱无力。

心肾同病，阴阳失调，心神失养。

药用：制附片5克，黄连3克，炙桂枝6克，炙甘草5克，龙骨、牡蛎（各先煎）各20克，生地黄10克，淫羊藿10克，丹参15克，川芎10克，天麻10克，十大功劳叶10克，枸杞子10克，太子参12克，北沙参10克。7剂。

1993-07-01诊：房颤间发，头痛头晕，牙痛，胃中冷感，腹中灼热减轻。苔薄黄，质暗红。脉小弦滑。

仍从心肾交亏，阴阳失调，心营不畅治疗。

药用：制附片6克，炙桂枝6克，黄连3克，炙甘草6克，龙骨（先煎）20克，牡蛎（先煎）25克，丹参15克，川芎10克，淫羊藿10克，熟地黄10克，太子参15克，玉竹10克，石菖蒲10克，桑寄生15克。7剂。

1993-07-08诊：房颤时发作，但自觉症状减轻，胃冷肢清好转，两下肢软，胸闷头昏，呼吸不畅。苔薄腻，中根部稍腻，质暗红。脉细。

心肾两虚，阴阳失调，心营不畅。

药用：制附片6克，潞党参12克，大麦冬10克，炒玉竹10克，五味子3克，炙甘草6克，川连3克，生地黄10克，淫羊藿10克，丹参15克，煅龙骨、煅牡蛎各20克，石菖蒲10克，桑寄生15克。7剂。

1993-07-15诊：房颤近周控制，未见发作，心慌胸闷不著，曾见眩晕，自服眩可平控制，两目干涩减轻，食纳可。苔薄，质紫。脉细。

守前方观察。

药用：制附片6克，潞党参12克，大麦冬10克，炒玉竹10克，五味子3克，炙甘草6克，黄连3克，生地黄10克，淫羊藿10克，丹参15克，煅龙骨、煅牡蛎各20克，石菖蒲10克，枸杞子10克。7剂。

1993-07-22诊：房颤2周未见发作，唯头晕目眩未缓解，汗多，下肢发冷，胃冷腹热俱见消减。苔薄腻，质暗红。脉细。

心肾两虚，阴阳失调，守原方。

药用：制附片6克，潞党参12克，大麦冬10克，炒玉竹10克，五味子3克，炙甘草6克，川连3克，生地黄10克，淫羊藿10克，丹参15克，煅龙骨、煅牡蛎各20克，石菖蒲10克，枸杞子10克，黄芪15克。

1993-08-19诊：房颤近周未发，心慌不宁、口干目涩减轻，下部外阴火辣感明显，两下肢冷感消失。苔薄黄，质紫。脉细。

前方有效，进退出入。

药用：制附片3克，潞党参12克，大麦冬10克，炒玉竹10克，五味子3克，炙甘草6克，黄连3克，生地黄15克，淫羊藿10克，丹参15克，煅龙骨、煅牡蛎各20克，石菖蒲10克，枸杞子10克，黄芪15克，知母6克。

1993-09-02诊：冠心病、慢性房颤。自觉心慌动悸有减，仍持续发作；烘热、腹中灼热、下肢发热改善，腹中气滞不畅。苔薄黄质隐紫，脉细不齐。

清心温肾，益气养阴，镇心安神。治疗以来病情虽改善，但老年病患非朝夕所能复常。

药用：十大功劳叶10克，白薇15克，川黄柏10克，淫羊藿10克，生地黄12克，太子参15克，天冬10克，麦冬10克，丹参15克，炙桂枝6克，甘草5克，龙骨20克，牡蛎25克，知母10克，五味子3克。

1993-09-16诊：房颤2周来稳定未发作，但前、后阴火热不适，疼痛难忍，头额汗出，胸腹灼热，下腹、下肢怕冷，口干。苔黄，质紫。脉细滑。

肝肾亏虚，心肾阴阳失调，上实下虚，病情复杂。

药用：生地黄15克，炙鳖甲（先煎）15克，黄柏10克，知母10克，天冬10克，麦冬10克，十大功劳叶10克，淫羊藿10克，元参10克，太子参15克，潼木通3克，甘草梢3克。

1993-09-30诊：上周房颤明显发作1次，午后加重，气急伴眩晕，胸闷，汗出，口干，多饮，二阴部灼热感。苔黄腻，质暗红。脉细滑，见三五不调。

心肾同病，气阴两虚，下焦湿热，阴不涵阳。

药用：炙桂枝5克，炙甘草5克，龙骨20克，牡蛎25克，十大功劳叶10克，白薇12克，丹参15克，生地黄15克，桑寄生15克，苦参12克，知母10克，太子参15克，天冬10克，麦冬10克，砂仁（后下）3克。7剂。

1993-10-21诊：慢性房颤，经治发作有所减轻，但近2周见两度不适，胸闷、出汗、气急俱见，阴部灼热感好转，口干。苔中部黄腻，质红。脉细数。

补益气阴，潜阳入阴，镇心安神再进。

药用：炙桂枝5克，炙甘草5克，龙骨20克，牡蛎25克，十大功劳叶10克，白薇15克，丹参15克，生地黄15克，桑寄生15克，知母10克，太子参15克，天冬10克，麦冬10克，黄连3克。7剂。

例6：贺某某，女，72岁。

1993-08-12诊：血压平降，眩晕头痛减轻，胸闷隐痛，肌肤烘热。苔薄，质红隐紫。脉弦滑。

肾虚肝旺，风阳上扰。

药用：天麻10克，罗布麻15克，钩藤15克，菊花10克，夏枯草10克，枸杞子10克，十大功劳叶10克，何首乌10克，川芎10克，丹参10克，牡蛎（先煎）10克，广地龙10克，白薇12克。

1993-08-19诊：近来头昏眩晕减轻，今晨突作呕，喉部梗塞疼痛，右肩部牵引胸闷心慌。苔薄黄，质紫。脉弦滑。

肾虚肝旺，痰瘀痹阻，不畅心营。

药用：青木香10克，丹参15克，白檀香3克，砂仁（后下）3克，甘松10克，法半夏10克，陈皮6克，娑罗子10克，降香5克，天麻10克，罗布麻叶15克，牡蛎（先煎）25克。

1993-09-16诊：本月8日房颤发作，心电图检查提示异常、右束支完全阻滞、ST-T改变，胸闷隐痛，眩晕尚平。苔薄，质红隐紫。脉小弦结。

气阴两虚，心营不足，肾亏肝旺，内风上扰。

药用：太子参12克，天冬10克，麦冬10克，丹参15克，天麻10克，罗布麻叶15克，龙骨（先煎）20克，牡蛎（先煎）25克，川芎10克，桑寄生15克，甘松10克，娑罗子20克，菊花15克，蒺藜10克。7剂。

病案学习初步体会　上述6例房颤患者，合计27诊次；使用具体中药共有63味，中成药1种（心血康）。现初步总结如下（附表1）。

附表1　6例房颤患者基本情况与每诊次病机

病例	性别	年龄/岁	每诊次病机
例1	男	73	痰热扰心，气阴两虚，心神失养
例2	男	47	阴虚气弱，痰瘀热郁
例3	男	65	心肾两虚，阴阳失调，心营不畅 心肾同病，阴阳失调 心肾同病，阴阳失调，心神失主 心肾同病，阴阳失调，心神失主

病例	性别	年龄/岁	每诊次病机
例4	女	61	心肾两虚，阴阳失调，心神失主
			心肾两虚，阴阳失调，心神失主
			心肾两虚，阴阳失调，心神不宁
			心肾两虚，阴阳失调，心神不宁
			心肾同病，阴阳失调，冲气上逆，心神不宁
			心肾同病，阴阳失调，心营不畅，心神不宁
			心肾两虚，阴阳失调，心神失养
例5	女	60	心肾两虚，阴阳失调
			心肾同病，阴阳失调，心神失养
			心肾交亏，阴阳失调，心营不畅
			心肾两虚，阴阳失调，心营不畅
			心肾两虚，阴阳失调，心营不畅
			心肾两虚，阴阳失调
			心肾两虚，阴阳失调
			心肾两虚，阴阳失调
			肝肾亏虚，心肾阴阳失调，上实下虚，病情复杂
			心肾同病，气阴两虚，下焦湿热，阴不涵阳
			心肾同病，气阴两虚，下焦湿热，阴不涵阳
例6	女	72	肾虚肝旺，风阳上扰
			肾虚肝旺，痰瘀痹阻，不畅心营
			气阴两虚，心营不足，肾亏肝旺，内风上扰

附表1提示，先生辨识此6例房颤患者的病机，注重综合运用脏腑辨证、表里寒热虚实阴阳辨证、气血阴阳津液辨证、病因辨证等，以及病机复合情况。

在所使用的63味中药中出现次数较多的有牡蛎（38.10%）、丹参（38.10%）、炙甘草（36.51%）、龙骨（33.33%）、黄连（33.33%）、淫羊藿（31.75%）、太子参（31.75%）、制附片（30.16%）、生地黄（28.57%）、麦冬（25.40%）、桂枝（25.40%）、玉竹（17.46%）等，预示虚、瘀血、热等可能是房颤的主要病理因素。

按照心悸分类，此63味中药中，对心悸有针对性作用的如下：

（1）心胆气虚证：党参、茯苓、远志、石菖蒲、珍珠母、龙骨、牡蛎。

（2）心脾两虚证：党参、黄芪、茯苓、炙甘草、酸枣仁、五味子。

（3）阴虚火旺证：生地黄、元参、麦冬、天冬、五味子、知母、黄柏、酸枣仁、丹参、远志、龙骨、牡蛎、珍珠母。

（4）心阳不振证：桂枝、甘草、党参、制附片、龙骨、牡蛎、珍珠母。

（5）水气凌心证：茯苓、桂枝、制附片、龙骨、牡蛎。

（6）心血瘀阻证：丹参、川芎、桂枝、龙骨。

案十二　心动过缓案

例1：曹某某，女，55岁。

1996-09-09诊：脉细弱迟缓，胸闷，常欲深呼气，头昏。心电图等检查：窦性心动过缓，多在50次/分以下。苔白质紫，脉细滑。1996-08-29超声心电图检查提示左室顺应性降低。1996-03-22两维超声心电图检查提示高血压性心脏改变（轻度）。1991-03-19脑血流图检查提示脑血流量偏低（左中度、右轻度）。

心肾两虚，阳虚气弱，心血失畅。

药用：炙桂枝10克，当归10克，赤芍12克，炙甘草5克，细辛3克，红花10克，丹参15克，制附片6克，麻黄5克，淡苁蓉15克，石菖蒲10克，淫羊藿10克。7剂。

例2：杜某某，女，30岁。

1996-01-27诊：近年来心动过缓，胸闷气短，呼吸不畅，动则气喘，头昏，经行后期，口稍干，常易感冒。苔黄薄腻。脉沉细。

阳虚气弱，心营不畅。

药用：制附片3克，桂枝10克，党参15克，玉竹10克，石菖蒲10克，甘松10克，炙甘草5克，丹参10克，炙黄芪15克，当归10克，川芎6克。7剂。

例3：朱某某，女，62岁。

2004-07-19诊：复查心电图提示窦性心动过缓，心肌缺血。血脂为 Tg3.33，血黏度正常。口干欲饮，餐后不运，大便尚调，头晕微。苔薄黄腻，质暗红。脉细。

肝肾亏虚，痰瘀阻络，内风上扰。

药用：天麻10克，蒺藜10克，川芎10克，葛根15克，制何首乌12克，生山楂15克，决明子12克，丹参15克，泽兰12克，泽泻12克，桑寄生15克，海藻10克，炙水蛭3克，鬼箭羽15克，炙僵蚕10克，川石斛10克，大麦冬10克。28剂。

病案学习初步体会 窦性心动过缓是临床常见病症之一，常是冠心病的信号。临床常出现心悸，轻者可无特殊症状，重者可伴有头晕乏力，甚至昏厥等症状。依据症舌脉，心动过缓归属于中医"心悸""眩晕""迟脉证"等范畴。

成无己《伤寒明理论·悸》指出："其停饮者，由水停心下，心主火而恶水，水既内停，心自不安，则为悸也。"《素问·五脏生成论》云："心之合脉也，其荣色也，其主肾也。"《素问·刺禁论》云："心部于表，肾部于里。"据此可知心肾有表里、制约关系。心主血脉，脾为气血生化之源，肾为先天之本，心阳根源于肾阳。肾阳亏虚，心阳失煦，心血运行不畅则心率缓慢，双脉迟缓，或眩晕，或心悸。脾脏虚寒，痰饮内生，母病及子，水气凌心而悸，诚如成无己《伤寒明理论·悸》所言："其气虚者，由阳气内弱者，心气空虚，正气内动而悸也。"

所以，心肾亏虚是心动过缓的主要病机。先生辨识例1、例2，认为心肾亏虚，阳虚气弱，络脉瘀滞是其关键病机，故选用桂枝甘草汤、麻黄附子细辛汤加减化裁，据症佐加三组药：一是化瘀通络如红花、丹参、川芎、当归、赤芍等，二是温助肾阳药如淫羊藿、淡苁蓉等，三是甘松、石菖蒲行气开窍。另外，在运用扶阳药如制附片、桂枝、淫羊藿、细辛、黄芪、党参等时，还佐加1～2味养胃阴药如玉竹、川石斛，防扶阳药药汁饮入胃，燥伤胃津，因为胃喜润。

心肾阳虚是缓慢型心律失常的共同病理基础。例3是先生诊治的一则"窦性心动过缓"病案，主要表现为轻微眩晕，口干欲饮，其病理基础是肝肾亏虚，痰瘀阻络，内风上扰，还并发络热血瘀，故治以滋养肝肾，凉血化瘀祛痰。药用制何首乌、桑寄生、蒺藜补益肝肾；蒺藜、川芎、葛根、炙僵蚕祛风止眩；丹参、炙水蛭、鬼箭羽凉血化瘀通络，配决明子、海藻、生山楂、泽兰、泽泻痰瘀同治。肝肾亏虚，阴液不足，诸脏失濡，故佐加川石斛、大麦冬滋养阴液。诸药合用，标本同治。

案十三　房性期前收缩案

例1：胡某某，女，56岁。

2003-12-11初诊：动态心电图检查提示偶发房早伴房速二联律、偶发室早（2003-08-23）。服药后心慌减轻，胸闷亦减，怕冷，头晕嗉差，夜尿多。苔薄黄，质红。脉细。

仍从气阴两虚，心营不畅。

药用：炙甘草5克，炙桂枝10克，潞党参12克，大麦冬10克，五味子3克，炙黄芪15克，丹参15克，炒玉竹10克，熟枣仁15克，石菖蒲10克，龙骨20克，牡蛎20克，山茱萸10克，川芎10克。

例2：王某某，女，70岁。

1998-05-09诊：多年来夜晚阵发性烦躁，心慌，出汗，口干喜饮，不能安静睡眠，夜寐多梦。发现糖尿病2年，常服格列齐特控制（1/2片/日）。苔薄黄，中部稍腻，质暗红。脉细弦。

水不济火，阴不济阳。

药用：十大功劳叶10克，黄连4克，黑栀子10克，阿胶（烊化）10克，川百合12克，知母10克，龙骨（先煎）20克，牡蛎（先煎）25克，炙甘草3克，生地黄12克，大麦冬10克，元参10克，莲子心3克，熟枣仁15克。7剂。

例3：丁某某，男，51岁。

1995-03-09诊：心慌，失眠，期前收缩，胸闷嗉差。苔淡黄腻，边尖红，有紫气。脉弦滑，三五不调。

气阴两虚，心营不畅。

药用：太子参15克，大麦冬10克，丹参15克，炒玉竹10克，熟枣仁15克，川百合15克，黄连3克，炙甘草5克，龙骨（先煎）20克，牡蛎（先煎）20克，苦参10克，桑寄生15克，莲子心3克，茯神12克。

例4：黄某某，男，65岁。

2002-01-25诊：精神改善，食纳稍有好转，期前收缩减少，仍有气短，手足发凉，寐差，大便正常。苔淡黄薄腻，质暗。脉细。

肝肾下虚，气阴两伤，心胃同病。

药用：太子参10克，麦冬10克，丹参15克，熟枣仁20克，砂仁（后下）3克，娑罗子10克，绿梅花5克，枸杞子10克，桑寄生15克，鸡血藤15克，炒玉竹10克，炒谷芽10克，炒麦芽10克，首乌藤20克。7剂。

例5：李某某，男，43岁。

1993-10-06诊：感冒诱发期前收缩，频繁出现，心慌不宁，乏力，头昏寐差，多梦，面色暗紫。苔黄腻，质红。脉细。

仍从心肾阳虚，气不运血，痰瘀痹阻治疗。

药用：党参12克，黄芪15克，丹参15克，法半夏12克，全瓜蒌10克，薤白10克，莪术10克，川芎10克，石菖蒲10克，淡干姜5克，砂仁（后下）3克，陈皮6克。

例6：王某某，女，65岁。

1993-03-13诊：心慌动悸，夜不能寐，形寒怕冷，头昏眩晕，烘热汗出。苔黄中腻，质暗红。脉细。

心肾两虚，气阴交亏，阴阳失调，心肾不交。

药用：肉桂（后下）2克，川连3克，龙骨20克，牡蛎25克，炙甘草3克，白薇12克，熟枣仁12克，丹参12克，生地黄10克，淫羊藿10克，太子参15克，大麦冬10克，竹沥半夏10克，夏枯草10克。

例7：陈某某，男，43岁。

1993-11-17诊：药后尚合拍，期前收缩未见发作，头昏不花。苔少，质暗红。脉细。

肝肾亏虚，痰瘀阻滞。原法继进。

药用：天麻10克，葛根10克，茯苓10克，何首乌12克，枸杞子10克，决明子10克，丹参12克，生地黄12克，泽泻10克，枣仁15克，卫茅10克，桑寄生12克，黄精10克。

例8：汪某某，男，49岁。

2004-03-22诊：心慌期前收缩显减，但仍需外周空气良好方能稳定，疲劳。苔淡黄腻，质暗。脉细。

痰热瘀扰心，气阴交亏。

药用：2004-03-08方加桑寄生15克，鸡血藤15克，改生黄芪20克。7剂。

2004-04-26诊：曾因爬山引起期前收缩1次，心胸部有虚悬感，疲劳乏力。苔黄，质暗。脉细滑。

药用：2004-03-08方加大麦冬10克，潞党参10克，桑寄生15克。14剂。

2004-06-09诊：期前收缩减少，紧张劳累活动后易发，食纳欠馨，晨起口苦，咽喉多痰，尿黄。苔黄，质暗红。脉细滑。

再予镇心安神，清化痰热。

药用：黄连4克，法半夏10克，茯苓10克，陈皮6克，竹茹6克，枳壳10克，丹参15克，炙甘草5克，煅龙骨20克，煅牡蛎25克，太子参10克，大麦冬10克，熟枣仁20克，川百合12克，知母6克，炒谷芽10克，炒麦芽10克，莲子心3克。7剂。

2004-06-30诊：期前收缩间作不多，天阴胸闷，左侧偏半头痛，左鼻孔不通，有涕。苔黄薄腻，质暗红。脉小滑。

药用：2004-06-09方加川芎。

病案学习初步体会　期前收缩是以自觉心中悸动、惊惕不安，甚或不能自主、脉象不调等为主要症状的心律失常，属于中医"心悸""怔忡""脉结代"等范畴。

上述先生诊治的8例房性期前收缩患者主要病机如附表2所示。附表2提示，先生强调房性期前收缩的病机，不仅仅局限于气阴两虚，更注重个体情况的病机复合、转化状态，综合运用多种辨证方法，审证求机。

附表2　8例房性期前收缩患者情况与主要病机

序号	姓名	性别	年龄/岁	病机
例1	胡某某	女	56	气阴两虚，心营不畅
例2	王某某	女	70	水不济火，阴不济阳
例3	丁某某	男	51	气阴两虚，心营不畅
例4	黄某某	男	65	肝肾下虚，气阴两伤，心胃同病
例5	李某某	男	43	心肾阳虚，气不运血，痰瘀痹阻
例6	王某某	女	65	心肾两虚，气阴交亏，阴阳失调，心肾不交
例7	陈某某	男	43	肝肾亏虚，痰瘀阻滞
例8	汪某某	男	49	痰热瘀扰心，气阴交亏

在治疗用药方面，先生选用中药品种跟房颤案例大都相同，但有一点需要领会的是，先生始终以恢复机体心肾平衡状态为治疗目标，心肾相交，水火既济，心神安详，心悸何来？

先生辨治心悸之奥秘，可用如下前贤之语形容："由肾虚而惊者，宜人参、黄芪、当归、白术、玄参、陈皮、黄柏。由胆虚而惊者，宜人参、枳壳、肉桂、五味子、枣仁、熟地黄、枸杞子、柏子仁。由肝胆俱虚，百药不效者，须补肾，宜酒化鹿角胶，空腹下五钱，极效，古人谓肝无虚，不可补，补肾正补肝也。……皆当求其端而治之，而惊始可安矣。"（《杂病源流犀烛·惊悸悲恐喜怒忧思源流》）"五液下亏，二火上炽，水不济火，阴不配阳，缘昔年过服克伐之剂，肾阴受伤，致见怔忡、惊悸等证。自服滋心之剂，本是合理，然治上者必求其下，滋苗者必灌其根，心为治病之剂，肾为受病之本，不必治心，当专补肾。"（《清代名医医案精华·王九峰医案》）

案十四　原发性高血压

例1：周某某，男，73岁。

2003-12-11诊：血压130/80mmHg。原有高血压、慢性支气管炎、高血糖、高血脂等病史。经治头痛、颈僵有所减轻。近半月来常觉恶心，测血压偏高，已服降压药。手不麻，两下肢间有转筋。苔薄腻质暗紫，脉细滑。

肝肾亏虚，痰瘀上蒙，内风暗动。

药用：天麻10克，葛根15克，川芎10克，蒺藜10克，法半夏10克，制何首乌12克，桑寄生15克，僵蚕10克，鬼箭羽15克，炙水蛭4克，续断15克，海藻10克，决明子12克，夏枯草10克。

例2：张某某，男，61岁。

2004-04-15诊：高血压病史6～7年，常服复降片。3年前，右眼底出血，视力下降，最近左眼视力又见下降，查眼底未见出血。昨测血压170/90mmHg，两臂收酸，平麻；口不干，二便正常。苔黄腻，质暗红，有裂纹。脉小滑。

肝肾阴虚火旺，络瘀血溢。

药用：生地黄12克，元参10克，川石斛12克，枸杞子10克，菊花10克，生槐花15克，生石决明（先煎）30克，生蒲黄（包煎）10克，赤芍10克，丹皮10克，车前子（包煎）10克，茺蔚子（包煎）10克，炙女贞子10克，墨旱莲12克。7剂。

另：①杞菊地黄丸每次10克，每日3次；②三七粉100克，每次1.5克，每日2次。

例3：熊某某，女，82岁。

2004-06-23诊：高血压病、多发性腔梗、颈椎病。心慌，烘热，喜凉饮，惊恐不宁，头昏头晕，大便干结不畅。苔黄中腻罩灰，质暗红隐紫。脉细弦滑。

肝肾阴虚，水亏木旺，心神失养。

药用：十大功劳叶10克，川百合15克，知母10克，生地黄15克，元参12克，大麦冬12克，丹参15克，全瓜蒌15克，火麻仁15克，合欢皮15克，黑栀子10克，葛根15克，夏枯草10克，珍珠母（先煎）30克，川芎10克，熟枣仁20克。7剂。

例4：杨某某，男，40岁。

2004-06-29诊：有高血压病史3年，常服西药控制，基本在正常高限。头昏不清，时痛易汗，口腔时有溃疡，口干欲饮，尿黄，形体偏胖。苔黄薄腻，质偏红。脉小弦滑。

肝阳上亢，痰火内盛。

药用：钩藤（后下）15克，蒺藜10克，川芎10克，丹皮10克，丹参15克，夏枯草10克，珍珠母（先煎）30克，元参12克，炒黄芩10克，野菊花12克，罗布麻叶20克，泽泻12克，决明子12克，生山楂15克，天麻10克。7剂。

例5：张某某，女，70岁。

2004-06-17诊：有高血压病史5年，近数月来，后脑枕部颈项僵痛不停，有时头晕，口苦。苔黄，质淡红。脉弦滑。

内风夹痰上扰，肝肾下虚。

药用：天麻10克，葛根20克，川芎10克，沙苑子10克，蒺藜10克，夏枯草10克，炙僵蚕10克，桑寄生15克，鸡血藤15克，川石斛10克，菊花10克，枸杞子10克，泽兰12克，泽泻12克，生地黄12克，苦丁茶10克。14剂。

例6：林某某，男，64岁。

2000-02-17诊：有高血压病史多年，口服尼群地平5年，出现脚肿，改用利尿剂效果不著，检查发现血脂高，心电图运动试验阳性，肾功能检查正常，有脂肪肝、肾囊肿病史。苔薄黄腻，质暗。脉细。

肾虚肝旺。

药用：天麻10克，钩藤15克，葛根12克，菊花10克，夏枯草10克，生山楂12克，川芎10克，生地黄12克，元参10克，泽兰15克，泽泻15克，天仙藤12克，炒山药10克，丹参10克，制何首乌10克。7剂。

例7：路某某，男，43岁。

2000-02-03诊：2月前查见高血压病、高脂血症，常有两脸面红赤、头目不清、脑鸣，1980年发现乙肝表抗阳性，后复查转阴，但抗-HBc阳性，口干。苔黄薄腻，质暗中裂。脉细。

肾虚肝旺，内风暗动。

药用：天麻10克，川芎10克，蒺藜12克，菊花10克，夏枯草10克，决明子10克，苦丁茶10克，制何首乌10克，枸杞子10克，生地黄10克，生山楂12克，泽泻12克，广郁金10克，川连3克，川楝子10克，青皮6克。

杞菊地黄丸每次8粒，每日3次。

例8：章某某，男，48岁。

1999-12-16诊：近失眠严重，头昏，后脑僵，两目充血，面部潮红。血压178/120mmHg。苔黄腻，质红。脉细滑。

风阳上亢，痰火内升。

药用：天麻10克，钩藤15克，蒺藜15克，川芎10克，夏枯草10克，炙僵蚕10克，元参12克，生石决明（先煎）30克，首乌藤20克，苦丁茶10克，罗布麻叶15克，泽泻15克，炒黄芩10克。

例9：张某某，女，56岁。

2000-11-29诊：近查有高血压病、早期冠心病。血压用药尚能控制，偶有心慌，头重，手不麻，腿软，两足冷，大便偏干。苔薄黄，质暗。脉细。

肝肾亏虚，心营不畅。

药用：仙茅10克，淫羊藿10克，淡苁蓉10克，巴戟10克，当归10克，桑寄生15克，杜仲15克，川芎10克，丹参15克，山茱萸10克，黄柏6克，知母6克，大麦冬10克，娑罗子10克，熟枣仁20克。7剂。

例10：赵某某，女，69岁。

1999-02-26诊：近来血压又有波动上升，头角昏胀，腹胀不重，肝区不痛，口干，大便干结。苔薄黄，质红。脉细弦。

肾虚肝旺，肝经湿热，瘀毒互结。

药用：天麻10克，蒺藜12克，川芎10克，野菊花15克，夏枯草12克，炒黄芩10克，决明子15克，枸杞子10克，桑寄生15克，茵陈12克，虎杖15克，苦丁茶10克，元参10克。

1999-03-12诊：血压需依靠西药控制，头角疼痛减轻。苔薄黄腻，质暗。脉细弦。

再予滋肾清肝熄风。

原方加钩藤15克，罗布麻叶15克。14剂。

例11：赵某某，女，60岁。

1999-03-12诊：有高血压病史10余年，血压最高达200/130mmHg，一般

160～170/110mmHg，多口服尼群地平，常感头昏头痛，后脑疼痛，颈僵，颈椎摄片退变，间有心慌，手足时麻，腿软，有时寐差，大便日行。苔中后部黄腻，质暗红。脉弦滑。

风阳上亢，肝肾亏虚，气血失调。

药用：天麻10克，钩藤15克，川芎10克，蒺藜15克，葛根15克，豨莶草15克，罗布麻叶15克，菊花10克，夏枯草12克，炒黄芩10克，生石决明（先煎）30克，生地黄12克，元参10克，怀牛膝12克。7剂。

例12：郑某某，女，60岁。

1999-10-21诊：今测血压170/96mmHg。近3～4年，头昏，心胸部疼痛，查有高血压。常有头昏，胸闷，心胸隐痛，呼吸不畅，腰痛。苔薄黄，质暗红。脉细。

肾虚肝旺，内风上扰，心营不畅。

药用：天麻10克，钩藤15克，蒺藜15克，罗布麻叶15克，葛根12克，川芎10克，丹参15克，片姜黄10克，桑寄生15克，枸杞子10克，决明子10克，瓜蒌皮10克，青木香6克。6剂。

例13：郑某某，女，64岁。

1995-05-05诊：有高血压病史数年，心电图检查提示ST-T改变，V波明显。常头昏，呼吸不畅。胆固醇6.21mmol/L，高密度脂蛋白1.43mmol/L，甘油三酯2.89mmol/L。苔微黄罩灰，质暗紫。脉小滑数。

肾虚肝旺，内风上扰，久病络瘀。

药用：天麻10克，钩藤15克，蒺藜15克，夏枯草10克，生地黄12克，元参10克，知母10克，丹参15克，生石决明（先煎）30克，川芎10克，菊花10克，桑寄生15克，决明子12克。

例14：周某某，女，54岁。

1998-02-06诊：既往查血压偏高，最近因头晕头痛，查血压165/95mmHg，查血脂高，失眠寐差，夜晚口苦，大便次频，量少不溏。苔薄黄腻，质暗。脉细。

肝肾不足，阴虚及阳。

药用：生地黄12克，淫羊藿10克，仙茅10克，巴戟肉10克，当归10克，黄柏9克，知母5克，首乌藤20克，熟枣仁15克，川芎10克，天麻10克，枸杞子10克，菊花10克，苦丁茶10克。

例15：朱某某，女，71岁。

1998-05-21诊：患高血压、冠心病多年。近来心胸疼痛，连及肩胛手臂，右手发麻，嘈心不适，常有饥饿感。彩超：高血压心脏改变，少量心包积液，主动脉瓣钙化性狭窄伴关闭不全。苔黄，质红隐紫。脉弦滑。

肝肾下虚，气阴交亏，心营不畅。

药用：太子参12克，麦冬10克，生地黄12克，丹参15克，片姜黄10克，娑罗子10克，炒元胡10克，红花6克，川芎10克，瓜蒌皮12克，熟枣仁20克，桑寄生15克。

例16：林某某，女，45岁。

1993-07-08诊：高血压病史多年，近来尚平，经常心慌，胸闷，气短，疲劳乏力，左臂麻木。苔薄质暗红，脉细。

肝肾亏虚，气阴不足，心营不畅。

药用：党参10克，大麦冬10克，丹参12克，炙远志5克，茯神10克，炙甘草3克，竹沥半夏10克，瓜蒌皮10克，石菖蒲5克，桑寄生12克，鸡血藤10克。7剂。

例17：张某某，女，42岁。

1997-12-03诊：高血压病史近1年，经常耳鸣，右耳为著，怕冷形寒，腿软足肿，小便微黄。1997-10-08尿常规检查提示一切正常，1997-12-03尿常规尿白细胞H3（++）。1997-10-06肝功能检查提示谷草转氨酶34U/L，谷丙转氨酶21U/L。1997-10-17乙肝两对半检查提示：抗-HBe（+），抗-HBc（+），抗-HBeAg（+）。苔黄腻，边尖红。脉细。

肾虚肝旺，湿热络瘀，阴阳并损。

药用：生地黄12克，山茱萸10克，淫羊藿10克，巴戟肉10克，川柏10克，知母6克，大蓟20克，益母草15克，灵磁石（先煎）25克，桑寄生15克，炒杜仲15克，沙苑子10克，蒺藜10克。14剂。

病案学习初步体会 上述是先生从肾调治"原发性高血压"患者17例，合计18诊次，其中男性6例，女性11例；17例患者最大年龄82岁，最小年龄40岁，平均年龄58.9岁，年龄中位数60岁。

肾虚肝旺有7诊次，肝肾亏虚有4诊次，肝肾不足有1诊次，肝肾阴虚有2诊次，肝肾下虚有2诊次，肝阳上亢（含风阳上亢、水亏木旺）有3诊次，肝经湿热有1诊次；痰有3诊次，内风有7诊次，内火有2诊次，瘀有5诊次，血溢有1诊次，络瘀有2诊次，痰火有2诊次，心营不畅有4诊次，毒有1诊次，瘀毒有1诊次，湿热有1诊次；气阴交亏（含气阴不足）有2诊次，阴虚及阳有1诊次，气血失调有1诊次。

附表3提示，先生审原发性高血压病之病机，强调辨虚、痰、风、火、毒等病理因素，扣紧病机复合、转化情况，为进一步拟定治疗方案提供个体化病机的依据。

附表3　17例原发性高血压病患者情况与主要病机

序号	姓名	性别	年龄/岁	病机或治法
例1	周某某	男	73	肝肾亏虚，痰瘀上蒙，内风暗动
例2	张某某	男	61	肝肾阴虚火旺，络瘀血溢
例3	熊某某	女	82	肝肾阴虚，水亏木旺，心神失养
例4	杨某某	男	40	肝阳上亢，痰火内盛
例5	张某某	女	70	内风夹痰上扰，肝肾下虚
例6	林某某	男	64	肾虚肝旺
例7	路某某	男	43	肾虚肝旺，内风暗动
例8	章某某	男	48	风阳上亢，痰火内升
例9	张某某	女	56	肝肾亏虚，心营不畅
例10	赵某某	女	69	肾虚肝旺，肝经湿热，瘀毒互结
例11	赵某某	女	60	风阳上亢，肝肾亏虚，气血失调
例12	郑某某	女	60	肾虚肝旺，内风上扰，心营不畅
例13	郑某某	女	64	肾虚肝旺，内风上扰，久病络瘀
例14	周某某	女	54	肝肾不足，阴虚及阳
例15	朱某某	女	71	肝肾下虚，气阴交亏，心营不畅
例16	林某某	女	45	肝肾亏虚，气阴不足，心营不畅
例17	张某某	女	42	肾虚肝旺，湿热络瘀，阴阳并损

　　先生从肾论治原发性高血压病，每剂药用味数平均13.94味，每剂中药味数中位数是14味；每剂中药平均质量不超过200克。可以说，先生治疗原发性高血压病，药用味数在乎精简，每剂中药质量较小，每味中药平均用量也较轻。另外有2例患者辅以杞菊地黄丸。

　　先生治疗该17例患者，出现了85味中药、1种中成药（杞菊地黄丸）。出现率按照大小依次排序，前14味（中位数）依次是川芎、天麻、蒺藜、夏枯草、生地黄、丹参、钩藤、枸杞子、菊花、决明子、桑寄生、葛根、苦丁茶。其中蒺藜、生地黄、枸杞子滋养肝肾；丹参、川芎、葛根活血化瘀；天麻、钩藤熄风化痰，平抑肝阳；蒺藜、菊花、葛根祛风；苦丁茶大寒，味苦、甘，有散风热、清头目、除烦渴消食化痰、利二便、去油腻、散肝风、活血脉等功效。但该14味中药中每味出现率并未达到20%。

　　可以推断，先生治疗原发性高血压病，主张审证求机，细辨病理因素的复合、转化细节；若使用治肾药，多倾向于滋养肝肾药、泻肾药，同时酌加炒杜仲、淫羊藿、淡苁蓉等缓补肾阳药。

　　根据用药分布情况，先生治疗原发性高血压病的主要特色治肾药队如下。

　　（1）滋养肝肾药队：蒺藜、生地黄、枸杞子、麦冬、制何首乌、杞菊地黄丸、炒山药、山茱萸、墨旱莲、炙女贞子等。

　　（2）补益肾阳、肾气药队：巴戟、淫羊藿、杜仲、仙茅、续断、淡苁蓉等。

　　（3）泻肾药队：泽泻、知母、泽兰、黄柏、大蓟、益母草、车前子、天仙藤、虎杖、栀子、苦丁茶等。

　　（4）交通心肾药队：炙远志、磁石、黄连等。

　　（5）活血化肾络瘀血药队：丹参、鬼箭羽、红花、益母草、泽兰、三七粉、续断、怀牛膝、蒲黄、赤芍、川芎、水蛭等。

　　（6）补肾壮腰药队：桑寄生、杜仲、仙茅、怀牛膝等。

　　（7）理肾络气滞药队：青皮、郁金、青木香、娑罗子等。

案十五 眩晕、心悸案

徐某某，男，77岁。

1992-05-07诊：近来心慌、心动过速基本稳定，未见反复，梦多时有心烦，颈僵，手臂后屈酸痛，腰酸，测血压不高。苔黄，质暗红。脉小弦滑。

药用：原方加葛根15克，川百合12克，知母10克。

病案学习初步体会 高年肝肾亏虚，营卫亦虚，卫阳虚疏，风邪入络，复合营血不足而成痹，故腰酸、颈僵，手臂后屈酸痛。肝肾亏虚，肾水不能上承，心火不能交肾水，心肾阴虚，心火扰心，故梦多、心烦。故先生原方加葛根升清，通络；川百合、知母泻相火，养心肾之阴，取百合知母汤之旨。

1993-07-29诊：肝肾不足，气阴两虚，心营不畅，经治以来眩晕心慌、期前收缩、心烦俱控制，但当胸闷塞不畅，呼吸欠利。苔薄黄，质暗红。脉细。

仍当滋肾养肝、补益气阴。

药用：太子参12克，大麦冬10克，丹参15克，灯心草10克，黄精10克，枸杞子10克，何首乌10克，罗布麻叶15克，桑寄生12克，川连3克，瓜蒌皮10克，广郁金10克，降香5克。

病案学习初步体会 肾为先天之本，患者高年肝肾不足，心肾失交，心火上亢；心为肝之子，肝肾不足，母病及子，阴损及阳与气，气阴两虚。高年多瘀，心营不畅，心络瘀阻，胸阳痹阻。治病必求于本，本于肝肾心。治当滋肾养肝，益气养阴，化瘀宣痹。药用枸杞子、何首乌、桑寄生、黄精滋养肝肾，太子参、大麦冬补益气阴；川连、灯心草泻心火，然小剂量川连还可健脾和胃。罗布麻叶，味甘苦性凉，平抑肝肾亏虚所致肝阳上亢，配川连，则心肝之火同泻。丹参、瓜蒌皮、广郁金、降香行气化瘀，宽胸宣痹。

1993-08-12诊：心悸不宁，胸闷，但期前收缩不显，头昏不著。苔黄腻，质暗红。脉细。

肝肾不足，内风上扰，气阴两亏，心营不畅。

药用：太子参12克，大麦冬10克，丹参15克，生地黄10克，珍珠母（先煎）30克，川连3克，牡蛎（先煎）25克，罗布麻叶15克，枸杞子10克，熟枣仁10克，莲子心3克，黄精10克，瓜蒌皮10克。

病案学习初步体会　诸虚百病，"肝为百病之贼"，肝肾亏虚，心为肝之子，肝阳化风上扰心神，复合心肾不交，气阴两亏，心络瘀滞。故药用太子参、大麦冬补益气阴；生地黄、枸杞子、黄精滋养肝肾；罗布麻叶平抑肝阳；珍珠母、牡蛎配生地黄、熟枣仁平肝潜阳；莲子心交通心肾，泻心火；瓜蒌皮、丹参痰瘀并治而宣痹。

1993-09-02诊：心慌、期前收缩能平，夜寐欠佳，头昏不著。苔黄薄腻。脉细。

前从肝肾两虚，气阴两虚，心神失养，心火上亢治疗有效。

药用：太子参12克，大麦冬10克，丹参15克，生地黄10克，珍珠母（先煎）30克，川连3克，牡蛎（先煎）25克，罗布麻叶15克，枸杞子10克，熟枣仁10克，莲子心3克，黄精10克，首乌藤12克。

病案学习初步体会　药后见效，但肾不济心，心火上亢，血不养神，心神失养，故原方加首乌藤，以补肝肾，养心神。

1993-10-07诊：益气养阴，培补肝肾，病情稳定，血压正常，心烦不著。苔黄中薄腻，质红。脉细。

仍从气阴两虚，心神失养，肝肾不足，风阳上扰治疗。

药用：太子参10克，天冬10克，麦冬10克，五味子3克，丹参15克，川连3克，炙甘草3克，罗布麻叶15克，熟枣仁12克，竹沥半夏10克，枸杞子10克，何首乌10克，黄精10克，桑寄生15克。7剂。

病案学习初步体会　《严氏济生方》指出"随其所因治之，乃活法也"。患者里有痰热内郁，故在原方基础上，酌加天冬增强滋养肾阴，投竹沥半夏配丹参、川连清火化痰祛瘀。

1993-11-11诊：近周来心慌心悸不宁，时有停搏，胸闷不适，心烦尚不显著，口干，疲劳乏力。血压155/95mmHg。苔中部黄腻，质红有紫气。脉细滑。

肝肾不足，气阴两虚，心经郁热，心营不畅，心神失主。

药用：太子参15克，潞党参10克，天冬10克，麦冬10克，五味子3克，炙甘草3克，川连3克，苦参10克，罗布麻叶15克，熟枣仁12克，竹沥半夏10克，珍珠母30克，黄精10克，莲子心3克。7剂。

病案学习初步体会　徐灵胎《神农本草经百种录·中品》指出"苦参专治心经之火"。患者内有心经郁热，故先生投苦参配川连、莲子心，清泄心经郁热，交通心肾。心气不足，故在前方增投潞党参，配太子参、天冬、麦冬，气阴并补。

小结：肝为将军之官而主疏泄，以升为常。肾与肝为偶，肾水滋柔肝木，肾水上升赖肝木之汲引，阳助阴升，也就是说肾水上承，需要肝木温升。肾藏精，肝藏血，肾水充足，肝血则盈旺；肝血充盈，精气满溢，肾水不足，水不涵木，则肝阳上亢，上扰清空，发为目眩头晕。

心肝经络相连，木火母子相生，行血藏血互用而共调精神神志；肝病及子，木火同病，母子俱衰。

心肾经气相通，君火为相火之统帅而相火为君火之根基，心火不足，可影响及肾，导致肾火不足；肾火不足，可病及于心，导致心火不足。所以，补心火可以补肾火，补肾火可以生心火。心肾水火既济，若肾水不足，不能上济心阴以养心阳，则导致心火偏亢；若心阳虚衰，不能下行温肾水，则导致肾阳亏虚。肾精心神互用，若心不主神，神不驭精，则精生不足，可导致肾精亏虚；若肾不藏精，精不养神，则神之功能不足，可导致心神不藏。心血肾精互生，肾精亏虚，可导致心血亏虚；心血亏虚，亦可导致肾精亏虚。

本例患者高年肝肾亏虚，迁延及心，肝肾心俱衰，气阴两虚，心火偏亢，心经郁热。治病必穷其本，标本同治，随证择药治之。

案十六　多病丛集案

余某某，女，64岁。

1998-01-09诊：间有头昏头痛，午后夜晚尿次较频。日来又有脘宇隐痛，大便欠实，日行2～3次，不爽；面部暮晚潮红。苔薄，质暗紫。脉细弦。

肝肾亏虚，痰瘀阻络，内风上扰，脾胃不和。

药用：天麻10克，蒺藜12克，川芎10克，焦白术10克，云苓10克，法半夏10克，枸杞子10克，陈皮6克，葛根12克，十大功劳叶10克，桑寄生12克，生山楂15克，丹参10克，菊花10克。14剂。

病案学习初步体会　肝肾亏虚，风阳上扰清空，故头昏头痛。午后阳气渐衰，阴气渐增，因肝肾亏虚，肾气不固，虚阳上浮，故午后夜晚尿次频数，面部暮晚潮红。阴损及阳，肝肾病及脾胃，脾胃阳气不足，故脘宇隐痛，大便欠实而不爽。因此，本诊患者肝肾脾胃同病，兼有内风上扰，痰瘀阻络，标本同治。药用蒺藜、桑寄生、枸杞子滋养肝肾；焦白术、云苓、葛根健脾益气升清，与滋养肝肾之品同用，有脾肾互补之妙；天麻、菊花、川芎平抑肝阳，祛风通络；陈皮、法半夏、云苓、丹参、生山楂、川芎，痰瘀同治；十大功劳叶滋阴益肺、滋补肝肾，主治肺痨失血、潮热骨蒸、腰酸膝软、头晕耳鸣、心悸等症。先生用之，药证合拍。

1998-01-23诊：左侧头与巅顶时有头晕耳鸣，面部潮红，颈僵手麻，目干，二便尚调。苔淡黄，质暗。脉细滑。

肝肾亏虚。

药用：天麻10克，蒺藜15克，葛根12克，川芎10克，枸杞子10克，菊花10克，制何首乌12克，炙僵蚕10克，桑寄生15克，炒山药12克，决明子10克，夏枯草10克，生山楂15克。14剂。

病案学习初步体会　前诊药后，脾胃已和，但肝火、风阳夹痰、痰瘀阻络之象已露，故先生投滋水涵木、平抑肝阳之品，佐祛风化痰；于前方剔除焦白术、云苓、陈皮、十大功劳叶，加炙僵蚕、炒山药、决明子、夏枯草。

1998-02-13诊：头痛减轻，从巅顶至颈后疼痛，头晕颈僵，腿软，左膝时痛，右手有时麻胀。苔黄薄腻，质暗红。脉细滑。

肝肾不足，内风上扰，痰瘀阻络。

药用：1998-01-23方去决明子，蒺藜加至27克，菊花加至20克。14剂。

病案学习初步体会　徐灵胎《慎疾刍言·老人》指出："治老人者，断勿用辛热之药，竭其阴气，助其亢阳，使之面红目赤，气塞痰壅，脉烘肤燥。"故此诊先生据证继用滋养肝肾、平抑肝阳法。

1998-03-02诊：高血压、高脂血症、动脉硬化、胆结石、心脏供血不足，多病丛集。日来稍有头昏，右侧头额部有牵引性疼痛，颈僵，肩臂痛，肢麻，口干，大便欠实，每日2次。苔黄薄腻，质暗红。脉细弦滑。

肝肾下虚，内风上扰，痰瘀阻络。

药用：天麻10克，蒺藜12克，葛根12克，川芎10克，枸杞子10克，制何首乌10克，制黄精12克，生山楂15克，炙僵蚕10克，片姜黄15克，夏枯草12克，炒山药12克。7剂。

病案学习初步体会 患者本诊兼有上部经脉气机不利，风湿瘀痹阻，故先生于前方增投一味片姜黄，"姜黄力行升出之机，内风宣而外风息"（《本草乘雅半偈》）。

1998-03-26诊：头晕减轻，左下肢抽筋好转，仍有拘急感，两目干涩，颈僵，夜寐早醒。苔薄黄。脉小弦。

滋肾平肝，熄风和络。

药用：天麻10克，蒺藜15克，葛根12克，川芎12克，片姜黄10克，制何首乌12克，生地黄12克，川石斛12克，枸杞子10克，续断15克，炒酸枣仁15克，炮山甲（已禁用，先煎）6克，怀牛膝10克，广地龙10克。14剂。

病案学习初步体会 药后内风有所减轻，然心神失养、肝阴不足、风痰瘀痹阻并存，故先生增投滋养肝肾、养肝血、化瘀通络之品，加入生地黄、川石斛、续断、炒酸枣仁、怀牛膝、炮山甲（已禁用）、广地龙等，其中续断配大队滋养肝肾药，有阳中求阴之妙；穿山甲（已禁用），"治风痹，行经络，能直达病所"（《本草便读》）。

1998-03-30诊：感冒发热迁延近旬方解，头昏耳鸣，咽痒，咳嗽，痰色白质黏，口干。苔黄薄，质偏红。脉小弦滑。

风邪伤表，肺气不清。

药用：桑叶10克，桑根皮10克，菊花10克，前胡10克，浙贝母10克，桔梗3克，甘草3克，光杏仁10克，南、北沙参各10克，大麦冬10克，蒺藜12克，芦根15克，法半夏12克，佛耳草12克。7剂。

病案学习初步体会 本诊患者体虚感冒，风邪伤表，肺气不清；急则治标。《伤寒发微论》指出："先去邪后议补。"故先生本诊以清宣上焦为主，辅以滋养肺阴，缘患者病根在于肝肾亏虚，肺失肾元濡养。

1998-04-05诊：感冒8天间咽痒微咳无痰，头昏耳鸣目涩，颈僵减，腰酸腿软。苔薄腻中黄，质暗红。脉细滑。

肝肾下虚，风痰上扰，瘀阻窍络。

药用：天麻10克，川芎10克，葛根15克，蒺藜12克，菊花10克，僵蚕10克，枸杞子10克，何首乌12克，石斛10克，桑寄生15克，黄精12克，决明子10克，苦丁茶10克。

病案学习初步体会 本诊先生妙用苦丁茶，一撮苦丁茶有祛风活血、益肝肾、生津止渴、消食避瘴止痢、避孕之功效。

1998-04-06诊：感冒基本向愈，咳嗽不清，喉中有痰，咳吐不爽，头晕。苔黄薄，质偏红。脉小弦滑。

肾虚肝旺，风邪上受，肺气不清。

药用：桑叶10克，桑根皮10克，菊花10克，蒺藜12克，南、北沙参各12克，炙僵蚕10克，片姜黄10克，法半夏10克，天麻10克，枸杞子10克，大麦冬10克，桑寄生12克，首乌藤15克，苦丁茶10克。7剂。

病案学习初步体会　药后好转，外风夹痰仍留恋不尽，兼有血不养神。故先生继守前诊之法，增强祛风化痰之力，投法半夏、炙僵蚕。加首乌藤养血安神，通经络。

1998-04-19诊：晨起尚有头晕，两膝酸痛，右手麻，两足趾痛好转。苔薄黄腻，质淡红偏暗。脉细弦滑。

药用：原方改葛根15克，枣仁20克，加炙僵蚕10克。

1998-04-27诊：间有一过性头晕，腰痛，咽喉有痰，咳吐不爽，两目干涩，左下肢时有酸痛，胃脘不适，耳鸣。苔薄黄，质红偏暗。脉小弦滑。

肾虚肝旺，风痰上扰，瘀阻清窍。

药用：原方改决明子12克，加生地黄10克。

病案学习初步体会　药后效不更方，此两诊均据症加减，标本同治。

1998-05-26诊：耳鸣、间有头晕，左下肢腿足酸痛，活动手尚受限，肢麻，左足根部骨刺隆起隐痛，两目干涩，腰酸。苔薄黄，质暗红。脉细滑。

肾虚肝旺，内风上扰，痰瘀阻滞。

药用：天麻10克，沙苑子12克，蒺藜12克，川芎10克，枸杞子10克，菊花10克，生地黄12克，何首乌12克，黄精12克，桑寄生15克，僵蚕15克，灵磁石（先煎）25克，决明子10克，炮山甲（已禁用，先煎）6克。

1998-06-18诊：左足拇趾肿胀，摄片未见异常；左膝关节酸痛，行走略有不稳，头昏耳鸣，大便每日3～4次，便意不尽。左足拇趾摄片未见明确骨质病变。苔薄黄腻，质偏红。脉细滑，脉沉取弦。

肝肾下虚，风痰瘀阻。

药用：天麻10克，川芎10克，葛根12克，枸杞子12克，何首乌12克，黄精12克，桑寄生15克，炮山甲（已禁用，先煎）6克，怀牛膝10克，生地黄12克，僵蚕10克，地龙10克，苦丁茶10克。

病案学习初步体会 患者兼罹患骨痹，证在筋骨而病根在肝肾，故先生守原法，佐加桑寄生补益肝肾，壮腰膝；炮山甲（已禁用）善走窜，活血，通经络，直达病所。

1998-06-21诊：头晕腰酸，两目干涩，耳鸣口干，大便不畅，腰腿痛。苔薄黄腻，质暗红。脉细滑。

肝肾不足，痰瘀阻络，风痰上扰。

药用：天麻10克，蒺藜15克，葛根15克，菊花10克，枸杞子10克，生地黄12克，制何首乌10克，制黄精10克，桑寄生15克，炙僵蚕10克，川石斛12克，桑椹10克，丹参12克，熟枣仁20克，炮山甲（已禁用，先煎）6克。

1998-07-06诊：右侧颈部较对侧隆起，吞咽时手感甲状腺稍肿胀，右耳闭气，颈胀，右侧腋下及肩背有紧感。夜晚右手发胀麻木，腰腿酸软不著，两目干涩，口干，夜尿频。苔薄黄，质偏红。脉小弦。

肝肾阴虚，风痰瘀阻。

药用：天麻10克，川芎10克，蒺藜12克，夏枯草15克，炙僵蚕10克，海藻10克，牡蛎（先煎）25克，元参10克，炮山甲（已禁用，先煎）5克，枸杞子12克，制黄精12克，制何首乌12克，桑寄生15克。14剂。

1998-07-27诊：近来巅顶右胁肋疼痛，右颈部胀急不舒，两腿酸胀，腰酸。苔薄黄，质红。脉细弦。

肝肾阴虚，内风暗动，痰气互结。

药用：天麻10克，蒺藜15克，夏枯草15克，香附10克，片姜黄10克，路路通10克，海藻12克，僵蚕10克，牡蛎25克，枸杞子10克，菊花10克，川芎10克，桑寄生15克，炮山甲（已禁用，先煎）6克。

1998-08-31诊：头晕，右侧肩颈部僵痛，右手麻木，腰酸，腿软减轻，大便不畅。苔薄黄腻，质暗红。脉细滑。

肝肾下虚，内风暗动，气血失调。

药用：天麻10克，葛根15克，川芎10克，片姜黄10克，桑寄生15克，制黄精12克，枸杞子10克，续断15克，炙僵蚕10克，沙苑子10克，蒺藜10克，生地黄12克，熟枣仁25克，鸡血藤15克，石斛12克，炮山甲（已禁用，先煎）6克。14剂。

病案学习初步体会 高年久病多虚，多痰瘀，但用药慎用温燥，以免灼伤肝肾之阴液。本例患者肝肾亏虚为本，内风痰瘀郁阻、心肝之火偏亢、心神失养为标，所以先生审证求机，随证加减治之。

药用生地黄、制何首乌、蒺藜、制黄精、枸杞子、桑椹、石斛等滋养肝肾，配以续断一可阳中求阴，二可补肾祛瘀；桑寄生、怀牛膝壮腰补肾、祛风湿；路路通、川芎、炮山甲（已禁用）、片姜黄、丹参等行气化瘀通络，配海藻、僵蚕等痰瘀并治；天麻、僵蚕、菊花等平抑肝阳、祛风化痰，牡蛎镇潜，熟枣仁养肝安神；鸡血藤养血，通经络；夏枯草、香附疏泄郁火；葛根升脾胃清阳之气。

1998-10-19诊：旅行感冒，头晕，目前上感症状未见缓解，喉中有痰，微咳，稍鼻塞，一度头疼，微昏，右手麻木，左侧腰腿牵引痛，腰痛。苔薄黄，质红。脉小滑数。

风邪上受，肺气不清，肝肾下虚，水亏木旺。

药用：桑叶10克，桑根皮10克，菊花10克，蒺藜12克，天麻10克，川芎10克，炙僵蚕10克，瓜蒌皮10克，南、北沙参各12克，石斛10克，枸杞子10克，制何首乌10克，桑寄生15克，丹参12克。

1998-11-04诊：近鼻塞流涕，微咳，咽喉有痰，头昏，右手入暮麻胀，腰酸，右肩痛。苔薄黄，质暗红。脉细缓。拟标本同治。

药用：桑叶10克，菊花10克，南、北沙参各10克，枸杞子10克，葛根10克，片姜黄10克，丹参10克，蒺藜12克，天麻10克，桑寄生12克，瓜蒌皮12克，决明子10克，首乌藤15克。7剂。

病案学习初步体会 有肝肾亏虚病根，旅行劳累，虚体感受风邪，风邪上受，并入肢体经络，肺气不清，水亏木旺，故扶正达邪，滋养肝肾，宣肺解表，祛风湿，以免实其实而虚其虚。

小结：周筱斋老先生（先生的父亲）对多种慢性杂病颇有研究。周筱斋老先生认为，慢性久病，复杂多端，可能有10种或8种病丛集于一人之身，五脏皆伤，施治应防顾此失彼，要善于分析当前以何病证为主，抓住主要矛盾，方有端绪。

先生诊治本例，细审疾病之根源，辨识疾病之标本，审证求机，随证立方，方活而简；药随证转，药量视病情轻重而慎定。

案十七　尿路结石，石淋案

徐某某，男，35岁。

1982-01-03初诊：近旬左下腹胀痛，尿痛尿频，色黄，两腰疼痛，叩击痛（+），腿酸，口苦，舌苔黄腻，脉细。尿检红细胞（++）。医院肾盂造影检查提示左侧输尿管入口处结石。

证属湿热凝结，气滞血瘀，肾失司化。治予清利湿热，行气化瘀，选用桃仁承气汤加减。

药用：大黄（后下）6克，桃仁12克，风化硝（分冲）5克，肉桂（后下）3克，乌药10克，炮山甲（已禁用，先煎）5克，王不留行12克，金钱草30克，猪苓15克，茯苓15克，泽泻12克，二妙丸（包煎）10克。10剂，水煎服，每日1剂。

另：琥珀粉30克，鱼脑石粉20克，沉香粉20克，和匀分20包，装胶囊，每日早晚各服1份。

1982-01-19二诊：药服1周后，从12日开始，先后尿痛3～4次，小便不畅，曾见尿中夹有小结石，13日上午尿痛尿胀，尿不得出，继则尿出花生米大结石1块，小便排出即畅，色黄有臊味，大便软，纳差，胃中隐痛。苔腻趋化。脉细涩。

守原法善后。

药用：原方去王不留行，加炙鸡内金10克。5剂，水煎服，每日1剂。

原药粉，5天量。

病案学习初步体会　先生治疗尿路结石，推崇审证求机，认为尿路结石的主要矛盾是"湿热"，治疗应以清利湿热、化湿通淋为主要方法，治疗过程中始终贯穿"通利"的原则。

湿热蕴积下焦，凝成砂石，势必壅阻气血，导致气滞血瘀，膀胱气化失司，故在"通利"的基础上，务须重视配合理气活血法。在掌握治疗尿路结石常法的同时，更要做到知常达变，必须注意患者体质与疾病的关系、局部与整体的关系及病程的长短，全面地看问题。凡体质虚弱而不耐单纯通利者，则应该"通中寓补"或"消中寓补"。补肾是尿路结石体虚患者的主要治法，通过补肾，可以增强排石利水的功效，尤其是肾内结石，每多配合肾脏的药物，如杜仲、狗脊、桑寄生、续断、怀牛膝、核桃仁之类。如有明显阴虚或阳虚倾向，当具体问题具体分析。阳虚者可加入巴戟肉、肉苁蓉、鹿角、补骨脂、制附片、肉桂之类激发肾气，尤其肉桂能直达下焦助阳化气。湿热久郁而致阴伤者，酌配生地黄、元参、炙鳖甲等养阴软坚化石。脾虚者，可采用补中益气汤法加车前子、牛膝。气血虚弱者，可合用十全大补汤，有气血双补之意。依据"肺为水之上源"之理，可采用补肺滋肾法，用麦冬、沙参、玉竹等品；也可加入桔梗等升提之品，有提壶开窍之意。

先生治疗尿路结石，重视食养，认为核桃仁补肾润下，可用作食疗单方治疗尿路结石，具体用法为：核桃仁120克，香油120克，炸酥，1～2日服完。

另外，先生重视单验方。治标可选用二神散、石苇散、八正散等；化气则用乌药、沉香，两者配合则助气化，除水湿，行结石；行水用石苇、滑石，功擅利水、化结石、通肾窍；活血选用穿山甲（已禁用）、王不留行；理气行血则常用琥珀、沉香等份研末混匀调服，以达较好的理气行血、通淋止痛的功效。对于尿路结石病程日久者，出现耗气伤阴者，从补肾入手，激发肾气，增强排石作用。阴虚者常用炙鳖甲养阴软坚化石；阳虚者使用鹿角片，温通激发肾气，促进砂石排出；气虚者配以胡桃肉温补肾气。还可以使用单味鱼脑石，研末服用，"主下石淋"。

通过深入领悟先生治疗尿路结石的临床经验、学术思想及回顾其他医家经验，对先生治疗本例患者的"理""法""方""药"，理解更加深刻。

从该病例中进一步多方位思索、挖掘发现，使用凉血化瘀法加肉桂、台乌、沉香，系寒凉药补肾与燥热药补肾并举之法，确实是补剂史上的创举，目前古今文献未见类似记载。

案十八　慢性肾盂肾炎，腰痛案

王某某，女，58岁。

2001-04-30初诊：罹患慢性肾盂肾炎10年，经常反复发作，2000年夏季曾发，但检查已正常，目前腹及骶部两旁疼痛，小腹痛，尿频不痛，足肿，手足心热，口干，口苦，舌常有溃烂，食纳欠香。苔薄腻淡黄质暗，脉濡。

肾虚膀胱湿热瘀阻，气化失司。

药用：黄柏10克，知母10克，生地黄12克，山茱萸10克，丹皮10克，茯苓10克，泽泻10克，山药10克，乌药10克，菟丝子10克，淫羊藿10克，鹿衔草15克，桑寄生15克，金毛狗脊15克，荠菜花15克。水煎服，每日1剂。

2001-05-07二诊：腰痛，尿黄，尿有热感，尿疼，右小腹胀痛，手足心热，大腿内侧灼热，面足浮肿。苔薄，质暗。脉细。

肾虚膀胱热。

药用：粉萆薢15克，黄柏10克，知母10克，生地黄12克，乌药10克，煨益智仁10克，鹿衔草15克，荠菜花15克，桑寄生15克，续断15克，车前子（包煎）10克，泽泻15克，玄参10克。水煎服，每日1剂。

2001-06-04三诊：血常规检查示谷丙转氨酶 133.10U/L，谷草转氨酶77.10U/L，乳酸脱氢酶27U/L，血总胆固醇6.29mmol/L。B超提示脂肪肝、胆囊炎、胆石症。尿频不痛，小腹痛减，尿黄，手足心热，口干，腰痛。苔黄薄腻，质暗红。脉细。

肾虚阴伤，下焦湿热。

药用：生地黄15克，玄参15克，黄柏10克，知母10克，丹皮10克，泽兰15克，泽泻15克，茯苓10克，苦参10克，酢浆草15克，凤尾草15克，荠菜花15克，金钱草25克，海金沙（包煎）15克，车前子（包煎）12克。水煎服，每日1剂。

2001-06-08四诊：尿频减轻，手足心热，腹胀，口干，腰酸。苔淡黄腻，质暗。脉细。

肾虚阴伤，下焦湿热。

药用：2001-06-04方加乌药10克，鹿衔草15克。水煎服，每日1剂。

病案学习初步体会 慢性肾盂肾炎系感染性肾脏病，属于中医"腰痛""淋证""劳淋"等范畴。慢性肾盂肾炎的复发，可能跟抗生素的选择不当、疗程不足、耐药菌株的出现等因素有一定关系，但中医认为主要与余邪未尽、正气亏虚及生活饮食、情志调理欠佳，或者其他易感因素等密切相关。所以，有效防治慢性肾盂肾炎的复发，是目前辨治的难点与关键。

先生指出："湿热与阴虚既可互为因果，虚实杂见，且可滞血为瘀。""治肾既要补还要重视泻，……而需要辨证分别应用清湿热、利水邪、泻相火、祛瘀血等泻肾法，或和补肾法配合应用，同时还当注意水湿、湿浊、湿热、瘀血之间的相互影响为患。"本例患者罹患慢性肾盂肾炎达10年，下焦湿热日久，阻滞气机，气滞而血瘀，湿热血瘀复合阻滞肾络；"久病入肾""久病入络"，气滞血瘀，湿热留恋，邪气久伏，成瘀毒伏肾，肾脏亏虚；湿热伤肾，湿热瘀胶结，湿热瘀血加重肾虚，肾虚促进湿热瘀加重，病情缠绵；最终导致肾虚湿热瘀毒的病理机制。

先生知常达变，于本病例治疗始终，融寒凉补肾与温燥补肾药于凉血化瘀法中，不忘"燥湿相关"之理；选用生地黄、黄柏、丹皮、元参凉血化瘀，滋补肾阴；鹿衔草、台乌、续断补肾阳兼祛瘀。这两组药搭配使用，蕴涵燥湿相济之旨，说明先生治病高瞻远瞩，用药十分强调相反相成法则，做到防范在先。

案十九　糖尿病肾脏疾病并冠心病介入术后，消渴肾病并胸痹案

管某某，女，45岁。

2008-07-17初诊：缘患者2007年12月份心胸绞痛，左下肢麻木，遂施以冠心病介入置支架术。既往有糖尿病肾病史，查有蛋白尿，肾功损害，血压偏高，周身有不定疼痛麻木，自觉痛处血管发胀，左手足浮肿。苔黄腻，质暗紫。脉细滑。

肝肾阴伤，络热血瘀，心营不畅。

药用：石斛10克，玄参10克，忍冬藤15克，川牛膝10克，炮山甲（已禁用，先煎）6克，泽兰12克，白薇12克，赤芍12克，丹皮10克，广地龙10克，知母10克，路路通10克，鬼箭羽15克，玉米须15克。7剂，水煎服，每日1剂。

2008-07-28二诊：前期食百合后目沉浮，周身不定位疼痛，下肢麻木。苔黄，质暗。脉细。近查肾功：肌酐264.8μmol/L。

肝肾阴虚，络热血瘀，湿热内蕴。

药用：生地黄12克，赤芍10克，丹皮10克，土茯苓20克，知母10克，玄参

10克，黄柏10克，六月雪25克，泽兰12克，泽泻12克，鬼箭羽15克，玉米须15克，荠菜花15克，稆豆衣20克，桑寄生15克，熟大黄5克。水煎服，每日1剂。

2008-08-25三诊：左半身手足麻木，左头角亦麻，二便尚可，浮肿不显。苔淡黄腻，质暗。脉细滑。近查肾功能：尿素121.14mmol/L，肌酐256.6μmol/L。

肝肾阴虚，络热血瘀。

药用：生地黄15克，丹皮10克，赤芍12克，川石斛10克，忍冬藤15克，玄参15克，熟大黄5克，鬼箭羽15克，玉米须15克，荠菜花20克，六月雪20克，川牛膝10克，泽兰15克，泽泻15克，冬瓜皮15克，桑白皮15克。14剂，水煎服，每日1剂。

2008-11-20四诊：来人代诉，目前周身浮肿，腹部胀大，周身疼痛麻木。

肝肾阴伤，络热血瘀，水湿潴留。

药用：炮山甲（已禁用，先煎）9克，白薇15克，泽兰15克，泽泻15克，鸡血藤15克，天仙藤15克，路路通10克，熟大黄9克，川石斛10克，玄参10克，鬼箭羽15克，生地黄15克，炙桑白皮15克，炙僵蚕10克，土茯苓20克，六月雪20克，玉米须20克。14剂，水煎服，每日1剂。

病案学习初步体会　糖尿病肾脏疾病是糖尿病最主要的微血管并发症之一，以持续蛋白尿、高血压及进行性肾功能丧失为特征；并且其中医病理特征是本虚标实，虚实夹杂。病变脏腑主要涉及肺、脾、肾，以肾为关键。本虚是五脏气血阴阳的虚损，标实则是痰浊、瘀血、湿热。

中医学对糖尿病肾脏疾病的治疗方法主要有"润肺""清胃""滋肾"等三法，但也不必专执本法。虽然冠心病介入术的后续治疗关键在于把握虚、瘀两端，但合并于糖尿病肾脏疾病，则病变脏腑涉及心、肾、肺、脾等脏腑，病机较为复杂。

先生治疗本例糖尿病肾脏疾病并冠心病介入术后，必求于其标本。本在于肾、肝两脏，肝肾阴伤，故调理肝肾以达五脏安和；标证病机在于络热血瘀，湿热内蕴，心营不畅，故以凉血化瘀为主要治疗方法，兼以清利湿热。其立法选药针对主要矛盾，选用生地黄、石斛、元参、牛膝、丹皮、穿山甲（已禁用）、熟大黄、赤芍、鬼箭羽、白薇、路路通、鸡血藤等药以凉血化瘀，旨在协调心、肝、肾三脏功能，并以荠菜花、泽泻、泽兰、桑皮、土茯苓、六月雪、玉米须等药兼治其湿热瘀血，以期整体延缓肾脏病病变进展与冠状动脉内膜增生，从而达到保护心肾的目的。

案二十　过敏性紫癜性肾炎，血证案

张某某，女，1980年出生。

1999-11-25初诊：两月前双下肢出现紫癜，腿稍泛，查为紫癜性肾炎，住院治疗，服用糖皮质激素药物控制后出院，但出院后又见尿蛋白（++）～（+++），肾穿刺病理检测示有新月体形成，最近尿检示尿蛋白（+++），尿隐血（+++）；疲劳乏力，失眠，腿软，口干，胃胀，左胁胀，腰酸，大便干结，尿黄、有沉淀，易感冒，白带多。苔黄薄腻，质红。脉小滑数。

拟从肾虚阴伤，下焦湿热治疗。

药用：水牛角（先煎）15克，赤芍12克，丹皮10克，生地黄15克，紫草10克，茜草根15克，黄柏10克，知母10克，炙龟板（先煎）12克，炙女贞子12克，墨旱莲15克，石苇15克，土茯苓20克，苦参10克。

1999-12-23二诊：食牛肉肌肤出现针尖样出血点，大便干结，肌肤干燥，口干，口甜，吐胃酸。苔薄黄，质暗红。脉细滑。

肝肾亏虚，血热风燥，湿热中阻。

药用：熟大黄9克，水牛角片（先煎）15克，丹皮9克，赤芍12克，生地黄15克，紫草10克，天花粉15克，知母10克，炙乌贼骨15克，茜草根15克，藿香10克，佩兰10克，炒苍术6克，川柏10克，墨旱莲15克，白茅根20克，苎麻根20克，土茯苓20克。

2000-01-13三诊：尿隐血微量，红细胞（+），头昏，下肢微浮，尿混有沉淀物，牙齿松动，易寐，乏力，口干，体重下降，腹胀，口甜消失，月经先期，周身皮肤干燥发痒。

肾虚湿热，络损血瘀。

药用：熟大黄10克，水牛角片（先煎）15克，丹皮10克，赤芍10克，生地黄15克，炙龟板（先煎）15克，黄柏10克，知母10克，泽泻10克，茯苓10克，粉草薢15克，土茯苓15克，紫草10克，地肤子15克，白茅根20克，苎麻根20克，狗脊15克。

2000-01-20四诊：尿蛋白（++）、尿隐血（++），腰酸，口干不显，时有头昏，月经先期1周，量少。苔黄，质红。脉细。

肾虚络热，热郁阴伤。

药用：大黄炭5克，水牛角片（先煎）15克，丹皮10克，赤芍10克，生地黄15克，炒阿胶珠10克，血余炭10克，山茱萸10克，炙女贞子10克，墨旱莲15克，益母草12克，茜草根15克，地肤子12克，炙龟板（先煎）12克，粉草薢15克，川黄柏10克，六月雪20克，金樱子15克，芡实12克，苎麻根25克。

2000-03-02五诊：因罹患扁桃体炎去医院治疗，缓解，感冒期间，小便混浊，月经来潮时腰痛，伴阴道白沫，咽后充血。苔薄黄，质暗红。脉细。

肾虚湿热，阴络损伤。

药用：大黄炭6克，生地黄15克，玄参10克，黄柏10克，知母10克，六月雪20克，石苇15克，大蓟20克，苎麻根25克，墨旱莲15克，益母草12克，阿胶（烊化）10克，虎杖15克，地锦草15克，草薢15克，土茯苓15克。

2000-03-20六诊：尿隐血（++），尿蛋白（-），小便趋向清，有时混浊，未见紫癜，皮肤发痒，腰酸痛。苔薄黄，质红稍暗。脉细。

拟滋肾清下。

药用：2000-03-02方加茜根炭15克，地榆15克。

2000-04-07七诊：尿隐血（+），但月经尚未全净，可能有关，全身皮肤可见紫癜1～2块，不多，口甜，有时泛吐胃液，返酸，口唇干裂，大便较前通畅，尿黄混、有泡沫。苔黄薄腻，质暗。脉细缓。

肾虚阴伤，湿热瘀阻，脾胃不和。

药用：熟大黄5克，水牛角片（先煎）15克，赤芍12克，丹皮6克，生地黄12克，紫草10克，茜草根15克，黄柏10克，知母10克，石苇15克，藿香10克，佩兰10克，苦参10克，墨旱莲15克，炙乌贼骨15克，炙龟板（先煎）10克，土茯苓10克。

2000-06-08八诊：面部过敏发作减轻，两膝关节酸痛，腿冷，足心热，尿黄色浑，月经6日来潮，来潮前第5日至就诊当日持续腰酸。苔黄，质红。脉小滑。

肾虚湿热，阴络损伤。

药用：生地黄12克，山茱萸10克，山药10克，丹皮10克，茯苓10克，泽泻

412

10克，苍术10克，黄柏10克，水牛角片（先煎）12克，赤芍10克，大蓟20克，石苇20克，大黄炭5克，苦参10克，白薜皮15克，苍耳草15克。

2003-02-13九诊：春节后周身乏力，怕冷，周身酸楚，晨尿黄，腰酸，带下，色黄。苔黄薄腻，质暗红。脉细滑，两扁桃体肿大Ⅱ度。

下焦湿热，肺肾同病。

药用：南沙参12克，北沙参12克，大麦冬10克，一枝黄花15克，鱼腥草15克，玄参12克，蒲公英15克，紫花地丁15克，连翘10克，黄柏10克，荔枝草15克，六月雪20克，太子参10克，生地黄12克，墓头回9克，土茯苓25克，椿根白皮12克。

病案学习初步体会　西医至今仍未完全弄清紫癜性肾炎的发病机制，目前西医也尚无特异性治疗方法。虽然传统中医学未将紫癜性肾炎作为独立病证加以认识，但是依据其皮肤红紫斑疹、腹痛、关节疼痛、便血、尿血等主症，将之纳入中医"血证""斑疹""温毒发斑""水肿""虚劳"等范畴，进行个体化辨证施治，可取得较好的疗效。

紫癜性肾炎的中医发病机制主要是风毒侵入肌肤，或者夹湿热邪毒进犯胃肠，入于络脉，使血不循经，外溢肌肤，或内渗脏腑而成。发于肌肤者，则为紫癜；流注关节，出现关节肿痛；内蕴胃肠，损伤肠络，则腹痛便血；损伤肾系，则出现水肿、尿血。

在病机演变过程中，热毒壅盛，耗灼阴血，血黏而浓，滞于脉中；或者热伤血络，迫血妄行，则血溢脉外；故形成"瘀热"之证。先生治疗本例患者，从初诊至第九诊，逐次审证求机，始终扣紧"瘀热"两字，以凉血化瘀为主要治法，标本兼治，用药灵活，药随证转，故使患者病情缓解。

案二十一　系统性红斑狼疮性肾炎，邪毒肾病案

朱某某，男，1962年出生。

2000-05-23初诊：药服30剂，精神改善，心悸睡眠好转。寐热亦轻，小溲有沫，关节疼痛不著，二便正常，食纳知味，目前口服雷公藤多苷片6片/日，泼尼松20毫克/日。苔黄腻，边尖红，隐紫。脉濡。

肝肾阴虚，湿热内蕴，营血伏热。

药用：水牛角片（先煎）15克，赤芍10克，丹皮10克，生地黄15克，紫草10克，漏芦12克，制黄精12克，苏柏10克，白薇15克，萆草20克，鬼箭羽15克，凌霄花10克，白花蛇舌草25克，首乌藤25克，土茯苓20克。

2002-12-12二诊：经服中药后病情有所改善但最近面部红斑暴露，关节不痛，夜尿3～4次，色黄，大便日行，有时偏烂，尿蛋白（+++），血肌酐0.86mg/dL，血尿素氮17.70mg/dL，血尿酸438μmol/L。苔黄腻，质暗紫。脉细。

肝肾阴虚，营血伏热。

药用：水牛角片（先煎）10克，赤芍10克，丹皮10克，生地黄20克，六月雪20克，土茯苓25克，菝葜25克，玄参15克，紫草10克，广地龙10克，雷公藤6克，鬼箭羽15克，制黄精10克，露蜂房10克，白花蛇舌草25克。

2004-09-09三诊：罹患系统性红斑狼疮性肾炎多年，间断自服用2002年我处中药处方，尚属稳定。尿有沫，关节疼痛，右侧腰酸痛，易汗，建议全面复查。苔黄薄腻，质暗。脉细滑。

肝肾亏虚，湿热毒瘀内蕴。

药用：生地黄20克，水牛角片（先煎）25克，六月雪20克，丹皮10克，赤芍10克，鬼箭羽15克，山萸萸10克，炒苍术10克，黄柏10克，土茯苓25克，川萆薢15克，雷公藤6克，肿节风20克，泽兰15克，泽泻15克，狗舌草20克，漏芦15克，菝葜10克，凌霄花10克，制黄精10克。

2004-12-08四诊：近查血尿素氮18.42mg/dL，血肌酐3.86mg/dL，血尿酸582μmol/L。自觉胸闷心慌，气短，腰部酸痛，尿多沫，有内热感，大便稀烂，面部、手背多发红斑，关节痛感，手抖。苔黄薄腻，质暗。脉细。

湿浊内蕴，营血伏热，肝肾亏虚。

药用：水牛角片（先煎）20克，赤芍10克，玄参15克，狗舌草20克，肿节风20克，白薇15克，紫草10克，土茯苓30克，丹皮10克，生地黄20克，漏芦15克，苦参10克，雷公藤6克，制黄精10克，广地龙10克，萆草20克，菝葜5克，炙僵蚕10克。

病案学习初步体会 中医学认为，狼疮性肾炎的病因不外乎内因、外因两端。内因多素体正虚，外因多与感受邪毒有关，其中正虚以阴虚最为重要，邪毒以热毒最为关键。

机体感受火毒之邪，与体内阴虚火旺之内热相搏，则导致热毒炽盛之证。热毒燔灼，伤津劫液，重则迫血妄行，出现尿血、紫斑；邪毒伤心，则可出现心阴内耗，心阴不足；邪毒伤肝，则可导致肝阴不足，进而可见肝肾阴虚证候。阴阳互根，阴病及阳，肾阴亏损致肾阳不足，肾阴阳俱虚。肾为先天之本，为生命之根；脾肾相关，脾胃为后天之本；肾病及脾，致脾肾两病，虚实夹杂。

机体由于感受邪毒，脏腑气血阴阳亏虚，导致在本病的病机演变过程中，瘀血、痰浊、湿热、水湿等标实之诸证蜂起。病变初期，热毒炽盛，灼伤血脉，络伤血瘀；后期，病变常因阴虚、气阴两虚而致络伤血瘀。其他如湿热、湿浊、水湿，均可阻滞血脉而致瘀血。本病初、中期多见热毒炽盛，肝肾阴虚，络伤血瘀；邪热入营，多见于中、后期。脾肾阳虚，则多见于后期。

该例系统性红斑狼疮性肾炎患者在先生门诊治疗至少4年。其病机关键在于肝肾亏虚，营血伏热，络伤血瘀。"观其脉证，知犯何逆，随证治之。"遂选用犀角地黄汤为主加减化裁，药证合拍，故能取效。其理由主要有如下几点：

（1）犀角地黄汤独具凉血化瘀之功。该方的凉血化瘀关键在于方中药物功用独特，犀角虽为寒凉之品，但又具有较强的走散之性。因为犀角为法规禁用之品，先生独具慧眼，选用水牛角、鬼箭羽、紫草、凌霄花等品合用代替，亦可取得类似犀角之功。地黄除有良好的凉血滋阴之力外，还具有较强的活血化瘀之力；赤芍，味苦能泻，既能凉血化瘀，又能解热烦，祛内停之湿，利水通便，使邪有出路；丹皮之效，正如李时珍《本草纲目》所云"牡丹皮治手、足少阴、厥阴四经血分伏火。盖伏火即阴火也，阴火即相火也。……后人乃专以黄柏治相火，不知牡丹之功更胜也"。诸药合用，组合成独特的凉血化瘀良方。

（2）犀角地黄汤具有透热散邪之功。张介宾《景岳全书》指出："人知此汤但能凉血清毒，而不知此汤善于解表散邪，若用之得宜，则必通身大汗，热邪顿解，何为不可汗耶？由此言之，则凡脉数无汗，表证俱在者，必须仍从解散。"张景岳认为犀角地黄汤不但凉血解毒，而且能发汗解表而除热邪。

（3）犀角地黄汤滋阴与清热并行而不悖。犀角地黄汤既可清热，又可滋阴，而滋阴又可助清热，在清热的同时又可以补充营阴；此功效跟方中药物组成密切相关，因为地黄、芍药、丹皮均有较强的滋阴效果，同时具有清热凉血之功。滋阴与清热并行，相辅相成，而且蕴含朱丹溪寒凉滋肾之旨，此是犀角地黄汤的特色。

案二十二　慢性前列腺炎，淋证案

古某某，男，1947年出生。

2003-10-17初诊：罹患慢性前列腺炎二十年余，昨日查前列腺液常规回复：上皮细胞3～5/HP，卵磷脂小体（+++）。吃多种发物，均可引起会阴部灼痛发胀，排尿尚畅，尿意不尽，稍黄，肛门坠胀。苔黄，质红。脉弦。

湿热郁结，久病肾虚。

药用：熟大黄5克，桃仁10克，炙水蛭4克，炒苍术10克，黄柏10克，川萆薢15克，苦参10克，炙刺猬皮15克，肉桂（后下）2.5克，生地黄12克，玄参12克，天花粉12克，紫花地丁15克。

2003-10-29二诊：受凉胃痛2～3天，嗳气，胸痛，左头角痛，排尿通畅，睾丸隐痛，大便每日2次。苔薄，黄腻。脉弦。

肝气郁滞，肾虚湿热。

药用：藿香10克，苏梗10克，制香附10克，高良姜5克，法半夏10克，乌药10克，肉桂（后下）3克，川芎10克，青皮10克，陈皮6克，炒苍术10克，厚朴5克，广木香5克，砂仁（后下）3克，车前子（包煎）10克。

2004-12-08三诊：有前列腺炎，近日发作，左阴囊部时痛，排尿分叉，尿道不痛，最近遗精1次，大便正常，口干，苔黄，质暗红。脉弦。

肾虚湿热。

药用：川萆薢15克，黄柏10克，知母10克，炙刺猬皮15克，紫花地丁20克，苦参10克，老鹳草15克，生地黄12克，玄参10克，肉桂（后下）2克，熟大黄5克，炙水蛭3克，桃仁10克。

2005-10-12四诊：罹患慢性前列腺炎，最近右肋疼痛，阴下潮湿，尿黄，胃中不和，查有慢性胃炎，口干。苔黄，质红。脉小弦滑。B超检查提示胆壁粗糙。

肾虚湿热。

药用：川萆薢15克，黄柏10克，炒苍术6克，炙刺猬皮15克，紫花地丁20克，蒲公英15克，老鹳草15克，土茯苓20克，乌药10克，苦参9克，生地黄

10克，煅瓦楞子（先煎）15克，泽兰12克，泽泻12克，酢浆草15克，鱼腥草15克。

2005-12-23五诊：有前列腺炎、胆囊炎史。最近口干，大便虽能成条但夹有稀水，胆区不痛，寐差。苔黄，质暗。脉小弦滑兼数。

肾虚阴伤，湿热内蕴。

药用：川草薢360克，土茯苓360克，黄柏300克，知母200克，生地黄360克，炙龟板300克，丹皮300克，茯苓300克，泽泻300克，山药360克，山茱萸300克，老鹳草450克，炙刺猬皮450克，蒲公英450克，紫花地丁450克，煅瓦楞子（先煎）450克，制何首乌360克，枸杞子300克，楮实子300克，墨旱莲300克，炙鸡内金300克，潞党参300克，焦白术300克，生黄芪360克，熟枣仁360克，炙甘草100克，西洋参（另炖兑入）30克，陈皮180克，阿胶100克，蜂蜜1000克。

如法制膏，按医嘱服用。

2006-04-21六诊：既往查血尿酸高，春节以来，下肢足趾常有肿痛，夜晚痛甚，尿黄不显，腿膝酸楚，偶有胃痛泛酸嗳气，大便尚调。苔黄薄腻，质红。脉弦滑。

湿热下注。

药用：川草薢15克，土茯苓50克，炒苍术6克，黄柏10克，知母10克，川牛膝10克，汉防己15克，威灵仙15克，忍冬藤15克，络石藤15克，赤芍10克，丹参15克，熟大黄5克，生薏苡仁15克，梗通草5克，生地黄15克。

2006-07-07七诊：近来肛门发胀，足趾未见肿痛，大便不实量少，日1～2次，口干黏，苔黄，质暗红。脉濡滑。

湿热下注。

药用：川草薢15克，土茯苓50克，汉防己15克，炒苍术6克，黄柏10克，苦参10克，知母6克，龙胆草5克，威灵仙15克，络石藤15克，千年健15克，川牛膝10克，忍冬藤15克，梗通草5克，炙刺猬皮15克，玄参10克。

病案学习初步体会　根据中医学的基本理论与辨证求因的原则，前列腺病的发病原因分为外因、内因及病理产物形成的原因。外因分为外感六淫、感受特殊毒邪、外力伤害三方面因素，内因则是情志内伤、饮食不节、劳逸失度及先天不足，而瘀血、痰湿与脓腐是病理产物形成的因素。

前列腺病的发病机制是机体阴阳失调，而直接影响前列腺疾病病机的不外乎三方面，即邪正盛衰、气血失和及升降失常。另外，前列腺疾病与机体体质也密切相关，因为机体体质结构在未病之先具有潜在的倾向性，在既病之后又直接影响其发病趋势。

慢性前列腺炎是前列腺疾病的常见病种，该病难以治愈与湿邪难以速去有很大关系，但机体内风、内火、内寒对前列腺影响最大，常常可以使其发病或病症加重。焦虑既是前列腺炎的一个症状，又使前列腺炎进一步加重，或者延长病程。房事过度容易耗伤肾精，使前列腺过度充血，一方面容易引起慢性无菌性前列腺炎，另一方面促使慢性前列腺炎复发。部分慢性前列腺炎患者，担心房事损伤身体，过度安逸，施行禁欲，导致前列腺液过度淤积，从而使炎症难以消除。性冲动过频、手淫及房事过度，均可以引起前列腺过度充血而血液淤积，导致前列腺炎等疾病。但已经罹患前列腺炎者，则因为局部湿、热、毒邪等因素，气血运行欠畅，导致瘀血，形成湿热瘀阻或热毒瘀阻等病机。痰湿的产生，使前列腺炎的病机变得更加复杂。前列腺内部脓腐的形成，使治疗变得棘手，病程延长。

本例患者罹患慢性前列腺炎二十年余，久病及肾，"久病入络"，病机关键在于下焦湿热瘀阻，气机郁滞，肾阴亏虚，阴损及阳。然圣人治天下，处人事，皆以"平常"两字。治病亦然。先生针对下焦湿热瘀阻、阴伤络瘀的基本病机，应用复法组方，熔仲景桃核承气汤、下瘀血汤、四妙散、朱丹溪寒凉滋肾法等于一炉，用药配伍相反相成而药随证转，并中途结合秋冬进补施以膏滋药整体调理，从而稳定病情。

案二十三　前列腺增生症、脑梗死，癃闭、中风案

许某某，男，1930年出生。

2008-09-29初诊：9月13日高热，血常规检查提示：白细胞计数为$12.3 \times 10^9/L$，中性粒细胞计数为$10.43 \times 10^9/L$，中性粒细胞百分比为84.8%。刻下：排尿不畅，目前保留尿管；心慌不宁，晨起足浮，口干不显，腰酸，大便干燥少行。舌苔黄腻，质暗红，隐紫，有裂。脉三五不调。B超检查提示前列腺增生。

热在下焦，瘀阻水停，肝肾阴伤。

药用：生大黄（后下）5克，桃仁10克，炙水蛭3克，泽兰15克，泽泻15克，乌药10克，沉香（后下）3克，生地黄12克，虎杖15克，扁蓄15克，瞿麦12克，川牛膝10克，车前子（包煎）10克，梗通草10克，六一散（包煎）10克，黄柏9克，知母9克。7剂。

2008-10-06二诊：药后大便通，便溏，小便能畅，下肢浮肿消退。舌苔薄黄腻，质红。脉小弦滑，时有不调。

下焦湿热瘀阻，肝肾阴伤。

药用：原方去生大黄，改生地黄15克，加熟大黄5克，肉桂（后下）2克，玄参10克。7剂。

2009-01-15三诊：家人代诉患者因脑栓塞、房颤、高血压病，住脑科医院抢救治疗，当时神志不清，嗜睡，曾接受经皮微创气管切开术、右锁骨下静脉置管术。2008年12月29日由重症监护病房转入普通病房。目前神志清楚，但因气管切开不能言语，痰多，汗多，大便一度出现黑便，面部红赤，血压或高或低，左侧手臂软瘫。

肝肾阴伤，瘀热阻窍，痰热蕴肺。

药用：水牛角片（先煎）20克，赤芍12克，丹皮10克，生地黄20克，生石膏（先煎）25克，知母10克，南沙参12克，北沙参12克，天花粉10克，熟地黄5克，广地龙10克，葶苈子15克，炒黄芩10克，炙桑皮12克，广郁金10克，川连3克，鱼腥草15克，丹参12克，大麦冬10克。7剂。

病案学习初步体会　前列腺增生症是男性的常见病，相当于中医的"癃闭"。究其病机，主要有八种，即湿热蕴藉、肺热壅盛、肝郁气滞、瘀血内阻、痰浊内停、脾虚气陷、肾阳不足及肾阴亏虚。因为前列腺与足少阴肾经、足厥阴肝经、督脉、任脉四经存在客观的密切联系，而此四条经络直接或间接与其他经络相连，故前列腺疾病患者经常出现周身痛楚。据此推测，前列腺增生症虽然病位在前列腺，但与肝肾密切相关；其病理性质属本虚标实，本虚则以肾虚为主，标实为湿、热、气滞、瘀血、痰浊，其中标实又以瘀血为主。

本例为老年男性患者，肝肾阴伤是其致病之本，治病求本，故始终扣紧"肝肾阴伤"四字，及三诊遣方用药颇费筹思，结合具体病情，活用"凉血化瘀"方法，初诊、二诊选用下瘀血汤、桃核承气汤复合朱丹溪寒凉补肾法，进行配方，标本兼治。三诊患者病机更为复杂，先生针对"肝肾阴伤，瘀热阻窍，痰热蕴肺"的具体病机，采用复方组合法，选用功效独特的犀角地黄汤、白虎汤、桑白皮汤加减化裁治之。

案二十四　病毒性肾炎，尿血案

冯某某，男，12岁。

2003-09-04初诊：2003年3月6日发现尿有红色，尿常规检查提示：尿隐血（++～+++），尿红细胞计数（39～65）万/mL，尿蛋白阴性。曾住院，被诊为"病毒性肾炎"（发病前曾有感冒史），用抗病毒、抗过敏药物治疗。刻下自觉症状尚可，二便可，口干不显，目胞微浮。苔黄腻，质偏红，有裂纹。脉细弦滑。

肺肾阴虚，下焦湿热。

药用：南沙参12克，北沙参12克，大麦冬10克，玄参10克，生地黄15克，大黄炭5克，丹皮10克，赤芍10克，水牛角片（先煎）15克，地锦草15克，紫珠草15克，大蓟15克，白茅根15克，石苇15克，荔枝草15克，荠菜花15克，六月雪20克。

2003-09-11二诊：昨天尿常规检查提示尿隐血（+++），尿红细胞镜检4～5/HP（2003-09-10）。月来声音嘶哑，精神状态良好，大便尚调。苔黄，质偏红。脉小弦滑。

肺肾两虚，下焦湿热，阴络损伤。

药用：2003-09-04方加紫花地丁15克。

2003-09-23三诊：口唇红，咽部常有发炎。苔黄，质红。脉细滑。尿常规检查提示尿红细胞计数降为17万/mL，呈多型性，尿隐血（+++）。

药用：2003-09-04方加鹿衔草15克，墨旱莲15克。

2003-10-17四诊：尿黄，大便偏烂，纳可。苔黄，质红。脉弦滑。尿常规检查提示尿红细胞计数降至5万/mL，尿隐血（+++）。

2003-09-04方加蒲公英15克，挂金灯5克，墨旱莲15克。

2003-10-31五诊（代诉）：感冒咳嗽，鼻塞流涕。尿常规检查提示尿红细胞计数（10～63）万/mL，尿隐血（+++）。

药用：2003-09-04方加鹿衔草15克，墨旱莲15克，蒲公英15克，挂金灯5克，炒六曲10克。

2003-11-14六诊（代诉）：近半月感冒，未发热，鼻多涕，咳嗽现已缓解，声嘶哑，大便时干时稀，汗多。尿常规检查提示尿红细胞计数112万/mL，尿隐血（+++），尿红细胞镜检1～5/HP。

肺肾阴伤热郁。

药用：南沙参12克，北沙参12克，大麦冬10克，玄参10克，蒲公英15克，一枝黄花15克，荔枝草15克，鱼腥草15克，白茅根15克，大黄炭4克，地锦草15克，大蓟15克，石苇15克，生地黄12克，挂金灯5克，六月雪20克，瘪桃干15克。

病案学习初步体会　近十多年来，各种论著对中医尿血证的病机看法较统一，认为主要有热、湿、瘀、虚，而且以热、湿、瘀三者多见。

然本例从肺、肾两脏着眼，结合初次发病时令，紧扣发病之标本，本在肺肾，标在下焦，予以凉血化瘀为主法，下病上治，选用犀角地黄汤为主方加减化裁，配合滋肺肾之阴与清热利湿止血之品，使炎上之火熄灭，从而有较好疗效，盖由"气分大伤，邪热入营，逼血妄行"（《丁甘仁医案·吐血案》），"拟大剂育阴清营，以制炎上之火"（《丁甘仁医案·吐血案》）。掌握疾病之标与本，对审证求机、知常达变有相当重要的意义，诚如《素问·标本病传论》所指出的："知标本者，万举万当，不知标本者，是谓妄行。"

案二十五　生殖膀胱炎，经行血淋案

梁某某，女，38岁。

2003-06-13初诊：今年3月开始自觉不适，尿频，量少，不痛，两侧腰肾区疼痛，尿道有时流血，经期前血尿，腿软无力，夜寐出汗，疲劳，口干，手心灼热，足冷，易汗，面赤唇红，大便干结，手足麻木，睡眠不佳。苔黄腻质紫，脉细滑兼数。5月21日膀胱镜检查提示膀胱三角区及后尿道充血性炎性改变；5月23日在硬膜外麻醉下行经尿道电灼术。

肾虚湿热，阴伤络损。

药用：大黄炭5克，黄柏10克，知母10克，生地黄15克，炙龟板（先煎）12克，大蓟20克，石苇15克，茜根炭12克，墨旱莲15克，血余炭10克，炒阿胶珠10克，地锦草15克，紫珠草15克，白茅根15克，丹皮10克。

2003-06-26二诊：尿常规检查提示尿蛋白（－）。10余天大便溏烂，每日4～5次，腰背部疼痛，部位不定，手足指趾麻木，尿频不痛，色深黄。苔黄腻，质暗，舌下青筋暴露。脉濡滑。

肾虚阴伤，湿热瘀阻。

药用：黄柏10克，知母6克，炙龟板（先煎）12克，生地黄15克，大蓟15克，墨旱莲15克，地锦草15克，炒阿胶珠10克，茜根炭15克，紫珠草15克，苎麻根25克，石苇15克，金毛狗脊15克，益母草15克。

2003-10-24三诊：原有"膀胱炎"病史，曾经尿血，今年7月因摩托车撞伤，出现胃痛、腰背痛，胃部怕冷，口渴，有时心胸腹部有灼热感，稍有尿频、不痛，大便日行，口干欲饮，牙周常发炎。苔黄厚腻，质暗。脉细。尿常规示隐血（＋），白细胞（＋＋＋）。血生化无明显异常。钡餐示"胃窦炎"。胸椎片示"胸椎退行性病变"。心电图示正常。

肝胃不和，肾虚阴伤，下焦湿热。

药用：醋柴胡5克，赤芍10克，丹参15克，制香附10克，制乌贼骨10克，茜草根12克，生蒲黄（包煎）10克，片姜黄10克，续断15克，桑寄生15克，鸡血藤15克，川连4克，吴茱萸3克，仙鹤草12克，苏梗10克。

2003-11-28四诊：经潮期有肉眼血尿，目前闭经已近2个月，最近尿检示隐血（＋）。左侧颜面牙龈常发炎，肿胀，口中热，咽干欲饮，胃中时有针刺样疼痛，口酸，但不吐酸，大便日行2次，质烂，尿频，不痛，小腹坠胀，妇科检查提示有"宫颈炎"。苔黄腻，质暗红。脉细滑。

阴虚湿热，阴络损伤，气化失司。

药用：水牛角片（先煎）15克，赤芍10克，丹皮6克，生地黄15克，炒苍术10克，黄柏10克，大黄炭3克，制乌贼骨15克，茜根炭12克，乌药10克，老鹳草15克，地锦草15克，凤尾草15克，川连4克，吴茱萸3克。

2004-03-10五诊：最近又在医院做系统检查，静脉肾盂造影B超、肾功能检查均无异常，血尿仍发于月经期，月经量少，色黑。苔黄腻，质暗。脉细滑。

转从血瘀络伤观察。

药用：大黄炭6克，桃仁10克，炙水蛭3克，失笑散（包煎）10克，制乌贼骨15克，茜根炭15克，血余炭10克，泽兰12克，泽泻12克，天仙藤12克，金毛狗脊15克，赤芍10克，丹皮10克，生地黄15克。

另予三七粉1.5克，每日2次，冲服。

2004-04-05六诊：经潮期月经从尿道渗出，阴道血量反少，经期左侧少腹痛，出血后内热，面部潮红，牙龈发凉发胀，常有尿频尿急；尿常规示红细胞计数3万/mL，形态影红，管型计数（－）。

肾虚湿热，血瘀络损。

药用：川草薢15克，炒苍术6克，黄柏10克，失笑散（包煎）10克，血余炭10克，生地黄15克，苎麻根30克，丹皮10克，丹参10克，黑山栀10克，白薇15克，玄参10克，制乌贼骨15克，茜根炭15克，金毛狗脊20克，泽兰15克，泽泻15克，地锦草15克。

2004-04-07七诊：上药未服，两下肢发凉，活动后痛，腰酸，口干。苔黄腻，质暗紫。脉细滑。

药用：2004-04-05方加桑寄生15克，鸡血藤15克，怀牛膝10克。

病案学习初步体会 ①《丹溪手镜·小便淋闭》指出："淋沥赤涩，皆内热也，宜解利小便。"《顾氏医镜·淋》云："凡治五淋，总宜壮水滋阴渗湿，分利小便为主。"本例初诊、二诊紧扣病机，制方既顾及凉血化瘀、祛瘀生新、寒凉滋肾、苦寒坚阴、平相火保真阴而清源、培本并举的一面，又照顾以茅根、地锦草、大蓟、石苇、苎麻根、益母草等清利湿热、化瘀止血并举的一面，同时不忘酌加扶正之品如阿胶珠、金毛狗脊，合而成为壮水制火与清利凉血化瘀并重的方剂。

②病有先后，证有标本。本例三诊，胃痛病在后，肝胃不和，标也！肾虚阴伤，下焦湿热，病在先。明确此关系，则治法随机而立。三诊制方重点治标，兼顾旧病；遂选四逆散、左金丸配以苏梗、制香附、丹参、炙乌贼骨、生蒲黄、片姜黄等治标，续断、桑寄生、仙鹤草、茜草根等治旧病，药证合拍。所以治病务须"谨察间甚，以意调之"。

③"百病皆生于气"，"血为百病之胎"，阴虚湿热，络伤血瘀，瘀热郁滞胞宫阴络，而月信时胞宫之窍不开，则瘀热搏结，逼经血旁流膀胱，再兼下焦湿热，终致瘀热、湿热互为因果，湿热瘀阻下焦，经行血淋趋重。着眼于这些复杂病机，四诊与五诊之"法""方""药"则可一气呵成，遂选独特功效

的犀角地黄汤、针对下焦瘀血的下瘀血汤加减化裁，酌配清利湿热、扶正祛瘀之品。

④久病阴虚、湿热并存致瘀，瘀久可虚且病久入络，伤及胞宫、膀胱之络，故六诊、七诊制方顺病势而治，适事为故，扶正祛邪并重而防病情恶化。

案二十六　慢性肾炎，慢肾风案

王某某，女，4岁。

2002-05-09初诊：罹患肾炎病2年多，多次小便检查以隐血为主，近查尿隐血（＋），尿红细胞计数4.4万/mL，多形性。目前一般情况可，仅目胞早晨浮肿，尿不红，微黄，无泡沫，长期感冒，口干，大便干结，每日1次。苔少，质红。脉细。

儿童医院按急性肾炎、结核感染治疗。

拟从肺肾两虚，下焦湿热，阴络损伤治疗。

药用：南沙参12克，北沙参12克，大麦冬10克，玄参10克，生地黄12克，六月雪20克，大蓟15克，鹿衔草15克，大黄炭10克，白茅根15克，荠菜花15克，苎麻根20克，石苇15克，墨旱莲15克，炙鳖甲（先煎）10克，猫爪草15克。

2002-05-16二诊：复查尿常规示尿蛋白（＋），自诉排尿时尿道口有痛感，夜尿3次，色黄，大便黑，质烂，纳差，背后红疹好转，略痒。苔中部黄，稍腻，质暗红。脉细。

服上方过敏，增加苍耳草10克。

药用：2002-05-09方去炙鳖甲、猫爪草，加黄柏6克，苦参6克，改大黄炭6克。

2002-05-30三诊：尿常规示隐血（＋＋），尿蛋白（＋－）。临床表现症状不多，无尿频，纳差，小便淡黄。苔黄薄腻。脉细。

拟滋养肺肾，清利下焦。

药用：南沙参12克，北沙参12克，大麦冬10克，玄参10克，生地黄15克，丹皮10克，赤芍10克，水牛角片（先煎）10克，大黄炭6克，石苇15克，大蓟

15克，山栀10克，白茅根15克，苎麻根20克，六月雪15克，墨旱莲12克。

2002-06-13四诊：尿检阴性，服上药大便溏泄，每日3次，尿黄无沫，纳差，两侧扁桃体肿大。苔中部黄，质红。脉细。

仍当滋养肺肾，清利下焦。

药用：南沙参12克，北沙参12克，大麦冬10克，玄参10克，太子参10克，六月雪20克，大蓟15克，石苇15克，鹿衔草15克，生地黄12克，白茅根15克，苎麻根20克，荔枝草15克，蒲公英12克，黄柏6克。

2002-07-01五诊（代诉）：6月26日查尿常规示隐血（++），尿蛋白（+-），尿胆素原（+-）。大便偏烂，每日2～3次，尿黄不红。

药用：2002-06-13方加墨旱莲15克，金樱子15克，山药15克，去荔枝草。

2002-07-18六诊：尿检红细胞（+++），尿黄无沫，食纳欠佳，大便日行1次。苔中部黄腻，质偏红。脉细。

肾虚湿热，阴络损伤。

药用：南沙参12克，北沙参12克，大麦冬12克，玄参10克，生地黄12克，石苇15克，大蓟15克，连翘10克，苎麻根20克，大黄炭6克，六月雪20克，墨旱莲15克，白茅根15克，金樱子12克，荔枝草15克，焦山楂10克，焦神曲10克。

2002-08-01七诊（代诉）：尿检血细胞（++），晨起目胞浮肿，大便日行1次。

守原意立方。

药用：生地黄15克，山茱萸10克，丹皮10克，大黄炭6克，石苇15克，六月雪15克，墨旱莲15克，炒阿胶珠10克，血余炭10克，大蓟15克，苎麻根25克，金樱子15克，山药15克，白茅根15克。

2002-08-19八诊（代诉）：发热后尿检隐血（++），尿蛋白（+-）。睡醒后目胞浮肿，尿不黄，有泡沫。

守前诊治法进退。

药用：2002-08-01方加连翘10克，南沙参12克，北沙参12克，玄参10克。

2002-09-02九诊：尿检蛋白阴性，上次曾见红细胞（++）。尿不黄，大便有时烂，曾见日行3次。苔黄中后部腻。脉细。

肾虚阴伤，湿热瘀阻。

药用：2002-08-01方去大黄炭、炒阿胶珠，加炒苍术6克，炒黄柏6克，焦山楂10克，焦神曲10克。

2002-10-14十诊（代诉）：尿隐血（++），小便不黄，晨起有时目胞微浮。

药用：2002-08-01方加地锦草15克，景天三七20克，荔枝草15克。

2002-10-28十一诊：尿蛋白（-），尿隐血（+-）。精神良好，纳差，尿黄。

肾虚湿热，阴络暗损。

药用：生地黄12克，山茱萸10克，丹皮10克，茯苓10克，泽泻10克，山药10克，大蓟15克，小蓟15克，石苇15克，地锦草15克，墨旱莲15克，苎麻根25克，血余炭10克，荔枝草15克，白茅根15克，焦山楂10克，焦神曲10克，茜根炭15克，紫珠草15克。

2002-11-21十二诊（代诉）：尿隐血（++），尿蛋白（+）。晨起目胞浮，小便色青，大便尚可，食纳不佳，间有感冒，咳嗽。

药用：2002-10-28方加大黄炭4克，连翘10克，南沙参12克，北沙参12克。

2002-12-09十三诊：尿蛋白（-），红细胞（+）。纳差，尿黄，两侧扁桃体肿大，易汗，咽后壁淋巴滤泡增生。

肺虚热郁，肾虚阴伤。

药用：南沙参12克，北沙参12克，大麦冬10克，玄参10克，连翘10克，荔枝草15克，鹿衔草15克，六月雪15克，石苇15克，大黄炭5克，生地黄12克，地锦草15克，墨旱莲15克，苎麻根20克，血余炭10克，大蓟15克，小蓟15克，金樱子15克，土茯苓20克，黄柏6克。

病案学习初步体会　"肾风"系《黄帝内经·素问·奇病论》所论述的十种奇病之一。

黄帝与岐伯探讨了十种奇病，其中第十种奇病是肾风。肾风之奇有五：一为面部浮肿如水；二是脉搏大而紧；三者，身不痛，体不瘦；四为不能食，或食少；五是易受惊，受惊则惊恐不止。然世人以为小儿为纯阳之体，但小儿稚阳未充，稚阴未长，脾常不足，肝常有余。肾藏精，为先天之本，元阴元阳之根。肾为卫气之根源，肾又主外。

小儿禀赋不足，肾元亏虚，肺气失充，风邪外邪，肺失宣降，水道不通。小儿又脾常不足，脾失健运，水湿内停；脾虚而不统血，血溢脉外；湿热内盛，湿热致瘀，瘀热灼伤肾络。

本例小儿之病，符合《黄帝内经·素问·奇病论》所论之第十种奇病，当属"肾风"，其病机以肾虚阴伤，湿热瘀阻为重点，故选方用药始终务须围绕"肾虚阴伤，湿热瘀阻"八字方针，便有一份生机。

本例组方特色在于：重视病机，组合有度；精心选药，一药多效；随证加减，灵活变通；提出扶正祛邪并举的"凉血化瘀"大法。

案二十七 肾病综合征，水肿案

童某某，男，20岁。

2008-04-24初诊：今年4月面部浮肿，腹部积水，应用激素（吗替麦考酚酯）治疗，口干不欲饮水，大便可，易感冒。查尿常规示尿蛋白（+++）；查肝功与乙肝两对半示"大三阳"，肝功能正常。

风水蕴表，肺肾同病。

药用：浮萍15克，防风10克，防己10克，生黄芪15克，炙桑皮12克，生白术12克，大腹皮10克，生姜皮5克，陈皮6克，猪苓5克，茯苓15克，泽漆12克，冬瓜皮15克，葶苈子10克，光杏仁10克，南沙参10克，北沙参10克，荔枝草15克，鱼腥草15克。

2008-04-28二诊：因住院期间服药不便，未用上方。目前面色萎黄，有浮态，腹部胀满有水，尿少有沫，大便每日2～3次，下肢按之凹陷。苔淡黄薄腻，质暗。脉细。生化检查提示总蛋白34.8g/L，白蛋白15.5g/L，球蛋白19.3g/L，白蛋白与球蛋白比0.8，总胆红素2.5mmol/L，直接胆红素0.5mmol/L，间接胆红素2.1mmol/L，前白蛋白164mg/L。肾功能检查提示肌酐、尿素正常。胸片提示左侧少量积液。B超检查提示双肾弥漫性病变。尿检示隐血（++），尿蛋白（+++），管型（0～2）。乙肝两对半示"大三阳"。

药用：原方去鱼腥草，加炙桂枝10克，蒲公英15克，车前草12克。

2008-07-17三诊：最近住院治疗11天，诊断为微小病变肾病，慢性肾病Ⅰ期；慢性乙型活动性肝炎。目前每日服用泼尼松8片，每10天减1片。浮肿不显，小便有沫量少，大便每日2次，偏干；周身背、臂皮疹密集，隆起粗糙。

427

舌苔中黄腻，质暗。脉细滑。

风湿遏表，湿热内蕴。

药用：浮萍15克，熟大黄6克，赤芍10克，丹皮10克，生地黄15克，苍耳草15克，地肤子15克，白藓皮15克，连翘10克，野菊花15克，防风10克，防己15克，荔枝草15克，玄参10克，六月雪20克。14剂。

2008-07-31四诊：周身胸部肢体皮疹未见减轻，粗糙高突隆起，不痒。苔黄薄腻，质暗红。脉细滑。

药用：2008-07-17方去浮萍，加水牛角片15克（先煎），雷公藤6克，土茯苓25克。14剂。

2008-08-18五诊（代诉）：最近皮疹减轻，手触有疼痛，肢体不肿，尿沫已少。最近用激素3片。

药用：2008-07-17方加水牛角片（先煎）15克，土茯苓25克，雷公藤6克，鱼腥草15克，蒲公英15克。

病案学习初步体会 《黄帝内经·素问·水热穴论》记载，黄帝问曰："少阴何以主肾，肾何以主水？"岐伯对曰："肾者至阴也，至阴者盛水也，肺者太阴也，少阴者冬脉也，故其本在肾，其末在肺，皆积水也。"帝曰："肾何以能聚水而生病？"岐伯曰："肾者胃之类也，关门不利，故聚水而从其类也。"《素问·平人气象论》指出："面肿曰风，足胫肿曰水。"然《素问·至真要大论》进一步指出："诸湿肿满，皆属于脾。"

所以，治疗本例，以肾为本，以肺为标，以脾为中流砥柱，实为治疗取效的关键。细审本例配方技巧与用药，发现先生始终贯彻肺脾肾同治，以肺肾并调为重点的诊疗方略。三诊至五诊配方策略较突出"凉血化瘀"之法，似专为祛邪，实质上是扶正祛邪并举，体现其选药之奥妙，虽用药平淡，但每味中药均处处针对肺、脾、肾三脏，促使三脏恢复自稳平衡状态，以平为期。

案二十八　IgA肾病，腰痛案

哈某，男，18岁。

2006-11-30初诊：尿检异常2年多，血肌酐高，住院检查，肾穿刺病理检查提示IgA肾病（高血压型），住院半月出院，出院诊断提示IgA肾病（Lee分级Ⅲ级），血压140/70mmHg，服缬沙坦控制。有遗精史，约每周1次。自觉腰酸痛，小便有沫，无浮肿，怕冷，口唇干，近来大便稀烂，少则2～3次，多则5～6次，面黄形瘦，食纳正常。苔黄薄腻，质暗，有小裂。脉小弦滑。近查肾功能尿素氮28.34μmol/L，肌酐2.18mg/dL，尿常规检查提示蛋白（+++），血常规检查提示轻度贫血。

此乃肾虚，湿热瘀毒互结，气阴两伤。

药用：生地黄12克，山茱萸10克，淫羊藿10克，鬼箭羽15克，菟丝子15克，土茯苓25克，六月雪20克，生黄芪20克，焦白术10克，生薏苡仁15克，金樱子15克，芡实12克，山药12克，泽兰12克，泽泻12克，炒杜仲12克，续断15克，炙刺猬皮12克。

2007-01-18二诊：腰酸，左腰肾区疼痛，食纳正常，昨日测血压149/89mmHg，大便正常，有时头昏，耳鸣。两下肢不肿。苔淡黄薄腻，质暗红。脉小弦滑。复查提示尿红细胞计数30万/mL，24小时尿蛋白1.86克。生化检查提示血尿素氮28.06mg/dL，肌酐1.88mg/dL，血尿酸488μmol/L。血常规检查提示红细胞计数3.73×10^{12}/L，血红蛋白110g/L。尿常规检查提示蛋白（++），隐血（+-）（2007-01-15）。

证属肾虚肝旺，气阴两伤，湿热瘀阻。

药用：生地黄12克，山茱萸10克，淫羊藿10克，淡苁蓉10克，桃仁10克，鬼箭羽20克，六月雪20克，生黄芪25克，土茯苓40克，汉防己15克，大蓟20克，金樱子15克，石苇15克，鹿角霜（先煎）10克，菟丝子15克，续断15克，桑寄生15克，金毛狗脊15克，罗布麻叶20克，仙鹤草15克。

2008-03-06三诊：近来恶心呕吐，腰酸，头痛，尿沫不多，血压近日尚平，常有腹泻，每日3～4次。苔淡黄薄腻，质暗。脉小弦滑。

此乃肾虚肝旺，湿浊瘀阻，胃失和降，脾运不健。

药用：藿香10克，紫苏叶10克，黄连3克，法半夏10克，淫羊藿10克，淡苁蓉10克，桃仁10克，六月雪20克，土茯苓25克，炒苍术10克，黄柏10克，大蓟20克，金樱子15克，菟丝子15克，鬼箭羽15克，生黄芪20克，熟大黄5克，泽兰12克，泽泻12克，覆盆子15克，炒杜仲15克，桑寄生15克，罗布麻叶25克，山药12克。

2008-07-17四诊：IgA肾病，最近腰酸腿软，尿沫不多，大便偏干，昨测血压155/90mmHg。苔黄薄腻，质暗，有裂。脉小滑。

守原意进退。

药用：上方加汉防己12克，生黄芪15克，荠菜花20克，改熟大黄6克。

病案学习初步体会 IgA肾病是免疫病理学诊断的一个名称，是临床以血尿为主要表现的肾小球肾炎。湿热、湿浊、瘀血、毒是该病的主要病理因素，但在病变演变过程中，此四种病理因素中的两种或以上往往复合相兼。

肾虚是该病病根，由于肾是先天之本，与他脏休戚相关，常常肾病及某一脏或多个脏腑，终致两脏或多脏同病，如心肾同病、脾肾同病、心脾肾同病、肝肾同病等。

《治法提纲》指出："受邪为本，现证为标；五虚为本，五邪为标。"《医经秘旨》也说："治病当知标本矣。然犹不可不知标中之标、本中之本。如脾胃虚而生湿热，是虚为本，湿热为标也。至湿热下流，膀胱之气化不利，是湿热为标，气不利为标中之标。至气化不利，逆而上行，嗌塞喘逆，又标中之标也。推此而逆求之，则本中之本亦可得矣。"本例，湿热瘀毒为标，气阴两伤、肝旺为本中之标，肾虚则是本中之本；采用扶正祛邪并举以权变、标本合治而两全。生地黄、山茱萸、淫羊藿、菟丝子、黄芪、杜仲、淡苁蓉、鹿角霜、白术、山药、芡实、薏苡仁、菟丝子等针对脾、肾而设，土茯苓、鬼箭羽、熟大黄、泽兰、泽泻、六月雪、桃仁、法半夏、石苇、大蓟、黄连、藿香、紫苏叶、汉防己等针对湿热瘀毒而用。

案二十九　高血压肾病并糖尿病，眩晕、消渴、尿浊案

杨某，男，68岁。

2007-05-21初诊：患者有高血压史30多年，糖尿病5～6年，查有蛋白尿亦有多年，自觉疲劳，腰酸腿软无力，尿多有沫，大便日行1次，有时略干，间有腰酸，头昏。苔淡黄薄腻，质暗。脉细滑。尿素32.9μmol/L，肌酐1.54mg/dL，尿酸421μmol/L，血压160/92mmHg。

证属肾虚肝旺，湿热瘀毒阻滞。

药用：生地黄15克，山茱萸10克，泽兰12克，泽泻12克，茯苓10克，丹皮10克，熟大黄5克，土茯苓30克，地骨皮15克，知母10克，鬼箭羽15克，六月雪20克，怀牛膝10克，玉米须15克，罗布麻叶20克，大蓟20克，炒杜仲15克。

2007-08-24二诊：心中虚眩悸动，腿软无力，大便正常，食纳尚好，血压波动不稳。苔淡黄腻，质暗。脉细滑。查尿素7.0μmol/L，肌酐111mmol/L，尿酸411μmol/L，血糖5.9mmol/L，24小时尿蛋白1.15克。

药用：2007-05-21方改熟大黄6克，土茯苓40克，加丹参15克，太子参12克，大麦冬10克，菟丝子12克，车前子（包煎）12克，淡苁蓉10克，炒苍术6克，黄柏6克。

病案学习初步体会　《石室秘录·同治法》指出，"同治者，同是一方，而同治数病也"。本例患者罹患眩晕、尿浊、消渴三病，但病有先后，究之始发眩晕病，次患消渴，最终出现尿浊，由此溯源求本，病机相同，主要病变脏腑在肝、肾，以肾虚为病根。

肝为肾之子，肾病日久及肝，导致肝肾亏虚，肝阳风动，湿热瘀毒互结。治当滋养肝肾，清化湿瘀毒，初诊药用生地黄、山茱萸、土茯苓、丹皮、泽泻配炒杜仲，有阳中求阴之意，滋养肝肾；知母、丹皮、熟大黄、鬼箭羽凉血化瘀解毒，地骨皮消络热；罗布麻叶、怀牛膝平抑肝阳，兼利水；土茯苓、泽兰、泽泻、六月雪、玉米须、大蓟清热利湿解毒；诸药合用，功在滋养肝肾，平抑肝阳，清化瘀毒，利湿浊。二诊发现尿酸改善不显，尿酸系湿热之邪，先生遂增投补脾肾、清热利湿、化瘀之品，如菟丝子、太子参、大麦冬、淡苁蓉、丹参、二妙散（炒苍术、黄柏）、车前子等，以平为期。

案三十　慢性肾功能衰竭，溺毒案

例1：奚某，男，53岁。

2006-12-27初诊：患者今年5月左脚外踝肿痛，医院检查发现肾功能损害，目前已在医院血液透析7个月，每周2次，自觉症状尚稳，疲劳感较血液透析前减轻，腰酸腿软，食纳平平，大便每日2次，血压时高。苔淡黄腻，质暗。脉细。

拟从脾肾阳虚，湿热瘀毒互结治疗。

药用：生黄芪20克，炒苍术10克，炒白术10克，猪苓15克，茯苓15克，泽兰15克，泽泻15克，淫羊藿10克，淡苁蓉10克，黄柏6克，藿香10克，紫苏叶10克，黄连3克，鬼箭羽15克，肉桂（后下）3克，厚朴5克，六月雪20克，土茯苓25克。

2007-01-05二诊：情况平稳，血压正常，腰腿酸软不重，两手时麻，尿量偏少，大便偏烂，口有气味。舌苔淡黄薄腻，质暗。脉沉细。

药用：原方加车前子（包煎）10克，怀牛膝10克，鹿角片（先煎）10克。

2007-01-12三诊：自觉症状平稳，痛苦不多，小便每日1000毫升以上，下肢不肿，食纳不馨，稍有怕冷，口中异味稍淡。苔淡黄稍腻，质暗。脉细。

仍从脾肾两虚，湿热瘀毒互结治疗。

药用：生黄芪25克，炒苍术10克，厚朴5克，生白术10克，猪苓15克，茯苓15克，泽兰15克，泽泻15克，藿香10克，紫苏叶10克，黄连3克，法半夏10克，鬼箭羽20克，淡苁蓉10克，怀牛膝10克，车前子10克，黄柏6克，肉桂（后下）3克，土茯苓25克，淫羊藿10克，陈皮6克，砂仁（后下）3克，鹿角片（先煎）10克。

2007-01-19四诊：最近血压用药尚能控制平稳，头不昏，腿软，尿量有所增多，尿沫不多，大便每日2～3次，偏烂，怕冷，面色欠华。苔淡黄薄腻，质暗红。脉细。

药用：2007-01-12方改土茯苓30克，加佩兰10克，罗布麻叶20克，六月雪20克，巴戟肉10克，鸡血藤15克，去肉桂。

2007-01-31五诊：测血压基本平稳，食纳不香，口中异味减少，大便每日2～3次，时烂或成条，尿量增多，无腰酸脚肿。红细胞计数2.53×10^{12}/L，血红蛋白79g/L。

药用：2007-01-12方加罗布麻叶25克，六月雪20克，鸡血藤20克，佩兰10克，炒六曲10克，巴戟肉10克，仙鹤草15克。

2007-02-09六诊：疲劳乏力，纳差不显，恶心未作，口中气味减轻，胸闷心慌，大便日行2～3次，尿沫不多，面黄不华。苔薄黄，质淡。脉细。肌酐12.22mg/dL，尿素氮96.54mg/dL。

药用：2007-01-12方改土茯苓40克，加熟大黄5克，六月雪20克，鸡血藤20克，潞党参12克，巴戟天10克，罗布麻叶25克，丹参15克，去肉桂。

2007-02-16七诊：疲劳不重，纳差，腹不胀，大便偏软或烂，每日2～3次，尿量偏少，尿沫不多。脉细。

药用：2007-01-12方去肉桂，改土茯苓50克，加熟大黄5克，六月雪20克，鸡血藤20克，潞党参12克，巴戟肉10克，罗布麻叶25克，炒六曲10克，佩兰10克，炒谷芽10克，炒麦芽10克。

2007-03-21八诊：近况尚平，无胃胀、恶心，大便日行，尿量偏少，血压偏高，食纳不香。苔淡黄薄腻，质暗红。脉细。

治守原法。

药用：生黄芪20克，炒苍术10克，炒白术15克，猪苓15克，茯苓15克，泽兰15克，泽泻15克，淫羊藿10克，藿香10克，紫苏叶10克，黄连3克，鬼箭羽15克，六月雪20克，熟大黄5克，淡苁蓉10克，罗布麻叶25克，土茯苓50克，肉桂（后下）3克，怀牛膝10克，车前子（包煎）10克，黄柏6克，知母6克。

例2：金某，男，27岁。

2007-12-24初诊：患者5年前发现左肾萎缩，但肾功能正常，12月1日去医院检查发现尿蛋白（+++），隐血（+++），肾功能不全，开始血液透析1次自停，血液透析前曾见恶性高血压。近查尿检提示隐血（++），尿蛋白（++）。生化检查提示总蛋白58.3g/L，血尿素氮83.1mg/dL，肌酐7.91mg/dL。双肾声像图提示慢性肾脏损害表现。服用保肾片、百令胶囊及降压片，目前面色晦暗不华，但无头昏，食纳尚好，大便每日2次，偏烂，尿量不多，有沫，腰酸痛，失眠，口稍干，怕冷，有时睡眠烦热。苔黄薄腻，质红偏暗。脉弦滑。

此乃肾虚阴伤，湿热瘀毒互结，水亏木旺。

药用：生地黄15克，玄参10克，黄柏10克，知母10克，桃仁10克，鬼箭羽15克，熟大黄5克，六月雪20克，土茯苓20克，泽兰15克，泽泻15克，丹皮10克，地锦草15克，墨旱莲15克，金樱子15克，荠菜花15克，罗布麻叶25克。

2008-01-03二诊：慢性肾功能衰竭，背腰脊痛，有时下肢浮肿，疲劳乏力，食纳尚好，偶有恶心，自觉咽干，尿黄。苔淡黄薄腻，质淡。脉小弦滑。

药用：原方加淫羊藿10克，鸡血藤15克，黄连3克，藿香10克，紫苏叶10克，法半夏10克，淡苁蓉10克，桑寄生15克，川石斛10克。

2008-01-21三诊：服药期间，大便每日2～3次，小便每日5～6次，尿黄，皮肤瘙痒，早晨眼干，心中烦热，恶心欲吐，口有尿味，口干饮水不多。视物模糊减轻。苔薄黄腻，质暗。脉弦滑。血尿素氮68.4mg/dL，肌酐6.23mg/dL，尿酸561μmol/L，总胆固醇6.38mmol/L。尿常规检查提示尿蛋白（++），隐血（++）。

此乃肾虚肝旺，湿浊瘀毒互结，胃失和降。

药用：藿香10克，紫苏叶10克，川连3克，吴茱萸3克，法半夏10克，陈皮6克，竹茹6克，炒苍术6克，黄柏9克，土茯苓30克，六月雪20克，熟大黄6克，泽兰15克，泽泻15克，生地黄12克，知母6克，地锦草15克，墨旱莲12克，丹皮10克，荠菜花15克，罗布麻叶25克，荔枝草15克，鱼腥草15克，地肤子15克，金樱子15克，猪苓15克，茯苓15克。

例3：唐某，女，57岁。

2008-01-17初诊：患者2007年5—6月因头昏就医，医院检查为双肾实质性损害，血尿素氮38.73mg/dL，血肌酐8.50mg/dL，血糖7.36mmol/L，尿酸762μmol/L，尿蛋白（+），隐血（++）。目前仍觉头晕，两腿抽筋，恶心欲吐，肢麻，寐差，尿量尚可，夜尿2次，大便成条。苔黄腻，质暗。脉细滑。

此乃脾肾两虚，湿浊瘀毒互结。

药用：熟大黄5克，淡苁蓉10克，淫羊藿10克，炒苍术9克，黄柏6克，黄连3克，藿香10克，紫苏叶10克，法半夏10克，鬼箭羽15克，土茯苓30克，六月雪20克，玉米须15克，荠菜花15克，生黄芪15克，汉防己12克，晚蚕砂（包煎）10克，巴戟天10克，菟丝子12克。

2008-01-31二诊：肠鸣，无恶心呕吐，大便溏烂，脚不肿，尿量尚可。苔黄薄腻，质暗红。脉细滑。血尿素氮18.3mg/dL，肌酐8.62mg/dL，血尿酸498.8μmol/L，血糖5.8mmol/L。

药用：原方加鸡血藤20克，地肤子15克。

2008-02-25三诊：自觉脘腹胀塞不舒，两肩胛酸，腿软无力，大便每日行，量少质稀，尿尚可，纳差，头胀，血压144/82mmHg。苔淡黄薄腻，质暗。脉细滑。复查肾功能提示血尿素氮25.92mg/dL，血肌酐9.21mg/dL，尿蛋白（+-），隐血（+）。

药用：2008-01-17方改熟大黄6克，加吴茱萸3克，砂仁、白蔻仁（后下）各3克，潞党参12克，鸡血藤20克，去晚蚕砂。

2008-03-17四诊：形瘦面黄，手足常麻，肠鸣，有时恶心欲吐，大便每日2次，偏软，尿量尚可，有味，皮肤瘙痒。苔淡黄薄腻，质暗。脉细。复查血尿素氮27.10mg/dL，血肌酐6.11mg/dL，血尿酸397μmol/L，尿蛋白（+-），隐血（+++）。血常规：红细胞计数2.14×10^{12}/L，血红蛋白68g/L。

药用：2008-01-17方改熟大黄6克，去晚蚕砂，加吴茱萸3克，砂仁、白蔻仁（后下）各3克，党参12克，鸡血藤20克，红景天10克，地肤子15克，仙鹤草15克。

2008-04-07五诊：脘腹痞胀，时有恶心，食少不多，头昏，手麻肢清，大便每日1～2次，小便尚可，有沫。苔淡黄腻，质暗。脉细弦。

药用：2008-01-17方改熟大黄6克，加吴茱萸3克，砂仁、白蔻仁（后下）各3克，潞党参12克，鸡血藤20克，红景天10克，地肤子15克，仙鹤草15克，厚朴6克，去晚蚕砂。

2008-05-15六诊：恶心好转，感冒疼痛，小便有沫，左腰酸，自觉心下有痰难咳，身上不痒。苔黄薄腻，质暗。脉细滑。

药用：2008-01-17方改熟大黄9克，加陈皮6克，竹茹6克，吴茱萸3克，砂仁3克，潞党参12克，鸡血藤20克，红景天10克，地肤子15克，仙鹤草15克，厚朴6克，去晚蚕砂。

2008-6-23七诊：慢性肾损伤，经治症情好转。恶心胃不胀，手足麻，大便日行1～2次，成形，尿量尚可。血压106/70mmHg。苔黄，质暗淡。脉细滑。

药用：2008-01-17方改熟大黄10克，生黄芪20克，加陈皮6克，竹茹6克，吴茱萸3克，厚朴6克，砂仁、白蔻仁（后下）各3克，潞党参12克，鸡血藤20克，红景天10克，仙鹤草15克，当归10克，去晚蚕砂。

例4：胡某，男，69岁。

2006-10-12初诊：患者患慢性肾功能不全10余年，前期住院，并服中药2月余。近查肾功能提示血尿素氮9.3mg/dL，血肌酐1.44mg/dL，血尿酸424μmol/L，血糖6.35mmol/L。尿常规检查提示尿隐血（+++）、尿蛋白（++）。1999年发现患高血压，有支气管哮喘病史多年，近查有肺气肿。目前两下肢浮肿，足尖有火辣感，久站腰腿酸，尿有泡沫，服药大便溏烂，时感恶心欲吐，口干，微苦，夜尿3～4次。苔薄黄，质暗红。脉小滑兼数。

此乃肾虚肝旺，湿热瘀毒互结，脾胃不和，肺心同病，气阴两伤。

药用：生地黄12克，山茱萸10克，黄柏9克，知母9克，汉防己12克，泽兰12克，泽泻12克，稆豆衣10克，六月雪20克，黄连3克，藿香10克，紫苏叶10克，陈皮6克，竹茹6克，南沙参10克，北沙参10克，大麦冬10克，生黄芪12克，炙桑皮12克，鹿衔草15克，车前子（包煎）10克。

2006-10-19二诊：口干减轻，尿沫减少，咽有痰，下肢浮肿，尿淡黄，大便正常，日行2次。苔黄薄腻，质暗红。脉细。

药用：原方加天仙藤15克，玄参10克，丹皮10克。

2006-10-26三诊：复查肾功能提示血尿素氮8.5mg/dL，血肌酐1.11mg/dL，血尿酸400μmol/L。尿常规检查提示尿隐血（+++），尿蛋白（+++）。目前两下肢灼热疼痛火辣感显减，水肿亦减，酸楚感亦轻，口干好转，视物稍模糊，尿量或多或少，泡沫减少，咽喉有痰。苔黄中部腻，质暗紫。脉小滑兼数。

守原法进退。

药用：生地黄15克，黄柏10克，知母10克，丹皮10克，汉防己12克，泽兰10克，泽泻12克，稆豆衣10克，南沙参12克，北沙参12克，六月雪20克，鹿衔草15克，炙桑白皮15克，天仙藤15克，天冬10克，麦冬10克，玄参10克，生黄芪12克，地锦草12克，墨旱莲12克，炙龟板（先煎）10克，白茅根15克。

2006-11-2四诊：尿沫时多时少，口干目胀发痒，视物模糊，下肢浮肿不尽，大便正常。血压138/78mmHg。苔淡黄薄腻，中有剥脱，质暗。脉细滑。尿检提示尿隐血（++++），尿蛋白（+++）。

药用：原方加地锦草15克，大蓟15克，石苇15克，川石斛10克；去炙桑白皮，生黄芪。

例5：邓某，男，54岁。

2007-03-12初诊：既往有痛风史3年，去年8月发现肾功能损害，医院诊断为慢性肾小球肾炎，慢性肾功能不全。目前食少不多，食后胃胀，口中渗水量多，腿软无力，痛风常发，多在大足趾旁，鼻常出血，或涕中夹血，口唇有时流血，大便不干，日行1次，小便尚可。苔淡黄薄腻，质暗红。脉细。血压180/80mmHg。

拟从下焦湿热瘀毒互结，胃失和降，肾气衰竭治疗。

药用：熟大黄6克，黄连4克，吴茱萸3克，藿香12克，紫苏叶12克，法半夏10克，大蓟20克，鬼箭羽15克，泽兰15克，泽泻15克，土茯苓40克，生地黄12克，黄柏6克，罗布麻叶25克，白茅根15克，淡苁蓉12克，桃仁10克，六月雪20克。

2007-03-29二诊：鼻衄未作，左足跟痛，尿量稍多，口吐沫减少。苔淡黄薄腻，质暗。脉细滑。血压155/84mmHg，血尿酸685μmol/L，血尿素氮20.01mg/dL，血肌酐9.24mg/dL，血钾6.48mmol/L。

药用：原方改土茯苓50克，加汉防己12克，砂仁（后下）3克，炒六曲10克。

2007-04-19三诊：稍有腹胀，曾见鼻衄，怕冷明显，大便日行2～3次，偏烂，尿多有沫。苔黄薄腻。脉细。血压170/95mmHg，复查肾功能提示血尿酸648μmol/L，血尿素氮22.94mg/dL，血肌酐9.50mg/dL。

药用：2007-03-12方加淫羊藿10克，肉桂（后下）3克，巴戟肉10克，汉防己12克，煨益智仁15克，炒苍术9克，改土茯苓50克。

2007-05-16四诊：腰腿酸软，食少，口有异味，大便每日3～4次，成形，尿量尚可，痛风未发，两下肢冷。苔淡黄，质偏淡。脉细。

5日前医院检查提示血压180/100mmHg，血尿酸745μmol/L，血尿素氮22.52mg/dL，肌酐10.61mg/dL。

此乃肾虚，湿热瘀毒互结，胃气不和，脾运失健，治宜温通泄浊，健脾和胃，苦辛通降。

药用：藿香10克，紫苏叶10克，黄连3克，法半夏10克，炮姜3克，熟大黄6克，淫羊藿10克，淡苁蓉10克，六月雪20克，土茯苓40克，鬼箭羽15克，炒苍术9克，黄柏6克，淡吴茱萸3克，肉桂3克，泽兰12克，泽泻12克，潞党参10克，鸡血藤15克，桑寄生15克，炒杜仲15克。

2007-05-31五诊：近来有恶心感，食少，胃无疼痛，偶有胃胀。苔薄黄腻，质暗。脉细。

药用：原方加竹茹6克，砂仁（后下）3克，陈皮6克，炒六曲10克，生黄芪15克。

例6：陈某，女，67岁。

2003-09-11初诊：既往有慢性肾功能不全病史。近周劳累情绪刺激，症见不稳，时有期前收缩，尿少，恶心，纳谷尚可，口无异味，血压平，大便日行1次，腰部肾区时痛。

复查提示血尿素氮12.4mg/dL，血肌酐1.50mg/dL（2002-09-08）。

证属脾肾两虚，湿浊内蕴。

药用：藿香10克，紫苏叶10克，法半夏10克，川连4克，吴茱萸3克，桂枝10克，苍术10克，白术15克，猪苓15克，茯苓15克，泽兰15克，泽泻15克，淫羊藿10克，黄柏6克，生黄芪15克，六月雪20克，丹参15克，潞党参10克，鬼箭羽15克，巴戟肉10克，陈皮6克，白蔻仁3克，车前子10克。

2003-11-03二诊：目前自觉怕冷不显，下肢轻度浮肿，腰酸，偶有恶心，泛酸，大便正常，尿量基本正常，有沫，口中乏味，血压正常，间有期前收缩。苔淡黄薄腻，质暗红。脉细弦。复查提示血尿素氮8.7mg/dL，血肌酐12.1mg/dL。

脾肾两虚，湿热瘀阻，胃气不和。

药用：原方改生黄芪20克，加鸡血藤15克，天仙藤12克。原方：炙桂枝10克，炒苍术10克，炒白术15克，猪苓15克，茯苓15克，泽兰12克，泽泻12克，党参12克，法半夏10克，黄连3克，炮姜3克，吴茱萸3克，补骨脂10克，淫羊藿10克，菟丝子15克，金樱子15克，生黄芪15克，防风10克，紫苏叶10克，炒杜仲15克，鹿角霜10克，淡苁蓉10克，续断15克，丹参15克，麦冬10克。

2004-11-11三诊：自觉精神良好，可以活动锻炼，食纳知味，尿沫时多，大便成形，腰时酸。苔薄黄腻，质偏暗。脉细滑。

近查血常规提示血尿素氮33.4mg/dL（正常值为21mg/dL），血肌酐1.66mg/dL（正常值1.24mg/dL），均升高，三酰甘油22mmol/L，基本正常，余项均正常。

治当培补脾肾，化湿泄浊。

药用：潞党参12克，炒苍术10克，炒白术10克，炮姜2.5克，生黄芪25克，淫羊藿10克，巴戟肉10克，肉桂3克，黄柏6克，泽兰15克，泽泻15克，煨益智仁12克，菟丝子15克，鹿角霜10克，金樱子15克，山药15克，吴茱萸3克，益母草10克，鬼箭羽20克，川草薢15克，炒杜仲12克，山茱萸10克，制附片5克。

2006-04-20四诊：自觉精神良好，生活行动自如，纳可，腰肾区有疼痛，大便基本正常，血压偏高，尿有沫。苔中部薄黄腻，质暗，有紫气。脉小弦兼滑。

复查肾功能提示血肌酐1.82mg/dL，血尿素氮34.51mg/dL。

证属脾肾两虚，湿浊瘀阻，治以补脾益肾，化瘀泄浊。

药用：淫羊藿10克，鬼箭羽15克，金樱子15克，菟丝子15克，黄柏6克，潞党参12克，生黄芪20克，鹿角霜10克，藿香10克，紫苏叶10克，法半夏10克，黄连3克，猪苓15克，茯苓15克，泽兰15克，泽泻15克，益母草12克，陈皮6克，竹茹6克，巴戟肉10克，炮姜2.5克，炒苍术10克，炒白术10克，淡苁蓉6克。

2006-10-23五诊：近来精神尚好，尿沫仍多，怕冷，疲劳，血压常高，用西药控制，腰痛，尿量尚可，大便偏少，或隔日1行，寐差，偶有恶心。苔中薄黄腻，质暗红。脉细滑。肾功能检查提示血尿素氮13.0mg/dL，血肌酐1.95mg/dL，血尿酸343.7μmol/L。

证属脾肾两虚，湿浊瘀阻，肝肾不足。

药用：淫羊藿10克，淡苁蓉9克，炒杜仲15克，巴戟天10克，桑寄生15克，潞党参12克，炒苍术6克，炒白术10克，制附片5克，炮姜2.5克，藿香10克，紫苏叶10克，黄连2.5克，鬼箭羽15克，金樱子15克，菟丝子15克，鹿角霜10克，当归10克，黄柏6克，泽兰15克，泽泻15克，法半夏10克，首乌藤20克，六月雪20克。

2006-11-02六诊：当日晨血压130/80mmHg，头晕痛缓解，大便正常，腰肾区不痛，纳差恶心，怕冷明显，尿量尚可。苔淡黄，质红隐紫。脉细滑。

仍从脾肾两虚，湿浊痹阻，肝肾不足治疗。

药用：淫羊藿10克，巴戟肉10克，淡苁蓉9克，炒杜仲15克，桑寄生15克，潞党参12克，炒苍术6克，炒白术10克，炮姜2.5克，黄连3克，鬼箭羽15克，鹿角霜10克，当归6克，法半夏10克，吴茱萸3克，金樱子15克，菟丝子15克，芡实15克，泽兰15克，泽泻12克，陈皮6克，竹茹6克，六月雪20克，肉桂（后下）2.5克，炒六曲10克，砂仁（后下）3克。

2007-01-04七诊：近查肾功能稍有改善，测血压偏高，当日血压170/94mmHg，心胸部隐痛，心慌，劳累后腰肾区酸，下肢微浮，食纳良好，稍有嗳气，尿量偏少，大便正常，怕冷，间有头晕。苔淡黄，质暗。脉细。

脾肾两虚，湿浊瘀阻，风木内动。

药用：淫羊藿10克，巴戟肉10克，桑寄生15克，炒杜仲15克，生黄芪20克，淡苁蓉10克，鬼箭羽15克，菟丝子15克，金樱子15克，猪苓15克，茯苓15克，肉桂（后下）2.5克，生白术10克，炒苍术6克，黄连3克，炮姜2.5克，当归9克，法半夏10克，陈皮6克，怀牛膝12克，车前子（包煎）10克，丹参15克，山茱萸9克，地肤子15克，六月雪20克，罗布麻叶20克，炒六曲10克，砂仁（后下）3克。

2007-04-26八诊：腰部酸痛不减，怕冷，食纳知味，时有心慌，心律不齐，尿沫不多，大便尚调，日行1次。苔淡黄薄腻，质淡隐紫。脉细。肾功能正常。B超检查提示双肾萎缩有改善。血压175/95mmHg。

药用：2007-01-04方加泽兰12克，泽泻12克，川芎10克，土茯苓20克，茺蔚子（包煎）10克。21剂。

2007-05-24九诊：头晕时痛，尿沫多，量可，大便较干，纳可，口稍干不苦，偶腰酸。苔薄黄腻，质暗。脉细弦。

药用：2007-01-04方去地肤子，加制香附10克，土茯苓20克，藿香10克，苏梗10克，泽兰12克，泽泻12克，淡苁蓉12克，罗布麻叶25克。

2008-12-26十诊：肾功能生化检查（-），血尿素氮、血肌酐正常高限，血常规（-），血压最高（170～180）/（90～100）mmHg，头晕头痛，无腰酸感，尿有泡沫，尿常规（-），大便正常，有时泛酸胃痛，偶有恶心，夜尿1次。苔淡黄，质淡紫有裂。脉细。

药用：2007-01-04方去地肤子，改罗布麻叶25克，加泽兰12克，泽泻12克，川芎10克，土茯苓25克，鹿角片10克，藿香10克，紫苏叶10克，天麻10克，覆盆子12克，潞党参12克。

2009-03-12十一诊：春节期间过分劳累紧张，食纳减退，恶心，腰肾区酸疼，皮肤瘙痒，血压最高180/100mmHg，就诊时血压160/90mmHg，口干口黏面黄，血尿素氮14.25mg/dL，血肌酐12.64mg/dL，血红蛋白4.4g/L。苔淡黄薄腻，质暗。脉细。

脾肾两虚，湿浊瘀阻，胃气不和。

药用：藿香10克，紫苏叶10克，黄连3克，吴茱萸3克，法半夏10克，炮姜3克，党参12克，炒苍术6克，炒白术10克，六月雪20克，土茯苓20克，鹿角片（先煎）10克，泽兰12克，泽泻12克，淡苁蓉10克，菟丝子12克，金樱子15克，芡实12克，肉桂3克，丹参15克，鬼箭羽15克，生黄芪20克，桑寄生15克，杜仲15克，罗布麻叶25克，淫羊藿10克，猪苓12克，茯苓12克，砂仁（后下）3克，炒六曲10克。14剂。

病案学习初步体会 慢性肾功能衰竭是慢性肾脏病晚期的共同归宿，依据其少尿、无尿、水肿、恶心、呕吐等主要临床表现、病情演变及预后，常归属于中医"癃闭""关格""肾风""溺毒""肾劳"等范畴。

尿毒症是慢性肾功能衰竭终末阶段。回顾先生早、中期诊治慢性尿毒症、水肿、癃闭、虚劳等病证的临床用药特色，有益于进一步理解先生诊治该6例慢性肾功能衰竭的中医临床思维。

先生认为，肾脏病变，尤其慢性肾炎，迁延日久，导致肾气衰竭，水毒潴留。肾气衰竭为病之本，水毒潴留为病之标。而肾气衰竭指肾之真阴真阳俱衰，肾阳虚衰每可影响及脾，导致脾肾阳虚，脾肾同病。肝肾同源，肾之真阴虚衰，每可引起肝肾同病，肝肾阴虚。在本虚的病理基础上，水毒之邪伤及脾肾阳气，阳虚阴盛，则浊邪上逆为患；若水毒化热或阳损及阴，则肝肾阴虚愈虚，阴虚阳亢，每有化火生痰动风伤络之变，正欲虚则邪愈盛，终致错综复杂的病变。水毒之邪，不仅伤及脾肾，还可进一步伤及心肺肝，出现上干肺气、侮脾犯胃、上逆凌心、肝风内动、肾失蒸化等病变。尿毒症后期，邪正虚实对立、寒热错杂，五脏同病，病理演变成内闭外脱，阴竭阳亡的结局。

用药特色主要有：

（1）阴阳两虚。主要表现为面色灰滞，怕冷。腰酸无力，纳差，恶心，腹胀，或有轻度浮肿，大便或溏或干结。苔薄白质淡胖，脉细，或者舌质偏红，脉弦。治当温阳滋阴，可选金匮肾气丸（地黄、山茱萸、山药、茯苓、泽泻、丹皮、肉桂、附子）、右归丸（熟地黄、山茱萸、山药、枸杞子、菟丝子、杜仲、鹿角胶、当归、附子、肉桂）。

此两方，方中均配有滋阴助阳之品，故实为阴阳并补之剂。药用制附片、肉桂、鹿角片、巴戟天、熟地黄、山茱萸、枸杞子、茯苓等。加减：气虚见气短无力、精神萎靡，加黄芪、党参（或红参）；阴虚偏甚，咽燥口干，加元参、麦冬、石斛、鲜芦根；尿少，加泽泻、六月雪；尿多清长，加菟丝子。先生认为，此证多见于尿毒症早期，或者症状不太明显而以氮质血症为主者，治疗重点在于培本，并可佐通腑或清利。

（2）浊毒上逆。主要表现为恶心呕吐，得食更甚，口有尿臭味，胸闷，腹胀，纳差，面浮，面色灰滞，精神倦怠，怕冷，大便或见干结。苔白腻或罩灰质淡胖，脉细或细弦。可选温脾汤（大黄、附子、干姜、人参、甘草）、旋覆代赭汤（旋覆花、人参、代赭石、法半夏、生姜、大枣、甘草）。药用制附片、大黄、旋覆花、代赭石、吴茱萸、姜半夏、陈皮、茯苓、生姜、党参。加减：湿浊偏重、苔白腻，加苍术、川朴、干姜；湿浊化热，口苦，苔黄腻，加黄连、炒竹茹；呕吐频繁，加服玉枢丹，用生姜汁适量冲服；大便溏泄，去大黄，加炒白术。

（3）阴阳两脱。以阳脱为主，重用参附汤；以阴脱为主，重用生脉散；一般阴竭阳亡者居多，两方同时并用。本证多见于尿毒症后期临危之时。

先生诊治该6例慢性肾功能衰竭的情况，初步总结如下。

初诊"理、法、方、药"情况如附表4、附表5所示。

附表4　6例慢性肾功能衰竭患者基本情况与初诊病机

序号	姓名	性别	年龄/岁	病机
例1	奚某	男	53	脾肾阳虚，湿热瘀毒互结
例2	金某	男	27	肾虚阴伤，湿热瘀毒互结，水亏木旺
例3	唐某	女	57	脾肾两虚，湿浊瘀毒互结
例4	胡某	男	69	肾虚肝旺，湿热瘀毒互结，脾胃不和，肺心同病，气阴两伤
例5	邓某	男	54	下焦湿热瘀毒互结，胃失和降，肾气衰竭
例6	陈某	女	67	脾肾两虚，湿浊内蕴

从该6例病机复合情况来看，先生综合运用脏腑辨证、病因辨证、气血津液辨证、三焦辨证等多种辨证方法，表达其审证求机的医学观点。

附表5　6例慢性肾功能衰竭患者用药基本情况

序号	药物	味数	每剂中药质量/克
例1	生黄芪20克、炒苍术10克、炒白术10克、猪苓15克、茯苓15克、泽兰15克、泽泻15克、淫羊藿10克、淡苁蓉10克、黄柏6克、藿香10克、紫苏叶10克、黄连3克、鬼箭羽15克、肉桂3克、厚朴5克、六月雪20克、土茯苓25克	18	217
例2	生地黄15克、玄参10克、黄柏10克、知母10克、桃仁10克、鬼箭羽15克、熟大黄5克、六月雪20克、土茯苓20克、泽兰15克、泽泻15克、丹皮10克、地锦草15克、墨旱莲15克、金樱子15克、荠菜花15克、罗布麻叶25克	17	240
例3	熟大黄5克、淡苁蓉10克、淫羊藿10克、炒苍术9克、黄柏6克、黄连3克、藿香10克、紫苏叶10克、法半夏10克、鬼箭羽15克、土茯苓30克、六月雪20克、玉米须15克、荠菜花15克、生黄芪15克、汉防己12克、晚蚕砂10克、巴戟天10克、菟丝子12克	19	227

续表

序号	药物	味数	每剂中药质量/克
例4	生地黄12克，山茱萸10克，黄柏9克，知母9克，汉防己12克，泽兰12克，泽泻12克，稽豆衣10克，六月雪20克，黄连3克，藿香10克，紫苏叶10克，陈皮6克，竹茹6克，南沙参10克，北沙参10克，大麦冬10克，生黄芪12克，炙桑皮12克，鹿衔草15克，车前子10克	21	220
例5	熟大黄6克，黄连4克，吴茱萸3克，藿香12克，紫苏叶12克，法半夏10克，大蓟20克，鬼箭羽15克，泽兰15克，泽泻15克，土茯苓40克，生地黄12克，黄柏6克，罗布麻叶25克，白茅根15克，淡苁蓉12克，桃仁10克，六月雪20克	18	252
例6	藿香10克，紫苏叶10克，法半夏10克，川连4克，吴茱萸3克，桂枝10克，苍术10克，白术15克，猪苓15克，茯苓15克，泽兰15克，泽泻15克，淫羊藿10克，黄柏6克，生黄芪15克，六月雪20克，丹参15克，潞党参10克，鬼箭羽15克，巴戟肉10克，陈皮6克，白蔻仁3克，车前子10克	23	252

附表4显示6例患者中男性4人，女性2人，最大年龄69岁，最小27岁，平均年龄54.5岁，年龄中位数55.5岁。

病变脏腑：肾6例，脾4例，胃2例，肝1例，肺1例，心1例。

标证实邪：湿热4例，湿浊2例，瘀毒5例，脾胃不和1例，胃失和降1例。本虚：脾肾阳虚1例；肾虚阴伤，水亏木旺（含肾虚阴伤）2例；脾肾两虚2例；肾气衰竭1例；阴伤1例；气阴两伤1例。

标证复合病理因素病机：湿热瘀毒互结4例，湿浊瘀毒互结1例；湿热瘀毒互结，脾胃不和1例；湿热瘀毒互结，胃失和降1例。标证单一病理因素复合：湿浊内蕴1例。

该6例慢性肾功能衰竭患者年龄情况表明，慢性肾功能衰竭的总体发病年龄状况符合《黄帝内经》女子"七七"说与男子"八八"说阶段性发育规律。

附表5表明：①先生用口服汤剂治疗慢性肾功能衰竭，用药可以控制在19味左右，每剂中药平均质量235克。

②从药物出现的频次分析：六月雪6次，黄柏6次，藿香5次；紫苏叶5次；黄连4次，泽兰5次，泽泻5次，鬼箭羽5次；土茯苓4次，生黄芪4次；淫羊藿3次，淡苁蓉3次，苍术3次，熟大黄3次，生地黄3次，法半夏3次；巴戟天2次，

白术2次，猪苓2次，茯苓2次，知母2次，桃仁2次，荠菜花2次，罗布麻叶2次，汉防己2次，陈皮2次，车前子2次，吴茱萸2次；肉桂1次，厚朴1次，玄参1次，丹皮1次，地锦草1次，墨旱莲1次，金樱子1次，玉米须1次，稆豆衣1次，竹茹1次，南沙参1次，北沙参1次，大麦冬1次，桑皮1次，鹿衔草1次，山茱萸1次，晚蚕砂1次，菟丝子1次，大蓟1次，白茅根1次，桂枝1次，丹参1次，潞党参1次，白蔻仁1次。所以，在此6例治疗过程中，六月雪、黄柏、藿香、紫苏叶是必用核心药，黄连、泽兰、泽泻、鬼箭羽则是次核心药；提示湿热瘀毒互结极可能是慢性肾功能衰竭病理演变过程中普遍存在的一个标实病机，这有待于采用中医临床流行病学的方法进一步研究。

病案研习小结

程钟龄《医学心悟》篇首有歌："医家误，辨证难，三因分证似三山，内因、外因、不内外因，此名三因。三山别处千条脉，病有根源仔细看。治病必求其本，须从其根处看明。"临床实践中的慢性病患者，病情之错综复杂，似山川千万条脉，务须"认证无差"，找出病因病机，对因而治，治病求本，才能每获其效。

从上述所列举周仲瑛教授药食医案发现，调理慢性疾病，务须做到病因病机明了，辨证准确，才能"法""方""药"如行云流水，一气呵成，屡获奇效。

如何正确拟定药食处方？

一要准确审证求机，知常达变，牢牢咬紧"具体病机"四字。例如，犀角地黄汤系先生"凉血化瘀"四方（犀角地黄汤、抵当汤、桃仁承气汤、白薇煎）之一，不同于一般活血化瘀方剂，其独具凉血化瘀之功，不仅如此，还具有良好的透热散邪、滋阴清热功效。

二要灵活搭配使用对慢性病有较好针对性的药物与扶正祛邪并举的药物。临证时灵活酌加具有针对性作用的药物而智"圆"达变，如补肾阳药淫羊藿、补骨脂、狗脊、台乌；补肾阴药女贞子、墨旱莲、制何首乌；平补肾阴肾阳药菟丝子、桑寄生；补肾祛瘀药续断、骨碎补、牛膝；清热利湿化瘀药如鬼箭羽、地锦草、马鞭草、泽兰、益母草、虎杖；清热养阴药如黄柏、知母、南沙参、北沙参；燥湿健脾药如炒苍术、炒白术；凉血补肾药如生地黄、元参、知母。

主要参考书目

［1］王者悦. 中国药膳大辞典［M］. 北京：中医古籍出版社，2017.

［2］彭铭泉. 中国药膳学［M］. 北京：人民卫生出版社，1985.

［3］谢梦洲，朱天民. 中医药膳学［M］. 3版. 北京：中国中医药出版社，2016.

［4］何清湖，潘元根. 中医药膳学［M］. 北京：中国中医药出版社，2015.

［5］刘兴烈. 周仲瑛教授治肾病临床经验及辨治规律的研究［D］. 澳门：澳门科技大学，2011.

［6］苗明三，王晓田. 中国中医食疗［M］. 太原：山西科学技术出版社，2018.

［7］祁公任，陈涛. 现代实用临床中药学［M］. 3版. 北京：化学工业出版社，2018.

［8］唐略. 思考中药：纯中医思维下的方药入门课［M］. 北京：学苑出版社，2017.

［9］范文昌，梅全喜，葛虹. 中医药膳食疗［M］. 北京：化学工业出版社，2017.

［10］胡瑛君. 药食同源［M］. 北京：中医古籍出版社，2016.

［11］周仲瑛，叶放. 凉血化瘀四方治疗急难症病案选：国医大师周仲瑛瘀热新论实践经验录［M］. 北京：中国中医药出版社，2011.

［12］周仲瑛. 周仲瑛医论选［M］. 北京：人民卫生出版社，2008.

［13］杨力. 杨力谈水果养生［M］. 北京：中国长安出版社，2007.

［14］谢玉燕，张东昊，华峻. 天然生食疗法［M］. 上海：华东师范大学出版社，1999.

［15］童筱. 食物相克与药物相克［M］. 长春：吉林文史出版社，2006.

［16］蔡定芳. 中国医药学理论基础［M］. 上海：上海科学技术出版社，2019.

［17］姬领会. 逐层讲透中药：揭示中药用法不传之秘［M］. 北京：中国医

药科技出版社，2016.

［18］孙桂香，祖湘蒙. 中医蜂疗与亚健康［M］. 北京：中国中医药出版社，2018.

［19］栾加芹. 打开疾病黑盒子2：用易经开方［M］. 北京：中国中医药出版社，2009.

［20］赵正孝. 解码中药：传统中医药理学概述［M］. 长沙：湖南科学技术出版社，2016.

［21］王居恭. 术数入门：奇门遁甲与京氏易学［M］. 北京：华龄出版社，2009.

［22］周铭心，王树芬. 中医时间医学［M］. 武汉：湖北科学技术出版社，1989.

［23］刘明武. 换个方法读《内经》［M］. 长沙：中南大学出版社，2008.

［24］徐丙昕. 心易圭旨：八卦象数全息预测学［M］. 北京：中国商业出版社，2011.

［25］马继兴. 中医药膳学［M］. 北京：人民卫生出版社，2009.

［26］杜武勋. 五运六气体质辨识及选方用药指导［M］. 上海：上海交通大学出版社，2018.

［27］施仁潮，王英，蔡文彪，等. 四季养生保健［M］. 北京：金盾出版社，1991.

［28］夏质彬. 时空与中医辨证论治［M］. 北京：中医古籍出版社，2003.

［29］李增智，陈祝安，陈以平. 国宝虫草金蝉花［M］. 合肥：合肥工业大学出版社，2014.

［30］沈宇峰. 中医方法论［M］. 北京：中医古籍出版社，2018.

［31］常学辉.《黄帝内经》饮食养生智慧大全集［M］. 天津：天津科学技术出版社，2013.